LAROUSSE da Gravidez

Consultoria

Dra. Maria da Penha Barbato
Ginecologista e obstetra

Dra. Tânia Rodrigues
Nutricionista

Prefácio

Dr. Luiz Roberto Zitron
Obtestra, ginecologista e mastólogo
Professor da ALSO (Advanced Life Support Obstetrics)

LAROUSSE

Titulo do original em francês: *Vous et votre grossesse*

EDIÇÃO BRASILEIRA
Direção editorial **Otacília de Freitas** e **Gabriela Dias**
Tradução **Flávio Quintiliano**
Preparação de texto **Shirley Gomes**
Redação e pesquisa **Diego Salerno Rodrigues, Eliana Sanches, Miriam Scavone, Tereza Harumi Kikuchi** e **Viviane Fernandes Campos**
Coordenação de revisão **Naiara Raggiotti**
Revisão de provas **Carla Moreira, Maria Aiko, Vivian Nunes, Edméia Garcia Neiva, Eliel Silveira da Cunha** e **Isney Savoy.**
Capa e paginação **Estúdio Pedra**
Produção Gráfica **Fernando Borsetti**

EDIÇÃO FRANCESA
Direção geral **Marie-Pierre Levallois**
Direção Editorial **Édith Ybert, Marguerite Cardoso** e **Laurenced Oasserieux**
Direção de arte **Laurence lebot** e **Emmanuel Chaspoul**
Diagramação **Catherine Leke Troquier**
Iconografia **Nathalie Boche-Lenoir, Nanon Gradin** e **Marie-Annick Reveillon**
Revisão de provas **Annick Valade, Chantal Barbot, Madeleine Biaujeaud** *e* **Edith Zha**
Produção **Annie Botrel** e **Isabelle Goulhot**
Com a colaboração de **Corinne Cherigny, Therèse de Cherisey, Raymonde Coudert, Cècile Edrei, Cristine Gaudin, Christine Jost, Astrid de Laage de Meux, Elysabeth Lambert, Danièle Laufer, Brigitte Néurou** e **Marie-Christine Perzo**
Fotos **Hervé Gyssels** *exceto as mencionadas à p. 300*

Os editores agradecem às pessoas e instituições citadas à p. 3000 pela colaboração.

Dados Internacionais de Catalogação na Publicação (CIP)
(Câmara Brasileira do livro, SP, Brasil)

Larousse da Gravidez / prefácio Dr. Luiz Roberto Zitron; consultoria Dra. Maria da Penha Barbosa e Dra. Tânia Rodrigues; tradução Flávio Quintiliano. — São Paulo: Larousse do Brasil 2003.

Título original: Larousse vou set votre grossesse.

1. Gravidez — Enciclopédias 2. Gravidez — Obras de divulgação. I. Zitron, Luiz Roberto. II. Barbato, Maria da Penha. III Rodrigues, Tânia.

CDD-618,2
03-0183 NLM-WQ 200

Índices para catálogo sistemático:
1. Gravidez: Obstetrícia 618,2
ISBN 2-03-560268-8 (edição original)

ISBN 978-85-8903-038-0

1ª edição: 2003
3ª reimpressão: 2007

Direitos de edição em língua portuguesa, para o Brasil, adquiridos por
Larousse do Brasil Participações Ltda.

Av. Profª Ida Kolb, 551 – 3º andar – Casa Verde – São Paulo/SP – CEP 02518-000
Tel. (11) 3855-2290 – E-mail: info@larousse.com.br – Site: www.larousse.com.br

Esta obra foi redigida com a cooperação dos seguintes especialistas:

GRAVIDEZ E NASCIMENTO

Sob a direção do Docteur Jacques Lepercq, *Clínico do serviço de Ginecologia e Obstetrícia (Hospital Universitário Saint-Vincent-de-Paul), Com a colaboração do* Dr. Pascal Piver, *ginecologia e obstetra*

Valérie Aubret, *obstetriz*
Dr. Francois Blanchet, *dermatologista*
Dr. Michel Boublil, *clínico hospitalar*
Dominique Brault, *obstetriz*
Marie-Claude Constantin, *psicóloga*
Hyacintha Lofé, *psicóloga*
Brigitte Faucheux, *obstetriz*
Christel Herault, *obstetriz*
Caroline Johannet, *obstetriz*
Mireille de Maillard, *nutricionista*
Claudie Millot, *psicóloga*
Hélène Monclin, *obstetriz*
Marie-Charlotte Oddon, *obstetriz*
Dr. Georges Perez, *cirurgião-ginecologista e obstetra*
Anne Poilleux, *parteira*
Marie Raher-Legros, *obstetriz*
Anne-Marie Robert, *psicóloga*
Claude Sallent, *obstetriz*
Valérie Tafforin, *obstetriz*

NUTRIÇÃO

Dra. Marie-Claude Bertière, *(Hospital Bichat)*

GENÉTICA

Dr. Stanislas Lyonnet, *professor de genética (Hospital Necker-Enfants Malades)*

NECÉM-NASCIDO

Sob a direção do Dr. Jacques Schmitz, *professor de pediatria, com a colaboração da* Dra. Véronique Gagey, *pediatra (Hospital Necker-Enfants Malades) e de* Marielle du Fraysseix, *nutricionista da Prefeitura de Paris*

GUIA MÉDICO

Dr. Denis Bardou, *(Hospital Esquirol, Saint-Maurice)*
Dra. Anne Henri, *(Hospital Joseph-Ducoing, Toulouse)*

CONSULTORIA DA EDIÇÃO BRASILEIRA

Dra. Maria da Penha Barbato, *ginecologista e obstetra*
Dra. Tânia Rodrigues, *nutricionistas*

GUIA PRATICO

Dr. Luiz Kulay Jr. *e equipe,*
Departamento de obstetrícia (Universidade Federal de São Paulo)
Dr. Sérgio de Sousa Ayres, *pediatra neonatologista e chefe de berçário (Maternidade São Luiz)*
Dr. Sérgio Henrique Spalter, pediatra, *alergista e imunologista*

Em pleno século XXI, o nascimento de uma criança continua sendo um mistério profundo e encantador. Ter um filho é fonte de enorme alegria — mas, também, origem de muitas dúvidas e inevitáveis preocupações. O anúncio de nascimento de um bebê provoca dezenas de perguntas, como: o que deve ser evitado durante a gravidez? Qual é o peso ideal da futura mamãe? O bebê consegue captar o mundo de dentro da barriga? Com agir na hora do parto? O que é anestesia peridural? O pai deve assistir ao parto?

É comum os futuros pais ouvirem histórias preocupantes, de situações que envolvem problemas com a mãe e o bebê. Eles não sabem que essas situações são raras, mas esse tipo de relato pode certamente abalar a sua tranqüilidade. Todos têm uma opinião a dar, todos querem participar do surgimento de uma nova vida, e o fazem de acordo com a sua visão de mundo, que nem sempre é a do casal que espera o bebê. Então, onde encontrar respostas exatas sobre esse universo novo e desconhecido?

O *Larousse da Gravidez* é uma obra feita sob medida para responder essas questões, atualizada com informações cientificamente embasadas e que dá ênfase especial ao cuidado com o aspecto psicológico da gestante — fator importantíssimo para o sucesso de qualquer gestação.

Idealizado por uma equipe de obstetras, ginecologistas, enfermeiras, psicólogos e nutricionistas, que unem o saber teórico ao conhecimento prático de anos de experiência com mães, pais e recém-nascidos, este livro visa transmitir o conhecimento desses especialistas sobre o tema de forma clara, precisa e agradável.

O acompanhamento da gestante, mês a mês, as modificações que ocorrem em seu corpo, o pré-natal, a preparação e o parto em si, os primeiros contatos entre mãe e filho e o lugar do pai nessa grande aventura são os principais assuntos desta obra. Há um capítulo especial que trata passo a passo dos cuidados com o bebê, desde o seu nascimento até os 4 meses, destacando a amamentação, os cuidados com o cordão umbilical, a higiene, como lidar com o choro, o sono e o despertar da criança para o mundo.

Todos os assuntos são abordados em linguagem clara, com profundidade e bom senso: os modismos e sensacionalismos foram propositadamente evitados. No final, um dicionário completo de termos médicos e um guia prático (com respostas que toda grávida quer conhecer para as questões práticas mais comuns, além de informações sobre aspectos legais) complementam esta obra didática e abrangente.

A adaptação para o português procurou inserir a obra na nossa realidade, seja do ponto de vista da mulher brasileira — ressaltando os cuidados necessários referentes ao clima, à beleza e à nossa cultura —, seja na área da nutrição: o cardápio foi recriado por uma nutricionista para vir ao encontro de nossos hábitos alimentares. Com a consultoria de uma equipe de ginecologistas, pediatras e obstetras brasileiros, este livro chegou ao padrão ideal para os pais de todo o Brasil.

A gravidez é um acontecimento feliz, o nascimento de um filho é uma enorme alegria — um momento único na vida —, e os primeiros meses do bebê são uma seqüência de descobertas e encantamentos. E isso é o que é importante! As preocupações fazem parte, sim, mas não devem se sobrepor ao encantamento.

O *Larousse da Gravidez* é um ótimo instrumento de consulta e acompanhamento da gestação. Seu objetivo é ajudar a gestante e todos que convivem com ela a vivenciar esse momento tão especial que é o nascimento de um filho, e a acompanhar o seu crescimento com muita harmonia e equilíbrio. E a obra cumpre seu intento!

DR. LUIZ ROBERTO ZITRON
Obstetra, ginecologista e mastólogo
Professor da ALSO (Advanced Life Support Obstetrics)

Nota editorial

Esta obra foi preparada e redigida com todo o apuro e cuidado. Em razão da amplitude dos temas abordados, pode conter alguma falha. Os editores não são responsáveis pelas conseqüências de qualquer interpretação errada do texto. Deve-se lembrar, sempre, que os livros constituem fontes de referência importantes, mas nenhum texto escrito pode substituir a consulta a um médico. Evite a automedicação.

Sumário

Capítulo I A *gravidez* 10

CAPÍTULO 1

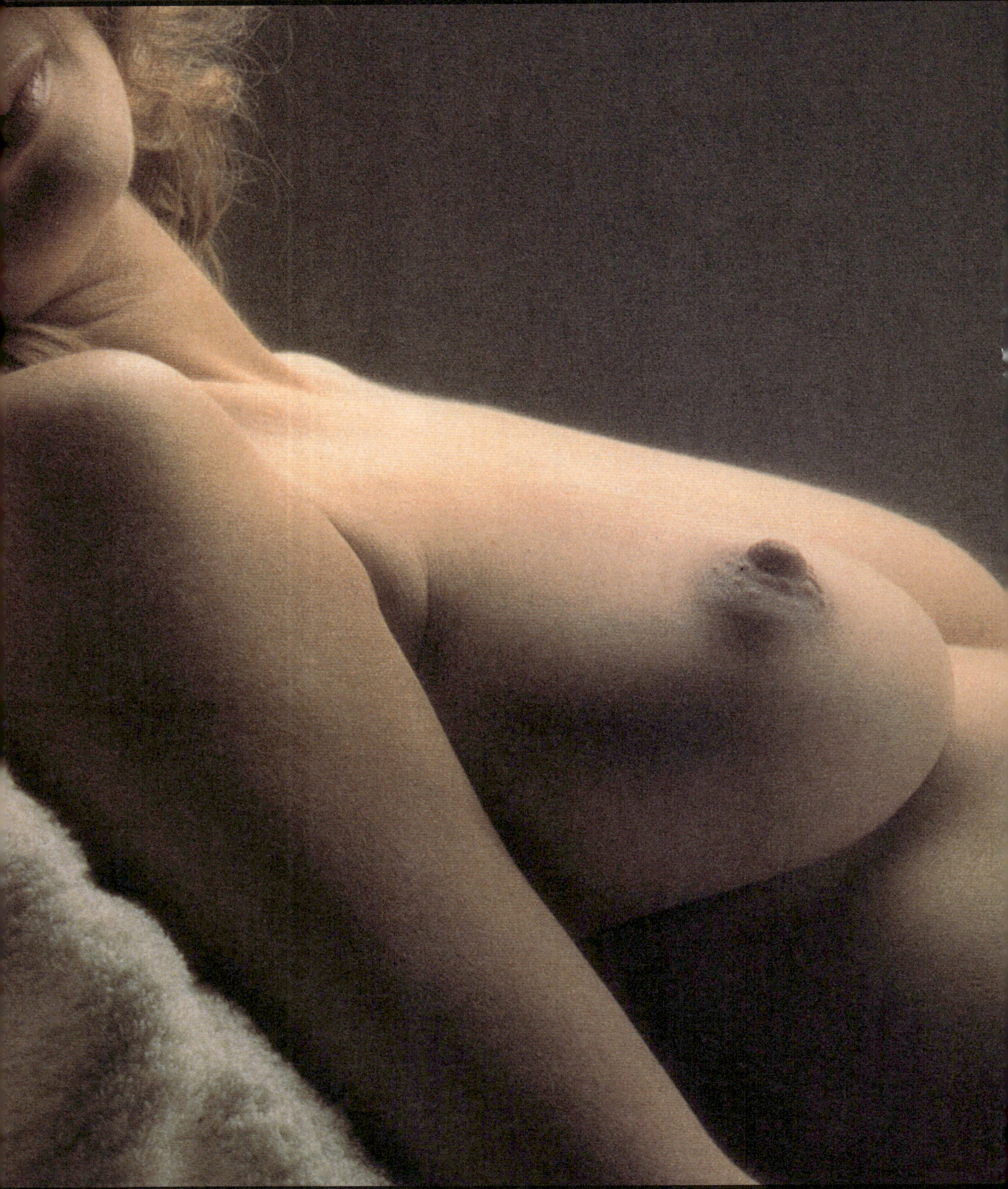

A *gravidez*

A *gravidez*

A *evolução* da gravidez

Da concepção aos instantes que precedem o nascimento do bebê, o corpo da mãe não pára de se transformar para se adaptar à vida da criança em formação.
No início, esse processo é quase imperceptível, mas, ao longo dos nove meses de gestação, o novo ser prepara ativamente sua chegada ao mundo.

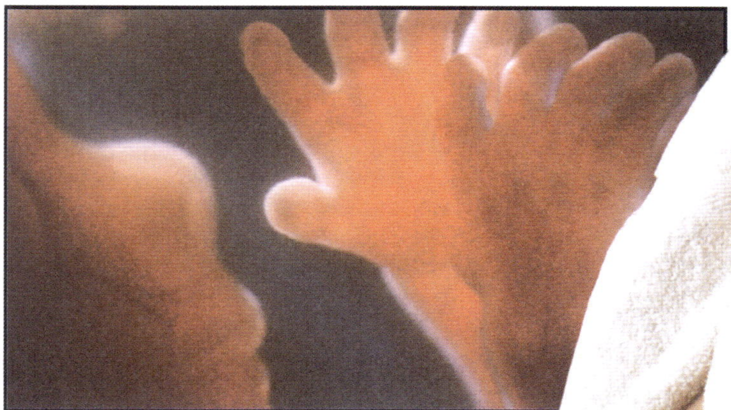

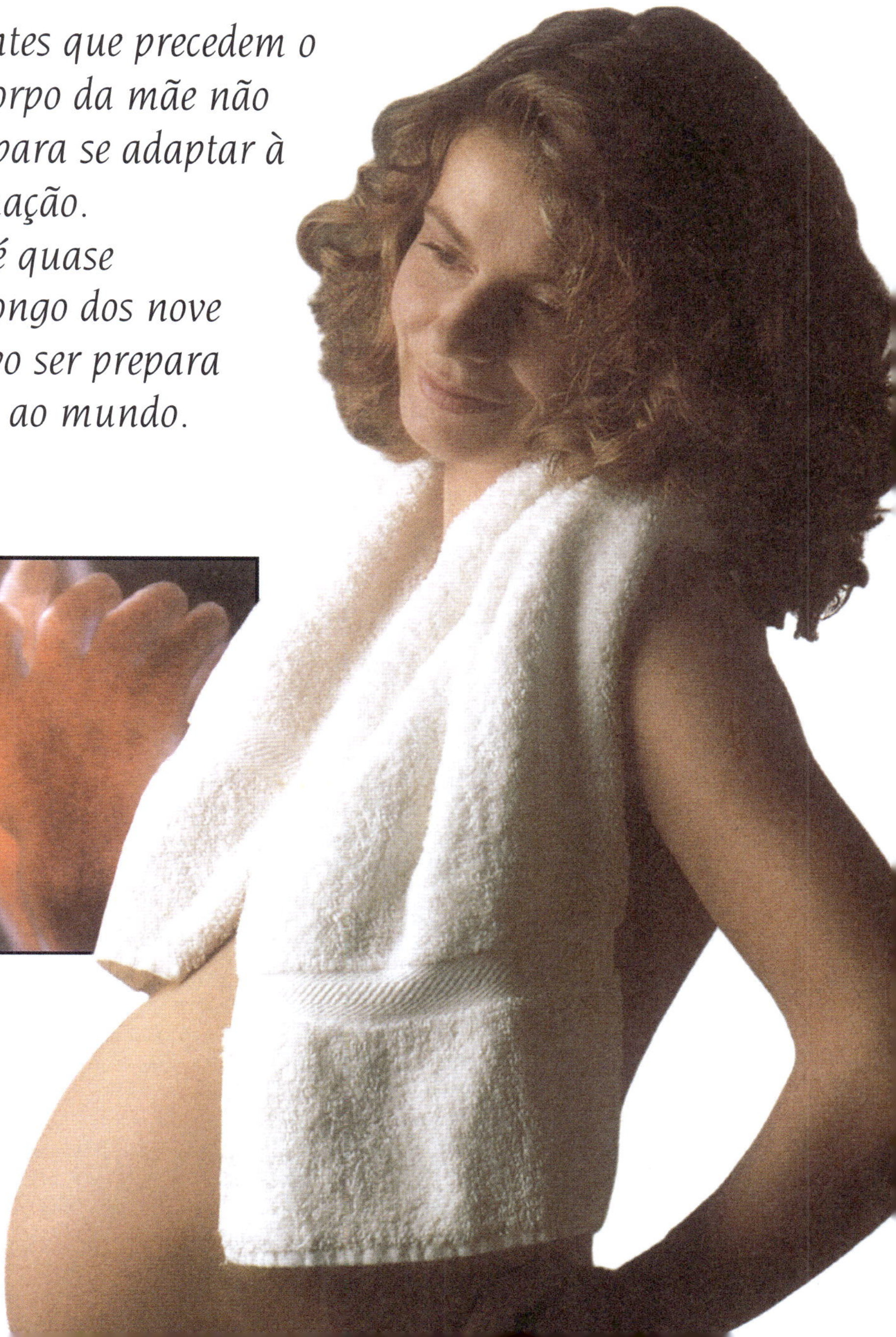

O desejo de ter um filho

Como se explica o desejo de ter um filho? Não existe resposta simples a essa pergunta, pois o desejo de ter um filho ou a ausência desse desejo revelam a face oculta e ambivalente de nossa personalidade, nossos medos e anseios mais secretos.

CRIANÇA SONHADA, CRIANÇA REAL

Na fantasia de mulheres que desejam ter um filho, surge quase sempre o fantasma de um destino glorioso ou fora do comum; no caso inverso, muitas vezes a criança é associada a um perigo ou identificada com um membro da família que a mulher considera hostil. É importante ter consciência desses fenômenos para não afetar a vida do futuro bebê. Por outro lado, em algumas sociedades primitivas, esse tipo de associação é normal e até desejável, pois o bebê é encarado como a encarnação de um antepassado.

Um pediatra inglês perguntou certa vez como é possível desejar um ser que deforma o corpo da mãe, transtorna sua vida, atrapalha seu sono e muitas vezes lhe causa preocupação. Sem dúvida, o desejo de ter um filho é um dos desejos humanos mais complexos. Inúmeros filhos "indesejados" são bem aceitos e extremamentes queridos. Outros, cujos pais garantem tê-los desejado ardentemente, na verdade não são tão bem aceitos assim. Da mesma forma, não é raro que uma mulher recuse conscientemente a gravidez, tentando inclusive interrompê-la e, no entanto, se sinta muito feliz com o nascimento da criança.

As contradições do desejo de ter um filho

O desejo de ter um filho é, portanto, um setor da personalidade que ilustra a existência de contradições, sentimentos entremeados de amor e ódio, e em que nem sempre existe uma adequação entre o que se exprime e o que se sente.

Medos inconfessados
O desejo consciente de ter um filho é expresso pelas preocupações que antecedem a concepção (interromper o uso de anticoncepcionais, marcar a data das férias, requerer licença-maternidade) e pela organização da vida futura (comprar um berço, escolher um nome, um quarto etc.). Ao mesmo tempo, surgem pensamentos, mais ou menos conscientes, sobre o bebê que está para chegar: seu sexo, sua aparência, sua inteligência, seu futuro, as satisfações ou os problemas que ele pode trazer. Porém, pode haver um descompasso entre esse desejo e aquilo que se passa nas regiões mais profundas do ser: um desejo consciente pode mascarar uma ausência de desejo; uma grande alegria pode esconder um medo terrível; propósitos e comportamentos racionais podem dissimular nos futuros pais um temor de que a criança modifique demais a vida atual deles etc. As inquietações geradas pela chegada de um recém-nascido podem perturbar até mesmo o relacionamento do casal: falta de apetite sexual, idéias de separação, mas também o medo do homem de ficar em segundo plano ou o medo da mulher de ser encarada apenas como mãe.

Inconsciente, esterilidade e fertilidade
O desejo — ou o não-desejo — de ter um filho é a manifestação visível de sentimentos profundamente recalcados. Isso explica por que algumas mulheres engravidam, quando em tese não eram férteis (por exemplo, no caso de esterilidade causada por um distúrbio das tubas uterinas, ou trompas de falópio, confirmado por exames), ou quando "se esquecem" de tomar o anticoncepcional durante dias.

No caso inverso, outras mulheres que consultam um médico pelo temor de esterilidade não apresentam nenhum problema nos exames, mas não conseguem engravidar, apesar de manterem relações sexuais regulares. Essa contradição também se dá no caso bastante freqüente de mulheres que engravidam logo após adotar uma criança, ou assim que obtêm a permissão para adotá-la.

Desejo em comum e desejo exclusivo

Às vezes, o desejo de ter um filho parte exclusivamente da mulher ou do homem; em outros casos, os dois manifestam o mesmo desejo. Essa situação pode marcar o futuro do recém-nascido de maneira duradoura.

Assim, algumas mães têm a sensação de que impuseram a seu parceiro (ou vice-versa) a decisão de ter um filho, o que as faz acreditar que a criança lhes pertence mais do que aos parceiros, ou de que a criança necessita de mais proteção. Esse tipo de situação pode gerar entraves no relacionamento do casal e até rivalidades persistentes que transformam a criança num pretexto ou numa vítima, quando o pai ou a mãe lhe revelam o conflito que ela provocou. É importante que os pais resolvam o problema entre eles, para não afetar a vida da criança; para ela, trata-se de um conflito insolúvel, tanto no plano afetivo ("a quem devo amar?") como no da identificação. Mesmo quando o desejo de ter um filho é comum aos dois pais, ele assume formas diferentes na mulher e no homem.

O desejo de maternidade

Inconscientemente, as mulheres desejam que a criança assuma o papel de alguém que lhes dedica um "amor especial", incapaz de traí-las ou abandoná-las — como um homem poderia fazer. O desejo de ter um filho exprime o de viver um amor total, puro e livre de segundas intenções, tal como o comportamento da criança pequena. Desejar um filho significa também a tentativa de recuperar a infância perdida. Daí a importância, para a mulher, do relacionamento que ela teve com seus próprios pais, e especialmente com a mãe: no momento em que se manifesta o desejo de ter um filho, emerge um sentimento ligado à história dos pais (a mulher pode agir "melhor" ou "igual a eles", ou ainda "de maneira completamente diferente"), mas também a seus irmãos e irmãs ("será o primeiro neto de meus pais") ou ao resto da família.

A criança "imaginária"

A futura mãe atribui todas as qualidades possíveis à criança que vai nascer; ela elaborou esse ser "imaginário" de maneira progressiva, a partir de sua própria infância, daí a força dos traços que se definem quando ela deseja ter um filho ("meu filho terá tais e tais dons, tais características físicas..."). Dessa "criança imaginária" persistem traços mais ou menos evidentes, o que explica o contraste entre a criança e a descrição que a mãe faz dela. Pode ser um contraste leve, mas às vezes é um verdadeiro abismo, por exemplo quando a criança vai mal na escola, mas a mãe, apesar das notas baixas, continua lhe atribuindo um futuro glorioso.

O desejo de paternidade

Ao contrário da mulher, o homem não se "preparou" para ter um filho durante a infância (os meninos quase nunca são encorajados a brincar de boneca), nem durante a adolescência, quando as relações amorosas e sexuais o interessaram muito mais do que a paternidade. Muitas vezes, os homens imaginam a gravidez como um risco de grandes proporções, um salto no desconhecido. Em geral, eles têm uma reação de desconfiança ou recusa. Seja qual for a maneira de exprimir seu desejo — por exemplo, ao idealizá-lo (propagar sua descendência) ou ao zombar dele ("acho que não vai ser nada cansativo!") — os homens precisam de um tempo de amadurecimento que implica certo grau de racionalização.

Vários sentimentos acompanham o desejo de paternidade: o de se comprometer, confirmar uma união, que se traduz, conforme o caso, pelo orgulho, pelo medo ou pelo pânico, talvez até pela fuga; o de criar um problema de rivalidade ou ciúme para seus outros filhos, sobretudo os de uma união anterior. A chegada de uma criança também faz ressurgir um temor ligado ao problema, essencialmente masculino, da competição: uma criança pode se tornar um rival muito mais forte para o pai. Por fim, a concepção de uma criança pode provocar a frustração de não ser mulher — isto é, de não poder viver em seu próprio corpo essa experiência única que é a maternidade.

Desejar uma criança sem pai

Algumas mulheres desejam ter e criar seus filhos sozinhas. Esse tipo de desejo tem origens diversas, por exemplo, a decepção causada por parceiros inadequados, mas pode tratar-se também de um desejo real, não motivado por uma experiência infeliz. Nem sempre a criança consegue assimilar facilmente essa situação, principalmente quando se trata de um menino. Com efeito, a figura masculina, encarnação da autoridade, é indispensável para que ele estruture sua personalidade. A ausência do pai — ou da autoridade masculina entre as pessoas próximas — pode gerar dificuldades, principalmente no que diz respeito a regras e leis.

A concepção

Hoje em dia, conceber uma criança decorre quase sempre de uma decisão, não do acaso. Na origem dessa evolução estão os progressos recentes da ciência e da medicina, que permitem conhecer cada vez melhor o funcionamento do corpo humano.

Calcule a data de sua ovulação

Ciclo normal de 28 dias: a ovulação ocorre no 14º dia depois do 1º dia de menstruação.
Ciclo longo de 35 dias: a ovulação ocorre no 21º dia depois do 1º da menstruação.
Ciclo curto de 22 dias: a ovulação ocorre no 8º dia depois do 1º dia de menstruação.
Data de sua última menstruação:
....
Data provável de sua ovulação:
....

Desejar uma criança subentende certa "programação" da gravidez. Essa programação depende de uma escolha pessoal e, cada vez mais, de parâmetros socioprofissionais.

Em média, o prazo de espera para um casal que deseja uma criança é de seis meses antes do início da gravidez. Os extremos podem variar de um mês a dois anos.

Consultando um médico antes da concepção

Antigamente, o casamento era uma etapa necessária para a constituição de uma família, e um certificado pré-nupcial tinha de ser expedido por um médico antes do casamento civil. Isso já não é comum, pois quase metade das crianças nasce de uma união informal. Na prática, esse fenômeno causou a extinção do certificado, que não deixava de ter importância, pois continha um histórico médico do casal e os antecedentes importantes presentes na família da mãe ou do pai.

Em caso de problemas, uma consulta especializada ou um aconselhamento genético prévios, se o contexto não for de urgência, são recomendáveis. As sorologias da rubéola e da toxoplasmose são realizadas. A vacina contra a rubéola (com a condição de ser usado um anticoncepcional eficaz) pode ser proposta,

O aparelho genital do homem

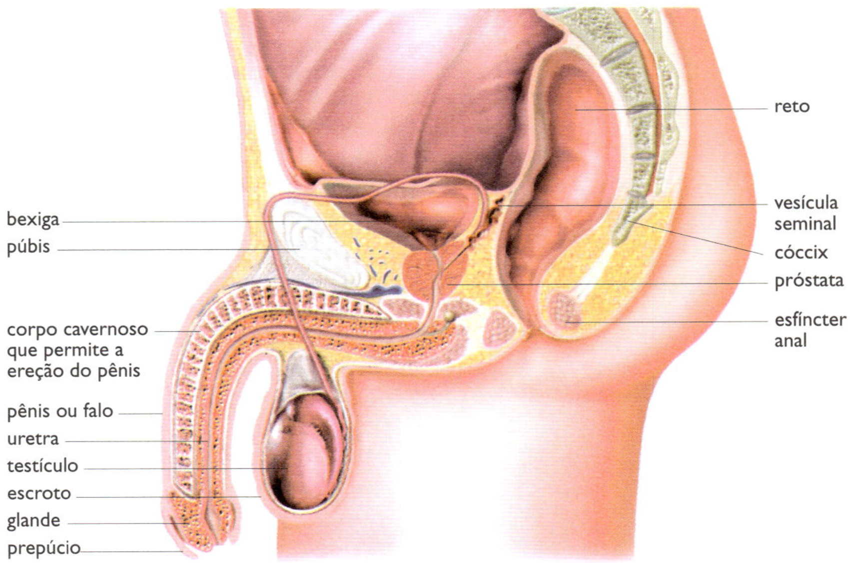

e medidas de prevenção da toxoplasmose podem ser tomadas.

Atualmente, para um grande número de casais, esses elementos só são discutidos no primeiro exame pré-natal, realizado obrigatoriamente por um médico no 1º trimestre de gravidez. No entanto, as primeiras semanas de desenvolvimento do embrião são decisivas, e algumas situações difíceis podem ser evitadas com uma consulta antes da concepção, que retomaria, entre outros aspectos, aqueles levantados na consulta pré-nupcial.

Outros elementos poderiam ser acrescentados: parar de fumar, ingerir suplemento de ácido fólico (que permite diminuir a ocorrência de algumas malformações), checar a sorologia do HIV. Se você sofre de uma doença crônica que exige tratamento, é importante discutir o assunto com o médico e o obstetra para avaliar as conseqüências da doença sobre a gravidez e o bebê.

Também é preciso avaliar as conseqüências da gravidez sobre a doença e o risco eventual dos medicamentos que você usa. O tratamento pode ser modificado antes do início da gravidez (veja capítulo "Gravidez de risco" à p. 68). Nem todas as situações são complicadas, mas às vezes elas são angustiantes para os pais e podem ser discutidas com mais serenidade antes do início da gravidez, durante a consulta pré-concepcional. Em outras palavras, se você decidir ter um filho, fale sobre isso com seu médico ou ginecologista.

Por fim, escolha uma maternidade para o acompanhamento pré-natal e o parto. Essa decisão será simples, se houver apenas uma maternidade perto de onde você mora, ou mais complicada, se houver várias opções ou se a gravidez exigir um acompanhamento especial.

Quais são os critérios? Onde se informar?

Posso receber anestesia peridural a qualquer hora do dia ou da noite? Existe um pediatra de plantão? O que é uma rede de cuidados perinatais? Como funciona essa rede? Tenho direito a um quarto individual? Quanto isso vai custar?

Você não precisa deixar essas perguntas para a última hora. Afinal, a programação da gravidez é uma etapa lógica, que permite que você embarque numa grande aventura com mais tranqüilidade.

Início, duração e término da gravidez

A gravidez dura cerca de nove meses, mais precisamente de 280 a 287 dias, conforme a mulher. É muito importante estabelecer a data exata em que a gravidez teve início, pois calcular o término da gravidez é fundamental: de um lado, às vezes é necessário provocar o nascimento antes da data prevista; de outro, é preciso acompanhar de perto qualquer extensão dessa data (veja à p. 150).

O aparelho genital da mulher

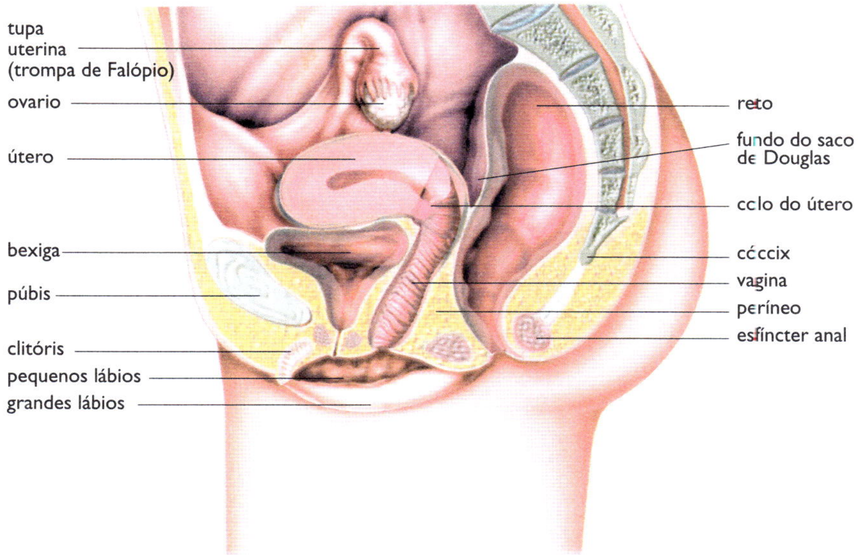

Os órgãos de reprodução

A formação de um novo ser humano resulta do encontro de duas células especiais, uma proveniente da mulher; a outra, do homem. Antes de descrever como se dá esse encontro, é preciso lembrar quais os principais órgãos que asseguram a reprodução.

Os órgãos de reprodução da mulher

Trata-se dos ovários, das tubas uterinas e do útero.

• *Os ovários.* Essas duas pequenas glândulas, em forma de amêndoa, localizam-se de cada lado do útero. Os ovários contêm de 300 mil a 400 mil células sexuais femininas, os ovócitos ou óvulos. Esses ovócitos provêm de células já constituídas no 7º mês da vida intra-uterina do feto do sexo feminino, que podem ser fecundadas a partir da puberdade. Ficam dentro de folículos espalhados no tecido do ovário. Da puberdade à menopausa, em ciclos de 28 dias em média, cada ovário fabrica alternadamente um ovócito que pode ser fecundado. Quando isso ocorre, o ovócito passa a chamar-se "ovo".

A principal função dos ovários é garantir a ovulação. No primeiro dia do ciclo fértil, um folículo que contém um óvulo começa a "amadurecer" na superfície do ovário. Ele vai "desabrochar" no 12º dia depois do ciclo da menstruação. Será "expelido" pelo ovário por volta do 14º dia do ciclo, sendo recolhido no pavilhão da tuba uterina para começar a descer pelo canal que leva ao útero. É durante esse trajeto que ele pode ser fecundado por uma célula sexual masculina, chamada espermatozóide. Quando não é fecundado, não se implanta no útero, e começa a se deteriorar. Então, é eliminado pelo sangue da menstruação.

• *As tubas uterinas* (ou trompas de Falópio). São dois canais que ligam os ovários ao útero; seu pavilhão recebe a cada mês o óvulo que provém do ovário.

• *O útero.* Esse músculo oco, internamente revestido por uma mucosa, abrigará o ovo que se tornará embrião e depois feto, durante os nove meses de gestação. Fora da gravidez, o útero mede 6 cm de comprimento por 4 cm de largura e pesa cerca de 50 gramas. Sua base termina num colo, atravessado por um canal. É pelo colo do útero que passarão os espermatozóides recolhidos na vagina, durante a ejaculação, e o bebê na hora do parto.

O funcionamento do útero, das tubas e dos ovários está sujeito à ação de

VENCER A ESTERILIDADE

Na espécie humana, a fertilidade natural não ocorre em 100% dos casos; cada casal, em cada ciclo fértil, tem em média 25% de chances de fecundação. Claro que a gravidez pode acontecer logo na primeira relação sexual, se esta ocorrer no momento exato da ovulação. Mas muitas vezes, mesmo quando as relações sexuais ocorrem no período fértil, nada acontece. Em geral, só ao final de vários ciclos, e portanto de vários meses, a fecundação se produz. O prazo de espera varia de acordo com cada mulher; pode ser em média de 3 a 6 meses, mas pode chegar a um ano, ou mais.
Só se pode falar em infertilidade conjugal ou esterilidade quando, depois de 2 anos, as tentativas de fecundação ainda não deram resultado. Esse é o caso de cerca de 10% dos casais. As causas são numerosas, às vezes impossíveis de determinar.
Na mulher, certos distúrbios de ovulação, uma alteração das tubas uterinas, da mucosa uterina ou do colo do útero podem causar a esterilidade.
No homem, ela talvez resulte de anomalias dos espermatozóides, que podem se mostrar em número insuficiente ou com pouca mobilidade.
É possível curar algumas causas da esterilidade, e só após um tratamento prescrito pelo médico deve-se optar, se necessário, pela fertilização.
Entre os diferentes métodos a ser considerados, o mais comum é o da fertilização *in vitro*, ou FIV.
Ela consiste em colher por punção vários óvulos maternos – cuja fabricação foi estimulada pelo uso de medicamentos – e colocá-los na presença de espermatozóides (do marido ou de outro doador), num laboratório.
Os ovos resultantes da fertilização *in vitro* serão transferidos para o útero da mãe 48 horas após a coleta.
É preciso implantar vários ovos para aumentar as chances de uma gravidez – resultado que se obtém hoje em dia em 10% a 15% dos casos –, daí o risco de uma gravidez múltipla.

glândulas que comandam a atividade hormonal do organismo.

Os órgãos genitais do homem
No homem, os testículos fabricam, em ciclos de 120 dias, células sexuais chamadas espermatozóides. Estes se desenvolvem nos tubos seminíferos de cada testículo. Em seguida, são encaminhados por meio de longos canais até as vesículas seminais, situadas de cada um dos lados da próstata. A partir da puberdade, o corpo do homem fabricará vários bilhões de espermatozóides.

No momento da ejaculação, os espermatozóides são expelidos através do pênis, juntamente com o esperma. Recolhidos na vagina, eles avançam até o útero, onde sobrevivem de 48 a 72 horas. Fora do corpo humano, vivem apenas algumas horas.

A *fecundação*

É o encontro entre duas células reprodutoras macho e fêmea, chamadas de gametas (do grego *gamos*, "casamento"): o óvulo e o espermatozóide. Ela acontece numa das tubas uterinas da mulher e origina a primeira célula embrionária humana: o ovo.

O óvulo é transparente e esférico, e mede 1 décimo de milímetro. Tem um núcleo e o citoplasma. Este último funciona como uma reserva para sua sobrevivência até o útero, no caso de ser fecundado. É envolto por uma membrana gelatinosa, a zona pelúcida. O óvulo se compõe de 23 cromossomos Desloca-se ajudado pelos cílios vibráteis e pelos movimentos musculares das trompas; move-se lentamente nesse meio onde pode sobreviver de 12 a 24 horas.

Por outro lado, os espermatozóides possuem mobilidade e poder de fecundação. São constituídos por uma "cabeça" que contém seu núcleo e por um flagelo para se deslocarem. Cada espermatozóide se compõe de 23 cromossomos. Medem 5 centésimos de milímetro e progridem de 2 a 3 milímetros por minuto. Depositados na vagina no momento da ejaculação, eles penetram no útero pelo colo uterino e, em duas horas, atingem a tuba onde se encontra o óvulo.

Os espermatozóides são numerosos (de 120 a 300 milhões), mas dos vários milhões que penetram na vagina, somente algumas centenas atingirão o óvulo, envolvendo-o. Por fim, só um deles penetra no citoplasma da célula feminina para fecundá-la.

Da fecundação à nidação

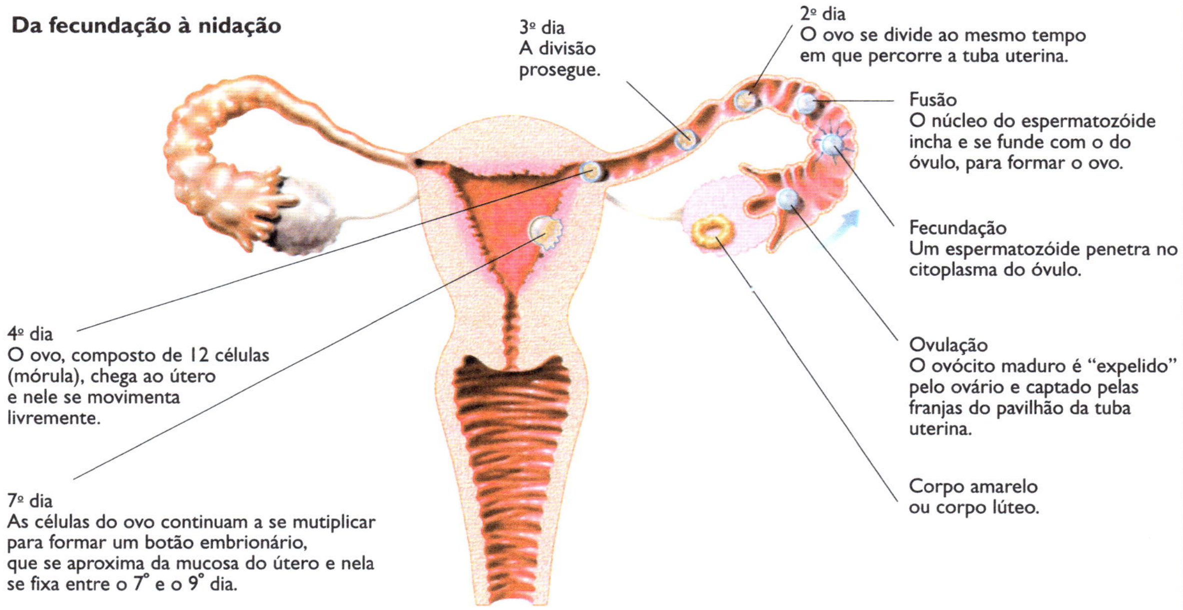

Assim que chega ao interior do óvulo, o espermatozóide perde o flagelo e sofre um aumento do núcleo, que se funde com o do óvulo: é a reunião dos 46 cromossomos (23 provenientes da célula masculina e 23 da célula feminina) necessários para a constituição do ovo. Cada cromossomo paterno forma um par com seu correspondente materno. Então, o sexo e as características genéticas da criança estarão definidos.

Assim constituído, o ovo pode se encaminhar para o útero, aonde chegará em 3 ou 4 dias. No trajeto, as duas células iniciais do ovo começam a se multiplicar. Formado por um aglomerado de células que o faz parecer-se com uma "amora" – daí seu nome latino, "mórula" –, mas ainda medindo apenas um décimo de milímetro, o ovo penetra no útero, onde escolhe um lugar para fazer seu "ninho".

A *nidação*

Ao penetrar no útero no 4º dia, o ovo se compõe de 12 células. Só se fixará na mucosa no 7º dia após a fecundação. Três dias de liberdade no útero fazem com que as células não apenas continuem se multiplicando, mas também que se diferenciem e se organizem. As que se localizam no centro da mórula vão aumentar de tamanho, formando o botão embrionário (o futuro embrião). Aquelas situadas no exterior formarão um envelope, chamado córion ou cório, que constrói uma cavidade repleta de líquido.

O folículo que envolvia o óvulo se transformou no corpo lúteo e se pôs a fabricar um hormônio, a progesterona, necessário para a nidação do ovo no útero. Outros hormônios, os estrógenos, produzidos na primeira parte do ciclo, preparam os tecidos para a ação da progesterona, fabricada durante a segunda parte do ciclo (veja à p. 30).

Sob a influência desses dois hormônios, a mucosa uterina se torna mais espessa. Ela é irrigada por inúmeros vasos sanguíneos e enriquecida com substâncias nutritivas. Então, o ovo literalmente se fixa nessa mucosa, consolidando ali sua implantação e continuando a crescer durante os nove meses de gravidez.

A qualidade da implantação condiciona o desenvolvimento posterior da gravidez, pois nessa etapa inicial se estabelecem elos estreitos entre o ovo e o organismo materno. Esses elos permitem as trocas indispensáveis para o desenvolvimento do embrião e, mais tarde, do feto. Quando a implantação é deficiente, as trocas entre a mãe e o feto, por meio da placenta, são afetadas, o que pode predispor a uma toxemia gravídica e a um retardamento do crescimento intra-uterino.

Calcule a data de sua ovulação pelo método da temperatura

Meça sua temperatura (por via retal) todas as manhãs, em jejum e no mesmo horário, antes de levantar da cama. Anote as temperaturas num gráfico (que pode ser obtido nas farmácias ou com seu médico). Assim, você estará desenhando a curva de seu ciclo menstrual.
Repare que existe um período de temperatura baixa (por exemplo, ao redor de 36,5°C) e um período de temperatura alta (ao redor de 37°C), antes que a temperatura caia novamente na véspera da chegada da nova menstruação. Dessa forma, é possível determinar o momento da ovulação: ela ocorre no último dia antes que a temperatura volte a subir, às vezes no primeiro dia do aumento da temperatura; os médicos afirmam que esse aumento se dá num prazo de 24 horas, ou em pequenas etapas ao longo de alguns dias.
O período de fertilidade máxima ocorre no dia da ovulação e nos 2 ou 3 dias anteriores (pois os espermatozóides conservam seu poder de fecundação durante 2 ou 3 dias).
A fase de temperatura alta corresponde ao período estéril do ciclo menstrual e termina com a menstruação.
Pelo fato de permitir identificar os momentos de fertilidade e esterilidade máximas, no passado, esse cálculo também serviu, apesar de sua confiabilidade relativa, como método anticoncepcional – um uso que se tornou raro hoje em dia. Quando a gravidez tem início de fato, a temperatura não cai, como deveria acontecer antes da menstruação.

Genética e hereditariedade

Compreender os mecanismos da hereditariedade é uma aventura fascinante, na qual médicos e geneticistas vêm se engajando há mais de um século. Hoje em dia, sabemos como as características são transmitidas de uma geração para outra e, até mesmo, em grande parte, como funcionam nossos genes.

Nosso corpo é constituído por bilhões de células, que têm formas, tamanhos e funções muito diferentes. Apesar de sua diversidade, todas essas células se baseiam no mesmo princípio: consistem num núcleo e num citoplasma (nome que se dá a tudo o que se encontra no interior da célula, com exceção do núcleo) e são envoltas por uma membrana. No núcleo, se localizam os cromossomos, elementos portadores das características hereditárias, que formam uma longa molécula constituída por uma substância chamada ácido desoxirribonucléico, ou DNA. É nos cromossomos que se situam os pilares da hereditariedade: os genes.

Os *cromossomos, fundamentos da hereditariedade*

Examinados ao microscópio, os cromossomos são pequenos elementos que têm mais ou menos a forma de um X. Essas pequenas estruturas consistem em duas partes reunidas num ponto de interseção, chamado "centrômero". Em cada célula da espécie humana, existem 46 cromossomos agrupados em pares, o que resulta em 23 pares.
Os primeiros 22 pares são constituídos por dois cromossomos idênticos. O 23º par é o dos cromossomos sexuais (também chamados heterossomos), e é diferente nos homens e nas mulheres. Nos homens, ele consiste em dois cromossomos diferentes, chamados X e Y; nas mulheres, ele consiste em dois cromossomos X. Os cromossomos só são visíveis no momento da divisão celular, quando se enovelam no núcleo, formando uma substância chamada cromatina.

O DNA

Na prática, as células do corpo são pequenos laboratórios, cada uma delas com uma função precisa. Esse funcionamento é governado por um "programa genético" que procura suas instruções na substância que é o elemento principal dos cromossomos, o DNA. A molécula de DNA forma um longo filamento (com mais de 1,5 metro de extensão para o conteúdo de uma única célula!). Cada uma dessas moléculas consiste numa sucessão de nucleotídeos compostos de uma molécula de açúcar, um grupo fosfato e uma das seguintes bases: adenina, guanina, citosina ou timina (representadas pelas abreviações A, G, C e T). Por muito tempo, essa estrutura intrigou os pesquisadores, pois sua simplicidade não lhes permitia imaginar que transmitissem tantas informações. A molécula de DNA é formada por duas hastes enroladas uma ao redor da outra em forma de espiral e reunidas pelas bases CGAT, dispostas como os degraus de uma escada entre as duas hastes. A diversidade das seqüências de bases permite combinações infinitas, que se traduzem por características hereditárias igualmente variadas.

A linguagem dos genes

Os genes são segmentos de DNA. Cada gene totaliza alguns milhares de "degraus da escada" dessa molécula que, ao todo, comporta vários bilhões de "degraus".

Um pouco de história

As pesquisas genéticas não são recentes: foi entre 1854 e 1856 que se estabeleceram as leis sobre a transmissão das características hereditárias. Devemos essa descoberta fundamental a um religioso austríaco, Johann Mendel, que em seu monastério de Brno realizou experiências de cruzamento de um legume comum, as ervilhas. Mas essas leis famosas caíram no esquecimento, até serem redescobertas na primavera de 1900, por três botânicos diferentes... quase ao mesmo tempo!
Outra data importante da genética é o ano de 1953, quando dois jovens biólogos, James Watson e Francis Crick, descobriram a estrutura de dupla hélice da molécula de DNA e conseguiram explicar assim como essa molécula, de composição relativamente simples, transmite uma infinidade de informações de geração para geração.

A transmissão do patrimônio hereditário ▽
Os cromossomos andam em pares; portanto, o mesmo genitor pode legar a seu filho um ou outro dos cromossomos de cada par (no esquema abaixo, é o cromossomo azul ou vermelho para a mãe, e amarelo ou verde para o pai). Além disso, a divisão celular que comanda essa repartição é precedida por uma mistura dos genes por agitação, durante a qual os cromossomos são profundamente modificados. Tudo isso explica por que os filhos de uma mesma prole podem ser tão diferentes.

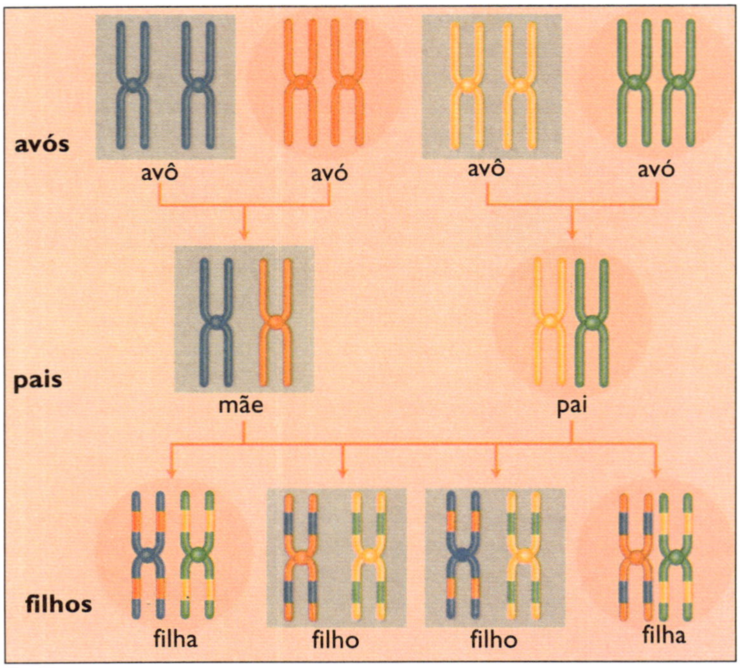

O princípio pelo qual os genes se expressam é semelhante ao da linguagem, e o conjunto dos genes de um indivíduo, chamado genoma, pode ser comparado a um romance: a "linguagem" dos genes é formada por quatro letras, as quatro bases CGAT. A ordem dessas letras define as "palavras", que são os genes, sendo que cada palavra determina a elaboração (fala-se em "codificação") de uma proteína. Cada gene se situa num local bem específico de um cromossomo, o *locus*. O ser humano possui cerca de 100 mil genes diferentes.

A transmissão da hereditariedade

As células do corpo têm uma duração limitada e se reproduzem constantemente ao longo da vida. Essa reprodução se efetua pela divisão simples (um processo chamado mitose): cada célula gera duas células filhas idênticas, sendo que cada uma delas contém 46 cromossomos.

Existem duas exceções a esse tipo de reprodução celular: as células do sistema nervoso (neurônios), que não se reproduzem, e as células sexuais (os óvulos na mulher e os espermatozóides no homem). Cada uma das células sexuais contém apenas 23 cromossomos e obedece a um processo de formação relativamente complexo: a meiose.

A formação das células sexuais
Esse processo se desenvolve em duas etapas. Na primeira, cada cromossomo se desdobra; os cromossomos assim desdobrados se ordenam por pares e podem trocar entre eles segmentos equivalentes. Esse fenômeno, chamado de *crossing over*, equivale a misturar os genes de cada cromossomo pelo processo de agitação. É freqüente em algumas zonas dos cromossomos, e raro em outras.

"Recombinados" dessa forma, os cromossomos migram em direções opostas para formar duas células, cada uma delas contendo metade do lote completo (ou seja, 23 cromossomos ainda em forma "desdobrada"). Depois, uma nova divisão dessas duas células faz surgir quatro células filhas, sendo que cada uma delas contém 23 cromossomos.

É a meiose que permite reconstituir uma célula de 46 cromossomos durante a fecundação: o ovo, formado pelo encontro de um óvulo e um espermatozóide, contém 23 cromossomos herdados do pai e 23 da mãe. Essa é a primeira célula de um novo indivíduo.

Meu filho vai se parecer comigo?
O patrimônio genético de uma criança provém metade do pai e metade da mãe, pois ela herda 23 cromossomos de cada um dos pais. Porém, isso não significa que seu filho se parecerá com você numa porcentagem de 50%!

O *crossing over* que antecede a formação das células de reprodução é uma verdadeira mistura genética, que pode gerar bilhões de possibilidades. Portanto, seu filho herdará uma versão modificada de seus genes, o que explica que ele possa se parecer muito pouco com você, e que os irmãos e as irmãs de uma mesma prole possam ser vagamente parecidos entre si. Além disso, todas as características hereditárias (fala-se em caracteres) não se transmitem da mesma maneira.

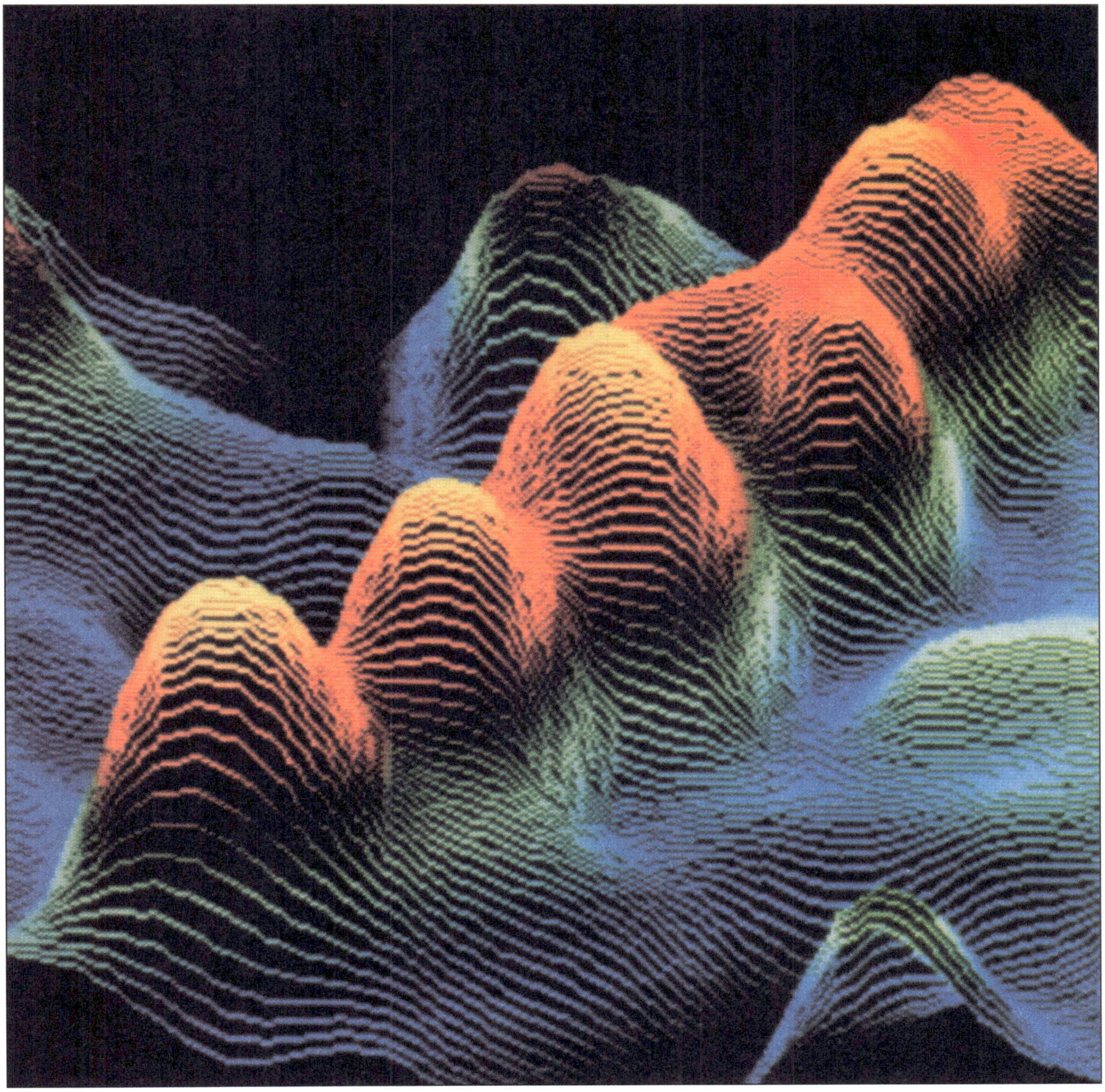

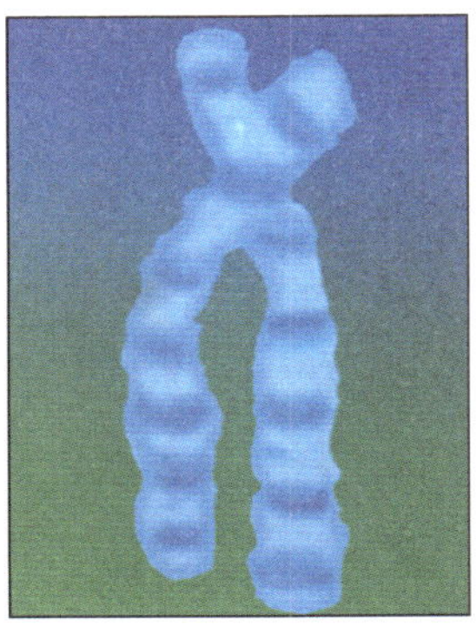

◁ **Os *cromossomos***
Examinados ao microscópio, como mostra esta foto de cores retocadas, os cromossomos lembram a forma de um X, mas na verdade são dois pequenos bastões reunidos num ponto chamado centrômero. Esses pequenos elementos chamados cromossomos, em número de 46, situam-se no núcleo de cada uma de nossas células.

***As moléculas de* DNA** △
O DNA (ácido desoxirribonucléico) é a principal substância dos cromossomos, responsável pela transmissão das características hereditárias e pelo controle da atividade de cada uma de nossas células. Graças a um microscópio com "efeito de túnel" que mostra o relevo da superfície das moléculas, podemos obter esta foto em três dimensões da molécula em forma de hélice dupla do DNA (aqui representada na cor vermelho-laranja). É sobre o DNA que se distribuem, de maneira aparentemente casual, os quase 100 mil genes de nosso patrimônio genético. O conjunto das moléculas de DNA de uma célula chama-se genoma.

Os cromossomos andam em pares. Um é herdado do pai; o outro, da mãe. Portanto, cada um de nossos genes está presente em nossas células com dois exemplares, mas esses genes equivalentes, ou alelos, nem sempre são idênticos, e alguns prevalecem sobre os outros: são chamados de genes (ou alelos) "dominantes", por oposição aos genes (ou alelos) "recessivos". Assim, o filho pode herdar alguns genes da mãe sem que eles se manifestem. Por exemplo, ele pode ter olhos castanhos apesar dos olhos azuis da mãe, caso seu pai lhe tenha legado um alelo "olhos castanhos", pois o gene "olhos castanhos" é dominante, e o gene "olhos azuis" é recessivo.

Menina ou menino?

Como vimos na p. 21, o 23º par de cromossomos constitui um caso à parte: é o dos cromossomos sexuais, o único que não é idêntico nos homens e nas mulheres. Na mulher, as células incluem 22 pares de cromossomos + 1 par XX; e nos homens, 22 pares + 1 par XY. As células sexuais, no momento em que são produzidas pelo organismo, escapam à regra geral, pois cada uma delas só contém 23 cromossomos, em vez de 46. Na mulher, o par de cromossomos sexuais é formado por cromossomos idênticos, ou seja, as células sexuais (óvulos) sempre conterão 22 cromossomos + 1 cromossomo X. No homem, ao contrário, existem duas possibilidades: 22 cromossomos + X e 22 cromossomos + Y. Assim, 50% dos espermatozóides serão portadores de um X e 50% de um Y. No momento da fecundação, o sexo da criança que irá nascer será determinado pelo tipo de espermatozóide que vai fecundar o óvulo. Se for um espermatozóide portador de um Y, a criança será um menino (pois herdou o X da mãe e o Y do pai). Se o espermatozóide for portador de um X, a criança será uma menina (pois herdou o X da mãe e o X do pai). Portanto, o nascimento de um menino ou de uma menina é determinado pelas células sexuais dos homens... e totalmente comandado pelo acaso.

Um fato que a ciência não conseguiu explicar – pela lógica, deveriam nascer 50% de meninas e 50% de meninos – é que os meninos nascem em número ligeiramente maior, cerca de 105 meninos para cada 100 meninas.

O CASO DOS GÊMEOS VERDADEIROS

Um pouco mais de 25% dos gêmeos são "verdadeiros", ou monozigotos. Eles provêm da fecundação de um único óvulo por um único espermatozóide. De início, o resultado é um único ovo, como em toda gravidez, mas esse ovo se divide num estágio precoce de seu desenvolvimento. Surgem então dois ovos idênticos, portadores do mesmo patrimônio genético. Os gêmeos verdadeiros são sempre do mesmo sexo e têm muita semelhança entre si.

A definição do sexo ▷

Nas mulheres, as células sexuais só contêm um único tipo de cromossomo sexual, o cromossomo X. Nos homens, ao contrário, elas podem conter um cromossomo X ou um Y. Pelas leis da probabilidade, cerca de 50% das crianças receberão um cromossomo X do pai e serão meninas (par de cromossomos sexuais XX), e cerca de 50% receberão um cromossomo Y e serão meninos (par de cromossomos sexuais XY).

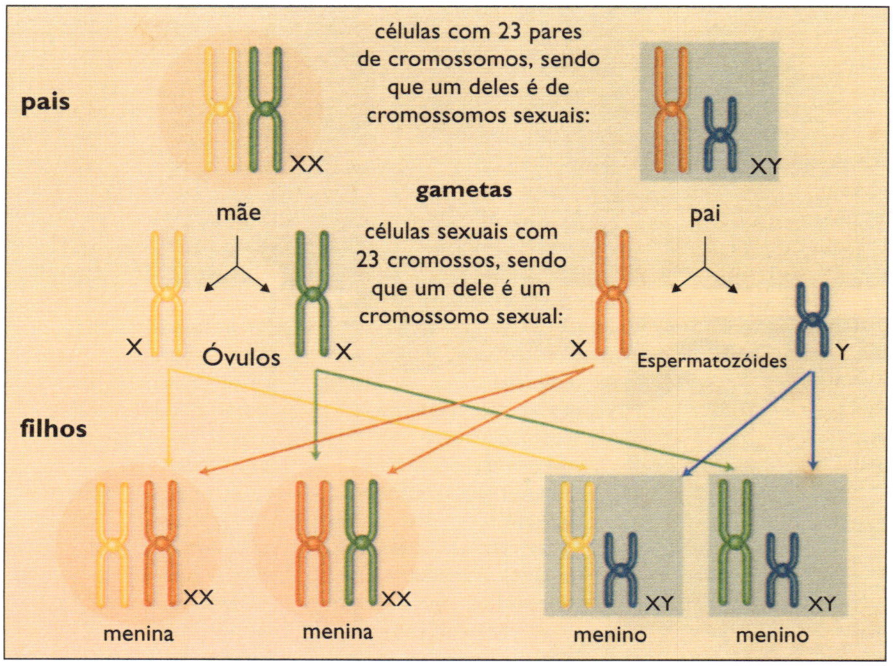

Será que estou grávida?

Confirmar o início da gravidez o mais cedo possível é importante para que você possa tomar as precauções necessárias, a fim de que os meses que antecedem o nascimento transcorram nas melhores condições, para você e seu futuro bebê.

Não importa se você "programou" ou não a gravidez – é muito importante saber exatamente em que data ela teve início. Dessa forma, você pode contar com um melhor acompanhamento e, além disso, prever a data do nascimento. Essa previsão é um fator essencial não apenas para fins práticos mas também por razões médicas.

No entanto, será preciso esperar algumas semanas para que o médico confirme a gravidez recorrendo a testes mais confiáveis do que os sintomas eventualmente constatados. Se achar que está grávida, não espere a confirmação para tomar algumas precauções (veja à p. 59), pois o embrião é mais frágil justamente nos primeiros meses.

Os sintomas da gravidez

Muitas vezes, as mudanças físicas que acompanham o início da gravidez passam despercebidas, mas apesar disso existem sintomas que não deixarão de chamar sua atenção, embora outros só possam ser constatados por meio de exames médicos.

Sintomas que chamam a atenção
Mais ainda do que os pequenos sinais ou sensações de mal-estar (veja o boxe à direita), que aliás nem todas as futuras mães sentem no início da gravidez, é antes de mais nada o calendário, e eventualmente o termômetro, que dá o alerta a respeito da gravidez.

• *Atraso da menstruação.* Para a maioria das mulheres, este é o primeiro sinal. Porém, conforme o caso, o atraso nem sempre pode ser calculado ou interpretado facilmente. A experiência demonstra que ele pode ocorrer independentemente de qualquer gravidez, por exemplo em decorrência de certas doenças, no contexto de um choque emocional, ou ainda por causa de uma mudança no estilo de vida ou mudança de clima (durante uma viagem ou nas férias). A aproximação da menopausa, os ciclos menstruais irregulares, o uso de determinados medicamentos e a interrupção da pílula anticoncepcional são outros fatores que também podem provocar um atraso da menstruação. Portanto, nunca se pode afirmar que uma mulher, cuja menstruação tenha atrasado, esteja necessariamente grávida.

• *Elevação da temperatura corporal.* Se você constatar que sua temperatura se mantém acima de 37°C no final do ciclo menstrual e que a menstruação não chega, existem boas chances de que você esteja grávida.

A persistência daquilo que os médicos chamam de "platô térmico" é o sintoma mais seguro de um início de gravidez. No entanto, não é fácil constatá-lo, principalmente para as mulheres que não utilizam o "método das temperaturas" (veja o quadro à p. 20), inclusive porque esse emprego cotidiano e constrangedor do termômetro se tornou uma exceção.

Sintomas constatados pelo médico
Uma consulta continua sendo o método mais seguro de confirmar uma gravidez. Porém, sem testes de laboratório, o médico não poderá dar uma resposta totalmente afirmativa antes de um mês e meio de gravidez, ou seja, por ocasião da segunda ausência de menstruação.

Os sintomas da gravidez

Náuseas, com ou sem vômitos, ao despertar ou durante o dia.
Perda de apetite ou, ao contrário, apetite excessivo.
Desejo irresistível ou repulsa forte por certos alimentos.
Aversão súbita a certos odores e perfumes.
Acidez estomacal.
Necessidade de dormir mais.
Constipação fora do comum.
Desejo freqüente de urinar.
Sensação de cansaço.
Emotividade ou irritabilidde em excesso.
Sensação de inchaço no corpo inteiro.
Tensão e aumento do volume das mamas.

Por meio de um exame ginecológico (veja à p. 49), o médico pode constatar uma modificação do volume, da consistência e da forma do útero, que você mesma é incapaz de perceber.

Ele encontrará o colo do útero fechado, de coloração lilás, pobre em muco cervical. A modificação das mamas pode reforçar o diagnóstico: elas aumentam de volume e a aréola fica mais inchada e protuberante; os tubérculos de Montgomery, pequenas protuberâncias na aréola das mamas, ficam mais salientes.

Os testes de gravidez

Alguns testes podem ser adquiridos sem receita médica, e você pode fazê-los sozinha; outros têm de ser receitados exclusivamente pelo médico.

Testes à venda sem restrições

Esses testes se baseiam na urina e vêm acompanhados de todos os acessórios necessários. São de utilização simples, bastando seguir suas instruções corretamente: eles fornecem uma resposta rápida e confiável, positiva no caso de você estar grávida e negativa em caso contrário. Mas atenção: se ocorrer a segunda alternativa, pode ser que você tenha feito o teste cedo demais, ou o teste pode ter uma margem baixa de sensibilidade. Urinas pouco concentradas também podem alterar o resultado.

Portanto, no caso de uma resposta negativa, é aconselhável esperar alguns dias para refazer o teste, ou consultar um médico.

Testes de laboratório

Realizados com base na análise da urina ou num exame de sangue, esses testes fornecem uma resposta rápida e segura. Só o médico pode receitá-los.

Seu princípio consiste em identificar, no caso de você estar mesmo grávida, um hormônio que só é secretado durante a gravidez: o hormônio gonadotrofina coriônica (HGC). A função desse hormônio não é bem conhecida, mas sabe-se que ele é essencial para a preservação do corpo amarelo ou corpo lúteo no início da gravidez. Produzido pelo ovo a partir da fecundação, ele é fabricado por aquilo que se tornará a placenta (o trofoblasto), e em seguida pela própria placenta (veja à p. 43). Esses testes revelam a presença do HGC seja na análise da urina, seja no exame de sangue.

• *Análise da urina.* Coleta-se uma pequena amostra de urina, na parte da manhã, com maior teor de concentração, para fazê-la reagir com um soro que contém anticorpos contra esse hormônio característico da gravidez. A confiabilidade desse teste gira em torno de 98%.

• *Exame de sangue.* Neste caso, calcula-se a dosagem do próprio HGC no sangue. A confiabilidade desse teste é de 100%, permitindo diagnosticar a gravidez num estágio muito precoce, antes mesmo de ser constatado um atraso da menstruação.

Em que dia você vai dar à luz?

Para calcular o término da gravidez, isto é, a data prevista do parto, pode-se proceder de duas maneiras.

O cálculo em semanas desde a última menstruação

Somam-se 41 semanas à data do início da última menstruação. Este é o método de cálculo dos médicos. O nascimento deve ocorrer portanto 41 semanas depois do 1º dia da última menstruação. Se a última menstruação começou no dia 1º de maio, o parto deverá acontecer dia 14 de fevereiro.

O cálculo em meses

Somam-se 9 meses do calendário à data da concepção, ou 9 meses e meio à data do início da última menstruação. A data da ovulação ocorre por volta do 14º dia de um ciclo menstrual normal de 28 dias (veja à p. 16). Por exemplo, se a última menstruação começou no dia 1º de maio, a ovulação aconteceu no dia 14 de maio; portanto, o parto deve ocorrer 9 meses mais tarde, ou seja, no dia 14 de fevereiro. A data da ovulação, e portanto da concepção, é fácil de calcular quando a gravidez ocorre depois de uma única relação sexual no auge do período fértil. Mas é muito mais difícil definir a data da ovulação se os ciclos menstruais forem longos, curtos ou irregulares, se você tiver parado de usar pílula anticoncepcional no mês anterior, ou se tiver esquecido a data do início da última menstruação.

O corpo da mãe se transforma

Com o passar dos dias, mudanças importantes vão acontecendo no seu corpo, algumas delas visíveis e outras não. Essas mudanças anatômicas, químicas e fisiológicas garantem ao seu futuro filho as condições indispensáveis para seu desenvolvimento.

Além do aumento de peso, a mudança no tamanho do útero e das mamas é a alteração mais evidente no corpo da futura mamãe, mas outras adaptações mais discretas se produzem nos sistemas circulatório, respiratório, urinário e digestivo.

O metabolismo, conjunto dos processos complexos de transformação da matéria e da energia que ocorrem permanentemente no organismo, assim como as secreções hormonais, indicam que esses sistemas estão se adaptando à nova situação.

O *útero e as mamas*

O útero começa a aumentar desde o início da gravidez. Em nove meses, seu peso passará de 50 ou 60 gramas para mais de 1 quilo; sua altura, de 6 cm para 32 ou 33 cm; e sua capacidade, de 2 ou 3 mililitros para 4 ou 5 litros (esses números são aproximados e variam ligeiramente conforme a mulher e a gravidez). Ao olhar para seu corpo, você só perceberá realmente as mudanças a partir do 4º ou 5º mês, mas pelo toque o médico já consegue avaliar a transformação do útero depois de um mês ou um mês e meio: em vez de triangular, ele fica redondo, mais macio e já tem o tamanho de uma laranja.

Essa evolução vai continuar regularmente ao longo dos meses. Órgãos internos tais como o estômago, o intestino e a bexiga vão se adaptar a ele, enquanto a parede elástica do abdome vai se distender pouco a pouco. A silhueta também vai se modificar, e você se arrisca a curvar os rins ao projetar os ombros para trás a fim de contrabalançar o peso do abdome.

As mamas também começam a inchar e o peso delas aumenta desde os primeiros meses, um fenômeno que às vezes é acompanhado por coceiras e pequenas dores agudas. Depois de algumas semanas, os mamilos se tornam salientes e a aréola fica mais escura e inchada, exibindo corpúsculos conhecidos como tubérculos de Montgomery.

As veias que percorrem as mamas ficam mais aparentes, irrigando-as bastante durante a gravidez. A partir do 4° mês, pode ser que um líquido amarelo e viscoso comece a ser secretado pelos mamilos: trata-se do colostro. Se você for amamentar, é esse líquido que vai fornecer o primeiro alimento do bebê após o parto (rico em albumina e vitaminas, ele também possui efeito laxativo para a criança; veja à p. 174). O verdadeiro leite só aparece três ou quatro dias após o nascimento.

A *circulação do sangue*

O sangue da mãe tem a função de encaminhar as substâncias necessárias para o desenvolvimento do feto e eliminar seus resíduos. Isso acontece por intermédio da placenta, órgão que é constituído no útero exclusivamente durante a gravidez (veja à p. 43).

Atenção para os primeiros meses

As pequenas sensações de mal-estar não se manifestam em todas as futuras mães, nem com a mesma intensidade. Geralmente, surgem durante o primeiro mês e desaparecem no início do segundo trimestre. Se você estiver grávida, esse é o momento de marcar a primeira consulta. É preciso tomar certas precauções (higiene alimentar e estilo de vida) a partir dos dois primeiros meses.

PESO NAS PERNAS E VARIZES

A sensação de peso nas pernas pode incomodar, mas essa sensação não provoca necessariamente o surgimento de varizes. Não fique de pé durante muito tempo. Durma com as pernas ligeiramente elevadas (coloque uma almofada ou um travesseiro sob o colchão, ao pé da cama). Tente descansar durante o dia, deitando-se de preferência com as pernas descobertas. Evite massagens muito vigorosas nas pernas.

O sangue

Entre o início e o fim da gravidez, todos os vasos sanguíneos se dilatam e o volume de sangue materno aumenta mais ou menos em um litro e meio, passando de 4 para 5 ou 6 litros. Dessa forma, os glóbulos vermelhos se diluem numa quantidade maior de plasma – que é a parte líquida do sangue. Aumenta a necessidade de ferro, e por isso é importante prevenir uma deficiência receitando à futura mamãe um suplemento de ferro durante a gravidez.

As veias

As transformações do útero, que no decurso da gravidez passa de 50 ou 60 gramas para 1.500 gramas de peso e de 6 para 32 ou 33 cm de comprimento, podem atrapalhar às vezes o retorno do sangue dos membros inferiores para o coração; as pernas têm tendência a inchar e podem surgir varizes. Quando a veia cava, que conduz o sangue até o coração, é comprimida pelo útero, pode causar sensações de mal-estar, principalmente quando você se deita de costas. Para evitá-las, basta desbloquear esse "retorno do sangue": procure se deitar sobre o lado esquerdo do corpo, pois a veia cava passa à direita do útero.

O pulso

O pulso se acelera, aumentando de 10 a 15 batimentos por minuto, mesmo durante o sono, e um pouco mais se você estiver grávida de gêmeos. Oscila entre 60 e 90 pulsações por minuto. O débito cardíaco aumenta de 30% a 50% desde o fim do primeiro trimestre, e isso até o fim da gravidez. Assim, o coração bate mais rápido, pois tem de movimentar maior volume de sangue, e todo o sistema cardiovascular se adapta aos esforços suplementares necessários ao longo da gravidez.

A pressão arterial

Ela cai ligeiramente durante os dois primeiros trimestres de gravidez, pois o volume sanguíneo é maior e os vasos estão dilatados. Perto do final, a pressão volta para o patamar anterior (de antes da gravidez), mas normalmente não ultrapassa 14/9.

A *respiração*

Talvez você tenha percebido que o tom de sua voz mudou, ou sinta alguma dificuldade para respirar pelo nariz. As modificações hormonais causadas pela

Silhueta da mãe no 3º mês, no 5º mês e no 8º mês

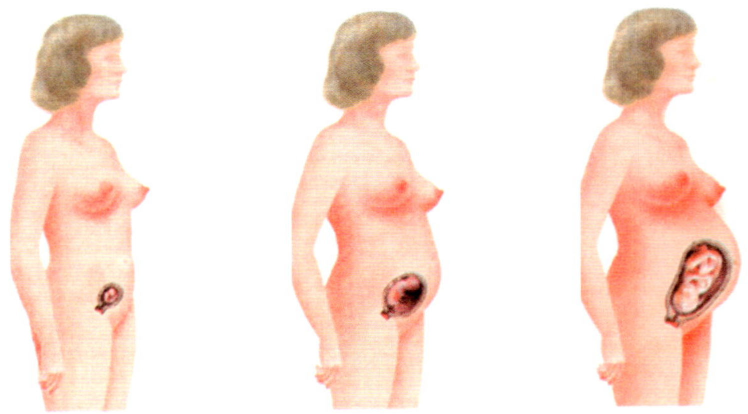

3º mês: o abdome continua praticamente o mesmo, mas as mamas aumentaram. O futuro bebê pesa menos de 20 gramas. Você engordou de 1 a 3 quilos

5º mês: o abdome fica maior. O fundo do útero atinge a altura do umbigo. O futuro bebê pesa cerca de 350 gramas. Você engordou de 3 a 6 quilos.

8º mês: o abdome atinge seu tamanho máximo. O útero ocupa a maior parte dele. Seu bebê pesa cerca de 2,5 quilos. Você engordou de 9 a 11 quilos.

gravidez (veja à p. 30) provocam às vezes um edema transitório da mucosa da laringe, da traquéia e dos brônquios. Não se preocupe, tudo voltará ao normal depois do parto.

Na primeira parte da gravidez, o tônus e a atividade dos músculos abdominais diminuem. Pouco a pouco, o útero desloca para cima o diafragma, músculo essencial da respiração, reduzindo muito os movimentos dele; a respiração se torna "alta", ou torácica. Além disso, você também respira para abastecer o bebê, cujos pulmões só começarão a funcionar após o parto. Assim, a cada inspiração, você armazena de 10% a 15% de ar — e portanto de oxigênio — a mais do que costumava fazer, sem respirar mais rapidamente. Essa "hiperventilação" é benéfica para o feto, pois faz baixar a pressão do gás carbônico.

A *digestão*

Como a bexiga ou o estômago, o intestino é comprimido pelo útero, que aumenta de tamanho. No entanto, os órgãos internos se adaptam e abrem espaço para o feto, o líquido amniótico e a placenta. Aparentemente, são sobretudo os hormônios que alteram o funcionamento do sistema digestivo, provocando pequenas sensações de mal-estar.

Boca

Freqüentemente, a secreção de saliva aumenta no início da gravidez. As gengivas ficam mais sensíveis e podem sangrar durante a escovação dos dentes. Os suplementos de cálcio, fósforo ou flúor receitados por alguns médicos como prevenção durante a gravidez não evitam as cáries dentárias, que parecem ocorrer com mais freqüência nesse período. Tente diminuir o consumo de açúcar e continue a escovar os dentes três vezes ao dia, após as refeições. Procure regularmente o dentista para identificar e tratar as cáries durante a gravidez. As radiografias eventualmente necessárias devem ser autorizadas com determinadas precauções (veja à p. 59). Lembre-se de que a boa digestão começa com a mastigação.

O esôfago e o estômago

Uma sensação de queimação, que parte do estômago e sobe pelo esôfago até a garganta, às vezes acompanhada por um refluxo de líquido ácido, pode se manifestar por volta do 4º mês de gravidez. É a "pirose", ou azia, um fenôme-

EU GOSTARIA DE SABER

Minha taxa de colesterol aumentou: isso é prejudicial para o bebê?
• Não, é normal que a taxa de colesterol aumente durante a gravidez: ele serve como matéria-prima da progesterona, hormônio que desempenha um papel essencial nesse período.

As secreções mamárias são normais durante a gravidez?
• Sim, a partir do 4º mês um líquido amarelo, o colostro, pode começar a escorrer dos mamilos. Caso você amamente, essa substância será o primeiro alimento do bebê após o parto, uma vez que o leite propriamente dito só aparece três ou quatro dias depois do nascimento. Para evitar irritações, escolha sutiãs de algodão, de boa sustentação (se preciso, use compressas secas para proteger os mamilos), em vez dos sutiãs de tecido sintético.

A queimação estomacal persiste durante toda a gravidez?
• Distensão abdominal, gases, arrotos, ardor ou peso no estômago não são nada agradáveis. Algumas mulheres apresentam esses sintomas durante toda a gravidez. É possível reduzi-los evitando alimentos ácidos ou gordurosos, assim como refeições muito pesadas. Mas nada de bicarbonato de sódio! Dormir em posição quase sentada e o uso de certos medicamentos podem aliviar situações de crise.

É preciso evitar o sal durante a gravidez?
• Não, dietas sem sal são até contra-indicadas, pois a taxa elevada de progesterona provoca uma perda de sal no organismo.

Estou sem fôlego: é um sintoma de problema cardíaco?
• Não, a não ser que você já tenha um histórico de problemas cardíacos. Principalmente nos últimos 5 meses de gravidez, você vai se sentir sem fôlego. Conforme o útero aumenta de tamanho, o diafragma — músculo indispensável à respiração — é comprimido contra a caixa torácica, e suas contrações são mais curtas. Alguns exercícios de respiração (veja à p. 129) podem ajudar a diminuir a sensação de sufocamento.

no que persiste até o parto e que muitas vezes piora quando a gestante permanece na posição deitada. Esse sintoma se deve a um mau funcionamento momentâneo do sistema que, normalmente, impede que os alimentos deglutidos voltem a subir.

Sob a influência da progesterona, hormônio particularmente ativo durante a gravidez, o estômago fica mais preguiçoso, com menos tônus, o que pode provocar náuseas em algumas gestantes. Os alimentos permanecem mais tempo no estômago, que se esvazia com menor rapidez. Por isso, durante as refeições você se sente rapidamente saciada.

Quanto às perturbações do fígado, elas são mínimas e, de qualquer forma, não são responsáveis pelas náuseas no início da gravidez.

Intestino delgado e cólon
Assim como o estômago e a vesícula biliar, o intestino diminui sua motilidade sob o efeito da progesterona. O trânsito intestinal se torna mais lento, e pode causar constipação, que se previne com uma alimentação adequada (veja à p. 100). Apesar de tudo, esse inconveniente tem um aspecto benéfico: a digestão mais lenta faz com que o organismo absorva melhor as substâncias nutritivas contidas nos alimentos.

O aumento de peso

Uma alimentação equilibrada é extremamente importante. Comer demais, sob o pretexto de "comer para dois", é desnecessário. E comer menos para não engordar é igualmente inútil, até mesmo perigoso para o feto. Ao longo de uma gravidez, o aumento de peso é de 12,5 quilos em média, mas ele varia conforme a estatura, o peso e a morfologia da mãe. O feto, a placenta e o líquido amniótico transformam obrigatoriamente o útero, as mamas e o sangue da futura mamãe. Por isso, sua massa corporal aumenta até atingir, no final da gravidez, um peso suplementar de 8 quilos. Somam-se a isso cerca de 4 quilos de reservas de gordura, que vão se constituir em função do aleitamento.

A *eliminação da urina*

Conforme o feto vai ganhando peso, o útero comprime mais a bexiga, e assim você sente vontade de urinar com mais freqüência. Além disso, o volume de sangue é maior e os rins, encarregados de filtrar os resíduos e as toxinas contidos no sangue, trabalham mais. As pelves renais e os ureteres, que conduzem a urina dos rins à bexiga, estão dilatados e com um tônus menor no final da gravidez.

Às vezes, os açúcares aparecem na urina durante a gravidez, independentemente de qualquer diagnóstico de diabetes. Se a presença de açúcar em forma de lactose é normal durante os últimos meses, a presença de glicose é sintoma de uma pequena anomalia de filtração pelos rins, em geral provocada por um hormônio, a progesterona, que torna as funções renais mais lentas.

As *modificações hormonais*

Alterações hormonais complexas acompanham a evolução da gravidez e fazem com que o organismo possa se adaptar às suas novas necessidades. Esses hormônios, produzidos pelos ovários quando a mulher não está grávida e pela placenta durante a gravidez, são essenciais para a vida sexual e genital da mulher: trata-se principalmente da progesterona e dos estrógenos.

É o equilíbrio entre esses hormônios que permite a implantação do ovo no útero. Eles também garantem a sobrevivência do feto, graças à sua ação sobre os músculos lisos como o útero, impedindo as contrações uterinas durante a gravidez. O hormônio gonadotrofina coriônica, o único que é secretado exclusivamente durante a gravidez (veja à p. 26), desempenha um papel importante para a manutenção do corpo amarelo no início da gravidez. Ao longo dela, outros hormônios vão intervir igualmente, como a prolactina, que controla a modificação das mamas, visando o aleitamento, e a ocitocina, que provoca contrações uterinas no momento do parto (veja à p. 152).

A *adaptação do metabolismo*

As transformações químicas que, durante a gravidez, fazem com que o organismo consiga suprir suas necessidades de energia, restaurar e produzir novos tecidos e elaborar suas substâncias vitais não são tão evidentes quanto as transformações físicas já descritas. No entanto, também têm importância para mãe, assim como para o futuro bebê.

A alimentação assume então um caráter decisivo, pois é dela que dependem os suplementos de cálcio, proteínas, ferro, vitaminas, gorduras etc., necessários para que a futura criança se transforme, a partir de um núcleo de células invisíveis a olho nu, num ser humano de mais de 3 quilos no momento do parto. A água, o sal, os lipídios (gorduras), os açúcares e as proteínas são transformados para proporcionar ao feto as substâncias nutritivas utilizáveis em seu próprio metabolismo. A nutricionista tem papel fundamental no acompanhamento da gestação.

A água e o sal
Para compensar a perda de sal, devida ao aumento da taxa de progesterona, o organismo retém maiores quantidades de água e sódio. Essa retenção provoca, em cerca de um terço das gestantes, o surgimento de edemas nas pernas, nos tornozelos ou nos pés. Se não forem generalizados, nem associados a uma hipertensão arterial, não são perigosos. Mas é preciso vigiá-los, procurando alívio eventual por meio de cremes (venotônicos) e sobretudo pelo uso de meias de compressão. Seja como for, uma dieta pobre em sal é inútil, e em alguns casos até prejudicial.

Os lipídios
A taxa de lipídios aumenta durante a gravidez. O colesterol, um dos lipídios que circulam no sangue, é transformado pela placenta e serve para produção de progesterona, também utilizada pelo feto para produzir outros hormônios. Durante os quatro primeiros meses, o organismo materno acumula uma reserva de gorduras que serão empregadas em seguida para suas próprias necessidades energéticas.

Os açúcares
Durante a gravidez, todo o organismo trabalha para produzir a glicose e manter o abastecimento do feto com esse "combustível" privilegiado que desempenha um papel fundamental em seu próprio metabolismo.

As proteínas
Componente essencial das células, as proteínas são indispensáveis para a síntese de novos tecidos. Elas intervêm em cada etapa das transformações metabólicas que ocorrem no organismo da mãe e do feto. Durante a gravidez, basta consumir cerca de 25% de proteínas a mais. Elas são encontradas nas carnes, nos peixes e nos ovos (veja à p. 84).

Ao longo dos meses

• 1º mês
Você já não menstrua — esse é o sintoma mais evidente — e as mamas começam a aumentar discretamente. Seu corpo se modifica sem que você se dê conta disso. Algumas mulheres têm pequenas sensações de mal-estar.

• 2º mês
A gravidez ainda não é visível, mas as mamas estão aumentando. Náusea, irritabilidade, peso nas pernas, salivação excessiva, constipação, desejo freqüente de urinar etc. são reações normais do organismo na fase de adaptação. Às vezes, você também sente sono durante o dia. Procure repousar mais.

• 3º mês
Agora , o útero tem o tamanho de uma laranja gigante. Provavelmente os sintomas indesejáveis do início desapareceram e você deve se sentir melhor. O apetite aumenta: cuidado com o peso!

• 4º mês
O fundo do útero chega à altura do umbigo. Você sente calor e transpira bastante? Isso é normal e benéfico, pois ajuda a eliminar as toxinas produzidas por seu organismo e pelo do bebê. Seu estômago e seu intestino ficam mais preguiçosos, e isso pode causar constipação. Cuidado!

• 5º mês
A cada dia, você consome de 500 a 600 calorias além do habitual.
O seu abdome está nitidamente arredondado. Você logo fica sem fôlego, mas essa sensação vai melhorar quando o bebê se encaixar. Lembre-se também dos rins: beba muito líquido, pois isso ajuda a eliminar os resíduos.

• 6º mês
Seu peso aumenta de 200 a 300 gramas por semana.
Continue mantendo uma alimentação equilibrada e faça um pouco de ginástica.
Tem dificuldade para dormir?
Tente mudar de posição e dormir sobre o lado esquerdo.

• 7º mês
O coração bate mais rapidamente, o sangue circula mais depressa, os órgãos funcionam "a todo o vapor", mas tudo vai bem. Vários alimentos contêm ferro; procure consumi-los regularmente e descanse tanto quanto for possível.

• 8º mês
Você se sente pesada. Contrações uterinas isoladas causam dores difusas que se manifestam de repente. Graças a um certo deslocamento das articulações, a bacia começa a se preparar para a passagem do bebê, que se coloca em posição para descer em breve. Tome cálcio todos os dias (leite e queijos pasteurizados), caso já não o esteja fazendo.

• 9º mês
O útero ficou 10 vezes mais pesado e 500 vezes maior! O ovo minúsculo dos primeiros dias acabou se transformando numa criança de mais de 3 quilos. Você se movimenta com dificuldade: o centro de gravidade se deslocou. Arrume a mala, mas não se precipite. O parto pode ocorrer entre a 38ª e a 42ª semana, sem que possa prever o dia exato.

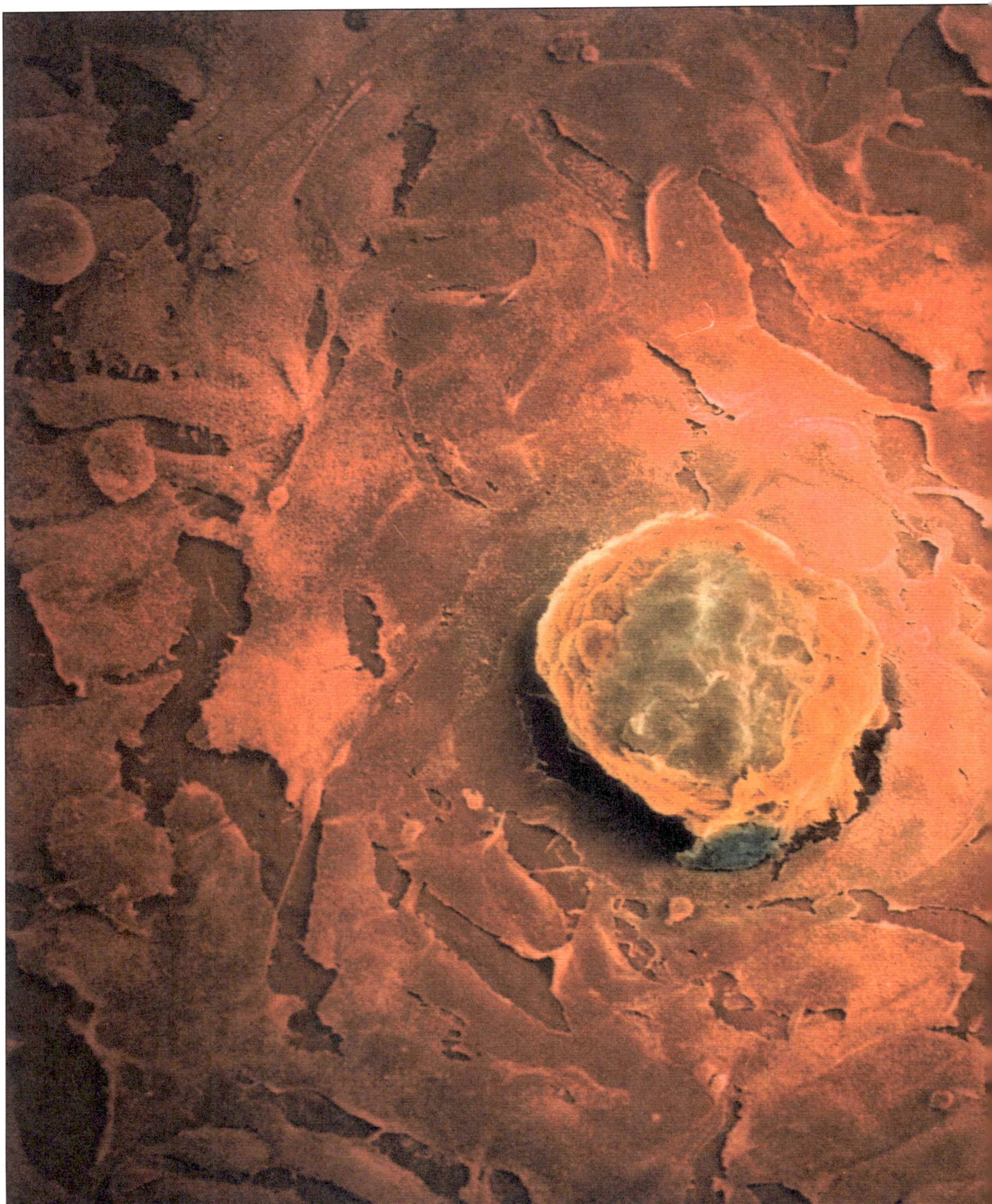

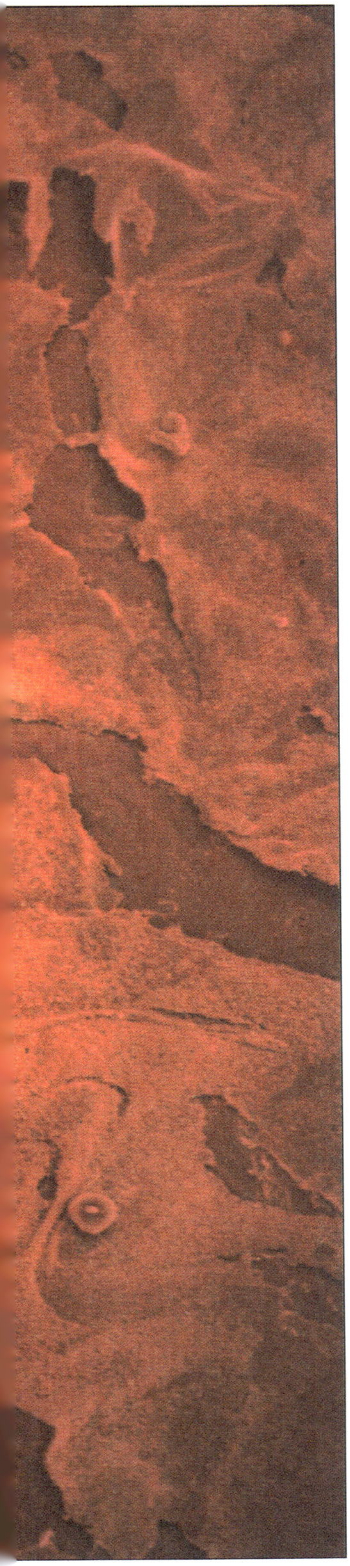

O futuro bebê, mês a mês

Nas páginas seguintes, você vai acompanhar, semana a semana, a formação e a evolução de seu futuro bebê antes do nascimento.

O 1º MÊS

O embrião começa
A se formar no ovo.

1ª SEMANA

O ovo proveniente da fecundação se desloca do terço externo da tuba uterina para a cavidade uterina, onde vai se implantar.
Ao longo da migração ele começa a se dividir em várias células.

2ª SEMANA

Ocorrem dois fenômenos importantes.
— O ovo se fixa na mucosa do útero: é a nidação. Começando no 6º ou 7º dia e terminando no 12º dia, essa implantação assinala o verdadeiro início da gravidez.
— No ovo, forma-se o "disco embrionário", que consiste em duas camadas de células, ou folhetos: as células se multiplicam e se diferenciam até atingir uma estrutura complexa.
O diâmetro do ovo é de cerca de um milímetro.

3ª SEMANA

A futura placenta começa a ser formar, surgem vestígios de vasos sanguíneos e de células sexuais, assim como um terceiro folheto. Cada um dos três folhetos vai gerar tecidos especializados, que por sua vez darão origem a todas as outras células, portanto, de todos os órgãos.
Por exemplo, o folheto interno (endoderma) vai gerar os órgãos do aparelho digestivo e do aparelho respiratório; o sistema nervoso e os órgãos dos sentidos serão formados a partir do folheto externo (ectoderma), enquanto o folheto intermediário (mesoderma) dará origem ao esqueleto e aos músculos.

2ª semana: *O ovo (ao centro) se fixa à superfície da mucosa do útero: é a nidação. As poucos, ele penetra na mucosa para, então, consolidar sua implantação e continuar seu crescimento durante noves meses.*

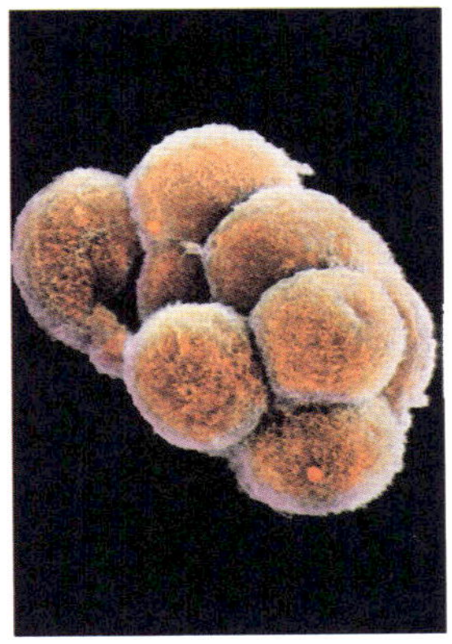

1ª semana: *As duas células iniciais do ovo começaram a se multiplicar. Quatro dias após a fecundação, no momento em que vai penetrar no útero, o ovo consiste em um novelo com cerca de doze células. O que o torna parecido com uma amora, daí seu nome, "mórula". As células do centro vão aumentar de tamanho para formar um botão, ou "disco embrionário", isto é, o futuro embrião.*

4ª SEMANA
Este é um período de transição entre a formação do embrião (embriogênese) e a formação dos órgãos (organogênese) do futuro bebê.
Os primeiros batimentos cardíacos se manifestam por volta do 23° dia. O embrião assume sua forma definitiva: parece-se com uma vagem, com brotos que se tornarão os membros; os esboços de órgãos aparecem.
O embrião flutua no meio da cavidade amniótica, ligado à parte externa do ovo pelo cordão umbilical em formação.
No final deste primeiro mês, o embrião mede cerca de 3 mm.

6ª semana: *O embrião flutua na bolsa que contém o líquido amniótico. Nesse estágio, ele mede 1,5 cm. Vendo-o de costas, pode-se distinguir claramente a medula espinhal.*

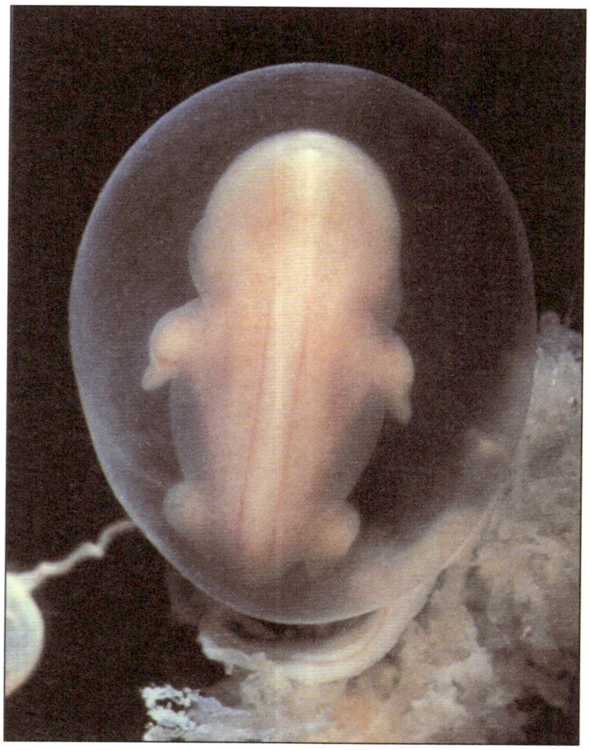

O 2º MÊS
Do embrião ao feto.

5ª - 6ª SEMANA
Os dentes se formam.
O coração aumentou a ponto de se tornar uma pequena protuberância; surgem as quatro cavidades cardíacas.
O estômago, o intestino, o pâncreas e o aparelho urinário se desenvolvem.

7ª - 8ª SEMANA
Os dedos e os artelhos e, em seguida, os vários segmentos dos membros se individualizam.
As glândulas sexuais começam a se formar.
Paralelamente, os músculos e os nervos se elaboram, assim como a medula óssea.
Os traços do rosto parecem mais nítidos: duas pequenas saliências para os olhos, duas covinhas para as orelhas, uma única abertura para o nariz e a boca.
O período embrionário termina no final deste segundo mês. Quando os vários esboços de órgãos já estão em seu devido lugar, o embrião passa a ser chamado de feto. No final desse período, aquilo que não passa de embrião mede entre 2 e 3 cm e pesa de 2 a 3 gramas.

7ª semana: *O embrião mede 2,5 cm. Os membros e os dedos se individualizam. Os traços que vão formar o rosto parecem mais nítidos: pode-se distinguir a saliência da orelha e do olho direitos.*

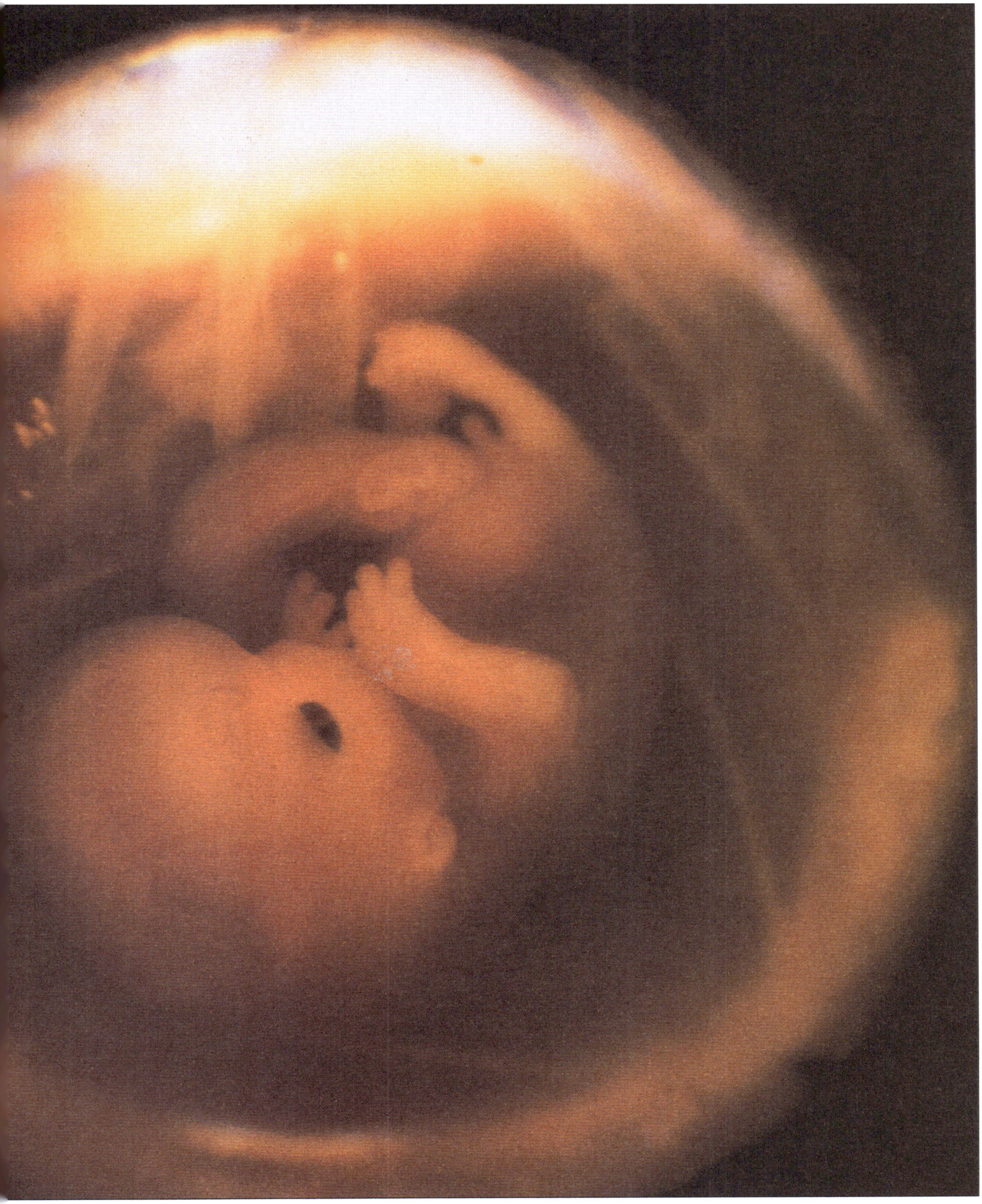

O 3º MÊS

É menina ou menino?

9ª - 10ª SEMANA

O fígado se desenvolveu bastante; surgem os rins definitivos, e a urina começa a ser vertida no líquido amniótico. O rosto é bem visível, pois a cabeça se aprumou, e aos poucos adquire forma mais "humana": a face está quase formada. Os olhos, que estavam situados nos lados da cabeça, estão agora de frente, recobertos pelas pálpebras. Os lábios se desenham, e as orelhas se parecem com duas pequenas fendas.
Os membros se estiram, sobretudo os braços.

11ª - 12ª SEMANA

Surgem os primeiros ossos. O feto começa a se mexer, mas tão levemente que a mãe não percebe.
São movimentos independentes de qualquer estímulo.
Por outro lado, graças ao sonar e ao ultra-som, os pais podem ouvir os batimentos do coração do futuro bebê. É no decurso deste mês que os órgãos genitais se diferenciam e os órgãos externos masculinos se tornam evidentes, mas não são visíveis pela ultra-sonografia.

13ª SEMANA

Agora, a cabeça pode ser medida pelo ultra-som. É com base nessa informação que se calcula, com alguns dias de margem de erro, o término da gravidez (e portanto a data teórica do nascimento). O feto mede agora 12 cm, da cabeça aos calcanhares, e pesa 65 gramas.

O 4º MÊS

O sexo fetal pode ser determinado na ultra-sonografia.

13ª - 15ª SEMANA

O sentido do tato começa a se desenvolver, e surgem por exemplo os receptores da sensibilidade cutânea dos dedos.
O aparelho gustativo também começa a funcionar, e o feto se familiariza com o gosto do líquido amniótico no qual flutua, e que ele absorve pela pele ou pela deglutição.
A cabeça parece menos desproporcional em relação ao resto do corpo. As mãos estão completamente formadas.

16ª - 18ª SEMANA

A pele já não é tão fina, mas continua transparente e permite ver os vasos sanguíneos. Os cabelos crescem.
Os músculos ganham força e os movimentos se tornam mais vigorosos; a mãe começa a percebê-los. Mas o esqueleto ainda não está completamente ossificado.
Para muitos pais, o 4º mês também é o momento de uma revelação: graças à ultra-sonografia, a criança, cujos batimentos cardíacos eles já ouviram, pode agora ser "vista", inclusive fazendo movimentos.
No final deste 4º mês, o feto mede cerca de 20 cm e pesa 250 gramas.

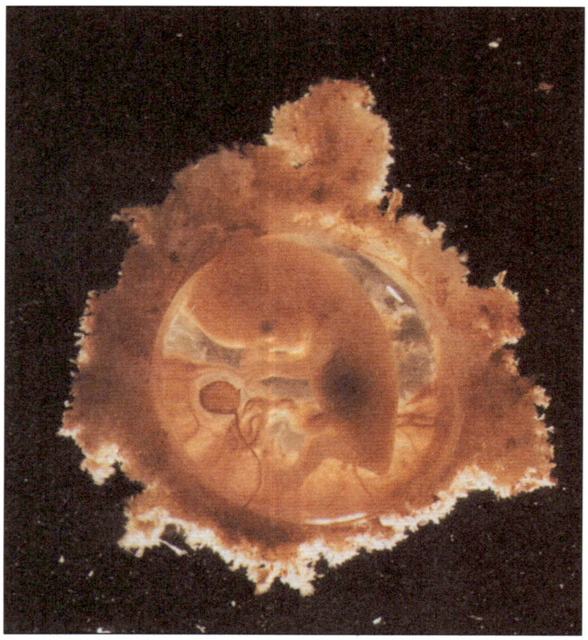

3º mês: *O embrião se tornou um feto, que está bem instalado na cavidade uterina. Seus órgãos posicionados, e as suas diferentes funções fisiológicas, estão totalmente prontos para desempenhar seu papel.*

4º mês: *As mãos estão completamente formadas. O sentido do tato se desenvolve. Quando lhe acontece de tocar o cordão umbilical com as mãos, o feto reage a esse contato afastando-se do "objeto" que encontrou.*

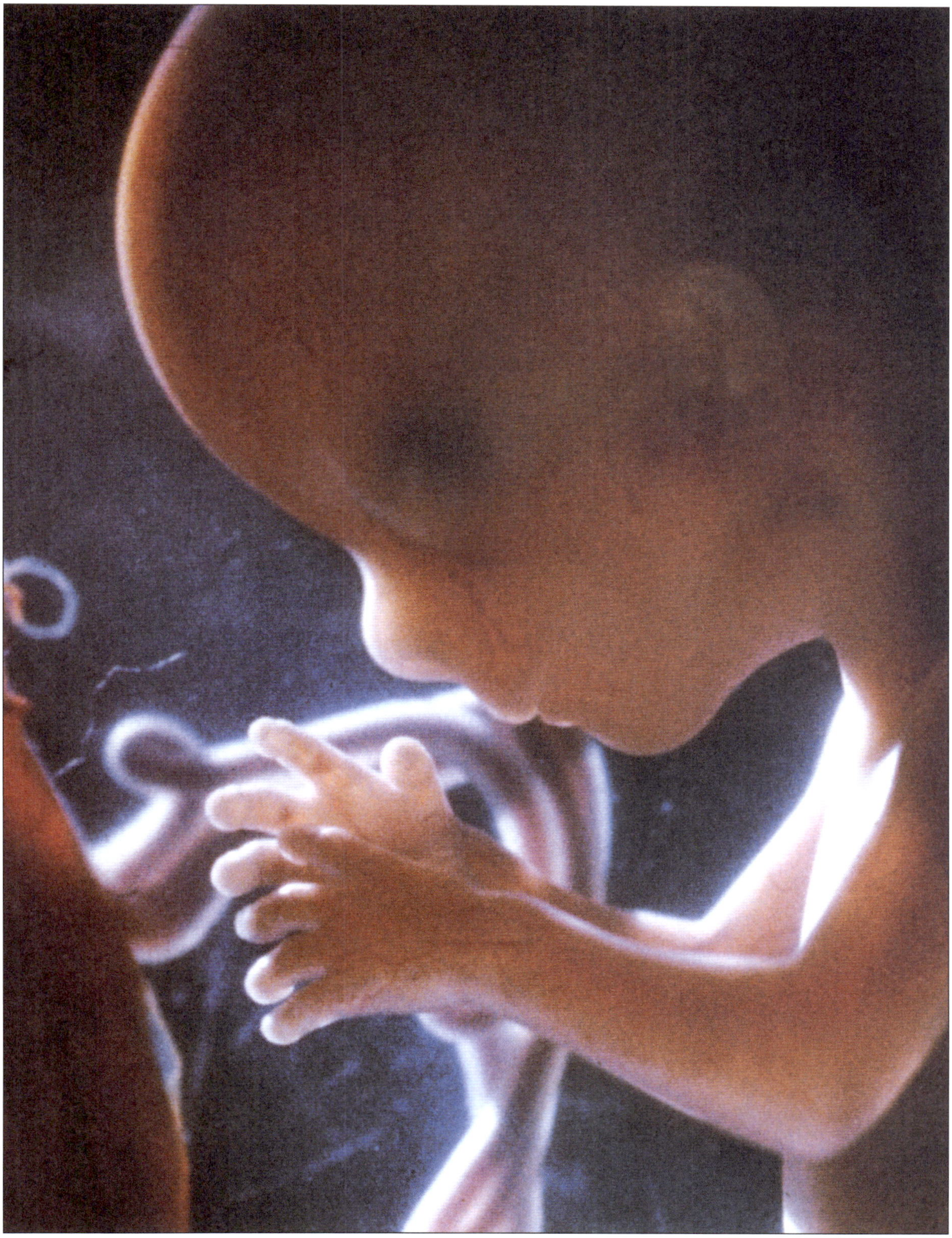

O 5º MÊS

Agora, ele se movimenta bastante.

19ª - 20ª SEMANA
Quando se trata do primeiro filho, é agora que a mãe sente realmente seus movimentos. O sonar é suficiente para ouvir as batidas do coração. A multiplicação de células nervosas terminou e, a partir desta semana, o cérebro vai aumentar 90 gramas a cada mês.

21ª - 23ª SEMANA
A pele está enrugada, pois ainda não contém gordura, mas ficou menos avermelhada. Os cabelos são mais abundantes. Na ponta dos dedos surgem impressões digitais, assim como unhas. A evolução do aparelho respiratório prossegue. A diferenciação sexual está agora completa. O futuro bebê mede 30 cm e pesa 650 gramas.

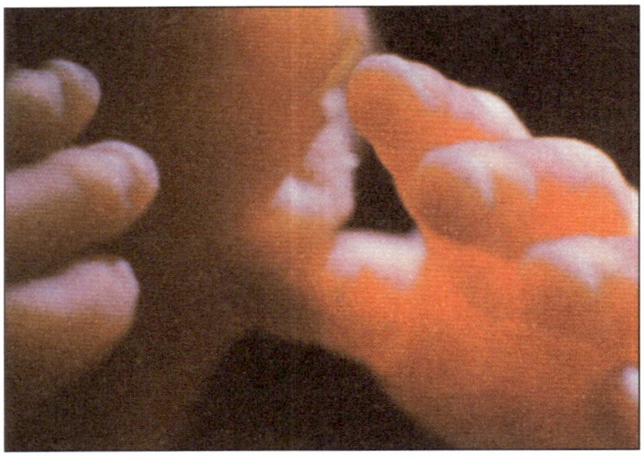

5º mês: *O feto já não se afasta daquilo que toca com as mãos (ou com os pés). Como costumava fazer algumas semanas atrás. Pelo contrário, ao sentir suas mãos, às vezes ele coloca o polegar na boca.*

6º MÊS

Ele quase poderia viver fora da mãe.

24ª - 25ª SEMANA
O feto continua se agitando muito: de 20 a 60 movimentos a cada meia hora, claro que com variações ao longo do dia. Agora, ele experimenta fases de sono e de vigília, e começa a reagir aos ruídos exteriores. Seu rosto se aperfeiçoa: as sobrancelhas são aparentes, o desenho do nariz é mais nítido, as orelhas são maiores, o pescoço se projeta. Muitas vezes, ele suga o polegar. Às vezes, soluça.

26ª - 27ª SEMANA
Os pulmões atingem um estágio de desenvolvimento importante, mas só estarão prontos para funcionar no final do 8º mês. Se por qualquer intercorrência, o parto prematuro ocorresse, essa criança teria chances de sobreviver só em centros hospitalares bem-equipados. Ela mede agora 35 cm e pesa 1 quilo.

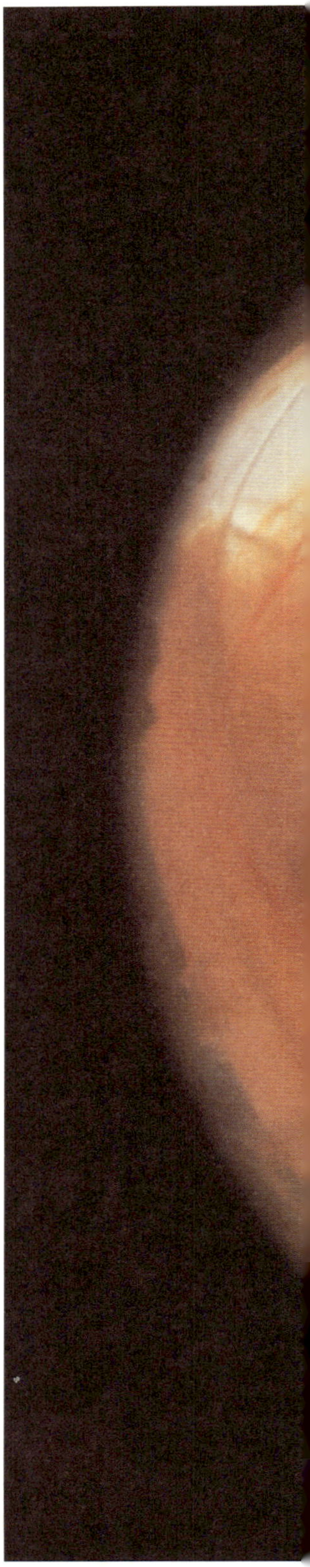

5º mês: *Há pouco mais de um mês, os órgãos genitais se diferenciam. Agora, os órgãos externos masculinos são claramente visíveis. O feto mede agora 30 cm e se mexe cada vez mais. A cabeça é menos desproporcional em relação ao resto do corpo.*

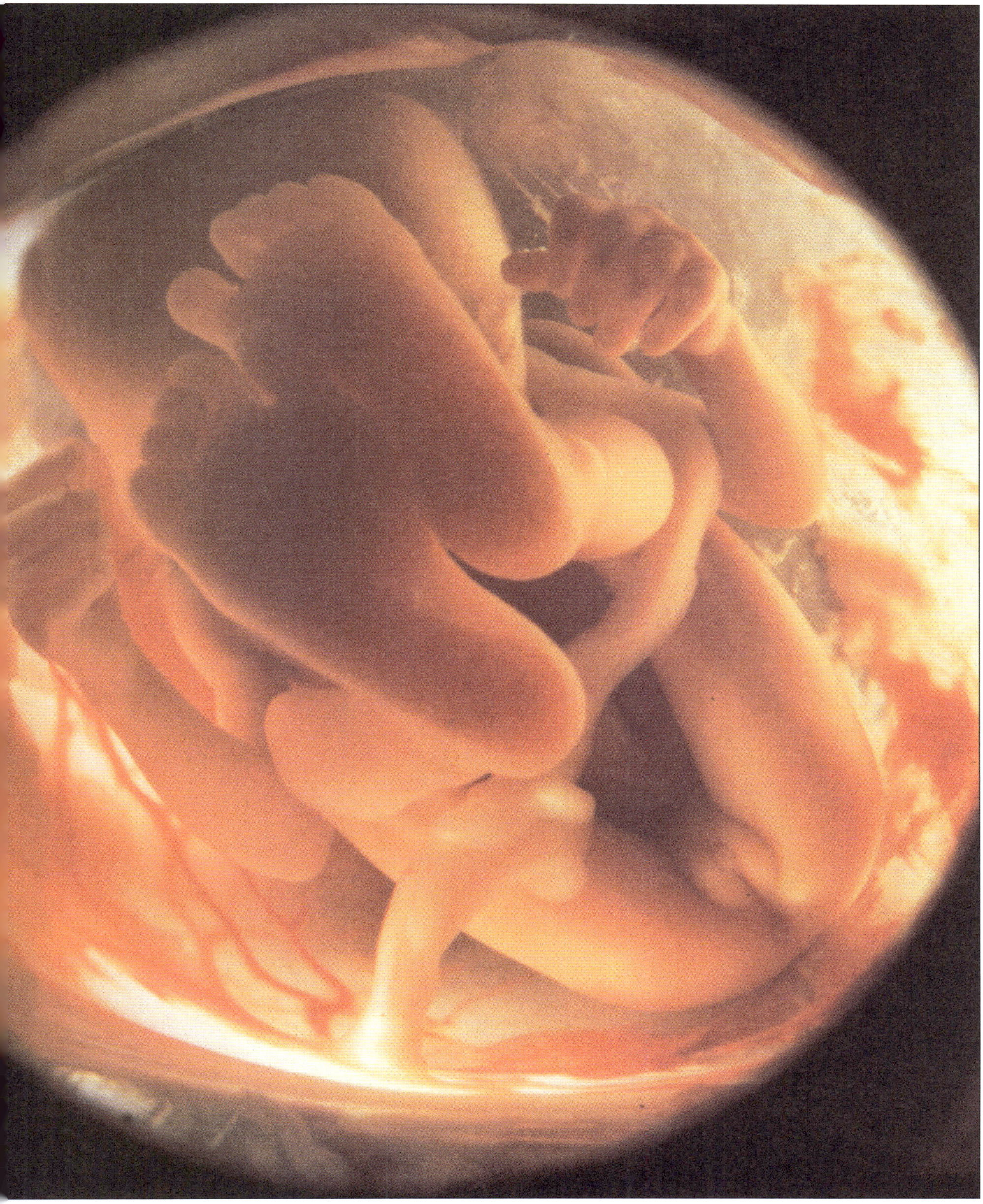

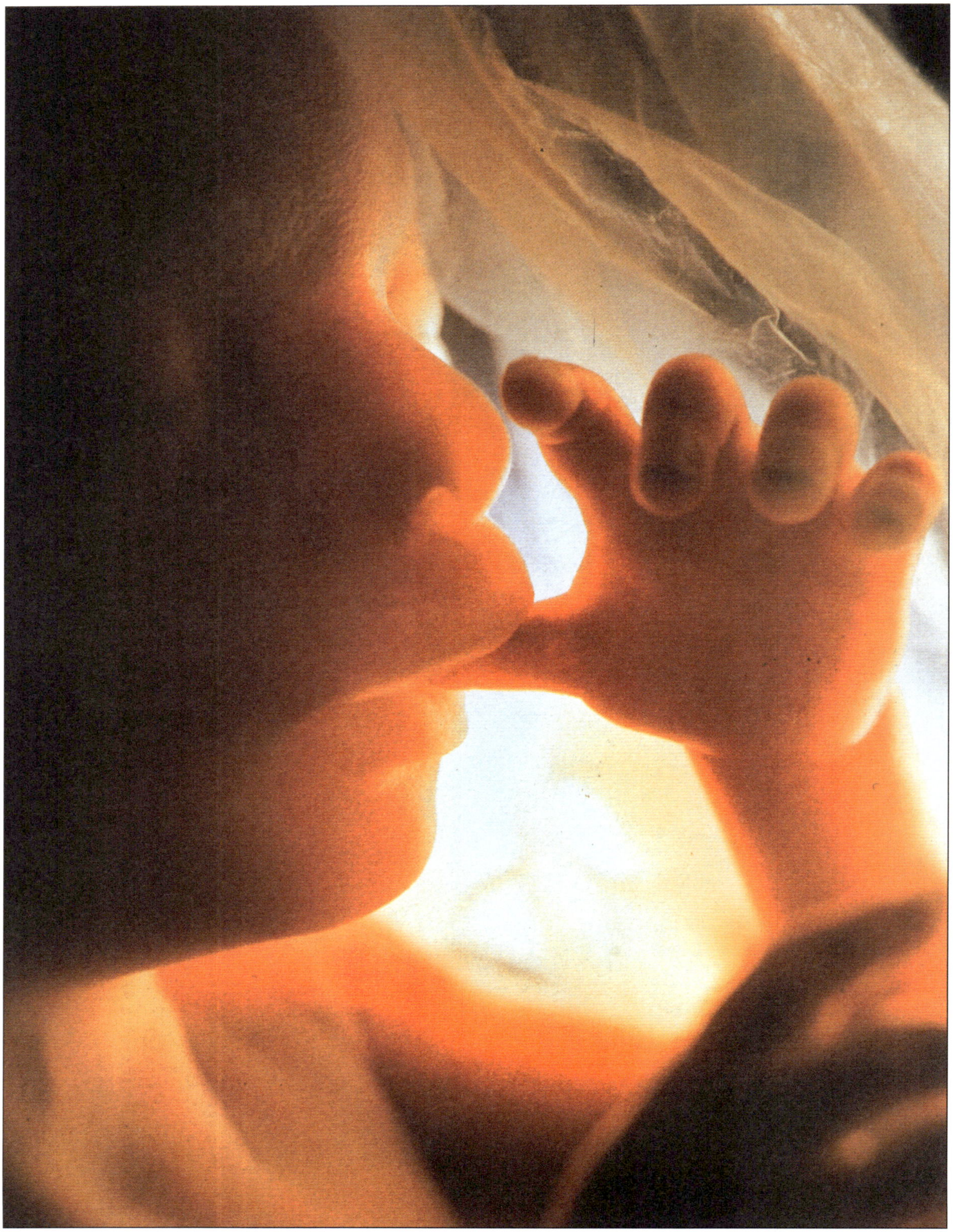

O 7º MÊS

Ele ouve.

28ª - 30ª SEMANA
Os movimentos respiratórios do feto são cada vez menos desordenados. Os olhos estão completamente abertos. O estômago e o intestino cumprem sua funções; os rins estão quase formados, mas funcionarão depois do nascimento.
Os ouvidos definitivos estão no lugar desde o final do 6º mês, e assim o feto é sensível aos sons: ele se assusta com o ruído de portas que batem, se agita ou se acalma conforme as músicas que os pais ouvem...

30ª - 31ª SEMANA
O futuro bebê cresceu tanto que começa a ter menos espaço disponível no útero; portanto, ele se mexe bem menos. No final deste 7º mês, ele mede 40 cm e pesa 1,5 quilo, às vezes mais.

6º - 7º mês: *Ele já chupa o polegar, um gesto reflexo que persistirá depois do nascimento. Se o tato é o primeiro sentido a se desenvolver, agora todos os órgãos sensoriais do futuro bebê estão despertos.*
Ele consegue ouvir. Reage por meio de movimentos a uma grande variedade de ruídos exteriores: portas que batem, vozes da mãe ou do pai, que chegam até ele de maneira deformada, é claro, mas que ele parece distinguir no ambiente já bastante sonoro em que vive...

O 8º MÊS

A preparação termina.

32ª - 33ª SEMANA
Em geral, este é o momento em que o feto assume a posição definitiva para o parto: quase sempre com a cabeça para baixo e as nádegas para cima. Os ossos são cada vez mais longos e compactos. O futuro bebê engole muito líquido amniótico e urina bastante.

34ª - 35ª SEMANA
A placenta atingiu dimensões consideráveis devido ao enorme volume absorvido pelo feto e às toxinas que ele expele. A criança fica mais bonita: uma pequena camada de gordura estica a pele, a lanugem é substituída aos poucos por uma camada protetora, o *vernix caseoso*, que desaparece. O futuro bebê pesa 2,5 quilos e mede 45 cm.

O 9º MÊS

Ele vai nascer.

36ª - 37ª SEMANA
Agora, a pele está bem lisa. A camada de *vernix caseoso* se desprende em parte e flutua no líquido amniótico. O crânio ainda não está inteiramente ossificado: as duas fontanelas, esse espaço fibroso que persiste entre os ossos, só se fecharão vários meses após o nascimento.

38ª - 39ª SEMANA
Nas últimas semanas, o futuro bebê ganha forças, aumenta de peso e de tamanho. Ele quase não consegue se mexer, e com certeza vai gostar de deixar o ventre da mãe. No final deste mês, pesa 3 quilos e mede 50 cm.

Do embrião ao bebê

	Peso	Tamanho
1º mês		5-7 mm
2º mês	2-3 g	30-40 mm
3º mês	65 g	12 cm
4º mês	250 g	20 cm
5º mês	650 g	30 cm
6º mês	1 kg	37 cm
7º mês	1,5 kg	42 cm
8º mês	2-2,5 kg	47 cm
9º mês	3 kg	50 cm

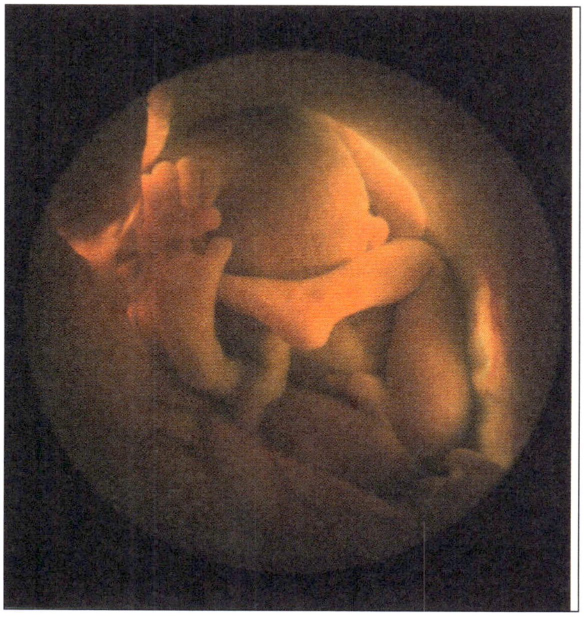

8º mês : *O bebê aumentou bastante de peso e tamanho: ocupa quase todo o espaço disponível, sente-se cada vez mais comprimido e movimenta-se com dificuldade. Fora desse ambiente líquido, em breve ele está mais à vontade.*

A vida do futuro bebê no útero

Durante os noves meses no útero da mãe, o futuro bebê se desenvolve de maneira extraordinária: depois do nascimento, nunca mais o ser humano passará por tamanhas transformações.

A PLACENTA: UM FILTRO, NÃO UMA BARREIRA

Atenção: praticamente todos os medicamentos atravessam a placenta. Além disso, ela não protege o feto completamente contra vírus, bactérias e parasitas, que podem provocar infecções. Essa passagem, porém, não é automática, e o perigo depende bastante do estágio da gravidez e do acompanhamento médico.
Consulte sempre o médico e nunca tome remédios sem sua autorização.

Hoje em dia, temos mais informações sobre como os principais órgãos do bebê se formam e começam a funcionar. No entanto, restam ainda muitas dúvidas. Os mecanismos de funcionamento são bastante complexos. Alguns, como os que tornam possível a "alimentação" do futuro bebê, dependem de órgãos específicos, como a placenta, que são indispensáveis para a gravidez e só surgem durante esse período. Os recursos dos quais dispomos atualmente, sobretudo a ultra-sonografia, comprovam que, de maneira imperceptível para a mãe, o embrião manifesta uma atividade considerável desde o início da gravidez.

Por volta do 4° mês, você começa a sentir os movimentos de seu bebê. Talvez esses famosos "pontapés" sejam para você o verdadeiro sinal de que a criança está viva, crescendo. Esses movimentos atestam a vitalidade da criança, que começa a se agitar sem que você se dê conta disso. Movimentos do corpo e batimentos do coração comprovam também o despertar dos sentidos do feto e sua atividade no útero, embora ele seja obrigado a se acalmar nos últimos dois meses de gravidez, por falta de espaço.

Desde o início, ele se alimenta

Para se desenvolver, o futuro bebê tem necessidade de "alimento" e oxigênio. Conforme vai se formando, seu organismo também expele as toxinas que é preciso eliminar. Essas trocas acontecem com o corpo da mãe, no qual o feto está "enxertado", por assim dizer, e são possíveis graças a certos "anexos": a placenta e o cordão umbilical. É preciso acrescentar a bolsa amniótica (ou bolsa d'água), isto é, a membrana e o líquido que envolvem o feto. Formados depois da fecundação, esses anexos serão eliminados (depois do nascimento da criança) num momento do parto chamado de "expulsão", com exceção do líquido amniótico, que escorre para fora antes do parto.

O líquido amniótico: ambiente onde vive a criança

À medida que aumenta de tamanho, o embrião se afasta de sua zona de implantação na parede do útero. Paralelamente, uma cavidade se forma à sua volta: é o que se chama em linguagem corrente de "bolsa-d'água. Rapidamente, essa bolsa se enche de líquido. Ela também aumenta de tamanho, e, por volta da 10ª semana, ocupa completamente o útero. É nessa cavidade que o futuro bebê vai viver durante os nove meses de gravidez, flutuando no líquido aminótico (cujo nome deriva da membrana que o envolve, o âmnio).

O líquido amniótico tem várias funções: mantém o feto sob temperatura constante, faz com que ele possa se deslocar, protege-o dos choques e dos microrganismos que possam penetrar do exterior pela vagina e fornece água e substâncias nutritivas ao feto, que as absorve pela pele ou pela deglutição. Uma parte desse líquido é expelida pelo feto ao urinar. O líquido amniótico se renova permanentemente. O exame de sua cor e das substâncias que contém informa sobre o estado de saúde do feto (veja à p. 58)

Mas o bebê se alimenta sobretudo a partir das substâncias transportadas pelo sangue da mãe, que chegam até ele por meio do cordão umbilical, pela placenta.

A placenta

Em latim, *placenta* significa "bolo de forma achatada". Na verdade, esse órgão se parece com um "bolo folhado", colado no útero e que consiste em duas faces. Uma delas provém da transformação da mucosa do útero, ali onde o ovo se implantou (geralmente no fundo do útero), e a outra vem do embrião. É nessa "face fetal" da placenta que se prende o cordão umbilical, que liga o embrião à placenta. O cordão contém três vasos sanguíneos: duas artérias para a circulação do sangue do feto até a placenta e uma veia para a circulação do sangue de volta para o feto.

• *Uma zona de trocas entre a mãe e a criança.* Logo no início da gestação, o ovo é envolvido por uma camada de células chamada "trofoblasto": é a futura placenta. Essa células, que garantem a nidação do ovo no útero, se insinuam na mucosa uterina. Ali, elas proliferam e dão origem a várias ramificações. Dessa forma, surge uma espécie de árvore frondosa, de galhos entrelaçados, que vão ao encontro dos vasos sanguíneos que irrigam o útero da mãe. O sangue do feto, por sua vez, irriga os milhares de pequenos brotos situados na extremidade dos galhos. As trocas (veja o próximo item) vão ocorrer de ambos os lados da parede dos brotos, sem que os dois sangues se misturem.

A placenta se forma entre a 4ª semana e o 4º mês de gravidez. Está bem delimitada a partir do 3º mês, mas as trocas com o feto só se estabelecem totalmente no início do 4º mês. A partir de então, a placenta aumenta de tamanho, acompanhado o desenvolvimento do útero. No final desse processo, ela se parece com um disco esponjoso de 20 cm de diâmetro por 3 cm de espessura, e pesa de 500 a 600 gramas.

• *Um "bolo" muito nutritivo para o feto.* Por muito tempo, os fisiologista acreditaram que os fluxos sanguíneos do feto e da mãe aconteciam de maneira "contínua". Mais tarde, demonstraram a independência completa dos dois sistemas de circulação, definindo a função da placenta como um filtro especializado situado entre a mãe e o feto.

O sangue da mãe penetra na placenta pelas artérias do útero. As substâncias nutritivas e o oxigênio que ele transporta atravessam o filtro placentário e, por meio da veia umbilical, chegam até o feto.

Posição do bebê no útero

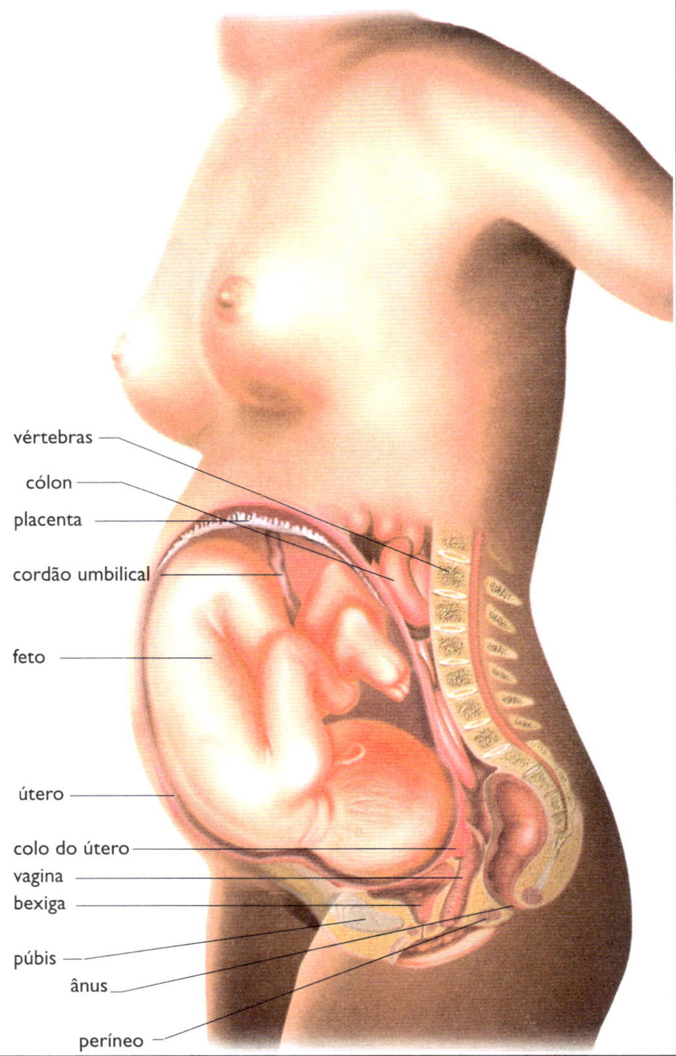

O sangue do feto atinge a placenta pelas artérias umbilicais. Ele está carregado de toxinas e gás carbônicos, que atravessam o filtro placentário para penetrar no sangue da mãe. É o organismo da mãe que se que se encarrega de eliminá-lo (pelos rins e pelos pulmões), pois os pulmões do feto só começam a funcionar após o nascimento.

As trocas que se operam na placenta envolvem sobretudo oxigênio e gás carbônico, água, sais minerais e alimentos. Mas essas trocas, que nem sempre ocorrem nos dois sentidos, são seletivas. Por exemplo, os íons (ferro, zinco, magnésio, cobre, iodo) e algumas vitaminas (B, C) atravessam facilmente a placenta; outras vitaminas (A, D, E, K) e os lipídios (gorduras) só passam em pequena quantidade.

A placenta não é apenas um órgão no qual se opera esse mecanismo de intercâmbios vitais. Ela tem outras funções que ainda não foram totalmente elucidadas. Assim, ela fabrica hormônios necessários para o bom andamento da gravidez e para o desenvolvimento do feto. Além disso, é sem dúvida graças à placenta que o organismo da mãe tolera o "enxerto" representado pelo feto.

Vigiar os movimentos do feto

No final da gravidez, você sente os movimentos ativos do bebê com menos freqüência, pois ele tem menos espaço para se mexer. Mas o normal é sentir esse movimento ao menos uma vez a cada 12 horas. Se estiver em dúvida, sobretudo nos últimos dois meses, procure o médico ou vá à maternidade: o registro dos batimentos cardíacos fetais vai tranqüilizar todo mundo.

Ele se mexe muito

A primeira "atividade" do futuro bebê consiste em batimentos cardíacos regulares e rápidos, que começam a se manifestar durante a 4ª semana. Alguns movimentos animam o embrião a partir da 7ª semana. De início, trata-se de vibrações do corpo e das extremidades, e depois de ondulações ou contorções do corpo inteiro. Esses movimentos são espontâneos, independentes de estímulo. Fazem com que o embrião se desloque, mas de maneira imperceptível para a mãe, e só se tornam mais complexos a partir da 10ª semana.

Ele faz movimentos mínimos e tem soluços

A ultra-sonografia também permitiu observar outros movimentos, mais íntimos, porém igualmente vitais. A partir da 15ª semana, aparecem os primeiros movimentos análogos àqueles da atividade respiratória: dilatações e contrações da caixa torácica. Irregulares e intermitentes, eles são interrompidos por soluços (movimentos fortes do tórax e do abdome do feto). Esses soluços, cuja freqüência será mais sensível no terceiro trimestre, são um fenômeno regular e normal. Duram de 1 a 25 minutos e se repetem até seis vezes por dia.

Ele dá "pontapés"

Por volta do 3º mês, quando seus músculos e suas articulações já se desenvolveram, o feto consegue movimentar os braços e as pernas de maneira independente. Surgem então os "pontapés" (para a mãe, trata-se mais exatamente de uma sensação de ligeiro atrito com o útero). Alguns "pontapés" são vigorosos, fortes e súbitos; outros parecem mais lentos e preguiçosos. A atividade "vigorosa" resulta de um forte impulso que mobiliza todo o corpo do feto e o faz mudar de posição. A atividade "lenta", por outro lado, só afeta uma parte do membro, por exemplo, a mão. Esses movimentos, que a mãe sente só partir do 4º mês (sobretudo entre a 16ª e a 20ª semana), se produzem regularmente entre o 5º e o 9º mês. Sua intensidade aumenta até o 7º mês, para diminuir em seguida: a partir do 8º mês, o tamanho e o peso do bebê aumentam tanto que ele já não tem espaço suficiente no útero para se movimentar à vontade, mas mesmo assim continua se mexendo (veja o box nesta página).

Na segunda metade da gravidez, distinguem-se também períodos de atividade intensa alternados com períodos de repouso, que parecem corresponder ao sono do feto. Durante o terceiro trimestre, ele dorme nos mesmos horários que a mãe e também nas fases em que ela faz a digestão. Por outro lado, ele manifesta uma atividade física mais forte quando a mãe passa por uma emoção ou situação de estresse. Da mesma forma, ele reage por meio de movimentos aos estímulos exteriores que atingem seus órgãos dos sentidos, como o ruído de uma porta que bate.

O despertar dos sentidos

Até o fim do século XIX, os cientistas acreditavam que os bebês eram cegos e surdos ao nascerem. Hoje em dia, sabe-se que o feto possui, pelo menos a partir do 6º mês de gravidez, capacidades sensoriais espantosas. Nos últimos anos, estudos e experiências revelaram aptidões precoces, que fazem com que o feto possa perceber estímulos e manifestar sensibilidade aos ruídos, ao tato, ao calor, à luz, ao paladar. As descobertas mais recentes fazem pensar que certas reações e atitudes do bebê ao nascer são na verdade reflexos da história de sua vida fetal. Assim, o recém-nascido guardaria em seu corpo a "memória" das sensações percebidas no ventre de sua mãe.

Ele presta atenção

Anatomicamente, o ouvido interno do feto está completamente desenvolvido já a partir da metade da gravidez. Mas isso não significa que o feto ouve, a partir de então, tudo aquilo que se passa ao seu redor. Sem dúvida, a função auditiva é a que tem sido mais pesquisada, mas as opiniões ainda divergem: afinal, em que momento o feto começa a ouvir? E o que ele ouve exatamente?

Seja como for, sabe-se que o bebê já reage no útero a uma grande variedade de sons. Não devemos esquecer que ele se encontra num ambiente bastante sonoro: batimentos do coração da mãe, ritmo do fluxo sanguíneo em seu próprio cordão, burburinhos no intestino materno. Constatou-se igualmente que o bebê percebe, pelo menos nos últimos três meses de gravidez, ruídos exteriores tais como portas que batem, a voz da mãe ou do pai, as músicas que eles escutam, e que reage a esses estímulos por meio de movimentos. Ele é sensível inclusive aos sons de freqüência alta demais (por exemplo os ultra-sons) ou baixa demais para serem percebidos pelo ouvido adulto.

Algumas semanas ou meses mais tarde, o recém-nascido se acalmará quando puder se aninhar perto do "coração" de sua mãe, acomodando-se em seu colo. Talvez reencontre ali a lembrança dos batimentos ouvidos quando estava no útero.

Ele gosta de carinhos

Assim como em todos os órgãos dos sentidos, existem na pele elementos especialmente sensíveis aos estímulos: são os receptores de sensibilidade cutânea. No futuro bebê esses receptores aparecem muito cedo. Os da boca e do rosto surgem na 8ª semana, e os dos dedos surgem na 11ª semana, atingindo seu nível máximo de sensibilidade a partir do 6º ou 7º mês.

As reações provocadas pelos estímulos do tato evoluem ao longo do desenvolvimento do feto. Assim, no início da gravidez, o feto tem uma tendência a se afastar daquilo que toca com as mãos ou os pés: as paredes do útero, o cordão umbilical, certas partes de seu próprio corpo. Quando lhe acontece tocar um desses "objetos", a planta dos pés, por exemplo, ele dobra os artelhos e ergue os joelhos. Quando entra em contato com as mãos, sua boca se abre, mas ele volta o rosto para o outro lado. Entretanto, por volta do 6º mês, ele volta o rosto para as mãos, enfia o polegar na boca e começa a sugá-lo (um gesto reflexo que persiste depois do nascimento).

Ela também reage claramente quando alguém apalpa ou acaricia o abdome da mãe. Alguns acreditam inclusive que esse "toque afetivo" poderia desempenhar um papel importante no desenvolvimento do recém-nascido (maturação do sistema nervoso durante o período fetal, relações posteriores do bebê com a mãe).

Ele é mais sensível à dor do que ao frio

Mas o feto não é sensível somente às carícias, como mostram suas reações diante de uma intervenção médica no útero. Por exemplo, ao se introduzir uma injeção no abdome da mãe para uma transfusão de sangue, o feto reage claramente com uma sensação de dor. Certamente isso também acontece quando se efetuam manipulações no útero: constatam-se, então, modificações no ritmo cardíaco que poderiam revelar o desconforto do feto.

Por outro lado, o feto é pouco sensível às variações de temperatura exterior, pois elas são atenuadas pelo sistema de regulação térmica do corpo da

Para avaliar o bem-estar do futuro bebê

Os movimentos do embrião, e mais tarde do feto, são na verdade "respostas" aos estímulos internos ou externos, e os ruídos de seu coração refletem diretamente seu estado físico. Monitorar essas respostas durante a gestação é uma boa maneira de avaliar seu desenvolvimento muscular e seu amadurecimento neurológico. É por esse motivo, para avaliar o estado de saúde do feto, aquilo que os médicos chamam de bem-estar fetal, que o exame consiste principalmente em vigiar a atividade física do feto e seus batimentos cardíacos. Durante o parto, o ritmo cardíaco do feto é registrado em geral com captador fixado num cinto que envolve o ventre da mãe.

mãe e pelo líquido amniótico que envolve o bebê. No entanto, ele se mexe mais quando o útero é exposto a um calor intenso, por exemplo, de um projetor de luz — reação confirmada pelo fato de que, no caso inverso, um recém-nascido que tem frio perde sua tonicidade muscular (ou seja, ele se torna "hipotônico").

Ele consegue enxergar

Sabe-se que os músculos oculares se formam muito cedo durante a gravidez, que o desenvolvimento dos olhos começa no 18º dia e que eles se mexem quando o feto está dormindo ou muda de posição.

A estrutura do globo ocular atinge o estágio definitivo no 7º mês, momento em que também se abrem as pálpebras. Atualmente, sabemos com certeza absoluta — isso também se aplica aos bebês prematuros — que o feto consegue enxergar a partir do 7º mês.

Mas o que será que ele vê? Sem dúvida, não existe muita coisa para ver em seu campo visual limitado (como aliás continua acontecendo depois do nascimento, veja à p. 173). No entanto, seus receptores visuais já parecem um pouco sensíveis à luz.

Assim, quando um estímulo como o sol ou um raio forte de luz artificial é suficientemente intenso e contrastado para atravessar a parede uterina e o líquido amniótico, o futuro bebê reage, depois de alguns segundos, por meio de movimentos.

Ele já gosta de doces

O feto está num ambiente que se pode chamar de "aquático", e assim é difícil saber o que ele percebe pelo nariz e qual a sensibilidade de seu olfato. Porém, considerando-se a importância que os cheiros têm para o recém-nascido, pode-se imaginar que essa função olfativa não está completamente ausente no bebê durante sua permanência no útero.

Sabemos mais, porém, sobre suas reações em matéria de paladar. Nesse domínio, suas faculdades são bastante desenvolvidas, e com certeza desde cedo, pois seu sistema gustativo já funciona no final do 3º mês, revelando uma preferência pelos sabores doces.

Quando se injeta no líquido amniótico uma solução açucarada, o futuro bebê acelera e multiplica os movimentos de deglutição (constata-se a mesma coisa quando a mãe é diabética, caso em que o teor de glicose do líquido amniótico é mais elevado). Essa preferência, porém, não está ligada ao consumo de açúcar pela mãe durante a gestação.

Ao nascer, o bebê ainda terá essa predileção, pois o leite materno é doce e deverá ser seu único alimento nos primeiros quatro ou seis meses de vida. Depois, aos poucos, devem ser introduzidos o azedo (frutas) e, em seguida, o amargo e o salgado (sopas de verduras e legumes).

QUANDO É QUE O FUTURO BEBÊ COMEÇA A VER, A OUVIR, A SENTIR?

Alguns órgãos dos sentidos funcionam a partir do 2º trimestre de gravidez, mas é no 3º trimestre que ocorre o despertar dos sentidos.

Fim do 3º mês: o tato e o paladar

Aparentemente, o sentido do tato surge em primeiro lugar.
Os receptores de sensibilidade cutânea dos dedos, por exemplo, formam-se a partir do final do 3º mês. Na fase intermediária da gravidez, os movimentos do feto em resposta às carícias no abdome da mãe revelam sua grande sensibilidade ao tato.
É também nesse momento que o futuro bebê se familiariza com o paladar (sobretudo os sabores doces) do líquido amniótico que absorve: a partir do final do 3º mês, seu sistema gustativo está pronto para funcionar.

Fim do 6º mês: a audição e a visão

O ouvido interno do feto se desenvolve completamente na fase intermediária da gravidez, e seu sistema auditivo funciona, em geral, a partir de 6º meses e meio ou 7º meses (o nervo auditivo é o único nervo sensorial que funciona totalmente a partir dessa idade). Essa é uma boa ocasião para estimular o bebê com os sons das vozes do pai e da mãe.
É verdade que esses sons chegam até ele de maneira totalmente deformada, mas o estimulam.
Quanto aos elementos visuais do feto, sobretudo a estrutura dos olhos, se desenvolvem o suficiente para que ele consiga enxergar a partir de 7 meses.
Mas não se sabe exatamente a partir de que momento o olfato aparece, embora seja provável que o futuro bebê perceba os cheiros muito antes de deixar o útero.

O acompanhamento da gravidez

Do diagnóstico da gravidez
à ultima visita pré-natal,
cada consulta feita ao médico
é uma oportunidade para avaliar
o estado de saúde da mãe, descobrir
problemas eventuais e também para
informá-la e aconselhá-la,
sempre com efeito tranqüilizador.

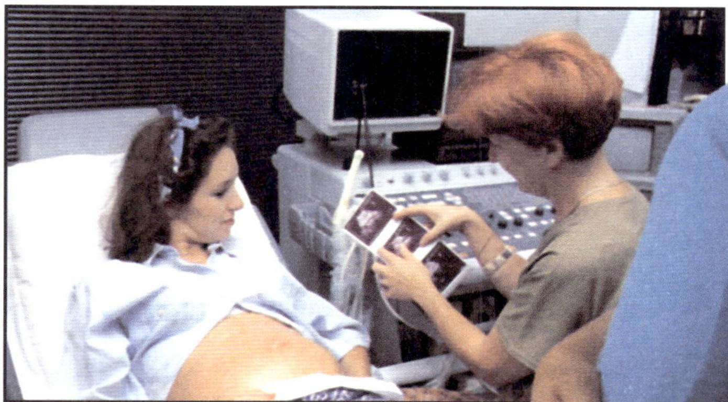

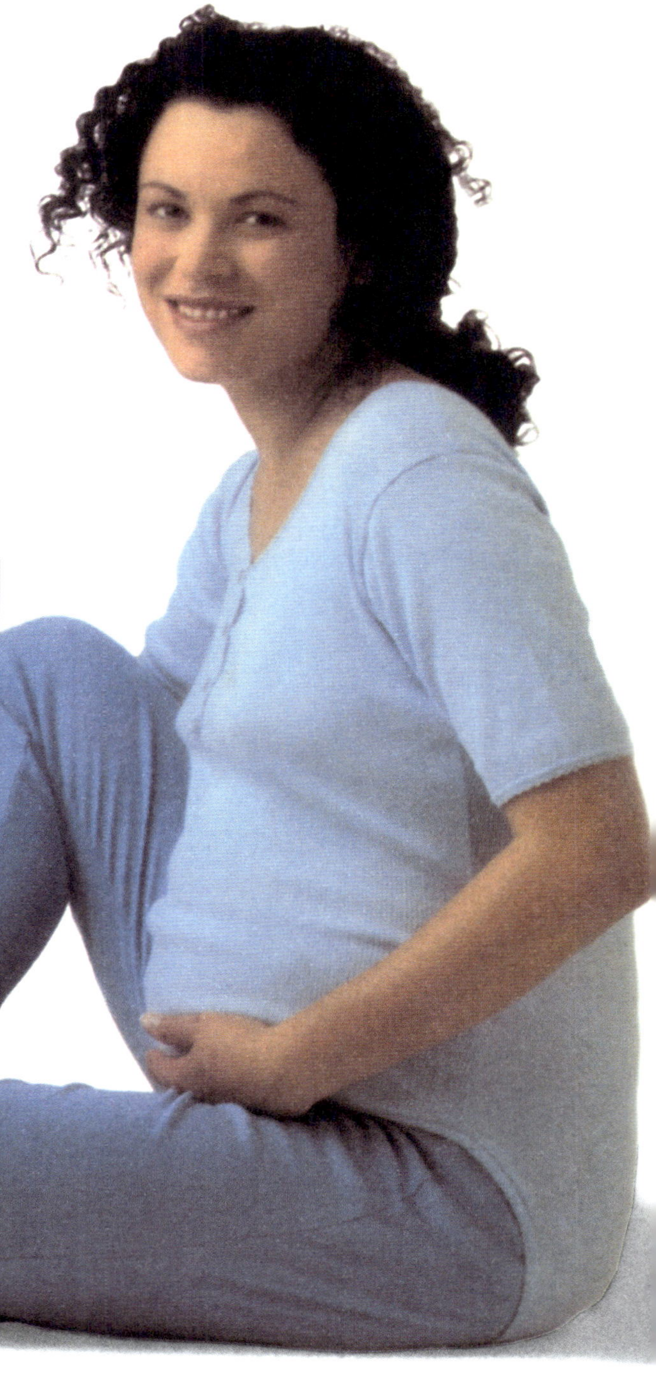

A primeira consulta

A primeira consulta médica é uma etapa essencial para o bom acompanhamento da gravidez. Serve para diagnosticar o estado de saúde da mãe, calcular a data provável do nascimento, estabelecer um histórico médico e solicitar os exames necessários.

Objetivos médicos

Diagnosticar a gravidez.
Calcular o término da gravidez.
Levantar o histórico médico da mãe.
Descobrir anomalias imediatas.
Avaliar eventuais riscos posteriores.
Determinar a existência de doenças genéticas.
Solicitar os exames complementares necessário: exame de urina, exame de sangue, definição do grupo sanguíneo etc.
Informar, aconselhar e tranqüilizar a futura mãe.

A princípio, o primeiro exame pré-natal tem de acontecer antes do final do 1º trimestre, isto é, antes da 14ª semana da interrupção da menstruação (ou amenorréia). Esse exame serve para confirmar o estado da mãe, levantar seu histórico médico e acompanhar a evolução da gravidez. Permite ainda definir e prevenir intercorrências que podem acarretar um acompanhamento médico especial.

Agora, já é tempo de escolher o médico que acompanhará a gravidez e o local onde você deseja dar à luz.

Várias consultas numa só

Seja qual for a ordem das suas perguntas, o médico precisa da sua colaboração para agir com eficiência. Na primeira consulta, ele pode orientá-lo do ponto de vista médico e pessoal, e, ao mesmo tempo, você pode esclarecer suas dúvidas. Se o futuro pai a acompanhar, pode responder às perguntas sobre seus antecedentes — que talvez tenham influência sobre a futura criança — e formular suas próprias dúvidas.

O dia-a-dia da mãe

Para começar, o médico precisa saber a idade da mãe. Vai perguntar a data e as características de suas últimas menstruações e calcular a data provável do parto (veja à p. 26). Além disso, fará perguntas sobre os hábitos pessoais, profissionais e familiares da mãe, tais como:

– pessoais: fumo, estado emocional, qualidade do sono, uso de medicamentos, alimentação etc.;
– profissionais: transportes, cansaço, estresse, horários, trabalho noturno etc.;
– familiares: outros filhos, ajuda em casa etc.

Conte-lhe todas as preocupações, sejam de ordem material ou psicológica, assim como suas dificuldades no trabalho ou aspectos de solidão.

O histórico médico

Além das doenças graves (veja à p. 70) e das cirurgias anteriores, é preciso falar sobre os distúrbios de que você talvez ainda sofra, por exemplo, uma alergia, problemas de visão, dores nas costas, enxaquecas etc.

• *Histórico ginecológico e obstétrico.* Também nesse item será preciso responder a uma série de perguntas: você costuma ser atendida por um ginecologista? Qual a data da última consulta? O último exame de Papanicolau? Você já teve problemas ginecológicos no passado? Que tratamento foi receitado? Qual o método anticoncepcional usado antes da gravidez?

Esta é a primeira gravidez? E não esqueça de dizer se já teve uma interrupção voluntária da gravidez ou um aborto natural. Você tem filhos? Como foram as gestações anteriores? Como foram os partos? E os períodos pós-parto? Você amamentou? Qual o peso dos filhos mais velhos ao nascer? E como estão eles atualmente?

• *Histórico familiar.* Esse item também é importante. Talvez você já tenha ouvido falar, em sua família ou na família do futuro pai, de uma predisposição a alguma doença hereditária, com diabetes ou hipertensão arterial. Caso você tenha consultado um geneticista antes da gravidez, que recomendações ele lhe fez?

Uma avaliação de A a Z

Agora você está pronta para a parte física do exame médico geral. O médico vai verificar seu peso, sua altura e sua pressão arterial. Passará em seguida à articulação cardíaca e pulmonar. Pedirá um exame de sangue, para conhecer seu grupo sanguíneo e seu fator Rh, assim como os do futuro pai (veja à página seguinte o item "A questão do fator Rh").

O exame ginecológico
Ele é feito numa cama na qual você se deita de costas, com as pernas afastadas e os pés apoiados em suportes.

O médico começa o exame verificando o estado da vulva e a tonicidade dos músculos do períneo, que sustentam o conjunto colo-útero-reto-vagina-bexiga; prossegue com o exame da mucosa da vagina e do colo do útero, que ele consegue ver graças a um instrumento — o espéculo — inserido na vulva para afastar as paredes da vagina e examinar o colo do útero com atenção. No caso de corrimentos vaginais, perda de sangue ou lesões visíveis, o médico colherá amostras do material para análise a fim de detectar uma eventual infecção.

Ele prossegue com o toque vaginal, introduzindo na vagina um ou dois dedos recobertos por luva, a fim de palpar os ovários e o útero. Dessa forma, o médico pode avaliar as modificações do útero, se está arredondado, se ficou mais flexível, quais suas proporções atuais e qual a idade aproximada do embrião ou do feto. Por fim, as mamas e os mamilos são examinados.

Diagnóstico da gravidez
Às vezes, é difícil diagnosticar clinicamente uma gravidez inicial, por exemplo quando você tem ciclos irregulares, quando engravidou logo depois de interromper um método anticoncepcional ou quando o atraso é pequeno demais para ser significativo, ou a interpretação dos sintomas clínicos é comprometida por uma situação específica (útero retrovertido, mioma, obesidade).

Nesses casos, a gravidez pode ser confirmada ou não por meio do teste laboratorial de sangue ou da ultra-sonografia endovaginal.

Exames complementares
– ultra-sonografia pélvica;
– ultra-sonografia endovaginal obstétrica.
• *Exames obrigatórios:*
– urina tipo I e urocultura;
– sangue: determinação do grupo sanguíneo e do fator Rh, sorologia para algumas doenças como toxoplasmose, sífilis, rubéola, citomegalovírus, AIDS, hepatite C;
– dosagem de glicose no sangue (glicemia);
– diagnóstico da rubéola e da toxoplasmose (doença parasitária contraída pela ingestão de carne vermelha e transmitida geralmente pelos gatos, veja à p. 62);
– teste de sífilis;

A exposição ao Dietilbestrol®

Entre 1965 e 1975, um medicamento costumava ser prescrito às gestantes para prevenir abortos espontâneos no primeiro trimestre: trata-se do Dietilbestrol®. Esse produto foi retirado do mercado a partir de 1975, quando se descobriu que as meninas expostas ao Dietilbestrol® no útero da mãe podiam apresentar mais tarde anomalias do aparelho genital. Essas anomalias resultam em casos de esterilidade, abortos espontâneos durante os dois primeiros trimestres de gravidez, probabilidade maior de gravidez extra-uterina e risco duas vezes maior de parto prematuro, além do risco de câncer. Portanto, se você nasceu nessa época, deve perguntar à sua mãe ou ao ginecologista dela se ela fez uso do Dietilbestrol®, pois as gestantes que foram expostas a esse medicamento têm de ser acompanhadas com muita atenção. Com essa informação, seu médico tem condições de diagnosticar o mais breve possível uma gravidez extra-uterina.
Além disso, ele terá condições de examinar mais de perto o estado do colo do útero a fim de descobrir a ameaça de um parto prematuro e pode prescrever repouso, talvez até hospitalização domiciliar, no caso de riscos graves.
Se as modificações do colo forem consideráveis, ele pode efetuar uma cerclagem no início ou no decorrer da gravidez.
Essa operação consiste em fechar o colo do útero por meio de fio inabsorvível; é realizada pelo cirurgião obstetra, geralmente sob anestesia geral, e só necessita de um dia de hospitalização (veja à p. 53).

– o teste de hepatite B é obrigatório no 6º mês; o de hepatite C é recomendado no caso de antecedente transfusional.

• *Exames recomendáveis:*

– diagnóstico de anemia falciforme, uma doença do sangue, para as mulheres de origem antilhana, africana e americana, e da talassemia, outra doença do sangue que afeta mulheres originárias da região do Mediterrâneo;

– teste de AIDS para as mulheres casadas com hemofílicos, que têm muitos parceiros sexuais, cujos parceiros são bissexuais, que são dependentes químicas e utilizam seringas, e até mesmo para as que não acreditam pertencer a um grupo "de risco". Atualmente, o teste de AIDS deve ser pedido para todas as gestantes;

– esfregaço cervicovaginal (exame de Papanicolau), caso o último tenha sido feito há mais de um ano;

– ultra-sonografia para verificar se a data da gravidez está correta.

As consultas médicas durante o pré-natal

Você sairá da primeira consulta com um pedido de exames que devem ser feitos em laboratório. Guarde bem os resultados de análise, prescrições e receitas. Você ainda terá de fazer outros exames médicos. O pré-natal é importante mesmo quando a evolução da gravidez for normal. Uma anomalia pode ser detectada a qualquer momento, e uma hospitalização pode ser necessária.

Nos intervalos entre as consultas, anote suas dúvidas e procure esclarecê-las com um médico. Em geral, essas consultas são mensais, mas caso haja alguma intercorrência, marque uma consulta a qualquer momento.

O acompanhamento pré-natal deverá ser sempre feito por um médico obstetra, seja particular, seja pertencente a um convênio ou à rede pública de saúde. Caso seu acompanhamento seja vinculado a uma estrutura hospitalar pública, inscreva-se desde o início da gravidez. Dessa forma, você terá um ficha médica e poderá ter um melhor atendimento no momento do parto. Seja como for, qualquer anomalia na evolução da gravidez deve ser acompanhada de uma nova consulta médica.

As redes hospitalares de cuidados perinatais

As redes hospitalares de cuidados perinatais têm por objetivo proporcionar a todas as mulheres cuja gravidez seja considerada de alto risco o parto numa maternidade particular ou pública que ofereça cuidados especiais.

Essa organização responde a dois objetivos: por um lado, nem todas as maternidades têm equipamentos adequados para agir em caso de complicação ou problema que afetem a mãe ou a criança; por outro lado, o transporte de crianças muito frágeis após o nascimento para um serviço de reanimação neonatal ou de cuidados especializados nem sempre pode ser realizado com toda a segurança.

Organizados por zonas geográficas, os hospitais de retaguarda se encarregam portanto dos casos de gravidez e parto de alto risco: recém-nascidos muito prematuros (antes do 7º mês de gravidez), muito pequenos ou gravemente doentes, e gestantes que sofrem de doenças graves.

De maneira mais precisa, os hospitais devem acolher, antes do nascimento, as gestantes que apresentem uma ameaça de parto prematuro severa, uma ruptura da bolsa-d'água (membranas) em estágio precoce, e aquelas cujos fetos apresentem um retardo de crescimento fetal severo e precoce ou uma malformação que exija cuidados médicos ou cirúrgicos especializados e urgentes.

A instituição se encarrega igualmente da transferência de gestantes que sofram de doença grave ou necessitem de um tratamento intensivo de reanimação. Geralmente, essas transferências são decididas e organizadas em casos de urgência., respeitando as regras de segurança.

A atividade das maternidades regionais permite manter proximidade em relação aos hospitais de retaguarda, ao mesmo tempo que garante às pacientes e seus bebês o máximo de segurança. O sistema também permite abreviar a separação entre mãe e criança.

O único inconveniente é a mudança de local e de equipe obstétrica, assim como o afastamento da família, que numa situação de urgência podem desestabilizar a futura mãe.

Por esse motivo, recomenda-se também apoio psicológico.

A *questão do fator* Rh

Existem quatro grupo sanguíneos humanos principais: A, B, AB e O, além de vários subgrupos, dos quais o mais conhecido é o fator Rh. Esses grupos se distinguem pelas substâncias (ou fatores) que se encontram na superfície dos glóbulos vermelhos e diferem em cada pessoa.

Conforme apresentem ou não determinado fator em seu sangue, os indivíduos são considerados Rh positivo (Rh^+) ou Rh negativo (Rh^-); 85% da população mundial tem Rh positivo, e 15% tem Rh negativo.

O que é incompatibilidade de Rh?
Entre os grupos sanguíneos, pode haver incompatibilidades suscetíveis de causar acidentes. Quando alguém recebe sangue incompatível com seu próprio sangue, o organismo se defende contra o elemento estranho fabricando anticorpos (chamados "aglutininas") que vão atacar os glóbulos vermelhos invasores. É o caso da mulher Rh negativo cujo parceiro é Rh positivo, e que concebeu uma criança também Rh positivo (essa situação ocorre uma vez em cada onze casos de gravidez).

Normalmente, o sangue do feto e o da mãe não se misturam. No entanto, pode acontecer que glóbulos vermelhos do feto passem para o sangue da mãe durante a gravidez, e sobretudo no momento do parto, quando a placenta se desprende do útero. O organismo da mãe Rh^- identifica esses glóbulos como estranhos e começa a produzir anticorpos: ele se imuniza contra os glóbulos Rh^+.

Isso não tem nenhuma conseqüência para a saúde da mãe, mas pode prejudicar a criança. Esses anticorpos, se forem produzidos na primeira gravidez, em geral não são em número suficiente para afetar gravemente o primeiro filho. Mas é sobretudo na gravidez seguinte (mais uma vez, só se a futura criança for Rh^+) que isso vai representar um problema.

Uma vez produzidos, os anticorpos permanecem definitivamente no organismo da mãe; podem portanto atravessar a barreira da placenta, destruir os glóbulos vermelho do feto e provocar uma anemia moderada ou muito severa, resultando na morte da criança *in utero*.

Como prevenir e tratar a incompatibilidade de Rh?
A produção desses anticorpos pode ser interrompida pela injeção de gamaglobulinas que neutralizam os glóbulos vermelhos Rh^+. É por esse motivo que a mãe Rh^-, tendo dado à luz uma criança Rh^+, recebe uma injeção de gamaglobulinas imediatamente após o parto, até 72 horas antes de ter início o processo de imunização pela produção de anticorpos. Essa injeção também é obrigatória para as mães em todas as situações que existem riscos de que o sangue do feto passe para a mãe: abortos eletivos, amniocentese (coleta de líquido amniótico), cerclagem, aborto natural, gravidez extra-uterina etc.

Mas essa prevenção só é eficaz quando a mãe ainda não possui anticorpos. Caso a mulher Rh^- já tenha desenvolvido anticorpos, o exame do feto ao longo de uma nova gravidez deve obrigatoriamente avaliar seu grau de anemia.

Na maioria das vezes, o parto será realizado antes do término (entre a 35ª e a 39ª semanas), para que o bebê possa nascer antes que a anemia se agrave. Nos casos mais sérios, ou quando o feto foi severamente afetado antes de atingir maturidade suficiente para sobreviver (cerca de 30 semanas de gravidez), será necessária uma transfusão de sangue enquanto ele ainda se encontra no útero.

Essas transfusões só podem ser praticadas em centros especializados. Se a gravidez estiver suficientemente avançada, também é possível provocar o nascimento prematuro e substituir completamente o sangue do recém-nascido, num procedimento que se costuma denominar de "transfusão ex-sanguínea".

Onde e como dar à luz?

Você está cercada por familiares e amigos que dão conselhos afetuosos, mas contraditórios; com efeito, nove meses parecem uma eternidade, e você acredita que tem tempo suficiente para tomar decisões... De modo geral, você deve seguir as recomendações do seu médico e definir junto com ele o hospital mais adequado para você dar à luz. Procure fazer isso no início da gravidez, pois na maioria das maternidades existem cursos específicos para o casal.

Sua escolha deve se basear em critérios tais como a qualidade dos serviços médicos, o equipamento disponível, a proximidade de sua residência e, evidentemente, sua personalidade e

O CÁLCULO DO TÉRMINO DA GRAVIDEZ

O término da gravidez é difícil de prever, pois depende da exatidão da data da concepção e da última menstruação, datas cuja definição precisa às vezes pode ser difícil (veja às p. 25-26). No entanto, o início da gravidez pode ser determinado (com 3 dias de margem de erro) pela medição do embrião, praticada por meio da ultra-sonografia pélvica endovaginal entre 1 mês e meio e 2 meses de gravidez. Depois do 3º mês, a informação sobre a idade do feto pela ultra-sonografia não é tão precisa. Para calcular o término da gravidez, somam-se 9 meses do calendário à data da concepção, ou 41 semanas à data da última menstruação.

estilo de vida. Seja como for, o respeito às regras de segurança é indispensável.

Muitas gestantes gostariam de dissociar o nascimento, símbolo de vida, do hospital, símbolo de doença. Mas hoje, em geral, as maternidades ocupam espaços distintos do hospital e, na maioria delas, existe a possibilidade até de se optar pelo alojamento conjunto, isto é, o bebê pode permanecer todo o tempo junto com a mãe.

Dar à luz numa maternidade

Os problemas ligados ao parto diminuíram muito depois que os nascimentos começaram a ocorrer num ambiente hospitalar. Esse ambiente oferece todo o pessoal necessário para os cuidados da mãe e do recém-nascido. A equipe, disponível 24 horas por dia, consiste numa enfermeira obstetra, um médico obstetra e um anestesista. Um médico auxiliar estará presente quando o obstetra optar por uma cesariana. Um pediatra também estará sempre à disposição quando o recém-nascido necessitar de cuidados especiais.

O centro de cirurgia fica ao lado da sala de trabalho de parto, também chamada de sala pré-parto. Ela dispõe de um monitor (aparelho que registra os batimentos do coração do bebê no útero materno) e de material de reanimação. Também conta com incubadoras, caso o bebê tenha de ser aquecido ou transferido para um centro pediátrico neonatal (na eventualidade de que seu estado exija cuidados especializados). Em resumo, tudo foi planejado para sua segurança e a de seu filho.

Se sua gravidez for de risco, deve ser objeto de um acompanhamento especial. Caso uma doença se manifeste durante a gravidez, seu médico optará por um estabelecimento especializado, munido de todos os recursos necessários, por exemplo, no caso de uma malformação do recém-nascido que necessite de cirurgia imediata após o nascimento.

Assim que a maternidade for escolhida, informe-se sobre os cursos para gestante que ela oferece. É uma boa oportunidade para o casal conhecer melhor o local, os profissionais que lá trabalham e também tirar suas dúvidas sobre o parto e os cuidados com o recém-nascido.

Parto em casa

Praticado com muita freqüência há algumas décadas, o parto em casa se tornou raro hoje em dia: nos países industrializados, só uma mulher em cada mil opta voluntariamente pelo parto em casa, com exceção da Holanda, onde essa proporção chega aos 30% (mas nesse país, para enfrentar qualquer eventualidade, uma ambulância equipada com material de reanimação fica estacionada diante da residência da mulher que está em trabalho de parto).

No entanto, o parto em casa continua tendo defensores e adversários. Por razões de segurança, raramente os médicos são favoráveis a ele. Na maioria dos casos, as complicações suscetíveis de ocorrer durante o parto não podem ser diagnosticadas nem tratadas em domicílio. O problema é que nunca se pode prevê-las, mesmo em casos de gravidezes consideradas *a priori* sem risco.

A taxa de acidentes imprevisíveis durante um parto (que exigem, por exemplo, uma cesariana no último momento) é de 8%. O risco maior para a mãe consiste numa hemorragia grave depois do parto, que pode não ser interrompida a tempo. Além disso, não se deve subestimar a rapidez de intervenção necessária nos casos em que é preciso reanimar o recém-nascido, ou transportá-lo depressa para o setor de serviços médicos especializados.

Parto na água

A água tem propriedades relaxantes inegáveis, e parece acelerar a dilatação do colo do útero. Esses fatos levaram à exploração da possibilidade do parto na água, que vem sendo oferecido na última década em algumas maternidades da França, da Suíça e da Bélgica.

Esse método, porém, continua pouco difundido, pois necessita de um equipamento adaptado e um acompanhamento constante da equipe médica. A proximidade de um centro cirúrgico é indispensável para que a criança seja atendida rapidamente em caso de ur-

A escolha da maternidade

Cada estabelecimento tem suas regras de funcionamento. Os aspectos práticos têm grande importância no instante do nascimento. Informe-se antes a esse respeito.

Seu parceiro estará a seu lado na sala de trabalho de parto? A anestesia adequada é possível a qualquer momento?

A criança ficará a seu lado ou num berçário? Você tem direito a quarto individual, com banheiro e telefone?

Tem condições de escolher entre o aleitamento e a mamadeira? A criança será alimentada conforme a necessidade ou em horários fixos? Foi previsto um espaço de convivência para os filhos mais velhos?

Os horários de visita são flexíveis ou rígidos?

E, finalmente, quanto vai custar tudo isso?

gência, ou para tratar a mãe em caso de dificuldade.

Geralmente, o parto ocorre em duas fases: primeiro na água, para a fase de dilatação do colo do útero, e em seguida fora dela, na mesa de trabalho de parto, para a fase de expulsão.

Assim, quando o trabalho começa, você passa períodos alternados de 15 minutos numa banheira cheia de água e na mesa de nascimento, para que a obstetriz possa verificar os batimentos cardíacos da criança. Um pouco antes da expulsão, você retorna à mesa de trabalho de parto onde se dará o nascimento propriamente dito, nas mesmas condições de um parto clássico (veja à p. 155).

No Brasil

Apenas cerca de 20% das gestantes têm filhos de parto normal no Brasil, enquanto 80% adotam a cesariana — o país lidera o ranking mundial desse tipo de parto. No entanto, o parto normal é aconselhado — caso não ocorram problemas durante a gestação ou o trabalho de parto — por instituições como a Organização Mundial da Saúde (OMS), por apresentar menor risco de infecção hospitalar tanto para a mulher quanto para o bebê.

Uma minoria opta pelos partos naturais ou fisiológicos, que incluem o parto na água e o de cócoras, um dos mais antigos métodos conhecidos. A parturiente flexiona os joelhos e apóia-se numa assistente, mantendo as costas na posição vertical. Assim, ela auxilia o movimento de expulsão do bebê e tem maior controle sobre o processo.

Apesar de ser comum na tradição indígena brasileira, o parto de cócoras é realizado por poucos médicos no Brasil.

EU GOSTARIA DE SABER

O pai deve estar presente na primeira consulta?

• Isso não é obrigatório, mas desejável. Algumas perguntas formuladas pelo médico podem dizer respeito ao pai.
Por exemplo, qualquer infecção do pai pelo vírus do herpes, que ele pode ter transmitido à mãe, tem de ser assinalada. É importante saber se na família dele existem gêmeos, uma predisposição à obesidade ou à hipertensão, uma doença como o diabetes, uma anomalia como a luxação congênita do quadril.

É preciso interromper qualquer atividade esportiva durante a gravidez?

• De maneira nenhuma, mas tome cuidado para não confundir atividade com esgotamento físico. Caminhada, natação e ginástica podem ajudar você a se preparar para o parto e a recuperar a forma depois.

O tabaco põe a criança em risco?

• Sim. Uma mãe que fuma oito cigarros por dia, ou mais, corre o risco de dar à luz uma criança de peso inferior ao normal.

O que é uma cerclagem?

• A cerclagem consiste em fechar o colo do útero com um fio inabsorvível que o obstetra retira alguns dias antes do parto.
Essa operação é realizada com anestesia geral, entre 2 meses meio e 3 meses de gravidez. Acompanhada pelo repouso contínuo durante a gravidez, a cerclagem serve geralmente para prevenir partos prematuros quando a causa for diagnosticada como insuficiência istmo-cervical.

É preciso informar sobre problemas oftalmológicos ou qualquer outro problema ocular?

• Sim. Durante a gravidez, a visão da mãe pode ficar mais fraca. Mulheres que usam lentes de contato podem sentir menos hidratação nos olhos. A miopia pode se agravar; é aconselhável procurar um oftalmologista.

A partir de que momento a mãe sente a criança se mexer?

• É a partir do 4º mês que você vai sentir seus "pontapés", mesmo que ela já tenha começado a se mexer antes disso. Seu vigor vai aumentar ainda mais no 6º mês; depois, por falta de espaço, ela terá de conter seus impulsos.

Qual é o ganho ideal de peso?

• O aumento varia, conforme o tipo físico da mãe, entre 9 e 15 quilos.

O herpes genital é perigosos para a criança?

• A infeção herpética pode ter graves repercussões no sistema nervoso do bebê. Um surto de herpes genital no momento do parto justifica quase sempre uma cesariana.

O acompanhamento médico

O acompanhamento da gravidez serve para verificar seu progresso normal, descobrir problemas que possam surgir na mãe ou no futuro bebê e prevenir os risco de um parto prematuro.

FAÇA UMA AVALIAÇÃO REGULAR

Até o momento do parto, cada consulta é uma oportunidade para avaliar a adaptação de seu hábitos de vida em função da gravidez: repouso, alimentação, reuniões de futuros pais, preparação para o parto.
Não espere as consultas obrigatórias para revelar uma preocupação ao seu médico ou para lhe contar um sintoma.

Consultas e exames regulares se tornaram uma promessa de que a gravidez — e o nascimento — vai transcorrer nas melhores condições médicas. Médicas demais? Talvez. Mas essas consultas e exames são uma garantia de segurança que não parou de evoluir nos últimos anos, tanto para a mãe como para a criança. Para uma mulher grávida, limitar os riscos significa não apenas recorrer a técnicas de acompanhamento como a ultra-sonografia, como também tomar certas precauções, sobretudo no que diz respeito a medicamentos, vacinas e radiografias.

As consultas

A primeira consulta ocorre antes do final do 3º mês e é normalmente seguida por uma consulta médica mensal a partir do 4º mês, até o momento do parto. É claro que, no caso de um problema específico, por exemplo, o risco de um parto prematuro (ainda hoje, uma criança em cada 20 nasce antes do prazo previsto), você deve marcar consultas mais freqüentes.

As perguntas mais comuns em cada consulta

Por meio de perguntas sistemáticas sobre a evolução do estado da gestante, o médico ou a enfermeira tentarão primeiramente uma avaliação geral.

- *Você tem contrações uterinas?* Talvez você tenha a impressão de que o abdome se endurece. É como se o útero "virasse uma bola" em certos momentos. Nem sempre é uma sensação dolorosa e pode durar toda a gravidez, acentuando-se no final. Mas essas contrações têm de ser pouco freqüente e pouco intensas: menos de 10 por dia antes do 9º mês.
- *Você tem sangramento?* Em caso afirmativo, vá repousar imediatamente e chame o médico para determinar a causa.
- *Você tem perdas de líquido?* Pode tratar-se de um corrimento normal, esbranquiçado e um pouco viscoso, ou um corrimento vaginal de cheiro forte, com coceiras e ardores locais em caso de infecção, ou uma simples perda de urina, ou — mais preocupante — um escoamento de líquido amniótico branco opalescente, com odor insípido.
- *Você sente a criança se mexer?* Primeiro, são toques leves (que você reconhecerá mais facilmente na segunda gravidez do que na primeira), e em seguida são movimentos de verdade, os "pontapés". No último trimestre, você sentirá eventualmente um tremor bem localizado: é o soluço do futuro bebê, uma prova de que ele está bem. De maneira alguma o feto deve parar de se mexer por mais de 12 horas (veja à p. 44).
- *Você sente ardor ao urinar?* Neste caso, pode haver uma suspeita de infecção urinária.
- *Você tem febre?* Muitas vezes, a febre é um sinal de infecção. Procure um médico sem demora.

Exame geral e exame obstétrico

Eles incluem sempre os mesmos procedimentos: pesagem (o aumento de peso é de cerca de 1 quilo por mês nos 6 primeiros meses, e de 1,5 quilo a 2 quilos por mês nos três últimos meses, num total de 9 a 15 quilos); medição da pressão arterial (a média é de 12/7); exame das pernas e dos pés (se estiverem inchados, é um sinal de edema.

O exame obstétrico gira principalmente em torno da futura criança. Apalpando o abdome materno, o médico tenta identificar a cabeça, os quadris, as costas e a posição do feto. Ele mede a altura do útero com uma fita métrica para avaliar o tamanho do feto e seu desenvolvimento, e escuta seus batimentos cardíacos com o sonar (140 batimentos por minuto). Pelo toque vaginal, ele mede o comprimento do colo uterino e verifica seu fechamento. Na última consulta antes do parto, o médico verifica a posição correta do feto, que provavelmente não se modificará até o parto, e avalia as dimensões da bacia materna.

Caso você já tenha sofrido um parto cesárea ou uma cirurgia de fibroma, por exemplo, algumas cicatrizes se formaram na parede do seu útero (fala-se então em "útero cicatricial"). Elas são mais ou menos frágeis, mas nenhum exame permite testar se vão resistir ao longo de uma nova gravidez, ou se correm o risco de se romperem durante as contrações uterinas, tornando necessária uma cesariana no momento do parto. Esse risco merecerá uma atenção especial durante a última consulta antes do parto. Se a bacia estiver normal e a cesariana anterior não tiver acarretado nenhuma complicação, as cicatrizes resistirão e uma nova cesariana não será obrigatoriamente necessária.

Exames complementares

Aqui também se trata de verificar se está tudo bem, para poder, em caso afirmativo, adotar os procedimentos de rotina.

• *Trissomia 21.* Um exame de sangue pode ser indicado para detectar um caso eventual de trissomia 21 (síndrome de Down); ele consiste numa dosagem do hormônio de gravidez HCG por volta da 16ª semana. Uma taxa elevada de hormônio HCG pode sugerir uma anomalia cromossômica que torna necessária uma amniocentese. Se você tiver fator Rh negativo (veja à p. 51) ou já tiver recebido transfusão de sangue, também é preciso verificar se seu sangue contém aglutininas irregulares. Caso você não esteja protegida contra a rubéola e a toxoplasmose, essas sorologias serão controladas todos os meses.

• *Exame de urina.* O objetivo é medir a taxa de proteínas, acúcares e albumina e detectar infecções que na gestação podem ser assintomáticas.

• *Ultra-sonografia.* Na ausência de uma anomalia evidente, pelo menos três ultra-sons são realizados durante a gravidez (veja abaixo).

• *Ultra-sonografia com dopplervelocimetria fetal.* Realizada a partir da 32ª semana de gravidez.

A *ultra-sonografia*

Graças ao ultra-som, o futuro bebê e seu desenvolvimento podem ser acompanhados pela mãe e seu médico. Esse exame dura de 20 a 40 minutos e é realizado num hospital ou num centro radiológico especialmente equipado. Não é doloroso nem perigoso, e portanto extremamente útil. Mas é um exame caro, e não deve ser repetido por simples curiosidade.

Em que consiste a ultra-sonografia da gravidez?

O princípio da ultra-sonografia é o mesmo do radar de ultra-sons que permite, por exemplo, detectar submarinos. Os ultra-sons não podem ser captados pelo ouvido humano. Emitidos por uma fonte, eles são refletidos pelo alvo e retornam à fonte como um eco, daí também ser chamado de ecografia. Na medicina — e no caso da ultra-sonografia da gravidez —, os ultra-sons são emitidos por um cristal de quartzo, recuperados por um captador, amplificados e projetados numa tela onde se reconstrói a imagem do feto.

A ultra-sonografia é realizada por um médico especialista, que faz deslizar sobre o abdome da mãe um captador de ultra-sons em forma de barrete curvo — o transdutor. Ele começa a captar as imagens que aparecem na tela. Fotografa as mais significativas, que serão conservadas na ficha médica. Ao contrário do que acontece numa radiografia, a interpretação das imagens se faz na tela: as fotos só têm interesse secundário.

Os sintoma que servem de alerta

Contrações. Contrações do útero dolorosas e freqüentes (a cada 5 ou 10 minutos) significam uma ameaça de parto prematuro. É necessário repouso absoluto, assim com abstinência sexual.
Sangramentos. No início da gravidez, sua aparição não é necessariamente dramática. **M**as podem indicar um aborto precoce ou uma gravidez extra-uterina. **Q**uando surgem mais tarde, significam um risco de anomalias decorrentes de descolamento da placenta.
Febre. Ela é sintoma de uma infecção. Se persistir por mais de 24 horas, consulte um médico imediatamente.

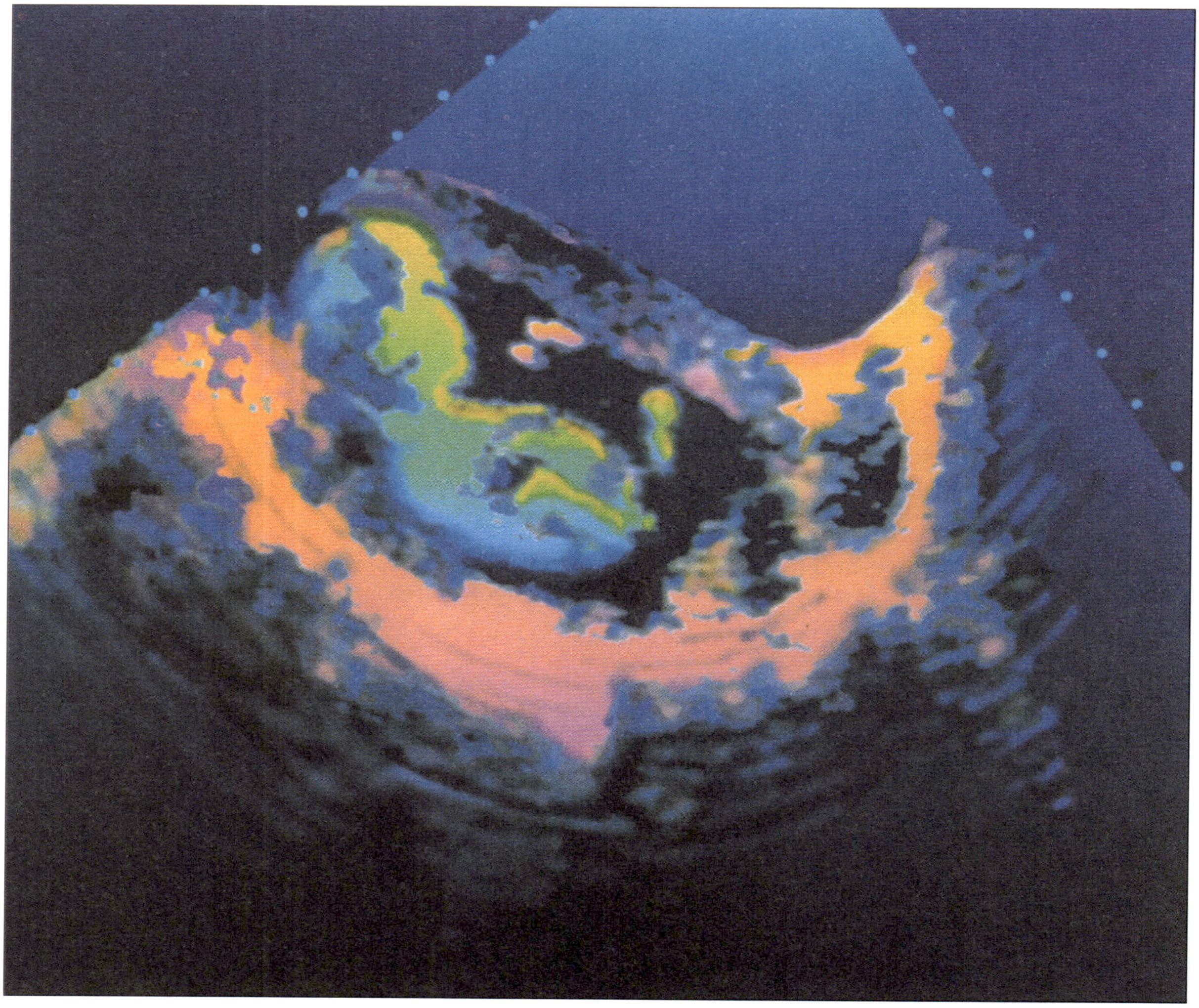

Imagem ultra-sonográfica △
Esta "imagem" do feto, tal como aparece na tela durante o exame, não é uma foto. É uma imagem reconstituída a partir dos ultra-sons captados através do abdome da mãe e que, para ser compreendida, tem de ser decifrada pelo especialista.

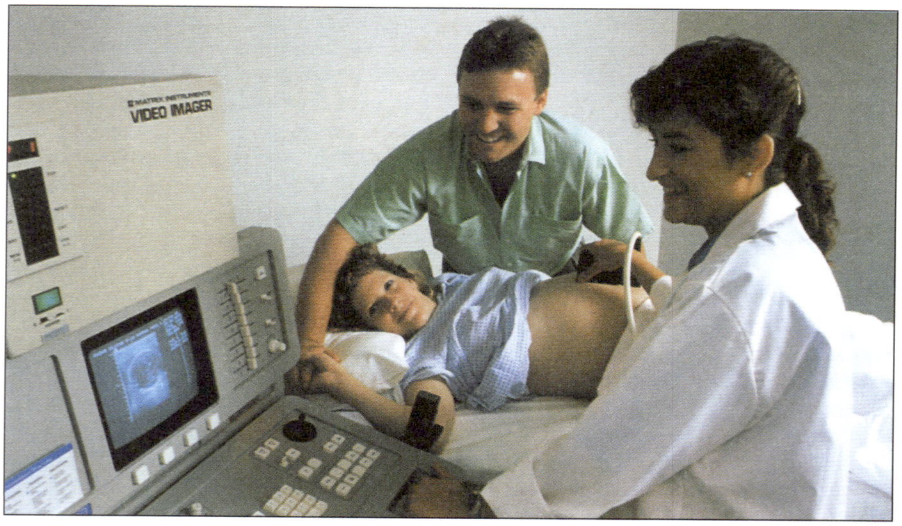

Exame ultra-sonográfico ▷
Realizado na presença do pai, este exame costuma ser um momento emocionante para ele, ajudando-o a tomar consciência da realidade de seu futuro filho.

O captador também pode ser uma sonda que o médico introduz na vagina: as imagens são então mais precisas, pois sua fonte está mais perto do útero; é mais usada no início da gravidez.

Como é o exame?
Para o primeiro exame, é recomendável que você esteja com a bexiga cheia — beba um litro de água 45 minutos antes do exame —, pois os ultra-sons se transmitem melhor através de um líquido. Isso não será mais necessário para as próximas ultra-sonografias, por causa da presença do líquido amniótico a partir do 1º trimestre.

Antes de passar o captador, o ultrasonografista começa untando o abdome da mãe com um gel para eliminar as bolhas de ar e permitir melhor visibilidade: não use cremes, mesmo aqueles contra estrias, dois ou três dias antes do exame.

Durante o exame, talvez você se surpreenda com o que vê na tela: não é uma foto, mas uma imagem que, para ser compreendida, tem de ser decifrada pelo médico. Presente, o pai também vê essa imagem; quase sempre, a ultrasonografia é o primeiro "contato" de vocês com o bebê. Quando o exame termina, você pode levar as fotografias das imagens que viu na tela. Às vezes, é possível pedir a gravação dessas imagens numa fita de videocassete.

O número de ultra-sons realizado durante a gravidez será definido pelo médico.

• *O primeiro ultra-som.* Realizado entre a 11ª e a 13ª semana, serve para precisar a data do início da gravidez em função da medição do embrião e para verificar se a gravidez evolui normalmente. Permitem fazer o diagnóstico de uma gravidez múltipla na presença de vários embriões. Às vezes, algumas malformações graves podem ser reveladas (mas não todas). Enfim, a medição da espessura da pele na altura da nuca pode levantar a suspeita de uma síndrome de Down ou de defeitos do tubo neural. O primeiro ultra-som pode ser realizado mais cedo, entre a 7ª e a 9ª semanas, quando o início da gravidez é perturbado por dores e/ou sangramentos, a fim de diagnosticar uma ameaça de aborto natural ou de gravidez extra-uterina.

• *O segundo ultra-som.* Realizado entre 22ª e a 24ª semana, é chamado de ultra-som morfológico. Serve para identificar uma eventual malformação do feto, pois pode-se ampliar a imagem de todos os órgãos e examiná-los com atenção. No Brasil, em caso de malformação grave, a interrupção da gravidez pode ser autorizada pela justiça.

• *O terceiro ultra-som.* Realizado entre a 32ª e a 34ª semana, serve para controlar o crescimento do bebê, assim como a quantidade de líquido amniótico. Permite também localizar a placenta, precisar a posição do feto e identificar eventual malformação tardia.

A partir disso, pode-se também realizar o ultra-som com doppler.

Outras técnicas para o monitoramento da gravidez

Outros exames permitem seguir com exatidão ainda maior a vida do bebê no útero. Esses exames só são indicados nos casos rigorosamente determinados pela consulta genética ou numa gravidez problemática, pois alguns deles envolvem certo risco.

O doppler
Esse aparelho, com a forma de um lápis, funciona à base de ultra-sons e serve para medir a rapidez do deslocamento do sangue no interior dos vasos sanguíneos (artérias uterinas, veias do cordão umbilical, artérias cerebrais do feto). Esse exame é muito importante para detectar o bem-estar fetal. O doppler ainda é utilizado apenas por especialistas e reservado para os casos de gravidez de risco, quando se teme um retardo no crescimento do feto.

Esse exame será em breve mais difundido, pois permite estabelecer um verdadeiro mapa da circulação sanguínea entre a mãe e o feto, e apreciar a vitalidade fetal no caso de retardo do crescimento ou diminuição do líquido amniótico.

Menina ou menino?

É preciso saber com antecedência? Com a informação que o exame de ultra-som pode fornecer sobre o sexo da criança que vai nascer, a questão fica agora em aberto.
Você realmente deseja saber, ou tem dificuldade para resistir às possibilidades oferecidas pela técnica? Esta é a verdadeira questão.
No entanto, o melhor é que pai e mãe estejam de acordo, pois quando só um dos pais sabe a resposta, quase sempre acaba por se trair, e quando não o faz, a espera não é compartilhada com serenidade.
Portanto, vocês devem refletir juntos sobre as razões profundas de cada um e contar a decisão ao ultra-sonografista sem receios, seja ela qual for, antes do exame.

Nada de medicamentos sem prescrição médica

Durante a gravidez, não tome nenhum remédio que não tenha sido receitado pelo médico. Os soníferos, por exemplo, causam problemas para a futura criança, pois criam dependência.

A amniocentese
A amniocentese consiste numa coleta de líquido amniótico. A punção é realizada a partir da 16ª semana de gravidez; é indolor e rápida (dura de 1 a 2 minutos), realizada normalmente sem anestesia, com acompanhamento por ultra-som para localizar a placenta e o feto, e a futura mãe em posição deitada. Para fazer a punção, usa-se uma agulha muito fina que atravessa a parede abdominal, entre o púbis e o umbigo, e que permite retirar de 10 a 20 cm^3 de líquido amniótico. Os riscos de aborto natural ligados à amniocentese são mínimos (de 0,5% a 1%). No entanto, é recomendável que você fique em repouso durante um dia ou dois após o exame.

O exame das células fetais recolhidas permite, depois de várias manipulações, estabelecer o documento de identidade dos cromossomos (portanto, ele informa também o sexo da criança) e diagnosticar uma possível anomalia cromossômica como a trissomia 21 (síndrome de Down). Os resultados desse exame geralmente ficam prontos em 15 dias.

A amniocentese não é obrigatória, mas é aconselhável para mulheres a partir dos 38 anos de idade, ou no caso de antecedentes médicos específicos. Quando é realizada no final da gravidez, a amniocentese pode avaliar o grau de maturidade do feto, sobretudo quando um nascimento prematuro se mostrar necessário.

A biópsia do trofoblasto
Trata-se da coleta de células que formarão a placenta — até o 3° mês de gravidez, esta última se chama trofoblasto. Esse exame é realizado com o auxílio de uma agulha, como a amniocentese, ou por meio de um tubo introduzido no útero pelas vias normais. Nem hospitalização nem anestesia são necessárias, mas o exame também é feito com acompanhamento ultra-sonográfico.

Podendo ocorrer a partir da 11ª semana, a biópsia do trofoblasto fornece as mesmas informações que a amniocentese, só que em poucos dias, mas comporta também cerca de 5% de riscos de aborto; e por esse motivo é reservada para os casos de gravidez em que o risco de existência de anomalias genéticas é muito grande, por exemplo, uma doença hereditária (miopatia, mucoviscidose, hemofilia).

Punção do sangue fetal
Este exame consiste numa coleta de sangue do feto, efetuada na altura do cordão umbilical, como uma simples coleta de sangue. A punção é monitorada por ultra-som. Pode ser realizada a partir da 18ª semana, até o final da gravidez. Permite diagnosticar algumas doenças do sangue (doença da hemoglobina, deficiências de coagulação), identificar uma anomalia dos cromossomos, e sobretudo permite saber se o feto foi atingido por uma doença infecciosa da mãe, como a rubéola ou a toxoplasmose.

Tratar uma doença quando se está grávida

O efeito de medicamentos, vacinas e radiografias sobre uma gestante e seu futuro bebê sempre desperta temores justificados. No entanto, certas precauções permitem limitar consideravelmente os riscos.

Pode ser que você fique doente durante a gravidez (bronquite, infecção urinária, resfriado etc.). Nesse caso, não tome nenhuma substância por iniciativa própria, mas consulte o médico: ele pode receitar medicamentos que são comprovadamente inócuos para o feto. Caso você sofra de uma doença crônica (diabetes, cardiopatia), talvez o médico seja obrigado a modificar o tratamento.

Da mesma forma, existem algumas vacinas inofensivas e que até são recomendáveis na gravidez, mas algumas são perigosas para o futuro bebê. Quanto às radiografias eventualmente necessárias, devem ser realizadas sob certas condições (veja à p. 59). Nunca faça nada sem consultar seu médico.

Medicamentos e gravidez

Uma regra de ouro: não decida sozinha sobre os medicamento que deve tomar. Se você só tomou um pouco de aspirina antes de saber que estava grávida, não se preocupe, mas saiba que alguns medicamentos apresentam efeitos colaterais prejudiciais ao feto, sobretudo no início da gravidez.

É sempre melhor evitar o uso de produtos dos quais não se conhece o efeito a longo prazo. Porém, isso não impede o médico de ajudar você a combater ou aliviar algumas doenças ou distúrbios pequenos.

• *Contra a tosse.* Aparentemente, os expectorantes que contêm carbocisteína não apresentam problemas, mas os xaropes contra a tosse, geralmente à base de cafeína, devem ser evitados.

• *Contra resfriado.* Os produtos para desobstruir o nariz devem ser unicamente de uso local.

• *Contra dor de cabeça e febre.* O paracetamol não parece oferecer risco nas doses normais, mas a aspirina, que pode afetar a coagulação do sangue, deve ser evitada no 2º e no 3º trimestres, e nos 15 dias que antecedem o parto.

• *Contra cansaço e anemia.* Mesmo com uma alimentação equilibrada, suas necessidades de ferro, vitaminas e oligoelementos são maiores durante a gravidez. Alguns médicos os receitam durante a gravidez para combater uma eventual carência.

Alguns medicamentos podem ser receitados também para a futura criança. O organismo da mãe serve então como um veículo para essas substâncias, usadas para tratar doenças congênitas (apresentadas pelo feto durante a gravidez) ou distúrbios do ritmo cardíaco do feto.

Vacinas e gravidez

Em função de suas conseqüências para a mulher grávida ou o feto, podem-se classificar as vacinas em três categorias:

• *Perigosas.* A vacina contra a febre amarela não deve ser administrada (a não ser em caso de extrema necessidade, por exemplo, se você tiver de viajar para um país com altos índices dessa doença). Além disso, são perigosas as vacinas contra poliomielite (sobretudo a vacina Sabin administrada por via oral) ou contra doenças menos graves como coqueluche, caxumba, sarampo, rubéola (embora não se tenha constatado malformação do feto quando a mãe é vacinada logo no início da gravidez) e varíola (que pode causar a morte do feto).

• *Desaconselháveis.* São as vacinas contra brucelose (existe um risco de reações fortes), difteria (só deve ser usada em casos de urgência), raiva (unicamente em casos de urgência), tuberculose pelo BCG (Bacilo de Calmette Guérin), febre tifóide (risco de reações fortes e, além disso, é inútil, pois o tratamento da mãe que sofrer dessa doença não oferece riscos para o feto).

• *Inofensivas.* Trata-se das vacinas contra o cólera, a gripe, a hepatite B, a poliomielite (exclusivamente as injetáveis Salk ou Lépine) e o tétano (aconselhável nas zonas rurais).

RADIOGRAFIAS E GRAVIDEZ

Muitas vezes, as gestantes têm receio de radiografias. Na verdade, irradiações maciças podem acarretar riscos graves, mas o diagnóstico médico pelos raios X, ou radiografia, não é perigoso para o feto se forem respeitadas certas condições, sobretudo em função do momento da gravidez e da necessidade de se fazer uma radiografia.

Lembre-se principalmente de avisar que está grávida antes de tirar qualquer radiografia, mesmo que seja dentária.

Na fase em que se espera pela gravidez, os exames radiológicos devem ser realizados na primeira parte do ciclo menstrual, isto é, antes da fecundação.

No 1° trimestre de gravidez, as radiografias necessárias (por exemplo, dos dentes, ou aquelas que se destinam a diagnosticar uma doença) devem ser realizadas com um avental de chumbo para proteger o abdome das radiações.

Os exames que exigem várias chapas devem ser evitados, sobretudo quando a região do corpo a ser examinada fica próxima do abdome, ou se a gravidez for recente.

Como no caso dos medicamentos, os riscos mais graves se situam entre o 15º dias e o 3º mês.

Durante os 2º e 3º trimestre, as radiografias (sempre com a proteção de um avental de chumbo devem ser limitadas ao diagnóstico de doenças graves.

No final da gravidez, a radiografia da bacia, ou radiopelviometria, realizada para avaliar a forma e as dimensões da bacia materna e checar as possibilidades de parto pelas vias naturais, é inofensiva, mas pouco utilizada.

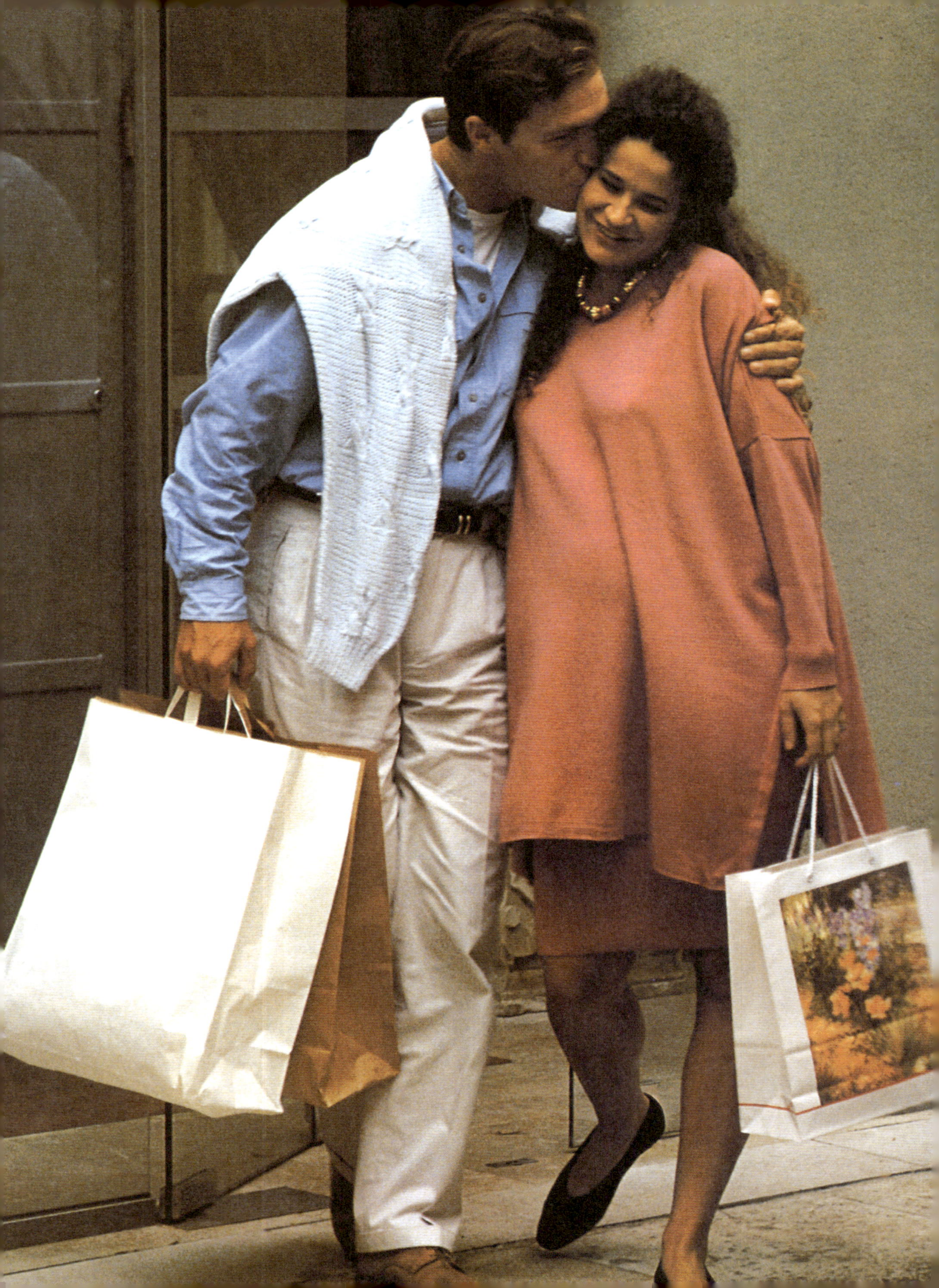

Complicações eventuais

Várias complicações podem ocorrer ao longo da gravidez, comprometendo sua evolução normal, às vezes de maneira radical. Mas quase sempre é possível identificar esses riscos e adotar, então, as precauções necessárias.

Algumas doenças são benignas quando ocorrem fora da gravidez, mas às vezes se mostram perigosas ao afetarem uma mulher grávida. Outras complicações podem ser causadas pela própria gravidez. Diante desses problemas, a prevenção e o acompanhamento médico são indispensáveis. Os riscos de aborto natural ou parto prematuro, além da contaminação do feto, risco mais ou menos grave conforme a natureza das doenças e o momento da gravidez em que elas se manifestam, devem incentivar na mulher grávida uma vigilância especial. Não esqueça que a febre (a partir de 38°C) é o principal sintoma de qualquer infecção; é um sinal de alerta que deve levar você a consultar rapidamente um médico.

As *infecções urinárias*

Durante a gravidez, existe um risco maior de infecção urinária, sobretudo por causa do aumento da taxa de progesterona, que impede a bexiga de se esvaziar completamente. Esse tipo de infecção afeta cerca de 10% das gestantes e pode provocar um trabalho de parto prematuro.

Portanto, as mulheres que já tiveram infecções urinárias repetidas vezes devem ficar atentas e reagir sem demora aos seguintes sintomas: dores na região acima do púbis, desejos freqüentes de urinar, sensação de ardor no momento de urinar. Só um exame de urina permite identificar o agente responsável e estabelecer um diagnóstico preciso. Em seguida, um tratamento antibiótico adequado deve ser ministrado rapidamente para evitar a propagação da infecção na região dos rins (pielonefrite).

A *rubéola*

A rubéola é uma doença viral que geralmente afeta as crianças. Caracteriza-se por uma erupção cutânea e pela presença de gânglios na região do pescoço. Nos adultos, porém, muitas vezes passa despercebida. Essa doença, que é totalmente benigna, torna-se perigosa na mulher grávida, não para a mãe, mas para o feto.

A rubéola pode provocar abortos espontâneos ou diversas malformações no embrião: catarata, malformação cardíaca, surdez, retardamento psicomotor. Não existe tratamento curativo eficaz contra a rubéola, e a vacina é contra-indicada durante a gravidez. Assim, o tratamento tem de ser puramente preventivo. Por ocasião da primeira consulta, o médico (veja à p. 49) solicita um exame (sorodiagnóstico), a fim de verificar se você é imune à rubéola. Se você já teve essa doença ou já foi vacinada, seu organismo desenvolveu anticorpos — que podem ser detectados no sangue — e estará protegido definitivamente.

Se, ao contrário, você não for imune à rubéola, deve evitar entrar em contato com crianças que possam eventualmente transmitir o vírus. Assim, não se esqueça de vacinar seus filhos.

Como evitar um aborto tardio

Para prevenir o perigo de um aborto no 2º trimestre ou de um parto prematuro, é preciso identificar rapidamente qualquer infecção que afete o organismo durante a gravidez. Consulte imediatamente um médico em caso de febre, sangramentos ou situações de dúvida, mas não se preocupe além da conta. Quase todas as infecções não terão conseqüências se forem tratadas a tempo. Quando se manifesta uma ameaça de aborto natural ou parto prematuro, é necessário repouso absoluto. Alguns medicamentos podem ser receitados para inibir as contrações; às vezes é necessária uma hospitalização. O objetivo é chegar aos 8 meses completos.

PARA NÃO CONTRAIR A TOXOPLASMOSE

Alimentação

Cozinhe bem as carnes cruas, sobretudo carne de porco, ovelha e vaca. Evite terminantemente o bife grelhado ou malpassado. Prefira a carne preparada de maneira industrial, em vez da carne fresca vendida em mercados e feiras ou diretamente pelo produtor.

Escolha carnes resfriadas ou congeladas (toxoplasma morre a uma temperatura de -18°C). A carne de aves não oferece perigo.

Lave com muita água todas as frutas e legumes que crescem na terra, sobretudo se você pretende comê-los crus (morangos e verduras em particular).

Higiene

Lave as mãos antes de cada refeição, e depois de ter contato com carne crua ou com a terra.

Evite a aproximação de gatos e pombos. Se você tiver um gato, não o alimente com carne crua e peça para que outra pessoa desinfete todos os dias a caixa de areia do animal.

Estabelecendo o diagnóstico

O tempo de incubação da rubéola varia de 14 a 21 dias. Se a gestante tiver contato com uma criança afetada pela doença, ela deve fazer um exame de sangue (sorologia) no máximo 10 dias depois desse contato.

Um resultado negativo não autoriza uma conclusão definitiva, e um segundo exame deve ser pedido 15 a 20 dias mais tarde. Só a segunda coleta sanguínea permite verificar com certeza se você foi contaminada. As duas coletas devem ser realizadas no mesmo laboratório, para evitar qualquer erro de interpretação.

Da mesma forma, se você tiver uma erupção cutânea inexplicável, peça imediatamente uma sorologia da rubéola. Caso não seja possível constatar uma imunização já antiga, você deve fazer outro exame 15 dias mais tarde.

Conseqüências para o feto

Ao contrair a rubéola, a gestante tem de esperar o 4º mês de gravidez para saber se o feto foi contaminado. Na verdade, a punção de sangue fetal é impossível antes disso. Ora, só a análise do sangue permite verificar a presença ou ausência de infecções no feto. As conseqüências são distintas conforme o momento da gravidez em que a mulher contraia a doença.

• *No início da gravidez.* Os riscos de malformação do feto são consideráveis (de 50% a 90% dos casos). A legislação de alguns países permite a interrupção da gravidez nesse estágio. No Brasil, porém, o aborto só é autorizado pelo juiz em alguns casos especiais.

• *No meio da gravidez.* Os riscos de malformação do feto são menores, mas existem mesmo assim: em 15% dos casos, a criança poderá apresentar seqüelas. Nesse período da gravidez, pode ser efetuada a punção do sangue fetal: a análise permite saber se a criança foi ou não contaminada, mas não permite avaliar a gravidade da infecção. Consulte seu médico para saber o que pode ser feito em caso de contaminação. Se houver infecção, é necessário um acompanhamento regular com ultra-som.

• *No final da gravidez.* Os riscos de malformação do feto são inexistentes. Restaria apenas uma ameaça de infecção pulmonar, que justifica um acompanhamento prolongado do bebê.

A *toxoplasmose*

Essa doença se deve a um parasita que pode ser encontrado na carne ou simplesmente na terra. Também é transmitida pelos gatos (que contraem a doença pelo consumo de carne crua ou pouco cozida) e pombos cujos parasitas eliminados nos excrementos podem contaminar os donos. A doença, que em princípio é inofensiva, acaba tendo conseqüências graves quando atinge o feto através da mãe, também neste caso pela via placentária.

Diagnóstico e tratamento

Praticado sistematicamente hoje em dia, junto com os demais exames pré-natais, o diagnóstico da toxoplasmose é aconselhável para todas as mulheres solteiras que desejem ter filhos. É verdade que não pode haver um tratamento preventivo eficaz, pois não existe vacina. No entanto, se você tiver certeza de que não está imune, adote algumas precauções simples para evitar a contaminação (veja box à margem).

Para as mulheres que não são imunes, um controle mensal é indispensável ao longo de toda a gravidez, pois na maioria dos casos a doença não se manifesta de maneira aparente. Um tratamento antibiótico (por meio da Rovamicina®), receitado o mais cedo possível, reduz o risco de contaminação fetal, mas não modifica a gravidade da infecção fetal quando ela já está presente.

Contaminação da criança

No caso de contaminação da mãe, é preciso realizar uma amniocentese para determinar se o feto também foi atingido pela infecção.

As conseqüências são diferentes conforme o momento da gravidez em que a mulher contrai a toxoplasmose.

• *Durante a primeira metade da gravidez.* Os riscos de que a doença seja transmitida ao feto são baixos (de 5% a 10% dos casos). Por outro lado, a infecção é geralmente gravíssima, pois afeta o sistema nervoso e ocular da criança. Se uma contaminação grave do feto for confirmada, converse com seu médico sobre como proceder. Mesmo que não haja contaminação, o tratamento terá de ser mantido até o parto, a fim de evitar a propagação da infecção em diversos órgãos do feto. Também será indispensável o acompanhamento ultra-sonográfico regular da criança no útero.

• *No final da gravidez.* Os riscos de contaminação do feto são mais elevados, mas as conseqüências da infecção são menos perigosas para a criança. Portanto, a gravidez pode prosseguir sob acompanhamento.

Seja como for, o exame do recém-nascido será minucioso, e a vigilância será mantida até a adolescência.

A *listeriose*

A listeriose é uma doença infecciosa que se deve a um bacilo chamado Listeria; ela é benigna, exceto para mulher grávida, pois pode provocar aborto natural, parto prematuro ou morte do feto, se for transmitida através da placenta. Nos adultos, ela se manifesta por um estado febril comparável ao de uma gripe. Por isso, no caso de uma febre inexplicável, que persistir por mais de 24 horas, é preciso pensar imediatamente na possibilidade de uma listeriose e pedir um exame de sangue para identificar o bacilo. Um antibiótico deve ser receitado imediatamente, durante duas ou três semanas, medida em geral suficiente para deter o avanço da infecção.

A *gravidez extra-uterina*

Durante sua migração para o útero, às vezes, o trajeto do ovo é interrompido. Então, ele se desenvolve fora do útero, na maioria dos casos numa das tubas uterinas, não é viável: o feto morre geralmente antes do 3º mês. Vários fatores podem provocar uma gravidez extra-uterina: malformações do aparelho genital, antecedentes de salpingite ou de cirurgia nas tubas.

Na maioria dos casos, a gravidez extra-uterina se manifesta por uma dor abdominal aguda e súbita ou por sangramentos, causados pela ruptura da tuba uterina sob a pressão do embrião em crescimento. Esses sangramentos podem ocorrer precocemente (sendo confundidos com menstruação), mas uma hemorragia também pode acontecer só ao final de 2 ou 3 meses. Neste caso, a mãe corre risco de morte.

Para prevenir esse perigo, deve-se tentar detectar o mais cedo possível uma eventual gravidez extra-uterina. Quando o teste de gravidez é positivo, mas a ultra-sonografia não revela a presença do ovo no útero, o diagnóstico é bastante provável. Ele tem de ser confirmado por uma laparoscopia. Realizada sob anestesia geral, a laparoscopia consiste em introduzir no corpo (por uma incisão na altura do abdome) um aparelho óptico que permite visibilizar os órgãos, munido ou não de um instrumento cirúrgico para tratá-los quando necessário. Em caso de gravidez extra-uterina, uma celioscopia tem de ser realizada com urgência para retirar o ovo da tuba. Ela permite evitar uma hemorragia interna cujas conseqüências podem ser gravíssimas. Quanto mais cedo for feita essa intervenção, mais chances tem a mulher de preservar a tuba uterina em bom estado para uma futura gravidez. Às vezes, entretanto, é necessário remover a tuba.

O *parto prematuro*

Durante a gravidez, o colo do útero tem forma alongada e permanece fechado. Mais ou menos um mês antes da data provável do parto, ele diminui de tamanho e começa a se abrir. Quando este fenômeno ocorre cedo demais — a partir do final do 6º mês —, existe uma ameaça de parto prematuro. Às vezes, essa modificação do colo é acompanhada de contrações freqüentes (cada 5 a 10 minutos). As causas de parto prematuro são variadas, mas em 50% dos casos podem ser identificadas: doença infecciosa, malformação do útero, fechamento insuficiente do colo (constatado freqüentemente em mulheres

Para evitar a Listeriose

Alimentação
Evite o leite ou creme de leite fresco, assim como queijos fermentados ou em forma de pasta, não-cozidos.
Prefira o leite ou creme de leite pasteurizados.
Prefira os queijos cozidos ou fundidos aos frescos.

Higiene
Lave bem as mãos antes de cada refeição.

cujas mães tomaram Dietilbestrol®; veja à p. 49). Uma gravidez de gêmeos ou trigêmeos, que provoca um aumento do volume do útero, pode ocasionar um parto prematuro com mais freqüência que as demais. Por fim, o excesso de atividade física e os trabalhos penosos também podem ser fatores de risco.

Quando a ameaça de um parto prematuro se manifesta no final do 6º mês ou início do 7º mês, e quando a dilatação do colo do útero já é considerável, a mulher deve ficar de cama, e às vezes tem de ser hospitalizada; é absolutamente necessário evitar relações sexuais. Nos casos menos graves, o repouso também é necessário. Produtos chamados uterolíticos, que permitem interromper as contrações uterinas, podem ser receitados.

No entanto, a melhor terapia é a preventiva. Para as mulheres que já sofreram partos prematuros ou abortos naturais é recomendável uma cerclagem. Para aquelas que fazem um trabalho de muito esforço ou longos trajetos cotidianos, recomenda-se repouso. Por fim, o controle sistemático de infecções — sobretudo urinárias — e seu tratamento rápido são um ponto importante.

O ABORTO NATURAL

Um aborto sempre é algo difícil para a mulher, mas não afeta permanentemente seu organismo nem compromete o sucesso de maternidades futuras. Abortos espontâneos que ocorrem repetidas vezes são muito raros. Nem sempre é fácil determinar suas causas ou indicar um tratamento adequado. Conforme o momento em que ocorre, um aborto natural é considerado precoce — quando a gravidez se interrompe ao longo do 1º trimestre — ou tardio — quando a gravidez se interrompe entre o 4º e o 6º mês.

Aborto natural precoce
Esta patologia é relativamente freqüente (10% a 15% dos casos de gravidez) e intervém quando a mãe é portadora de uma doença infecciosa ou, na maioria das vezes, quando o feto apresenta anomalias cromossômicas. Essas anomalias quase nunca têm característica hereditária e não se repetem obrigatoriamente durante uma nova gravidez. No entanto, o risco aumenta conforme a idade da mãe. Os primeiros sintomas são hemorragias, contrações uterinas ou ainda o desaparecimento dos sinais de gravidez: engurgitamento das mamas, náuseas. A ultra-sonografia permite estabelecer o diagnóstico, revelando que o ovo não se desenvolve e que não há atividade cardíaca. Quando isso ocorre, o médico obstetra procede a uma evacuação que consiste em aspirar o embrião. A hospitalização não dura mais do que um dia. Às vezes, a expulsão é espontânea e se manifesta por uma hemorragia, mas é preciso consultar o médico para verificar se ela foi completa.

O aborto natural tardio
Freqüentemente, ele é causado por uma malformação do útero ou um fechamento insuficiente do colo uterino. Também pode ser explicado pela presença de uma infecção como a listeriose. Às vezes, o risco de um aborto natural tardio é identificado ao longo dos diversos exames que a gestante costuma fazer, sobretudo quando se constatam modificações no comprimento ou na abertura do colo do útero, definindo a insuficiência istmo-cervical. Quando essa ameaça é conhecida, a mulher deve, antes de mais nada, fazer repouso absoluto e limitar seus movimentos aos cuidados com a higiene. Na maioria dos casos, realiza-se uma cerclagem. Durante o 8º mês, o ginecologista retira o fio que fechava o colo uterino, em seguida o parto pode ocorrer normalmente. As mulheres que já sofreram um aborto natural tardio devem procurar saber se têm alguma anomalia uterina, pois essa anomalia pode ser tratada, a fim de evitar uma reincidência.

As *anomalias da placenta*

A gravidez pode apresentar algumas dificuldades em razão de uma má inserção da placenta que acaba recobrindo ou obstruindo (parcial ou totalmente) o colo do útero. Outro tipo de complicação intervém quando a placenta se desprende antes do parto, o chamado descolamento de placenta.

A "placenta prévia"
Quando se interpõe entre o feto e o colo uterino, a placenta impede um parto pelas vias naturais. Além disso, ela provoca riscos de hemorragia, pois as grandes veias da placenta podem se romper e sangrar.

Quando a ultra-sonografia revela essa anomalia, chamada "placenta prévia", é preciso tomar várias precauções: repouso absoluto e abstinência sexual, e além disso os exames de toque vaginal devem ser evitados. A gestante tem de ser hospitalizada obrigatoriamente no final da gravidez, e o parto só pode ocorrer por meio de uma cesariana.

O hematoma retroplacentário
Quando se desprende — em parte ou totalmente — no decorrer dos últimos meses de gravidez, a placenta geralmente provoca sangramentos, acompanhados de contrações uterinas dolorosas e permanentes. As gestantes que sofrem de hipertensão arterial estão mais expostas a essa intercorrência do

que as demais. O resultado pode ser a morte do feto e um quadro de hemorragia na mãe.

Assim que o descolamento é diagnosticado, realiza-se uma cesariana com urgência. O hematoma retroplacentário pode reincidir numa futura gravidez. Quando uma causa conhecida foi responsável pelo primeiro episódio, por exemplo, uma toxemia gravídica, um tratamento preventivo à base de aspirina pode diminuir o risco de reincidência da toxemia, protegendo a mulher contra um novo hematoma retroplacentário. Na metade dos casos, nenhuma causa é encontrada, e assim a gravidez seguinte tem de ser acompanhada de perto.

A *hipertensão arterial* e a *toxemia gravídica* (*pré-eclâmpsia*)

A hipertensão arterial pode aparecer durante a gravidez. Às vezes, ela se apresenta isoladamente ou acompanhada por edemas (sobretudo no rosto e nos membros superiores e inferiores) e por uma proteinúria (perda de proteínas na urina), definindo a toxemia gravídica, ou pré-eclâmpsia. Essa patologia é ligada a uma isquemia placentária e pode provocar retardo de crescimento, sofrimento fetal e até mesmo a morte intra-útero. A hospitalização é necessária.

A doença é própria da gravidez e assim pára de evoluir depois do parto, mas é preciso verificar a pressão ao longo de três ou quatro meses. Por ocasião de uma nova gravidez, o acompanhamento será minucioso para evitar reincidência, que é rara, mas não impossível.

O acompanhamento de gestantes que apresentam toxemia gravídica deve ser rigoroso, pois duas complicações graves podem ocorrer repentinamente: o descolamento prematuro da placenta (DPP) e a eclâmpsia. Esta última é um estado convulsivo seguido de coma mais ou menos profundo. Ela pode ser precedida por distúrbios visuais, zumbido nos ouvidos e dores abdominais que servem de alerta e impõem uma hospitalização urgente. O tratamento visa estabilizar o estado da mãe e prevenir convulsões. Em função da idade e da vitalidade do feto, toma-se uma decisão (cesariana num estágio mais ou menos prematuro).

O *herpes genital*

Trata-se de um vírus que em geral provoca vaginites dolorosas e lesões que afetam a vulva ou o interior da vagina (embora algumas formas sejam desprovidas de sintomas). O principal risco para o feto, no caso de herpes genital contraído pela mãe, é a contaminação durante o parto. Trata-se de um acontecimento raro, mas muito grave. Por esse motivo, realiza-se uma cesariana quando a mãe é portadora de herpes no momento do parto.

Caso você já tenha tido um surto de herpes, fique vigilante e avise o médico ou a enfermeira a esse respeito.

O *diabetes gestacional*

Devido às modificações biológicas inerentes ao estado da mulher grávida, constata-se às vezes a presença de diabetes na segunda metade da gravidez. Esse diabetes, chamado "gestacional", é identificado pelo exame de intolerância à glicose com uma 'prova de sobrecarga" (hiperglicemia provocada por via oral). Pode-se suspeitar da existência do diabetes quando a mulher deu à luz uma criança de mais de 4 quilos no primeiro parto. Se o diagnóstico se confirmar, um tratamento é indispensável (dieta alimentar, eventualmente injeções de insulina).

O risco de morte *in utero* praticamente desaparece no caso de diabetes bem equilibrado. O tratamento tem como objetivo evitar o nascimento de crianças com excesso de peso. Para isso, às vezes, o parto é induzido na 38ª ou 39ª semana. Ao nascer, a criança é examinada para verificar se há queda da taxa de açúcar no sangue (hipoglicemia).

PREVENIR

Contrações dolorosas, e freqüentes, sangramentos e febre são os principais sintomas que devem deixar você de sobreaviso (veja à p. 55). Também consulte um médico sem demora no caso de ardor ao urinar, edema anormal, cansaço ou nervosismo, que podem indicar uma pressão arterial anormal, além de perdas de líquido vaginal ou diminuição dos movimentos fetais no final da gravidez. Às vezes, alguns problemas que surgem no final da gestação obrigam a induzir o parto antecipado. Atualmente, os médicos consideram viável um feto a partir de 6 meses. Depois de 8 meses de gravidez, a criança já não é considerada prematura.

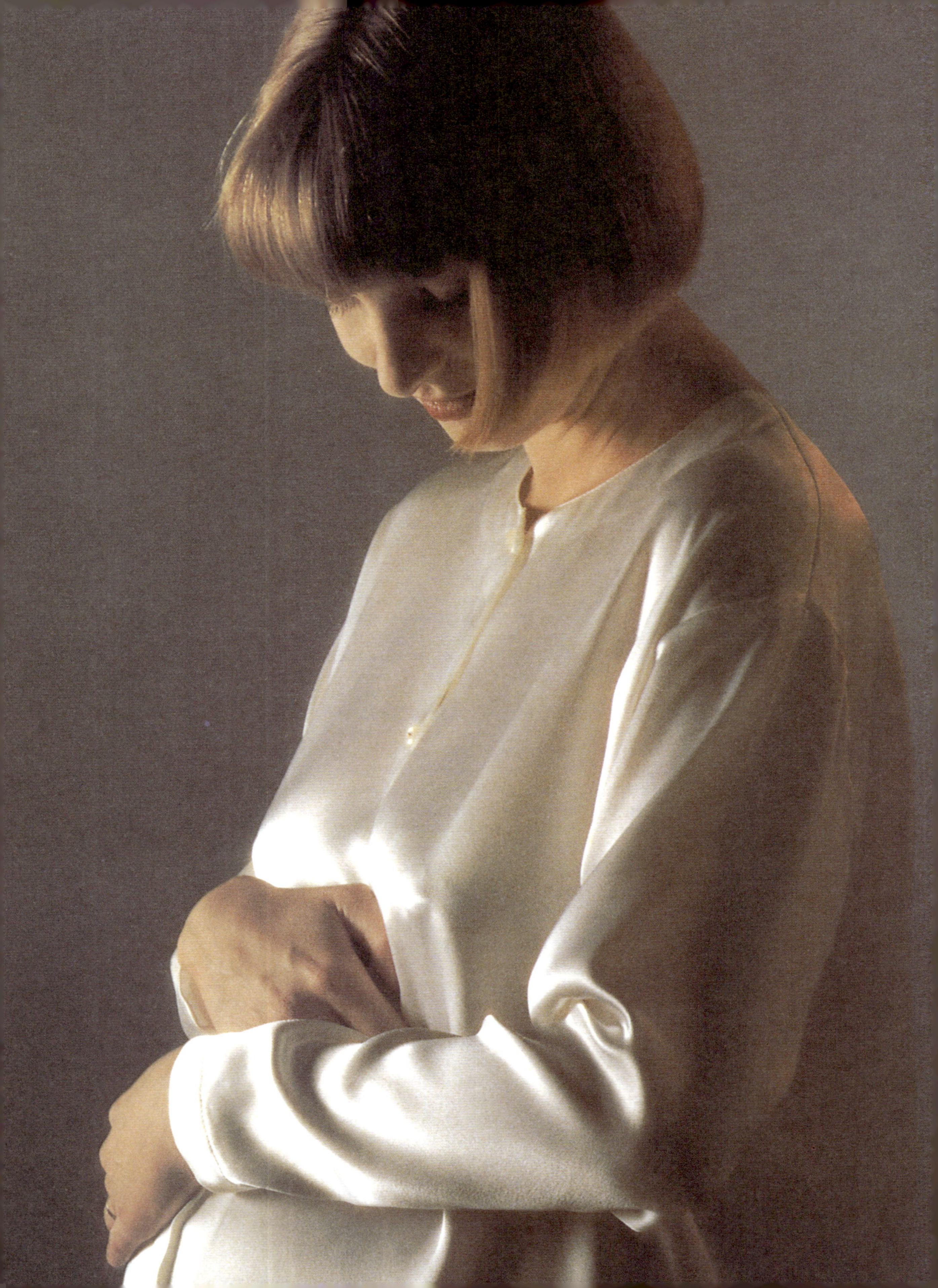

Riscos relacionados à idade da mãe

Gestantes muitos jovens ou idosas são mais suscetíveis a complicações, o que justifica um acompanhamento médico mais cuidadoso do que o habitual.

Além dos problemas médicos que provoca, a gravidez em adolescentes é uma vivência difícil, pois freqüentemente é acidental. A gravidez após os 40 anos acarreta riscos que um acompanhamento apropriado permite manter sob controle.

Mães muito jovens

Adolescentes com idade entre 11 e 18 anos estão expostas, devido à sua tenra idade, a um maior número de riscos durante a gravidez. Os problemas de toxemia gravídica, parto prematuro ou retardo de crescimento fetal são encontrados com mais freqüência nas mães muito jovens. Isso se deve a vários motivos: o organismo das jovens (sobretudo antes dos 15 anos) ainda não atingiu a maturidade completa.

Várias delas não aceitam facilmente o fato de estarem grávidas e tentam esconder a gravidez, de modo que o acompanhamento costuma ser menos regular. Por fim, seu estilo de vida e seus hábitos, principalmente o tabaco ou o álcool, podem ser pouco propícios à evolução normal da gravidez — fato que muitas vezes elas ignoram por falta de informação.

Uma adolescente grávida pode, nesses casos, encontrar ajuda em instituições especializadas que vão acompanhá-la durante toda a gestação e submetê-la a consultas freqüentes para identificar e tratar quaisquer problemas.

Grávida depois dos 40 anos

A gravidez aos 40 anos de idade ou mais, que vem aumentando, é considerada de risco, por vários motivos.

As anomalias cromossômicas se tornam mais freqüentes com a idade e se traduzem, em parte, por um número maior de abortos espontâneos. A trissomia 21 (síndrome de Down) é o risco mais importante, com freqüência avaliada em cerca de 1/150 aos 42 anos, 1/25 aos 45 anos. Esse risco está relacionado à idade da mãe, por isso não é correto se sentir protegida pela ocorrência anterior de gestações normais. A amniocentese, que permite o diagnóstico, deve ser sugerida a mulheres com mais de 38 anos de idade.

Distúrbios preexistentes, mais freqüentes com a idade, tais como a hipertensão arterial ou a presença de fibromas, podem complicar a gravidez. Uma hipertensão arterial pode se complicar com toxemia. Um fibroma pode aumentar de volume ou necrosar-se (quando não é mais irrigado), tornando-se então doloroso. Além disso, a presença de um fibroma volumoso pode atrapalhar a evolução do parto, assim como a involução do útero depois da expulsão da placenta, acarretando um risco maior de hemorragia. Por fim, o diabetes gestacional é mais freqüente em mulheres com mais de 35 anos de idade.

No entanto, um acompanhamento médico cuidadoso, desde o início da gravidez, permite manter esses riscos sob controle.

Mulheres que tiveram mais de cinco filhos

As mulheres com mais de cinco filhos estão expostas a alguns riscos específicos: parto prematuro, anomalias da placenta (placenta prévia), posição anormal da criança no momento do parto, como se o útero fosse grande demais para o feto, que adota então qualquer posição.
O parto pode ser muito rápido ou, ao contrário, excessivamente demorado.
Por fim, o risco de hemorragia depois da expulsão da placenta é mais significativo em mulheres que tiveram mais de cinco filhos.

Gravidez de risco

A gravidez de risco é aquela que representa um perigo mais elevado para a criança, e também para a mãe. Nessas situações bem específicas, o acompanhamento da gestação exige atenção redobrada.

ESPERANDO VÁRIOS BEBÊS

Uma gravidez gemelar ou múltipla exige mais atenção que a normal: quanto mais cedo se fizer o diagnóstico, mais depressa pode-se adotar acompanhamento médico adequado. Portanto, consulte regularmente seu médico e siga suas recomendações. A principal precaução para evitar um parto prematuro é o repouso, principalmente a partir do 5º mês. Portanto, evite trajetos e viagens cansativos. Na maioria das vezes, você deve parar de trabalhar. Não descuide de sua alimentação (veja à p. 94). Se você se sentir apreensiva com a perspectiva de dar à luz duas ou três crianças (ou mais), não se esqueça de que existem associações que podem oferecer apoio moral, ajudando você a tomar as providências e dando conselho sobre o material de puericultura adaptado, ou até às vezes acompanhamento psicológico.

Quais são as mulheres suscetíveis a uma gravidez de risco? Aquelas que estão grávidas de gêmeos, as que sofrem de uma doença grave e, enfim, as que são dependentes de álcool ou drogas. Em todos esses casos, o futuro bebê está mais exposto aos perigos de um nascimento prematuro, de um retardo de crescimento (isto é, seu peso fica abaixo do normal) e até mesmo de morte intra-uterina.

A *gravidez múltipla*

A possibilidade de dar à luz crianças gêmeas, quadrigêmeas etc. deve ser levada em conta sobretudo quando já existem casos semelhantes na família dos pais, quando a mãe se submeteu a um tratamento para estimular a ovulação, ou quando recorreu a uma técnica de fertilização assistida. Um exame clínico que constate um útero muito volumoso em relação à idade gestacional pode levar à suposição de uma gravidez múltipla, mas apenas a ultra-sonografia fará um diagnóstico preciso. As mulheres que esperam gêmeos estão mais expostas aos riscos de toxemia gravídica, nascimentos prematuros e crianças com peso abaixo do normal. Portanto, elas têm de ser acompanhadas com regularidade e devem reduzir suas atividades. Não precisam ficar de cama o tempo todo, mas devem estabelecer momentos de repouso durante o dia. Trajetos longos e viagens não são aconselháveis a partir do 5° mês, e o acompanhamento médico tem de ser então mais freqüente: consultas semanais, exames e talvez até internações hospitalares se tornem necessárias. Também o ultra-som é realizado com mais freqüência para identificar um eventual retardo de crescimento fetal. Nesses casos, o repouso costuma ser a melhor alternativa de prevenção.

Algumas ameaças dizem respeito especificamente aos "gêmeos verdadeiros" (dois bebês que provêm do mesmo ovo). O risco de malformações é então triplicado e os problemas são mais delicados quando só um dos gêmeos é portador de uma anomalia grave. Por outro lado, quando a placenta é única, existe comunicação constante entre os dois fetos, fator que pode favorecer um gêmeo em detrimento do outro, talvez até acarretar a morte intra-uterina, identificada e colocada aos cuidados de uma equipe especializada, essa situação pode se equilibrar. Em alguns casos, são realizados tratamentos intra-uterinos.

As precauções que a gestante deve tomar quando está grávida de gêmeos devem ser reforçadas quando a previsão é para três crianças ou mais. Às vezes, esses casos são vivenciados como algo desconcertante, ou até angustiante, daí a necessidade de assistência psicológica antes do parto.

Se houver mais de três fetos, o risco de complicações aumenta, e as chances de sucesso são mínimas. Em caso de risco para a mãe, e sob autorização judicial, a redução embrionária pode ser proposta para retornar a uma gravidez única ou gemelar. Em casos raros, um dos embriões ou vários deles interrompem espontaneamente seu desenvolvimento. Muitas vezes, essa é uma decisão difícil para o casal, sobretudo — e esse é o caso mais freqüente — quando a gravidez ocorreu depois de um tratamento de esterilidade.

Gêmeos depois de 2 meses de gravidez. ▷
Atualmente, graças à ultra-sonografia tridimensional, que associa as técnicas de informática às técnicas de ultra-sonografia, é possível reconstruir imagens muito precisas de algumas partes do corpo do futuro bebê (sobretudo do rosto, das mãos e dos pés). Esses ultra-sons, que continuam sendo excepcionais, permitem um diagnóstico mais preciso de certas malformações.
Podem-se ver aqui, com bastante nitidez, dois falsos gêmeos (desenvolvidos a partir de óvulos com dois espermatozóides diferentes), cada um com sua bolsa amniótica.

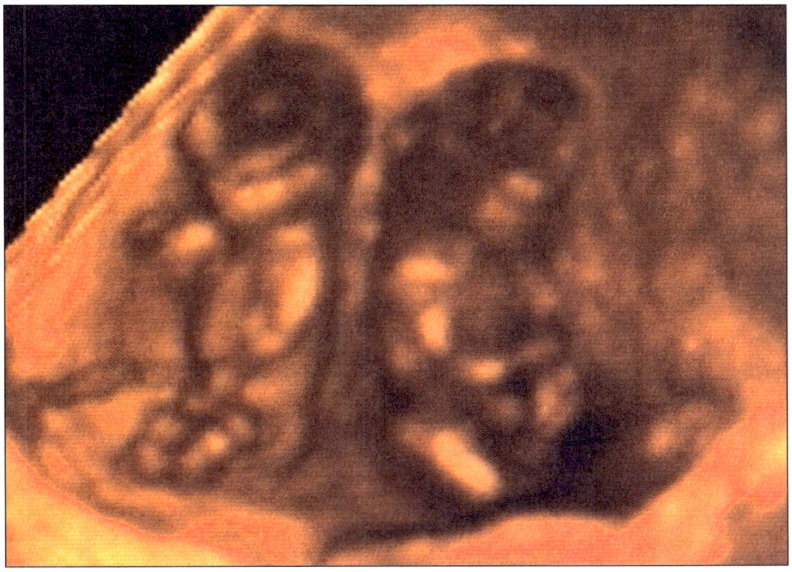

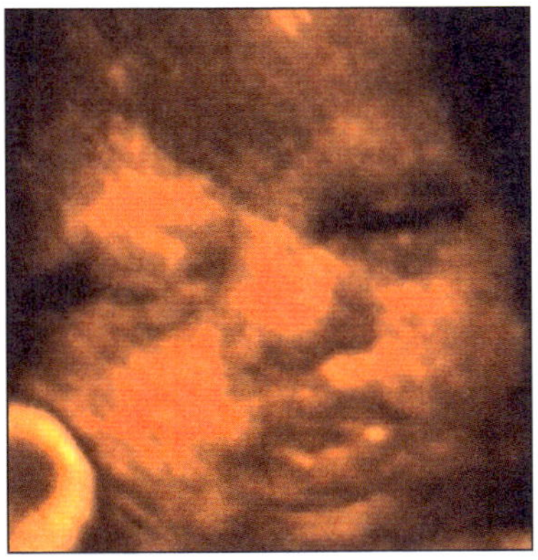

Rosto do futuro bebê aos 7 meses. △
Esta imagem, ligeiramente fora de foco, se parece com uma primeira fotografia.

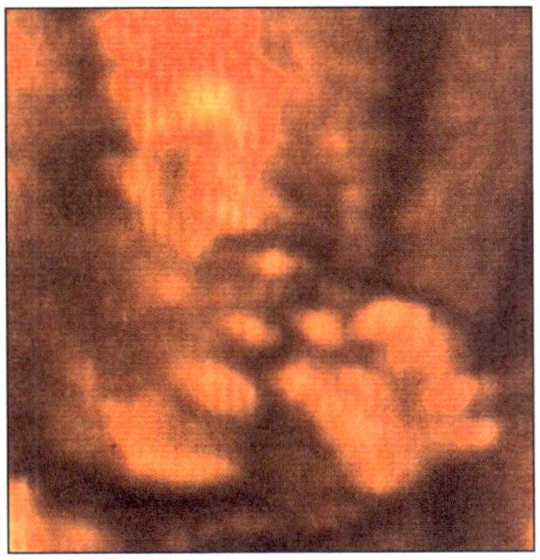

O futuro bebê aos 5 meses. △
Bem abrigado no abdome da mãe, ele chupa tranqüilamente o polegar.

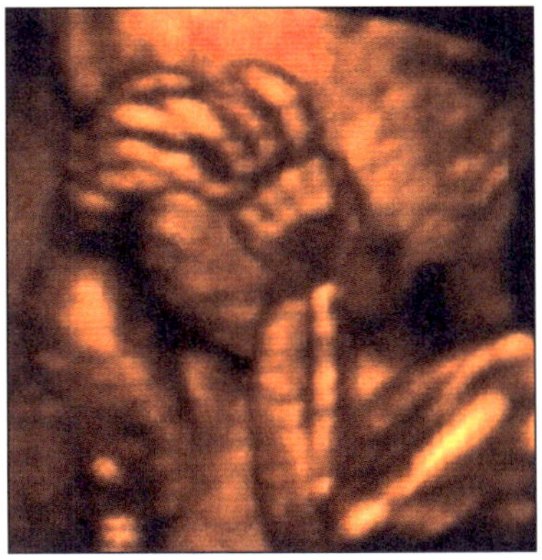

Rosto, braços e mãos aos 5 meses. △
Vê-se o detalhe das mãos e dos dedos do futuro bebê, que escondem seus rosto.

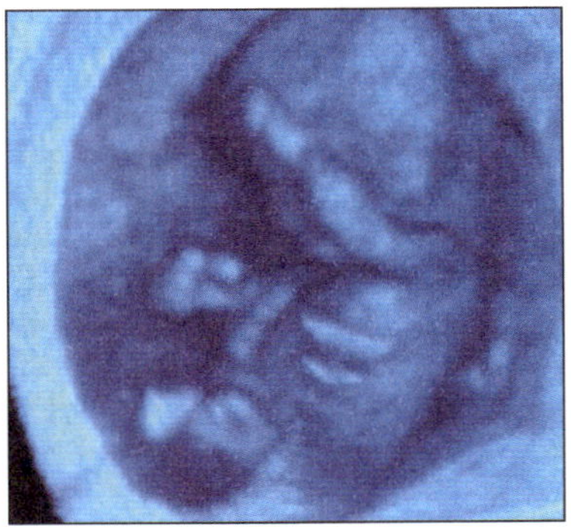

Embrião de 2 meses. △
Ele mede de 2 a 3 cm. Os órgãos rudimentares já se posicionam.

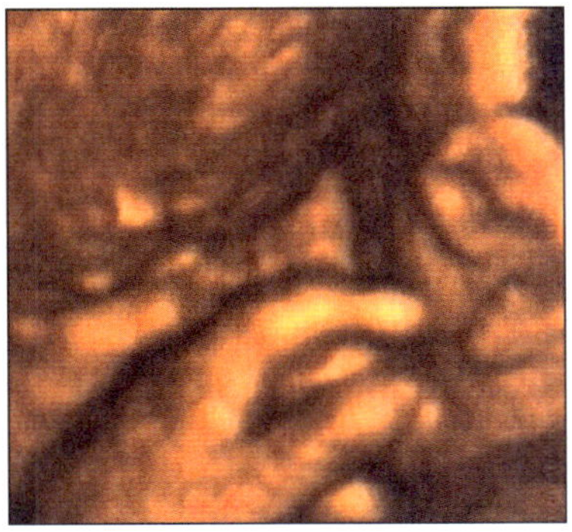

Detalhe da orelha aos 7 meses. △
A mão e a orelha, quase formadas, são bem visíveis.

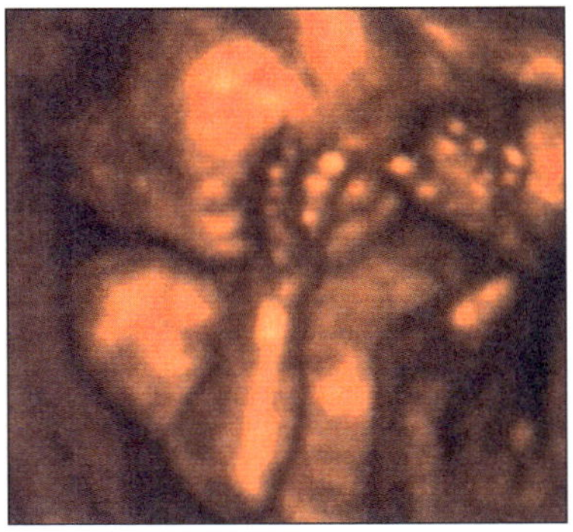

O futuro bebê aos 7 meses. △
Com os braços e pernas flexionados, ele já começa a ter um pouco de espaço.

As *doenças crônicas*

As mulheres que sofrem de uma doença crônica, seja ela qual for — doença cardíaca, diabetes etc. —, devem procurar acompanhamento médico desde o início da gravidez, ou se possível antes de engravidar, a fim de avaliar a repercussão da doença sobre a gravidez, ou os incidentes da gravidez no caso dessa doença.

A futura mãe é então acompanhada de perto pelo seu médico, pelo obstetra, e muitas vezes por um especialista.

No caso de algumas doenças graves, como insuficiência cardíaca severa, a gravidez será formalmente contra-indicada, pois poderia pôr em risco a vida da mãe. Mas esses casos são raros. A maioria das doenças pode ser tratada com eficácia suficiente para não impedir a mulher de engravidar.

As doenças cardíacas

A gravidez acarreta um aumento de atividade cardíaca desde o 1º mês, e até o 2º mês após o parto. Essa sobrecarga é tolerada perfeitamente bem por um organismo sadio, mas pode não ser suportada quando o coração é doente (mesmo que a paciente tenha sido operada). É em função da gravidade da doença cardíaca que a gravidez será autorizada ou não, por causa dos riscos corridos pela paciente. Por outro lado, alguns medicamentos receitados para estabilizar uma doença cardíaca podem provocar malformações fetais, e assim é necessário adaptar o tratamento conforme o caso, antes do início da gravidez.

A hipertensão arterial

Antes que a gravidez tenha início, é preciso fazer um balanço das implicações da hipertensão arterial no organismo, assim como um ajuste do tratamento. Os medicamentos que podem provocar malformações no feto devem ser mudados antes da concepção, e a eficácia do novo tratamento deve ser verificada. Durante a gravidez, o desenvolvimento do feto será mantido sempre sob controle. Também é necessário um acompanhamento cuidadoso da pressão arterial e dos sintomas de toxemia.

O diabetes

Obrigatoriamente, a gravidez tem de ser programada no caso de um diabetes preexistente, seja ele tratado com insulina ou com medicamentos hipoglicemiantes, que têm de ser interrompidos durantes a gravidez e substituídos pela insulina, caso a dieta não seja suficiente. Antes da concepção, deve ser feito um balanço das complicações renais e oculares acarretadas pelo diabetes, receitando-se uma intensificação da dieta e do tratamento à base de insulina para obter glicemias próximas da normal. Uma taxa muito elevada de açúcar no sangue, durante as primeiras semanas de desenvolvimento, triplica o risco de malformações graves.

Em seguida, ao longo de toda a gravidez, o acompanhamento do diabetes tem de ser rigoroso para adaptar as necessidades de insulina. Ultra-sons são realizados para verificar a ausência de malformações. Na maioria dos casos, o parto é induzido no início do 9º mês, para prevenir o risco de acidentes no último mês e evitar que o bebê seja grande demais. A taxa de cesarianas é mais elevada que nos casos de gravidez normal.

A epilepsia

A gravidez tem uma influência variável sobre a epilepsia, cujo tratamento deve ser seguido e adaptado, se necessário. A doença não influi na evolução da gravidez e no parto propriamente dito, exceto nas formas de epilepsia favorecidas pela hiperpnéia (a mulher, então, tem de limitar seus esforços de expulsão). Por outro lado, as malformações fetais são mais freqüentes. Elas resultam de causas genéticas ou medicamentosas, principalmente quando vários medicamentos são necessários. O ideal seria que a paciente fosse tratada com um único medicamento durante sua gravidez. Além disso, suplementos de ácido fólico são receitados antes da concepção e mantidos durante toda a gravidez. No último mês, a futura mamãe deve tomar suplementos de vitamina K, pois alguns medicamentos antiepiléticos dificultam a absorção dessa vitamina, expondo o recém-nascido a complicações hemorrágicas. Por fim, como os medicamentos antiepiléticos atravessam a

Uma gravidez programada

Para as mulheres que sofrem de doenças crônicas, a gravidez deve ser programada e acompanhada por uma equipe médica multidisciplinar, isto é, uma equipe que conte com vários médicos, e até mesmo com um geneticista. Várias questões devem ser abordadas antes da gravidez, como: que efeitos a gravidez pode ter sobre a doença da mãe? Que conseqüências pode ter a doença materna para a evolução da gravidez e para o feto? Existem riscos de transmissão de uma doença genética para a criança que vai nascer?
No caso de riscos mínimos, a futura mãe recebe sinal verde e acompanhamento da equipe médica e, em geral, terá uma gravidez normal. Às vezes, o risco de morte é grande demais e, nesse caso, a gravidez deve ser contra-indicada. Entre essas duas situações, existem várias possibilidades. Uma gravidez pode, por exemplo, ser autorizada e, depois, precisar ser interrompida por recomendação médica.

placenta, o recém-nascido pode apresentar uma síndrome de dependência, que tem de ser prevenida.

O câncer

Os tipos de câncer mais freqüentes na mulher jovem são os de mama, do colo do útero, tireóide, os melanomas e doenças do sangue (hemopatias). Quando o tratamento permite preservar a possibilidade de uma gravidez, ela é autorizada geralmente depois de dois até cinco anos da remissão da doença. Às vezes, um câncer é descoberto no início da gravidez. Essa situação complicada deve ser exposta aos cuidados de uma equipe multidisciplinar.

A trombose

Caso você ou um de seus parentes próximos já tenha sofrido uma flebite, trombose ou embolia pulmonar, conte ao seu médico logo no início da gravidez. Esse é um período de risco, pois pode, numa mulher predisposta, aumentar a probabilidade de ocorrência de qualquer uma dessas doenças. O uso preventivo de meias elásticas e, às vezes, um tratamento anticoagulante são recomendados durante a gravidez e o período pós-parto.

As hepatites B e C

A transmissão do vírus da hepatite B pode acontecer pela saliva, pelo sangue, pelas secreções genitais e pelo leite materno. Em geral, a hepatite viral B não apresenta sintomas visíveis, e o teste para identificá-la é obrigatório durante a gravidez. A transmissão para o recém-nascido acontece em geral no momento do parto. Prevenir essa transmissão é uma urgência neonatal; ela se baseia na sorovacinação específica e imediata do recém-nascido.

A transmissão da hepatite C ocorre em geral pelo sangue, mais raramente pela saliva, secreções genitais e urina. A transmissão pelo leite materno não está comprovada. A dependência química endovenosa é responsável por 50% dos casos. O risco de transmissão durante a gravidez é de 10% a 20%, sem que se saiba em que momento e por que ela ocorre. Esse risco aumenta quando está associado à AIDS. Não existe nenhum modo de prevenção.

Gravidez e deficiência física

Quando existe alguma deficiência física materna e o desejo de engravidar, deve-se avaliar a severidade da deficiência e o risco eventual de transmissão (doença genética), para que a gravidez possa ser autorizada. Antes da concepção, é preferível consultar um médico para avaliar os cuidados a ser tomados no acompanhamento da gravidez. Por fim, depois do nascimento, é importante poder contar com um ambiente adequado para o recém-nascido, cujas necessidades precisam ser satisfeitas apesar das limitações causadas pela deficiência da mãe.

AIDS e gravidez

A AIDS é uma doença viral, cuja transmissão ocorre por via sexual ou sanguínea.
A gravidez não parece ter influência na evolução da doença numa mulher grávida soropositiva (isto é, portadora do vírus, mas sem apresentar sintomas da doença).
Por outro lado, em 25% dos casos, o vírus é transmitido ao feto durante a gravidez. Essa taxa diminuiu de maneira sensível graças aos tratamentos atuais.
As mulheres soropositivas e grávidas são encaminhadas para centros obstétricos especializados, que oferecem atendimento médico e psicossocial ao mesmo tempo.

As conseqüências para a criança

O risco de transmissão do vírus da mãe para o feto aumenta de acordo com a carga viral (quantidade de vírus presentes no organismo da mulher), mas é impossível verificar, ao longo da gravidez, se o feto foi ou não contaminado, pois a punção do sangue fetal poderia inocular o vírus num feto soronegativo. A maioria das crianças que nascem soropositivas desenvolvem a doença e falecem no dois primeiros anos de vida. Quanto às outras, os especialistas ainda não têm acompanhamento suficiente para poder julgar a evolução de seu estado.

O que se pode fazer atualmente

As mulheres identificadas como soropositivas no início da gravidez são informadas dos riscos fetais e encaminhadas para acompanhamento médico e obstétrico, o qual contará com um médico infectologista.
O tratamento de gestantes reduziu significativamente o risco de transmissão materno-fetal.
Ele se baseia na administração de medicamentos antivirais a partir do 2º trimestre de gravidez e durante o parto.
Depois do parto (que exige medidas de prevenção reforçadas), o recém-nascido fica aos cuidados da equipe de pediatria e é tratado com Zidovudina durante seis semanas.
As conseqüências a longo prazo de uma exposição à Zidovudina intra-uterina e nos primeiros anos de vida ainda não são conhecidas.
O aleitamento, nesse caso, é contra-indicado.
A assistência psicológica é essencial para a mãe, e um método anticoncepcional eficaz, associado ao preservativo, é extremamente aconselhável.

As *dependências químicas*

O uso de drogas permitidas (tabaco, álcool, medicamentos) e proibidas é um fenômeno importante nos dias de hoje. A dependência química está quase sempre associada a problemas sociais, psicológicos, nutricionais e infecciosos que complicam os cuidados médicos e sociais. Muitas vezes a gravidez é descoberta já em estágio avançado, recebe pouco ou nenhum acompanhamento, e pode acontecer que as mulheres só cheguem à maternidade para o parto ou por ocasião de uma complicação realmente grave.

O álcool
Ele passa diretamente para o sangue e, portanto, para o sangue fetal através da placenta. Elimine as bebidas alcoólicas fortes e evite todas elas durante os três primeiros meses (por causa dos riscos de malformações para a criança durante esse período). No entanto, a ingestão de um copo de vinho ou de champanhe em ocasiões especiais, após o primeiro trimestre da gravidez, é permitido.

O tabaco
A gravidez é um bom momento para que a mãe (ou o pai) pare de fumar. Nicotina, monóxido de carbono e alcatrão têm efeitos nocivos não apenas para os pais fumantes mas também para o feto e a placenta. O tabagismo pode ser responsável pela gravidez extra-uterina, pelo nascimento prematuro e por uma criança com peso abaixo do normal.

As drogas
Mulheres grávidas e dependentes químicas são consideradas pacientes de risco por vários motivos. Podem estar infectadas pelos vírus da hepatite B ou C, ou pelo vírus da AIDS; o uso de drogas compromete a evolução normal de sua gravidez. Além disso, boa parte dessas mulheres é marginalizada, pouco informada e suas condições de acompanhamento médico são precárias. Claro que os riscos corridos pela mãe e pelo feto dependem do tipo de droga utilizada. A marijuana ou maconha não provoca malformação do feto, mas seus efeitos são idênticos aos do tabaco, motivo suficiente para justificar a interrupção de seu uso. As substâncias alucinógenas provocam abortos e malformações congênitas. Os opiáceos (morfina, heroína) e a cocaína geram dependência psíquica e física na mulher e, conseqüentemente, na criança a partir do nascimento. O uso de cocaína durante a gravidez apresenta ainda outros problemas. Ele aumenta os risco de aborto, parto prematuro, descolamento da placenta e feto com peso abaixo do normal. Também pode dar origem a graves complicações maternas (infarto do miocárdio, convulsões, hipertensão arterial, perfuração intestinal), pondo em risco a vida da mãe e da criança.

Ainda não existem estatísticas que permitam avaliar os efeitos do *ecstasy* sobre a gravidez e o recém-nascido.

Quando a mulher grávida pára repentinamente de consumir uma droga, pode ser vítima da síndrome de abstinência, e o feto corre o risco de morrer. A hospitalização, portanto, é necessária para qualquer tentativa de desintoxicação durante a gravidez.

Pode-se considerar ainda um tratamento de substituição. A troca das drogas pela metadona (opiáceo sintético) evita as complicações ligadas a uma dependência química por via intravenosa. Atualmente, nenhuma estatística demonstra o risco de malformação fetal. As doses necessárias podem ser diminuídas progressivamente, pois a interrupção radical não é aconselhável, sobretudo quando o parto está mais próximo. Uma síndrome de abstinência no recém-nascido é habitual, e exige cuidados apropriados.

Quando a mãe não passa por um processo de desintoxicação durante a gravidez, a criança deve, logo após nascer, ficar ao cuidados de uma equipe especializada para ser desintoxicada. Depois do nascimento, é importante avaliar a qualidade das relações entre os pais e a criança, para que se possam tomar as necessárias medidas de vigilância ou de proteção caso ela esteja correndo perigo.

Desintoxicação e gravidez

Os recém-nascidos com síndrome de abstinência devida à interrupção repentina do fornecimento de droga ao sangue são muitas vezes vítimas de convulsões e distúrbios neurocomportamentais.
Qualquer desintoxicação durante a gravidez exige, portanto, hospitalização, pois a abstinência tem de ser progressiva. Além disso, a mulher que toma essa decisão precisa receber assistência psicológica.
As gestantes que recusam um tratamento de desintoxicação,
ou não têm condição de fazê-lo, precisam pelo menos diminuir as doses ou seguir um tratamento de substituição. Além de tudo isso, a amamentação pela mãe dependente química é totalmente contra-indicada para o bebê.

Riscos genéticos

A mãe pode recorrer a uma consulta com o geneticista ou se submeter a exames complementares quando o risco (ou o medo) de transmitir uma doença hereditária ao filho for muito grande, ou quando uma anomalia for detectada nos exames iniciais de acompanhamento da gravidez.

Ninguém tem genes perfeitos. Hoje em dia, está provado que afecções muito comuns, como uma tendência específica para a fragilidade venosa ou para engordar, podem ter origem genética. Isso significa que todos nós somos portadores, na maior parte do tempo sem saber, de diferentes particularidades genéticas, sendo que a maioria delas envolve riscos muito pequenos de acarretar doenças graves. Portanto, todo nascimento implica algum tipo de risco — por exemplo, sofrer de calvície precoce herdada do pai.

Assim, a questão não é saber se você é ou não portadora de uma afecção hereditária, mas se tem probabilidade de transmitir alguma doença grave à criança que está esperando — ou que deseja conceber. A consulta a um geneticista, associada ou não a exames complementares, dar-lhe-á informação e tranqüilidade, e conforme o caso poderá ajudá-la a tomar decisões apropriadas.

O *que é uma doença genética?*

O DNA, pilar da hereditariedade contido em cada uma de nossas células, forma uma longa estrutura em dupla hélice, como uma escada em caracol, constituída de segmentos chamados genes, sendo que cada um deles corresponde a uma característica hereditária (a cor dos olhos, por exemplo). A informação contida em cada gene inclui as instruções que definem a elaboração e o papel de determinada proteína. Às vezes, um gene sofre uma mutação, isto é, a sua informação é alterada: a proteína que ele elabora é modificada, afasta-se de sua função normal ou não consegue desempenhar seu papel, o que cria uma doença genética, às vezes, transmissível de geração para geração. Afinal, no momento da concepção, o ovo, célula única que origina a criança, herda metade do patrimônio genético do pai e metade da mãe, portanto, teoricamente pode receber uma alteração contida em um desses patrimônios. As doenças ligadas à mutação de um gene são, portanto, hereditárias.

Doenças monogênicas
Algumas doenças genéticas, chamadas monogênicas, estão ligadas à mutação de um único gene. Até agora, foram relatadas cerca de 3 mil delas, sendo que algumas são muito raras, e outras bem mais freqüentes (por exemplo, a hipercolesterolemia familiar, várias anomalias da hemoglobina, a mucovicidose).

Doenças "comuns"
Outras doenças genéticas estão ligadas à alteração de vários genes, assim como a fatores relacionados com o meio ambiente. Essas doenças constituem o grupo mais importante das afecções genéticas, mas até agora o menos compreendido pelo cientista. Incluem afecções tão freqüentes quanto o diabetes ou a hipertensão, além de malformações relativamente comuns, como as fendas labiais e palatinas (lábio leporino) e as malformações cardíacas.

As causas das doenças genéticas

As doenças genéticas se devem à alteração de um gene ou um cromossomo. As causas dessa alteração — fala-se em mutação — nem sempre são conhecidas. Em casos raros, podem estar ligadas a fatores presentes no meio ambiente (exposição a radiações ou a certos produtos químicos, por exemplo). Felizmente, essas mutações são raras e nem sempre têm a mesma gravidade: algumas passam totalmente despercebidas, outras acarretam modificações que não têm nenhum impacto sobre o estado de saúde, e outras, enfim, se traduzem por uma doença.

A IDENTIFICAÇÃO DOS GENES, UMA ENORME ESPERANÇA

A localização e identificação dos genes responsáveis por doenças constitui um avanço enorme para a medicina. Permite, antes de mais nada, diagnosticar várias afecções com segurança, evitando investigações cansativas. Também possibilita uma compreensão muito melhor de certas doenças e seus mecanismos. Por fim, o conhecimento de nossos genes traz grandes esperanças, não apenas para o aconselhamento genético como também para a pesquisa dos tratamentos de doenças genéticas.

Anomalias cromossômicas
Quando nossas células se dividem, a longa espiral de DNA que elas contêm se segmenta em elementos chamados cromossomos. Na espécie humana, esses cromossomos são em número de 46 e formam 23 pares. Pode acontecer que uma modificação genética não afete um gene apenas, mas um cromossomo inteiro; nesse caso, fala-se em anomalia cromossômica. O cromossomo afetado pode, por exemplo, estar faltando ou existir em excesso. É o caso da trissomia 21, ou síndrome de Down, a mais freqüente das anomalias cromossômicas, na qual a pessoa afetada tem três cromossomos 21, em vez de dois. Um cromossomo também pode apresentar anomalia de estrutura que resulta de fratura seguida ou não de nova junção, e acompanhada ou não da perda de parte desse cromossomo.

Contrariamente às doenças ligadas à mutação de um ou vários genes, a maioria das anomalias cromossômicas não é hereditária (nenhum dos dois pais é portador dessa anomalia), pois elas se constituem no momento da fecundação, ou mesmo num estágio muito precoce da vida embrionária.

As causas de algumas dessas anomalias são conhecidas. Assim, a trissomia 21 é mais freqüente nas crianças nascidas de mães com mais de 38 anos de idade. Uma mutação cromossômica também pode ocorrer, por exemplo, no caso de exposição do embrião a radiações (mãe submetida a radiografias num estágio precoce da gravidez) ou, bem mais raramente, no caso de exposição a algumas substâncias químicas.

A *transmissão de doenças genéticas*

Nem todas as doenças genéticas se transmitem da mesma maneira. Já vimos que o ser humano se caracteriza pela presença, em cada uma de suas células, de 46 cromossomos. Cada gene ocupa um local preciso em determinado cromossomo. Ora, os cromossomos andam em pares: no interior de cada um desses pares, cada pessoa herda um cromossomo do pai e um cromossomo da mãe. Portanto, cada um dos genes está presente em dois exemplares nas células; fala-se em dois alelos (cópias do mesmo gene nos dois cromossomos de um mesmo par). Os dois alelos nem sempre são idênticos: assim, para retomar o exemplo da cor dos olhos, algumas pessoas têm um alelo "olhos castanhos" e um alelo "olhos azuis", outras têm dois alelos "olhos castanhos", e outras têm dois alelos "olhos azuis".

Genes dominantes e recessivos
Alguns genes prevalecem sobre outros. No caso da cor dos olhos, é o castanho que prevalece sobre o azul: quando se tem um alelo "olhos azuis" e um alelo "olhos castanhos", os olhos são castanhos. O gene "olhos castanhos" é chamado dominante, e o gene "olhos azuis"

EU GOSTARIA DE SABER

Pais sadios podem ter um filho afetado por doença genética hereditária?
• Sim, se o pai e a mãe forem portadores de uma doença autossômica recessiva.
Cada um deles tem, num mesmo par de cromossomo, um gene modificado e um gene sadio. Os riscos de que a criança seja afetada pelo gene modificado são de 25% para cada gravidez.
Outros casos são possíveis, sobretudo na presença de anomalias cromossômicas.

Esse é o caso da talassemia?
• Sim. Essa doença, que provoca a diminuição do tamanho dos glóbulos vermelhos, e muitas vezes uma anemia, é uma doença autossômica recessiva. Ela é bastante freqüente na região do Mediterrâneo, na Índia e no Extremo Oriente.

É possível prevenir a talassemia?
• Sim, essa doença pode ser identificada em cada um dos pais por meio de um exame de sangue.
Se os pais forem portadores do gene modificado, podem pedir um diagnóstico pré-natal, baseado numa biópsia do trofoblasto praticada por volta da 11ª ou 12ª semana após a interrupção da menstruação.
O resultado desse exame permite saber se o futuro bebê foi afetado pela doença, ou se é apenas um portador sadio dela, ou seja, nele ela não se manifesta.

é chamado recessivo. Para que um gene recessivo se expresse (pessoa de olhos azuis), é preciso que a pessoa seja portadora de dois alelos "olhos azuis", um proveniente do pai e outro da mãe.

A mesma coisa acontece com genes que podem transmitir uma doença: algumas afecções genéticas são dominantes, ou seja, basta que a criança herde o gene responsável de um só de seus pais para desenvolver a doença. Outras são recessivas, ou seja, a criança tem de herdar o gene responsável tanto do pai como da mãe para que a doença se desenvolva.

Doenças autossômicas e doenças ligadas ao cromossomo X.
As doenças genéticas são chamadas "autossômicas" quando o gene modificado está situado num dos 22 primeiros pares de cromossomos, e "ligadas ao cromossomo X" quando o gene modificado está situado no cromossomo X no interior do 23º par (o par dos cromossomos sexuais, que é diferente nos dois sexos: XX na mulher e XY no homem). No caso das doenças autossômicas, as crianças geradas podem ser afetadas independentemente de seu sexo; por outro lado, no caso de doenças ligadas ao cromossomo X, é essencialmente o sexo masculino a ser afetado.

Doenças autossômicas dominantes
Quando um dos pais foi afetado por uma dessas doenças, a criança tem uma probabilidade de 50% de ser afetada por sua vez, conforme tenha herdado ou não o cromossomo portador do pai afetado. No entanto, conforme a afecção, as manifestações podem diferir de uma pessoa para a outra. Assim, em algumas doenças autossômicas dominantes, apenas 80% dos portadores do gene manifestam os sintomas da doença. Nesse caso, fala-se em "penetrância incompleta". Entre as doenças autossômicas dominantes mais freqüentes, podemos citar a hipercolesterolemia familiar, vários distúrbios da coagulação do sangue e diversas afecções cujos principais sintomas são uma estatura pequena ou uma fragilidade óssea anormal.

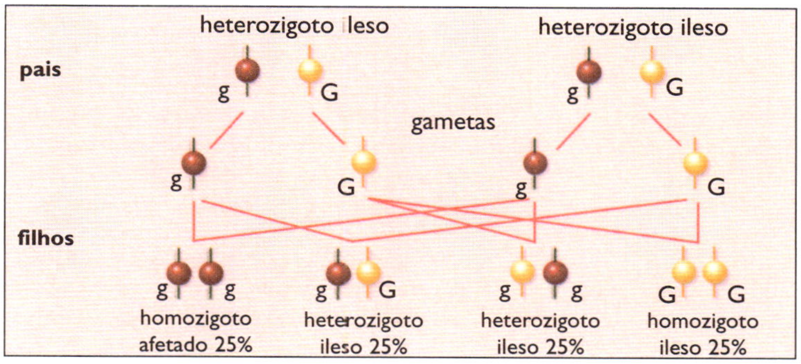

Doença autossômica recessiva △
A doença só se expressa num indivíduo portador do gene em questão, que tem de estar presente em cada um dos dois cromossomos de um mesmo par. Nesse caso, cada um dos pais é portador de um único gene modificado. São portanto "portadores sadios" da doença, mas existe 25% de probabilidades de que a criança seja afetada.

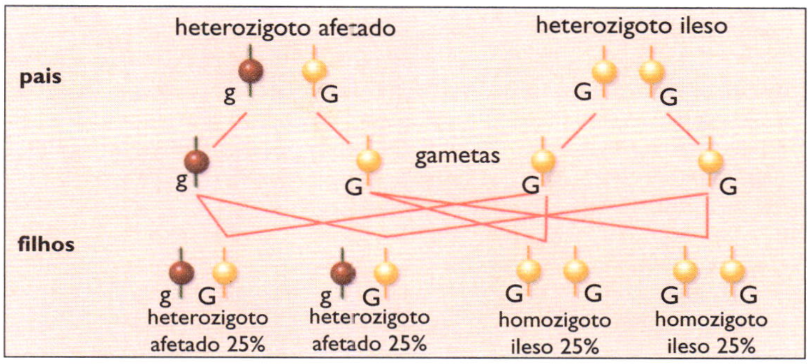

Doença autossômica dominante △
A doença se manifesta mesmo quando um único cromossomo contém o gene modificado. Quando o pai ou a mãe é portador desse gene, obrigatoriamente foi afetado pela doença. Seus filhos, quer sejam meninas, quer sejam meninos, têm 50% de probabilidades de herdar o gene, e portanto de serem afetados.

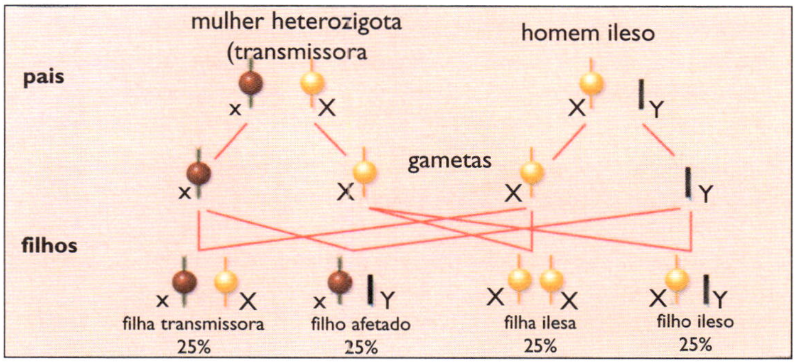

Doença ligada ao cromossomo X △
A doença só se manifesta nos homens cujo cromossomo X é portador do gene modificado. Uma mulher portadora desse gene não desenvolve a doença, mas tem 25% de probabilidades de transmiti-la tanto a um filho (que vai desenvolver a doença) como a uma filha (que será, tal como sua mãe, "portadora sadia").

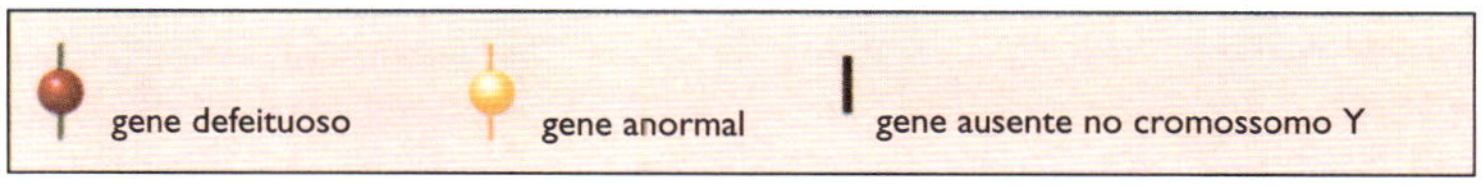

O aconselhamento genético antes da gravidez

Recorrer a um aconselhamento genético antes de engravidar é possível, e até recomendável em alguns casos. Entre eles, podemos citar os seguintes: você, seu parceiro ou um membro de sua família são portadores de uma anomalia genética ou de deficiência física; você e seu parceiro têm um laço de parentesco; você já teve um filho com deficiência física ou mental; você nunca teve uma gravidez bem-sucedida (abortos repetidos, criança natimorta, esterilidade).

Doenças autossômicas recessivas
Este tipo de doença só pode a afetar uma criança quando o gene responsável lhe foi transmitido pelo pai e pela mãe, vale dizer, quando ambos são "portadores sadios" da doença. Felizmente, esse é um fenômeno muito raro, exceto para algumas afecções cujo gene responsável é relativamente difundido em determinada população, na escala de uma vasta zona geográfica (assim, alguns genes modificados são especialmente difundidos nas Antilhas, e outros são mais freqüentes na região do Mediterrâneo, por exemplo). A probabilidade de se ter um filho afetado pela doença — quando pai e mãe são portadores do gene modificado — é portanto de 25% a cada gravidez. As doenças autossômicas mais comuns são a mucovicidose e algumas doenças do sangue nas quais a hemoglobina apresenta alguma anomalia que resulta em anemia (talassemia, drepanocitose).

Doenças ligadas ao cromossomo X
A transmissão dessas doenças ocorre normalmente de maneira recessiva. Só os meninos desenvolvem a doença, mas as meninas podem ser portadoras e correm o risco de ter filhos que serão afetados. Cada criança do sexo masculino de uma mãe portadora de uma anomalia num dos cromossomos X tem uma probabilidade de 50% de desenvolver a doença; cada filha tem a mesma probabilidade de ser portadora do gene modificado, como sua mãe. Quando o pai é portador de uma anomalia no cromossomo X, todas as suas filhas serão portadoras da afecção (sem desenvolver os sintomas), mas nenhum dos filhos do sexo masculino vai herdar a doença. Entre as doenças recessivas ligadas ao cromossomo X mais comuns, podemos citar as deficiências de coagulação do sangue (hemofilias) e algumas doenças das fibras musculares (miopatias).

Consultando o geneticista

O aconselhamento genético consiste em avaliar a probabilidade de uma doença que surgiu numa família se manifestar novamente, e determinar se você pode ou não transmiti-la a seus filhos. Além disso, em algumas situações específicas (por exemplo, mães com mais de 38 anos, cujo risco de ter um filho trissômico 21, ou com síndrome de Down, é mais elevado, ou mães que seguem um tratamento longo), o geneticista determina se a criança gerada é ou não portadora de uma anomalia potencialmente grave. Assim, esse tipo de consulta se destina, em primeiro lugar, aos casais considerados "de risco", por razões diversas.

A avaliação do risco se baseia num diagnóstico preciso da afecção que você receia transmitir. O geneticista pode então recorrer à opinião de um ou vários especialistas. Pode também pedir informações médicas que dizem respeito aos parentes da futura mãe: a genética é um "caso de família".

Indivíduos de risco
Os casais que correm o risco de transmitir uma doença genética aos filhos são sobretudo aqueles que já tiveram um primeiro filho afetado por uma doença genética. Além disso, a questão do risco genético pode ser levada em conta quando existe, na família dos futuros pais, uma ou várias pessoas afetadas por uma doença genética conhecida, ou por um problema hereditário, por exemplo retardamento mental ou malformação. Outra situação que pode sugerir um risco potencial é a dos casais que apresentaram problemas em gestações anteriores (abortos repetidos, por exemplo). Por fim, o risco de transmitir uma

Doenças ligadas ao cromossomo X: os meninos em grande maioria

As doenças genéticas ligadas ao cromossomo X (quando um gene modificado está presente num cromossomo X) afetam os meninos em grande maioria, e muito raramente as meninas. A maioria das doenças ligadas ao cromossomo X se transmite de maneira recessiva: nas meninas, cujo par de cromossomos sexuais consiste em 2 X, um cromossomo X portador de um gene modificado é compensado por seu equivalente normal no outro X. Elas podem ser portadoras da anomalia, mas não são afetadas pela doença que ela acarreta. Por outro lado, os meninos só têm um cromossomo X: quando ele é portador de um gene modificado, o gene se manifesta obrigatoriamente.

doença genética é maior se houver consangüinidade entre dois membros do casal (por exemplo, quando os pais são primos-irmãos).

O histórico familiar
Ela é recomendável para pessoas que temem ser portadoras de uma doença genética hereditária.

Para verificar tal hipótese, o geneticista faz um levantamento, na família da mãe ou do pai, de casos recorrentes de uma mesma doença. O histórico familiar é, portanto, um elemento indispensável da consulta, mesmo quando sua realização não é fácil (algumas pessoas podem se mostrar pouco inclinadas a fornecer informações sobre seu estado de saúde). Trata-se de um interrogatório à pessoa afetada, passando pelos filhos, irmão e irmãs, pais, avós, tios, primos e primas.

Essas informações são assinaladas numa árvore genealógica, com o objetivo de analisar a distribuição da doença na família e determinar seu modo de transmissão. Para cada pessoa, anotam-se o ano de nascimento e todas as informações úteis sobre seu estado de saúde. Além disso, tenta-se colher informações sobre os parentes mais distantes ou sobre aqueles que já faleceram.

Os testes genéticos
Essa análise genealógica pode ser complementada com testes genéticos (exame do DNA), cujo objetivo é identificar a anomalia. Eles são realizados por meio de uma simples coleta de sangue. A decisão sobre as pessoas que devem fazer o exame se baseia no modo de transmissão da doença e na estrutura familiar.

No entanto, é preciso dizer que os cientistas estão longe de ter localizado e identificado os genes responsáveis por todas as doenças genéticas.

Quando a localização do gene responsável é pouco conhecida, o exame é mais difícil e demorado, e os resultados são mais imprecisos.

Nesse caso, o melhor recurso para o diagnóstico é o levantamento do histórico familiar.

Como determinar os riscos de transmissão
O histórico familiar e os testes genéticos permitem determinar o diagnóstico: se existe a possibilidade (ou não) de transmitir uma doença genética à criança gerada. À luz dos resultados obtidos, o médico fornece os elementos objetivos que permitem compreender melhor a situação, para que você possa tomar as decisões mais acertadas.

Como já vimos, as doenças hereditárias não se transmitem da mesma maneira. Um dos papéis do geneticista é explicar o risco real, expresso em porcentagens, de transmissão dessa doença ao bebê. Para algumas doenças (afecções ligadas a um só gene, que foi identificado e cujo modo de transmissão é conhecido), é fácil estabelecer o risco: de 25%, de 50% ou risco inexistente, se a criança que você espera for uma menina, mas considerável se for um menino (caso das doenças ligadas ao cromossomo X). Em outras situações (quando um dos membros do casal é portador de uma anomalia recessiva, mas os recursos atuais não permitem determinar se seu parceiro é ou não portador), o risco é avaliado com base em cálculos de probabilidade (que se referem ao número de casos na população em geral).

Identificação de uma anomalia durante a gravidez

Hoje, as mulheres grávidas devem se submeter a, no mínimo, três ultra-sonografias durante a gravidez. Esses exames são indispensáveis, pois permitem verificar se o bebê se desenvolve normalmente e se não apresenta alguma malformação.

Graças à ultra-sonografia, algumas dessas malformações podem ser detectadas em estágio muito precoce (a trissomia 21, ou síndrome de Down, pode ser identificada nas primeiras semanas de gravidez, medindo-se a translucência nucal do feto, ou seja, o tamanho da prega nucal) e isso permite realizar exames complementares para confirmar ou não o diagnóstico.

Além disso, vimos que algumas afec-

Pais consangüíneos: os riscos genéticos

Pais que são primos-irmãos correm um risco um pouco maior de ter filhos afetados por doenças autossômicas recessivas.
Levando-se em conta a diversidade das doenças genéticas, não existe um teste que permita afirmar que o risco é inexistente.
Uniões desse tipo podem aumentar o risco genético, mas apenas em pequenas proporções. Em geral, antes de contrair uma união como essa, basta averiguar se não existem antecedentes de doenças recessivas na família.
Os casamentos consangüíneos não aumentam o risco nos netos ou bisnetos, nem o risco de anomalias cromossômicas.

ções (inclusive malformações) podem ser herdadas dos pais, mas muitas delas não têm causa conhecida. Na maioria dos casos, essas malformações são detectadas sem que exista nenhum antecedente na família, o que reforça ainda mais a importância de se submeter às ultra-sonografias.

Quando uma anomalia é identificada

Você é encaminhada para um centro de ultra-sonografia especializado, onde se realiza outro exame para confirmar ou não a anomalia detectada e verificar outras anomalias eventualmente associadas à primeira. Além disso, vários exames destinados a identificar uma anomalia cromossômica no feto podem ser pedidos. Nesse caso, antes de qualquer exame, você será informada sobre o procedimento e os riscos eventuais que ele apresenta.

Os exames cromossômicos

Esses exames têm por objetivo determinar se a criança gerada é portadora de uma anomalia cromossômica. São propostos às mulheres grávidas em algumas situações: mães com mais de 35 anos, anomalias descobertas no ultra-som, gestantes cujo início de gravidez foi marcado por certos incidentes (irradiação por radiografia etc.) — situações essas que podem ter conseqüências prejudiciais para o bebê.

É preciso lembrar que esses exames não são obrigatórios e que, mesmo quando uma anomalia cromossômica responsável por uma afecção grave é diagnosticada no bebê, a legislação brasileira não permite o aborto, salvo se a mãe estiver correndo risco de morte. Em caso de anencefalia, já se permite.

O cariótipo

Esse exame permite diagnosticar as anomalias cromossômicas da criança gerada. Também pode ser realizado num recém-nascido para confirmar se ele foi ou não afetado por uma anomalia cromossômica (por exemplo, confirmação de uma trissomia 21, ou síndrome de Down).

O cariótipo consiste em recolher células do feto para se efetuar uma fotografia de seus cromossomos, num estágio preciso da divisão celular que é o momento em que eles se tornam perfeitamente visíveis. Eles são então numerados por ordem decrescente de tamanho, de 1 a 22. Os cromossomos

EXAMES GENÉTICOS: UM IMPACTO CONSIDERÁVEL

Submeter-se a exames genéticos não é uma decisão sem conseqüências: eles podem estabelecer com bastante probabilidade o diagnóstico de uma doença, calcular o risco corrido pelos filhos, ou ainda as semelhanças com um membro da família. Por esse motivo, esses exames devem ser feitos depois da consulta ao geneticista, em laboratórios autorizados e especializados.

À *procura de anomalias genéticas*

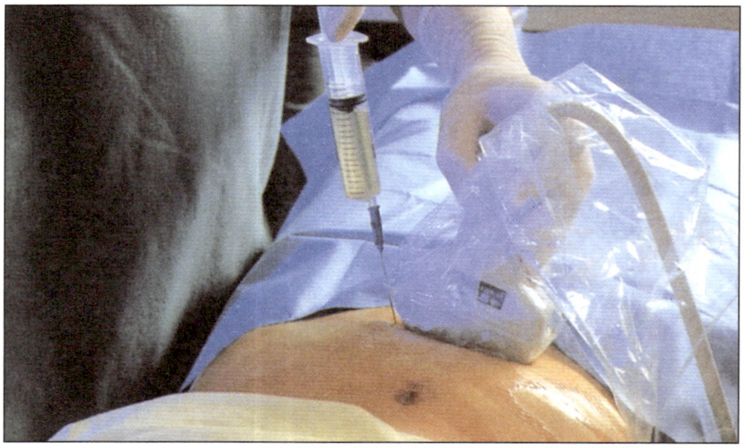

A amniocentese △
Seu objetivo é identificar uma eventual anomalia cromossômica no bebê. O exame consiste em uma coleta de líquido amniótico através da parede do abdome, a fim de recolher algumas células fetais.

O cariótipo ▽
As células coletadas são fotografadas no estágio em que os cromossomos se tornam visíveis. Estes são então classificados e numerados..

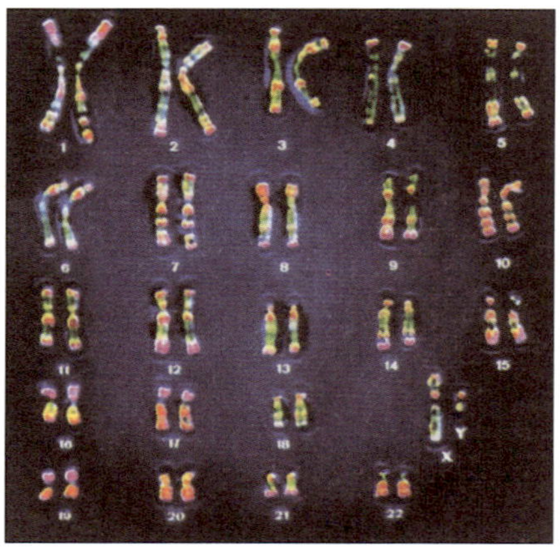

sexuais (XX ou XY) são listados separadamente. A coleta é efetuada segundo técnicas diferentes, em função do estágio da gravidez: coleta de vilosidades coriais (entre 11 e 12 semanas de gestação), amniocentese (16 semanas), coleta de sangue do feto (20 semanas).

É preciso lembrar que, mesmo quando o procedimento é realizado corretamente, existe um risco de aborto da ordem de 0,5% a 1% no caso da amniocentese, e de 2% a 3% para a coleta de vilosidades coriais.

Os exames biológicos

No sangue de uma gestante, a dosagem de certos elementos (o hormônio gonadotrofina coriônica alfafetoproteína, estriol não-conjugado) permite avaliar o risco de trissomia 21 (síndrome de Down) para o feto.

No caso de um risco considerado elevado, um carótipo fetal será proposto, em geral para afastar a possibilidade da doença e tranqüilizar os futuros pais.

A coleta de sangue pode ser efetuada entre 15 e 20 semanas de gestação, e a data da gravidez tem de ser calculada corretamente para que o teste seja interpretado de maneira confiável. Esse teste pode ser feito independentemente da idade da mãe.

Enfrentando as diferentes situações

Em alguns casos raros, a consulta ao geneticista e os diferentes exames que ela envolve podem deixá-la numa situação desconfortável e de difícil solução. Se recorrer a um aconselhamento genético antes da gravidez, você pode descobrir, por exemplo, que seu parceiro ou você correm um risco elevado e inevitável de transmitir uma doença grave para o bebê.

Existem então duas possibilidades: recorrer à doação anônima de óvulos ou espermatozóides, conforme o caso, ou apelar para o diagnóstico pré-implantatório (fecundação realizada *in vitro*, em laboratório, após uma coleta de células sexuais dos dois membros do casal, seguida do implante do embrião, que sofreu testes genéticos para confirmar suas perfeitas condições. Esta última possibilidade é bastante complicada, e os estudos sobre o tema ainda estão em fase inicial.

No caso de aconselhamento durante a a gestação, é preciso lembrar que, no Brasil, o aborto só é permitido quando há risco de morte para a mãe ou a gravidez decorre de estupro.

Aconselhamento genético ▷
A meta é fornecer ao casal o máximo de informações para que ele possa pensar, com embasamento, sobre a concepção de uma criança. O sigilo médico é rigoroso sejam quais forem os resultados (risco elevado de transmitir uma doença, bebê portador de anomalia grave etc.) O geneticista está ali apenas para aconselhar e orientar os pais.

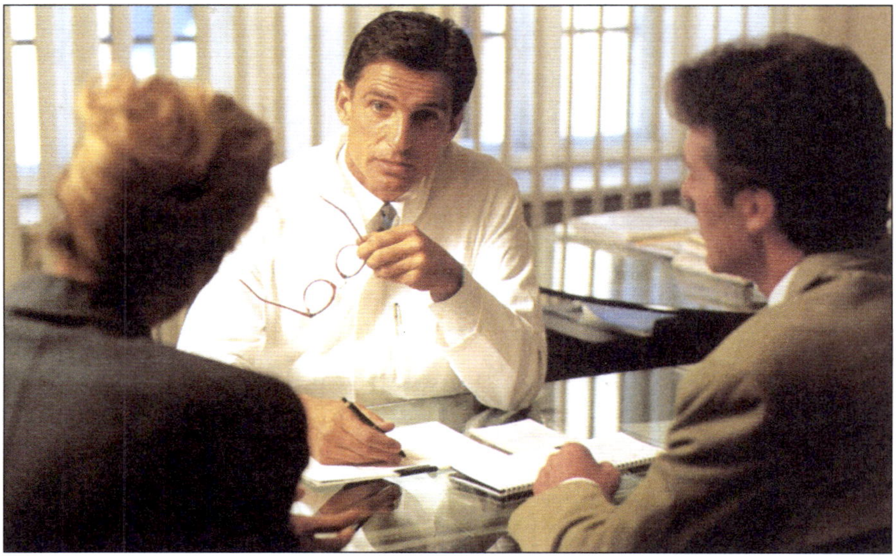

Nem todas as doenças genéticas são hereditárias

Também é importante que você se tranqüilize sobre uma futura gravidez. Muitos casos de malformações congênitas (mais de 10%) se devem a fatores relacionados ao meio ambiente, e não a uma doença hereditária: infecção viral ou parasitária durante a gravidez, doença metabólica ou diabetes materno etc. Nesse caso, uma futura gravidez não apresenta um risco especial, ou um risco que se possa determinar. Se necessário, a doença em questão será objeto de um acompanhamento constante (reequilíbrio de um diabetes, por exemplo).

Também é preciso lembrar que a maioria das anomalias crônicas não é hereditária: o risco de reincidência na mesma família não é maior do que no resto da população. Além disso, várias doenças monogênicas (sobretudo as autossômicas dominantes e as recessivas ligadas ao cromossomo X) constituem casos esporádicos, relacionados com novas mutações. Também nesse caso, não existe risco para outros filhos do casal. Os pais têm de compreender essa diferença entre genética e hereditariedade: a noção de hereditariedade pode gerar uma culpa injustificada, perturbando a relação entre uma criança afetada pela doença genética e seus pais.

A síndrome de Down

Em 1886, o médico inglês John Langdon Down descreveu pela primeira vez as características de uma criança com essa síndrome. Muitas pessoas ainda utilizam o termo "mongolismo", que é inadequado e carregado de preconceitos devido a observações incorretas. A criança que nasce com a síndrome de Down apresenta algumas características diferentes das que não a possuem; porém, ela herda comportamentos e particularidades físicas do pai e da mãe assim como as outras, e tem direito a levar uma vida normal, que inclua atividades diversas. O mais importante é que os pais compreendam o dever de amar o filho ou a filha sob qualquer circunstância.

EU GOSTARIA DE SABER

Todas as doenças genéticas são graves?

• Não. Muitas delas provocam uma deficiência perfeitamente compatível com uma vida normal, e várias não têm efeitos visíveis. Além disso, um grande número de anomalias genéticas se manifesta na fase tardia da vida e de maneira inconstante.

O diabetes, a obesidade, a hipertensão arterial, os vários tipos de câncer são doenças genéticas?

• As doenças mais comuns podem ter componentes genéticos. Por outro lado, raramente são governadas por um único gene: fala-se então em doenças multigênicas, ou multifatoriais, quando também se devem aos fatores ligados ao meio ambiente. Isso explica por que o risco de contrair essas doenças é mais elevado em famílias "de risco" que no resto da população, mas mesmo assim continua muito reduzido para os membros dessas famílias.

Todas as doenças genéticas são hereditárias?

• Não. As anomalias cromossômicas, em particular, são muito raramente hereditárias. O risco de reincidência entre os irmãos de uma criança afetada não é mais elevado que no restante da população.

Um anomalia no recém-nascido é necessariamente de origem genética?

• De forma alguma. Não se deve esquecer que muitas anomalias congênitas se devem a fatores do meio ambiente durante a gravidez; por exemplo, uma infecção viral ou parasitária, ou uma doença metabólica da mãe, como o diabetes.

Primos-irmãos podem ter filhos?

• Sim. O casamento entre primos-irmãos é permitido por lei e não é desaconselhado pelos geneticistas, contanto que o casal procure orientação especializada com antecedência, a fim de levantar em seus antecedentes familiares uma doença genética que possa efetivamente apresentar riscos mais elevados de ocorrer em seus filhos do que na população em geral.

A consulta ao geneticista e o acompanhamento por meio do ultra-som garantem o nascimento de uma criança "perfeita"?

• Não. Várias anomalias genéticas raras não podem ser detectadas nem pela análise dos antecedentes familiares, nem pela identificação de uma anomalia morfológica do feto. Muitas delas só se manifestam depois do nascimento, em geral na idade adulta.

A *vida* *no dia-a-dia*

Alimentação, sono, higiene, trabalho, viagens: a vida cotidiana da gestante é afetada pela gravidez, mesmo que não seja modificada substancialmente. Os pequenos distúrbios que seu estado pode suscitar devem levar a mulher a adaptar seus hábitos e ter cuidados especiais com o corpo.

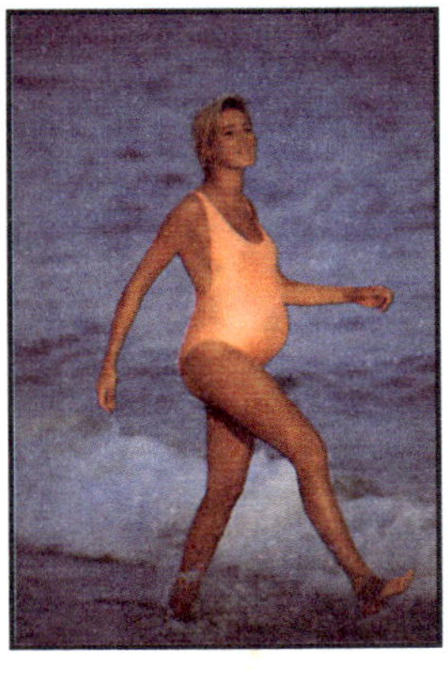

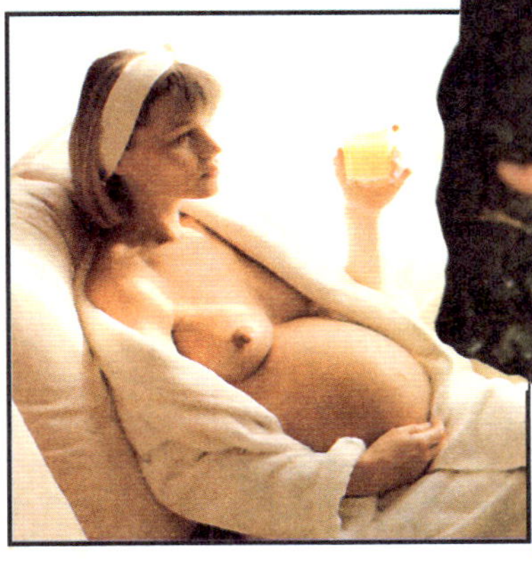

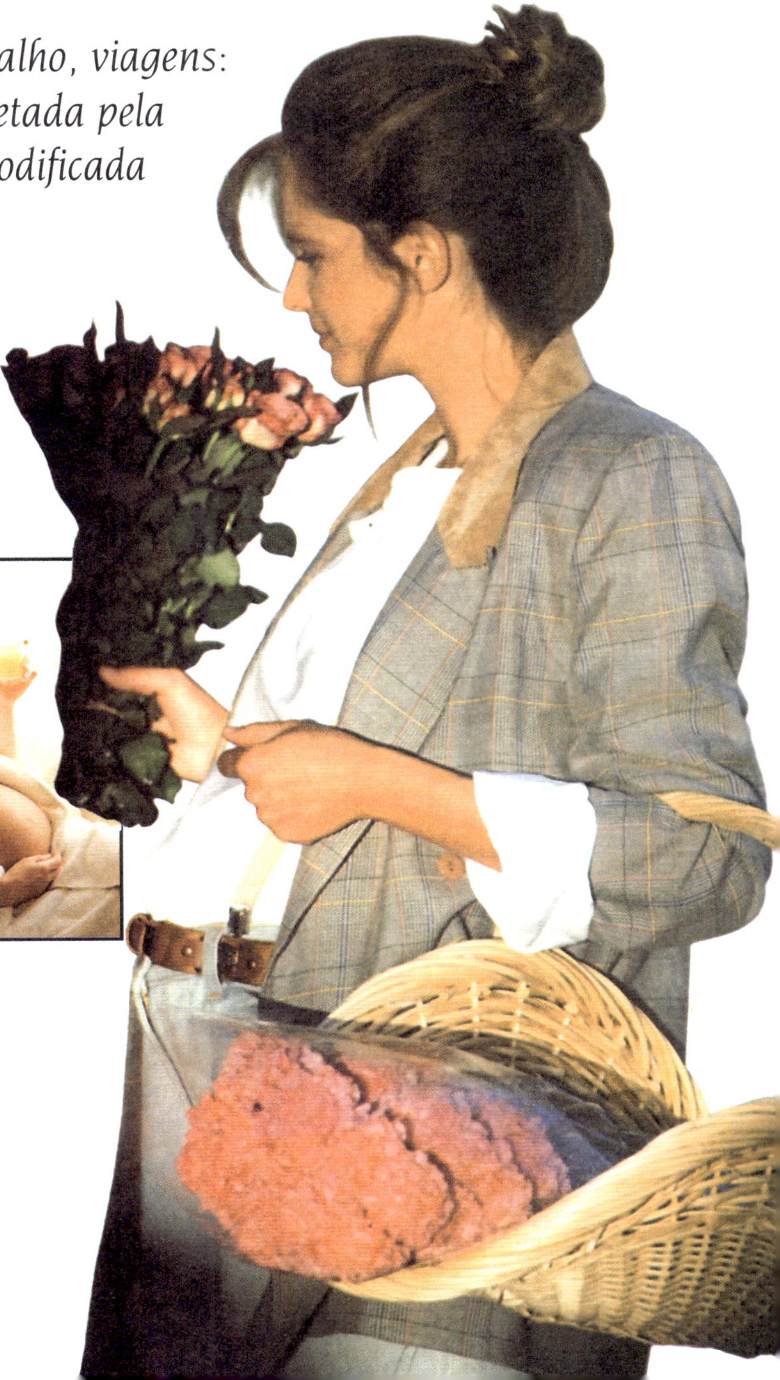

A alimentação

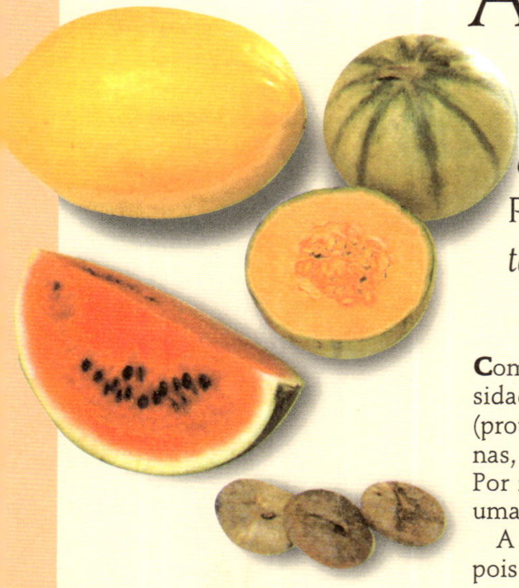

É o organismo da mãe que fornece ao feto todos os nutrientes de que ele precisa até o nascimento. Portanto, uma boa alimentação é importante tanto para a mãe como para o futuro bebê.

Para cada gestante, *um aumento de peso ideal.*

Como todo ser vivo, o bebê tem necessidade de energia (calorias) e nutrientes (proteínas, lipídios, carboidratos, vitaminas, sais minerais) para se desenvolver. Por isso, é importante que a mãe tenha uma alimentação equilibrada.

A natureza também faz sua parte, pois o organismos da gestante recorre a uma série de mecanismo de adaptação para dar as melhores condições de desenvolvimento ao feto. Você não precisa modificar radicalmente sua alimentação. No entanto, deve considerar algumas necessidades específicas para garantir o crescimento adequado da criança e preservar o seu organismo, preparando-se para o parto e para a amamentação.

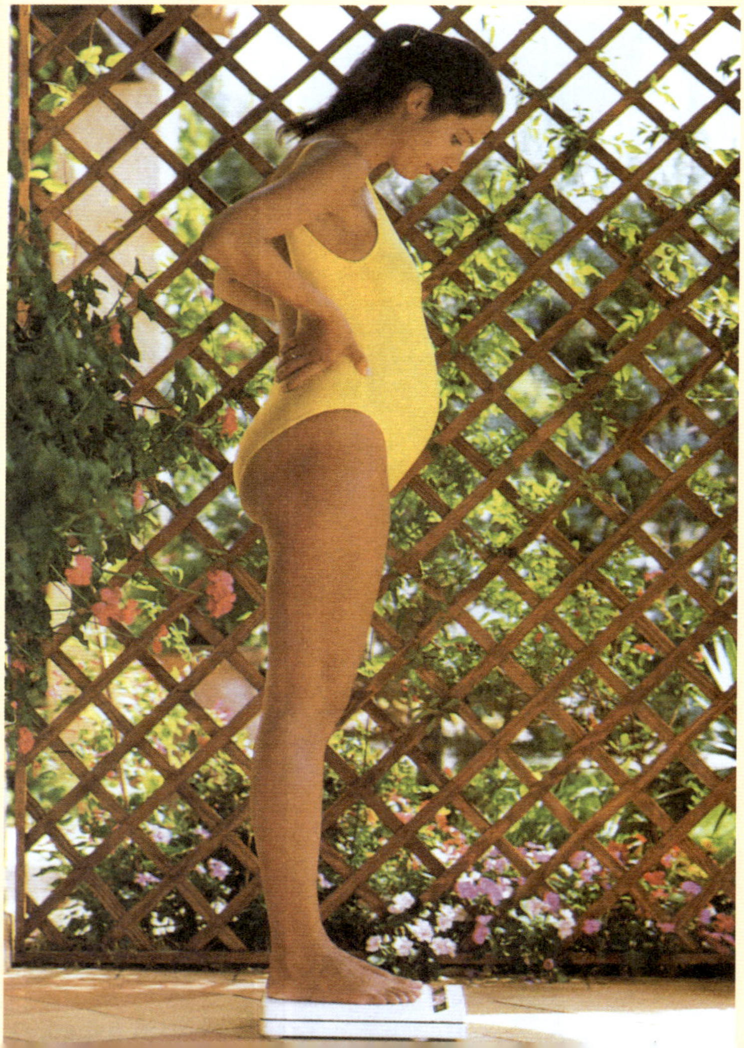

Quantos quilos?

A gravidez implica aumento de peso e, em média, o peso da gestante que goza de boa saúde deve aumentar até 12 quilos. Uma parte desse aumento se deve à criança e seus anexos, e o resto às modificações que ocorrem no organismo da mãe.

Por muito tempo, esse aumento de 12 quilos foi considerado ideal e válido para todas as mulheres. Hoje, sabe-se que o aumento de peso ideal, que garante a boa evolução da gravidez sem prejudicar a gestante, varia de acordo com a mulher. O mais importante é a relação entre o peso e a altura da mãe antes da concepção. As mulheres magras costumam gerar bebês que têm menor peso ao nascer. Nesse caso, o aumento de peso ideal deve ser maior.

Quilos na hora certa

Durante os quatro primeiros meses de gravidez, o aumento de peso beneficia essencialmente a mãe, que constrói reservas de proteínas (nos músculos) e gorduras (no tecido adiposo), ao passo que o peso do futuro bebê, que ainda é um embrião, aumenta muito pouco.

Essas reservas são essenciais para a evolução da gravidez, principalmente nos países pobres, onde não há abundância de alimentos. Nos países ricos, esse estoque alimentar prepara a mulher para a segunda fase da gravidez e a amamentação.

Ao longo dos meses seguintes, o aumento de peso se deve, em grande parte, ao crescimento do feto. Seu peso passa de 300 a 400 gramas ao 4 meses e meio para 3 a 4 quilos aos 9 meses. O estoque constituído previamente torna-se então muito útil nesse período de crescimento rápido.

Portanto, na prática, é normal um aumento de 3 a 4 quilos no primeiro trimestre, assim como um aumento mais rápido ao longo dos últimos 4 meses. O objetivo é assegurar o crescimento ideal da criança. Mas não fique apavorada se sua curva de peso for mais irregular: esses números representam apenas uma média.

Nada de regimes sem recomendação médica

Procure evitar os regimes restritivos ou exagerados que podem prejudicar o bebê. Uma dieta dissociada, por exemplo, que elimina gorduras ou açúcares, provoca carências na mãe e prejudica o crescimento na criança. Sempre peça conselho ao médico ou ao nutricionista, que, por meio de exames e de um ultra-som, avaliam se é conveniente modificar a alimentação, em quantidade e qualidade, evitando que você tenha uma carência alimentar.

E *depois?*

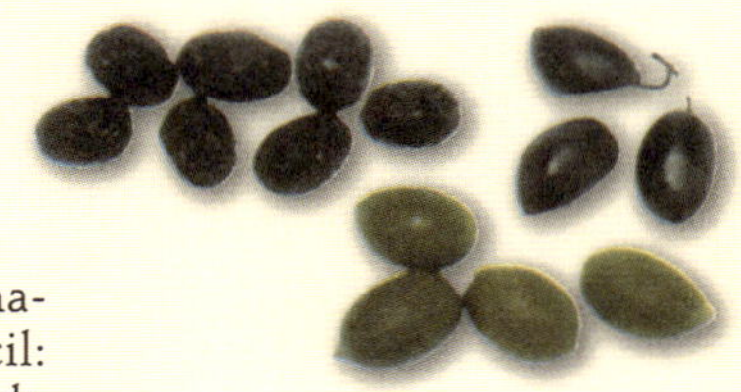

Depois do parto, em geral sobram alguns quilos... E você se pergunta se vai perdê-los e de que maneira. A resposta nem sempre é fácil: depende das características da mãe, de sua idade, da existência de casos anteriores de gravidez, do histórico de peso... Mas você pode se basear na experiência de outras gestantes:

• *Se o seu peso era normal ou se você era magra antes da gravidez*
Fique tranqüila. A maioria das mulheres perde os quilos residuais em alguns meses, em geral de maneira espontânea, às vezes, com algumas restrições alimentares ou com exercícios físicos.

• *Se você tinha peso acima do normal, tente antecipar o controle de peso*
O ideal é perder alguns quilos antes da gravidez; caso contrário, limite o aumento de peso durante a gravidez, sobretudo nos primeiros meses, já que não existe necessidade real de construir reservas.

Lembre-se ainda que a amamentação favorece a perda de peso. A prolactina, hormônio responsável pela produção de leite, estimula a mobilização das gorduras estocadas para produzir 800 ml de leite por dia em média, à custa de aproximadamente 500 calorias por dia.

O AUMENTO DE PESO IDEAL

• Se você tem porte físico normal, seu peso pode aumentar entre 10 e 14 quilos.
• Se você é magra, pode aumentarl um pouco mais, até 16 quilos.
• Se você tem peso acima do normal, talvez seja conveniente um aumento menor: entre 6 e 10 quilos podem ser suficientes, pois o bebê vai consumir as reservas da mãe.
• Se você tem menos de 20 anos de idade, seu crescimento ainda não terminou e seria aconselhável um aumento de 12 ou 14 quilos.

COMO CALCULAR O PORTE FÍSICO?

Para calcular o Índice de Massa Corporal (IMC), divida o peso (em quilos) pela altura (em metros) elevada ao quadrado. Por exemplo, se você pesa 62 kg e tem 1,65 x 1,65) = 22,8.

IMC	Porte físico
< 18,5	magra
18,5 – 24,9	normal
> 25	excesso de peso leve
> 27	excesso de peso

DISTRIBUIÇÃO MÉDIA DO AUMENTO DE PESO

Bebê no final da gravidez	3 kg
Placenta	0,5 kg
Líquido amniótico	1,0 kg
Aumento do volume dos seios e do útero	1,6 kg
Aumento do volume sanguíneo	1,5 kg
Gorduras de reserva	3 - 4 kg

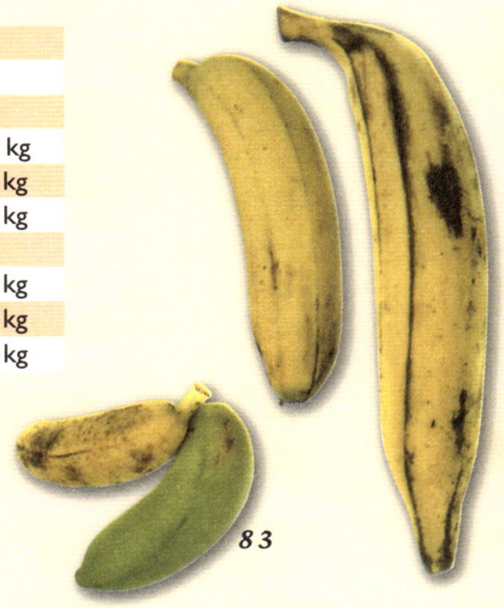

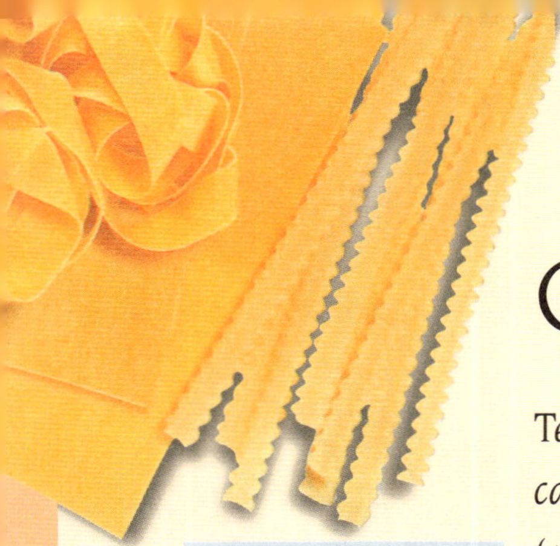

Comendo por dois?

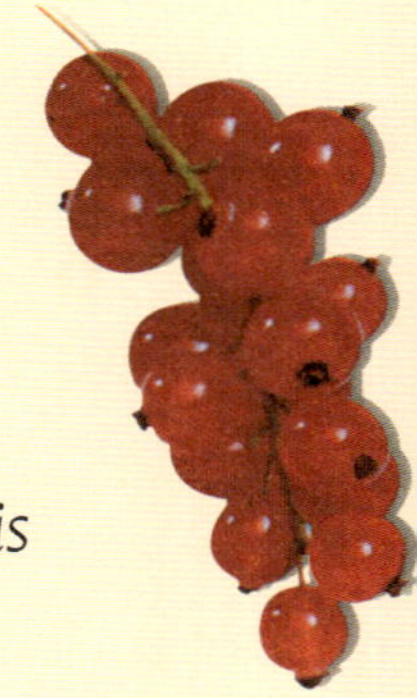

Teoricamente, uma gravidez "consome" ao todo 80mil calorias, ou seja, uma média de 285 calorias por dia (na verdade, um pouco menos no início e um pouco mais no final). Isso não significa que é preciso reforçar a alimentação nas mesmas proporções, pois o organismo materno se adapta à nova situação diminuindo o consumo de energia.

Comer bem à espera do bebê

1. Coma duas vezes melhor, não duas vezes mais. É o jeito mais seguro de fornecer ao bebê tudo de que ele precisa.
2. Coma de tudo, adotando um cardápio variado, e em quantidade razoável.
3. Não pule as refeições: o bebê precisa ser "reabastecido" com regularidade, e você mesma é muito vulnerável ao jejum.
4. Inclua uma porção de carne bovina/suína magra ou ave ou peixe no almoço e no jantar, por causa do teor de proteínas.
5. Coma pão e pelo menos uma porção de alimentos que contenha amido todos os dias, para fornecer ao bebê seu combustível preferido.
6. Escolha poucos alimentos gordurosos, porém variados, para aproveitar os diferentes ácidos graxos.
7. Coma um derivado de leite duas vezes por dia, para construir o esqueleto do bebê e proteger o seu.
8. Prefira alimentos ricos em ferro, para evitar o risco de anemia.
9. Não se esqueça das frutas e dos legumes, por causa do teor em fibras e vitaminas.
10. Controle o peso para que não fique acima nem abaixo do normal.

As calorias (o mais correto seria dizer quilocalorias) são o combustível que o organismo utiliza para funcionar, exatamente como um motor. Os alimentos fornecem uma quantidade variável de calorias em função de sua composição: as proteínas e os carboidratos fornecem 4 calorias por grama. As mulheres consomem de 1.800 a 2.000 calorias por dia, mas esse valor é apenas uma média. A maioria das gestantes quase não aumenta seu consumo de calorias, o que não as impede de ter uma gravidez normal e dar à luz um lindo bebê. Portanto, é inútil fazer cálculos complicados. Em vez disso, preste atenção em seu próprio corpo e respeite algumas regras e necessidades específicas. Comer por dois não significa comer em dobro, e sim comer duas vezes melhor.

Coma de tudo

Proteínas ajudam a construir
As proteínas são os elementos constitutivos de todos os tecidos vivos. Para garantir o desenvolvimento da criança e abastecer seus próprios organismos, a gestante precisa de uma quantidade de proteínas um pouco maior, desde o 1° trimestre: 70 gramas por dia, em vez de 60 gramas de que precisava antes da concepção. No princípio, a alimentação habitual deve fornecer essa quantidade.

As melhores proteínas são de origem animal: carnes, aves, peixes, ovos e laticínios. As de origem vegetal — leguminosas (lentilhas, feijão, ervilha etc.) — têm qualidade nutritiva inferior, mas nem por isso devem ser descartadas, pois contribuem para o equilíbrio nutricional total.

As melhores fontes de proteínas	
1 iogurte	4 a 5 g
1 porção de queijo-de-minas (30g)	6 g
1 porção de queijo mozarela (30g)	7 g
1 xícara grande de leite (250 ml)	8 g
2 ovos	15 a 18 g
100 g de aves	18 a 20 g
100 g de camarões descascados	18 g
100 g carne vermelha	16 a 20 g
100 g de peixe	16 a 20 g
100 g de presunto magro	18 a 20 g
100 g de queijo branco	8 g

Os alimentos mais ricos em carboidratos complexos	
1 pão francês	28 g
2 torradas (30g)	20 g
3 fatias de pão integral (50g)	26 g
Arroz branco cozido (100 g)	18 g
Batatas cozidas (100g)	18 g
Farinha (20g)	14 g
Mandioca cozida (100g)	27 g
Mandioquinha cozida (100g)	25 g
Massas cozidas (100g)	22 g
Milho cozido (100g)	19 g
Polenta (100 g)	12 g

Na prática, você deve consumir todos os dias alimentos que contenham proteínas animais e vegetais, tentando variá-la, pois cada uma tem vantagens específicas: as carnes fornecem ferro, os laticínios são muito ricos em cálcio e as leguminosas contêm algumas vitaminas e sais minerais.

Lipídios e carboidratos fornecem energia

• *Os lipídios,* ou gorduras, consistem num agregado de elementos chamados ácidos graxos, que fornecem energia. Existem lipídios "ocultos" na alimentação (carnes gordurosas, cremes e frituras, por exemplo) e lipídios "visíveis", como o óleo de cozinha, a manteiga ou a margarina.

Uma das suas vantagens é fornecer elementos indispensáveis que o organismo é incapaz de fabricar: algumas vitaminas (A, D, E) e certos ácidos graxos específicos, chamados ácidos graxos essenciais, muito importantes para a formação do cérebro da criança.

Os ácidos graxos essenciais se dividem em duas famílias: ômega-6 e ômega-3. Com o primeiro não há nenhum problema, pois é muito comum, encontrado no óleo de milho, girassol, oliva ou soja. Mas você deve controlar com mais cuidado o consumo de ômega-3, pois ele costuma ser insuficiente: é encontrado no óleo de canola e nos peixes gordos (cavala, atum, salmão etc.).

Na prática, exceto em casos específicos, não é preciso restringir o consumo de gorduras durante a gravidez. Para garantir o equilíbrio entre os diferentes ácidos graxos, o ideal é variar as fontes alimentares de lipídios: manteiga nas torradas e azeite na salada, alternando ou combinando os alimentos, sem esquecer uma porção de peixe gordo uma vez por semana.

• *Os carboidratos,* ou açúcares, consistem em moléculas de glicose. Uma vez que a glicose é o principal combustível do feto, o seu consumo é indispensável à cada refeição, inclusive porque o organismo materno não dispõe de grandes reservas deles.

Existem carboidratos simples, que estão presentes em doces, confeitos, refrigerantes etc., e carboidratos complexos, também chamados amidos, que podem ser encontrados em alimentos como pão, massa, arroz e batatas.

Na prática, você deve escolher os primeiros por uma questão de prazer (cuidado com o excesso de sobremesas e bebidas doces), mas prefira os segundos, que são absorvidos mais lentamente pelo tubo digestivo: eles deixam você mais saciada e evitam a "sensação de fraqueza" causada por hipoglicemia, muito comum nas gestantes. Os alimentos que contêm carboidratos complexos também têm a vantagem de fornecer fibras não-assimiladas, que melhoram o trânsito intestinal e ajudam a combater a constipação, um dos pequenos distúrbios clássicos da gravidez. Mas tome cuidado para não abusar deles: o excesso de fibras atrapalha a assimilação de alguns minerais como o cálcio e o ferro.

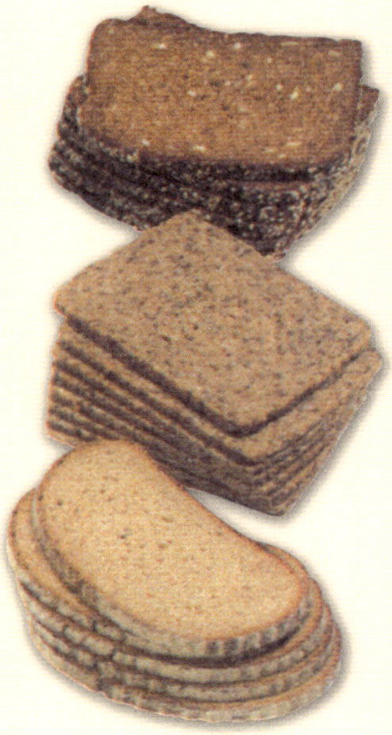

Recarregar *as baterias no café da manhã: uma prioridade.*

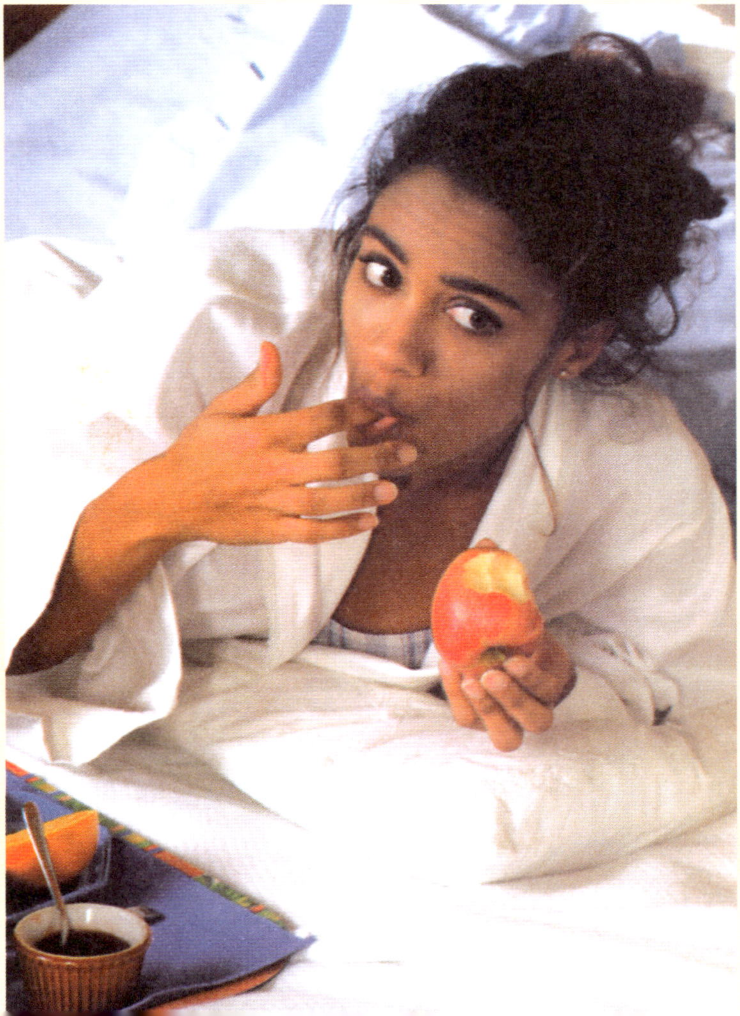

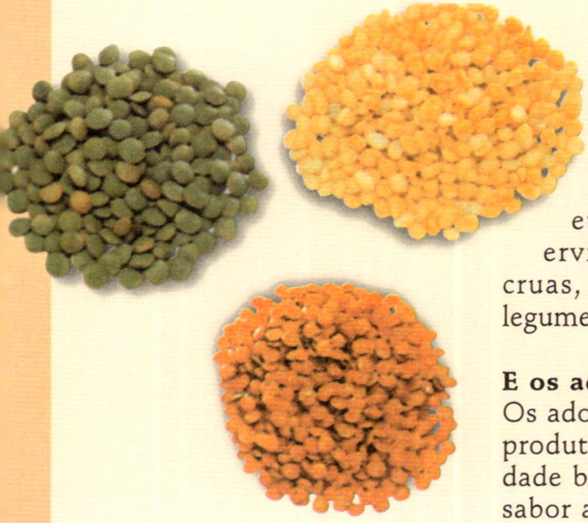

As melhores fontes de fibras são as farinhas e os cereais integrais (pão, arroz, massas etc.), as leguminosas (feijões, ervilhas, lentilhas etc.) e folhas cruas, assim como as frutas e os legumes frescos.

E os adoçantes?

Os adoçantes de síntese "intensos" são produtos que, consumidos em quantidade bem pequena, dão aos alimentos sabor açucarado sem fornecer calorias (pelo menos, muito poucas). Exceto em caso de diabetes ou excesso de peso, as gestantes não têm necessidade de substituir o açúcar por adoçantes.

Se o médico aconselhar um menor consumo de açúcar, escolha bem os adoçantes e não abuse deles. Em vez de utilizar uma "imitação de açúcar", aproveite a gravidez para se acostumar com uma única colher de açúcar no café ou no iogurte, e não duas. Ou ainda, quando você preparar uma sobremesa, reduza sempre em 10% a 20% a quantidade de açúcar indicada.

Coma devagar

Não se esqueça de que a gestante deve cultivar o hábito de comer sempre devagar, aos poucos, várias vezes ao dia e mastigando muito bem cada alimento. Dessa forma você fica saciada e alimentada, sem comer em excesso ou beliscar fora de hora. Evite alimentos muitos quentes, com excesso de temperos, produtos enlatados e frituras. Para os fins de refeição ou intervalos, reserve sempre uma gelatina, que é muito rica em proteínas.

As *bebidas*

É recomendável beber pelo menos 2 litros de água por dia, para garantir que seus próprios resíduos e os da criança sejam eliminados pela urina, e também para prevenir uma infecção urinária. Mesmo em caso de edemas, não deixe de beber água: isso pode provocar desidratação. Os edemas dependem pouco da quantidade de líquido ingerida.

Procure tomar todo dia um copo ao acordar, em jejum, e outro antes de deitar, além do consumo ao longo do dia. Você também pode ingeri-la através de sucos de frutas naturais ou sopas.

Refrigerantes devem ser evitados. Como se vê no box ao lado, o chá preto e o mate também não são indicados, mas chás de ervas como camomila, erva-doce e hortelã possuem boas propriedades naturais.

O café não é proibido; tudo depende de sua tolerância à cafeína, que pode ser modificada pela gravidez. Quanto ao álcool, evite: ele atravessa a barreira placentária e atrapalha o desenvolvimento do bebê. Claro que isso depende da quantidade: um copo de vinho ou champanhe, em ocasiões especiais, após o primeiro trimestre de gravidez, é permitido. Entretanto, tenha cautela e aguarde o nascimento da criança para festejar.

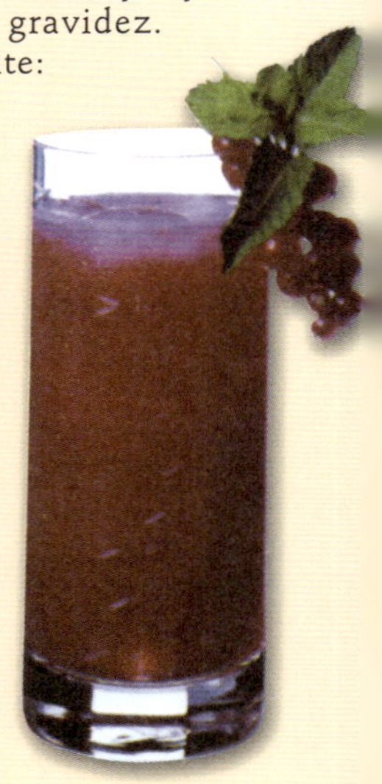

Posso beber café ou chá?

O chá preto, o mate e o café contêm teína e cafeína, substâncias excitantes que podem provocar, em grandes doses, insônia e palpitações. Em geral, a gravidez aumenta a sensibilidade à cafeína, mas o efeito varia conforme a gestante. Faça um teste para saber qual a quantidade de chá ou café que lhe convém. Algumas variedades, como a robusta, contém o dobro de cafeína do que, por exemplo, a arábica, e o descafeinado pode ser uma boa opção para a gestante.

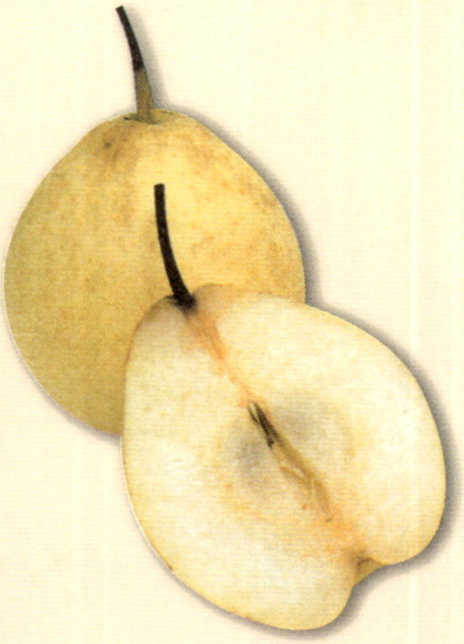

Como consumir gorduras?	
Azeite, óleo de canola ou girassol (1 col. sopa = 10 g = 90 calorias)	Para saladas — lembre-se de alterná-los ou misturá-los, para equilibrar os ácidos graxos.
Creme de leite fresco (1 col. sopa = 10 g = 32 calorias)	Contém menos gordura do que as demais fontes e é perfeito para acompanhar legumes, sopas ou frutas.
Manteiga ou margarina (1 col. sopa = 10g = 70 a 80 calorias)	Para passar no pão ou para uso culinário. De preferência, não as aqueça, pois são mais digestivas quando cruas.
Óleo de soja (1 col. sopa = 10 g = 90 calorias)	Ideal para as frituras, pois é mais estável quando aquecido.

As vitaminas e os sais minerais: elementos muito importantes

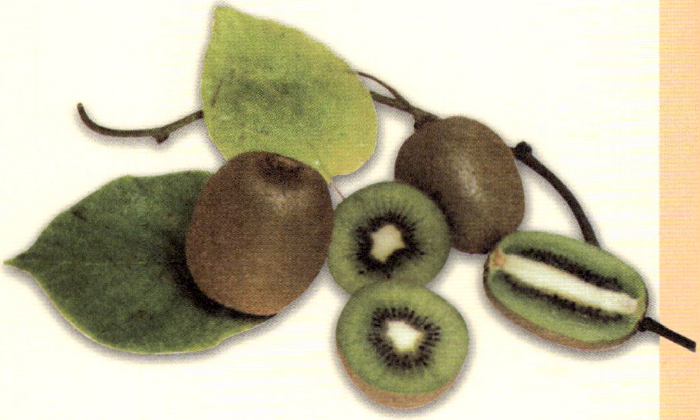

A **vitamina C** das frutas e legumes favorece a assimilação do ferro.

Essas substâncias são micronutrientes, e o organismo só precisa delas em pequena quantidade. Mesmo sem fornecer energia, têm papel essencial no funcionamento normal do corpo.

As vitaminas se dividem em lipossolúveis (solúveis em gordura) e hidrossolúveis (solúveis em água). Sua função é permitir a transformação e utilização das proteínas, dos carboidratos e dos lipídios no corpo humano. Precisamos delas para lutar contra as doenças, para enxergar, para estancar um sangramento etc. Os sais minerais contribuem para o desenvolvimento e a manutenção dos ossos, dos dentes, dos músculos e do cérebro; são necessários para a contração muscular, a oxigenação dos tecidos, a transmissão do impulso nervoso etc. Em suma, são elementos indispensáveis, ainda mais durante a gravidez.

As *quatro substâncias indispensáveis*

O conjunto de sais minerais e das vitaminas é importante para a gestante, mas quatro dessas substâncias são prioridades nutricionais em qualquer gravidez: o ferro, o ácido fólico, o cálcio e a vitamina D.

O ferro

É encontrado essencialmente nos glóbulos vermelhos, onde intervém na formação da hemoglobina. A hemoglobina é indispensável para a vida, pois garante a boa oxigenação dos tecidos, captando o oxigênio do ar por intermédio dos pulmões. O ferro restante é colocado de reserva, sobretudo para uso do fígado.

Ao longo da gravidez, as necessidades de ferro — tanto as da mãe, cujo volume de sangue e glóbulos vermelhos aumenta para facilitar as trocas com a criança, como as de feto, que precisa construir seu próprio estoque — aumentam consideravelmente. No último trimestre, elas são de seis a oitos vezes maiores do que numa mulher que não está grávida; a gestante deve consumir, então, de 20 a 30 mg de ferro por dia, de acordo com as reservas de que dispõe para a gravidez.

Como o ferro é muito importante para a gestante, ela faz um exame de sangue no início da gravidez para verificar uma possível carência que pode acarretar anemia para a mãe e a criança. Algumas mulheres, sobretudo aquelas que engravidam com reserva pequena de ferro, têm risco de carência mais elevado do que outras (veja o box ao lado) Se você for uma delas, não precisa entrar em pânico: o médico vai orientar a melhor forma de corrigi-la (um aumento no consumo de alimentos ricos em ferro assimilável e eventualmente suplementos nutricionais).

• *Ferro: animal ou vegetal?* O ferro pode ser encontrado em alimentos de origem animal ou vegetal (veja o quadro à p. 88). Porém, mais do que a quantidade consumida, o que importa é a capacidade de absorção do organismo. Só uma

SITUAÇÕES QUE PODEM PROVOCAR CARÊNCIA DE FERRO

- Mulheres com menstruação abundante (devido ao uso do DIU, por exemplo).
- Mulheres que fazem dietas para emagrecer.
- Mulheres vegetarianas.
- Mulheres que engravidam de novo em um pequeno intervalo de tempo.
- Gravidez múltipla (gêmeos, trigêmeos etc.).
- Adolescentes grávidas.

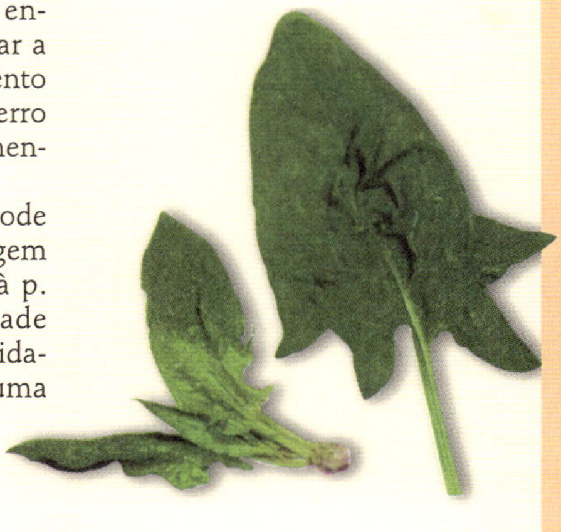

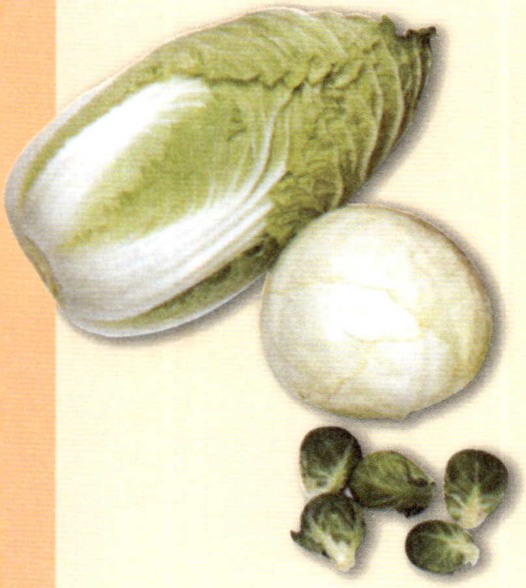

A variedade é essencial *para o consumo ideal de micronutrientes.*

parte de ferro que se consome é assimilada; o resto é eliminado pelas fezes. O ferro contido em produtos de origem animal é assimilado mais facilmente (cerca de 25%) do que o ferro fornecido por alimentos de origem vegetal (apenas de 5 a 10%). Algumas situações e alguns fatores podem influenciar a assimilação de ferro. A natureza é sempre sábia, pois a gravidez provoca um aumento da assimilação de ferro, tanto animal como vegetal. Os taninos contidos no chá atrapalham a assimilação de ferro, assim como o excesso de fibras e os alimentos ricos em cálcio, ao passo que a vitamina C favorece a assimilação.

• *O ferro na prática.* Prefira o ferro de origem animal, cuja assimilação é melhor, e coma carne ou peixe ao menos uma vez por dia. Se puder, coma regularmente fígado, rins, chouriço ou lingüiça. Procure não beber chá ou comer pão e arroz integrais — que são ricos em fibras —, assim como queijos e iogurtes, junto com os alimentos que são fontes de ferro.

Quanto à vitamina C, procure usar limão como tempero, beba suco de frutas cítricas ou termine a refeição com uma fruta.

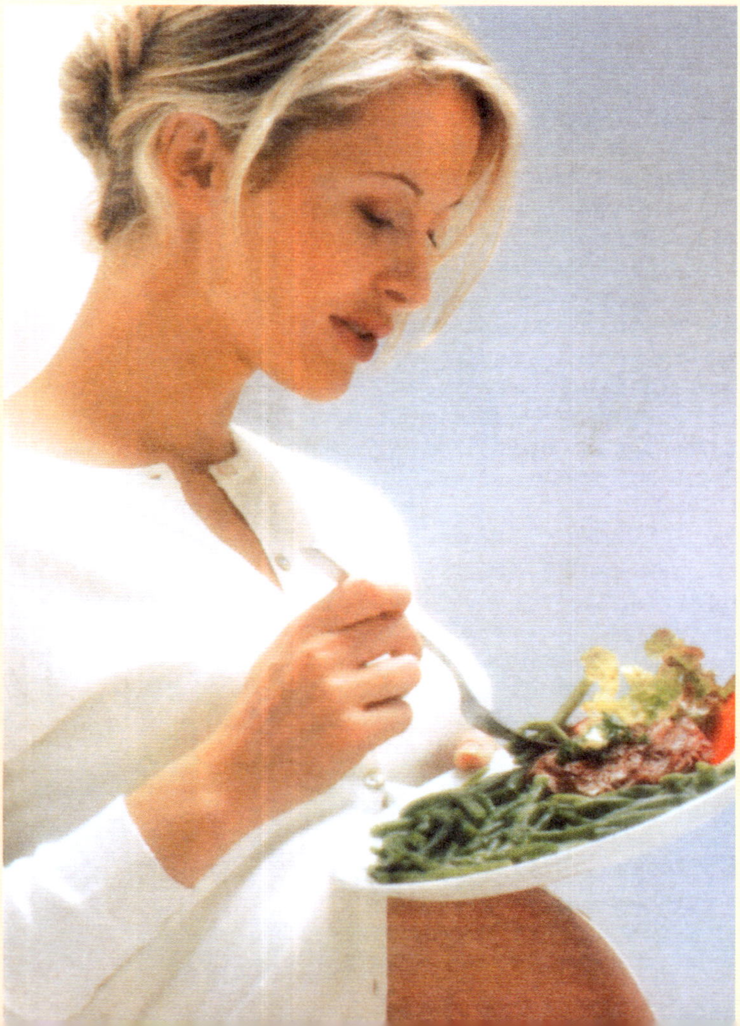

O ácido fólico (também chamado folato ou vitamina B9)

O ácido fólico é indispensável para a multiplicação e renovação das células e, portanto, muito necessário para a síntese de novos tecidos. Isso dá uma idéia de sua importância para o feto, cujos órgãos crescem rapidamente a partir da concepção. A carência de ácido fólico pode provocar retardo no crescimento ou nascimento prematuro. Para garantir o desenvolvimento ideal do bebê, as necessidades cotidianas de ácido fólico para a gestante são da ordem de 0,4 mg, ou seja, 0,1 mg a mais do que no caso da mulher que não está grávida.

Não é raro constatar um consumo insuficiente de ácido fólico nas mulheres em idade de procriar. Uma vez que as necessidades aumentam desde o início da gravidez, todas as mulheres suscetíveis de engravidar são encorajadas a consumir mais.

As melhores fontes de ácido fólico são as verduras, as frutas, alguns queijos, a carne de fígado etc. (veja o quadro à p. 89). Mas não basta consumir esses alimentos: como a maioria das vitaminas, o ácido fólico é frágil. Adote precauções simples para preservá-lo melhor (veja o box à p. 92).

FERRO: QUANTIDADE EM CADA 100 GRAMAS DE ALIMENTOS COZIDOS

0 - 2 mg	2 - 5 mg	5 - 15 mg
Batatas, arroz	Camarões	Carnes de caça
Frutas frescas	Carnes	Chouriço
Ovos	Espinafre	Fígado
Peixes	Feijão	
Verduras	Lentilhas	

Aumente o consumo de alimentos ricos em ácido fólico assim que você souber que está grávida (ou mesmo antes, quando decidir ter um filho). Em alguns casos, essa precaução não é suficiente, por exemplo, se você estiver esperando gêmeos, se tiver menos de 20 anos, se a gravidez começar logo depois de interromper o uso de um anticoncepcional oral, ou se você for fumante (um erro, sem dúvida). Nesses casos, o médico vai receitar ácido fólico suplementar.

O cálcio

É um componente essencial dos ossos e dos dentes. Para elaborar seu esqueleto e seu brotos dentários, o feto acumula 30g de cálcio. A mãe tem de fornecê-lo sem, por sua vez, se descalcificar. Daí a importância de uma alimentação rica em cálcio para a gestante. Além disso, o cálcio parece exercer efeito benéfico na pressão arterial, pois reduz o risco de hipertensão durante a gravidez. Somente uma parte do cálcio alimentar é absorvida pelo organismo (cerca de 30%). Embora sua assimilação seja melhor na gestante, suas necessidades são de 1.000 a 1.200 mg por dia.

Os laticínios (leite, iogurtes, queijos etc). são os alimentos mais ricos em cálcio. Um litro de leite, quer seja integral, semidesnatado ou desnatado, contém em média 1.200 mg de cálcio. Além disso, a assimilação deste cálcio no organismo é especialmente eficaz. As frutas e os legumes são menos ricos em cálcio, o qual tem uma absorção também menor.

Na prática, para satisfazer suas necessidades de cálcio, inclua um derivado do leite em cada refeição, tentando variá-los. Para ajudar, ponha em prática as idéias apresentadas no box ao lado.

A vitamina D

A vitamina D permite assimilar o cálcio e fixá-lo na estrutura dos ossos. Portanto, é uma vitamina essencial para a gestante, cujas necessidades são duas vezes maiores do que as das outras pessoas.

A origem da vitamina D é dupla: a alimentação fornece uma parte, geralmente em quantidade moderada. Além do óleo de fígado de bacalhau, pouquíssimo usado hoje em dia, as principais fontes são os peixes gordos, os ovos e os laticínios não-desnatados (hoje em dia, algumas marcas de leite disponíveis para venda são enriquecidos com vitamina D).

Mas é sobretudo a pele que fabrica esta vitamina, sob a influência da irradiação solar. Portanto, é importante que a gestante se exponha ocasionalmente ao sol desde que, é claro, use o fator máximo de proteção solar e evite o horário entre as 10 e às 16 horas.

Os *outros micronutrientes*

Com hábitos alimentares normais, não deverá ocorrer problemas com os outros minerais e vitaminas; é necessário que

Como aumentar o consumo de cálcio

- Tome leite.
- Coma legumes gratinados ou frutas com creme de leite fresco.
- Acrescente queijo nas saladas, sanduíches e sopas.
- Prefira molho branco os suflês e pudins.
- Use leite em pó nas receitas.
- Na lanchonete, peça *milkshake* em vez de refrigerantes.
- No lanche da tarde, lembre-se de tomar um iogurte ou de comer uma porção de queijo.

Onde encontrar ácido fólico?

Frutas	Melão, morango, laranja kiwi, banana
Legumes e verduras	Folhas verdes-escuras, vagens, endívia, espinafre, pimentão, repolho, alcachofra etc.
Oleaginosas	Amendoim, castanhas
Outros	Miúdos (fígado, rins), ovos
Queijos	Moles e fermentados

Laticínios: a melhor fonte de cálcio

Alimento	Cálcio (em mg)
xícara grande de leite integral semidesnatado ou desnatado (250ml)	300
1 iogurte (de qualquer tipo)	150
1 empadinha de queijo branco (100g)	120
1 porção de queijo (30g)	
tipo parmesão	380
tipo Minas	230
tipo Gorgonzola	210
tipo Mozarela	190
tipo Cottage	20
Amêndoas, nozes, avelãs (25g)	50
verduras (100g)	30 a 50
Peixe (100g)	10 a 20

Sou Vegetariana

• Se você não come carne, mas a substitui por peixe ou aves, não corre o risco de ter uma carência alimentar maior do que outras gestantes.
• Se você não come carne ou peixe, mas consome ovos e laticínios (dieta lacto-ovo-vegetariana), o risco principal é a carência de ferro, e com certeza o médico vai lhe receitar um suplemento. Já que o peixe, fonte de ácidos graxos ômega-3, está excluído de sua alimentação, prefira os óleos de canola ou soja. Além disso, não se esqueça do consumo de proteínas: aumente a quantidade de ovos e laticínios e acrescente cereais integrais e leguminosas para otimizar a qualidade de suas proteínas.
• Se você não come nenhum produto de origem animal (dieta vegetariana estrita), corre um risco elevado de ter carência (proteínas, ferro, cálcio, zinco, vitamina B_{12}). O ideal é que esse tipo de dieta seja muito bem orientada por um nutricionista.

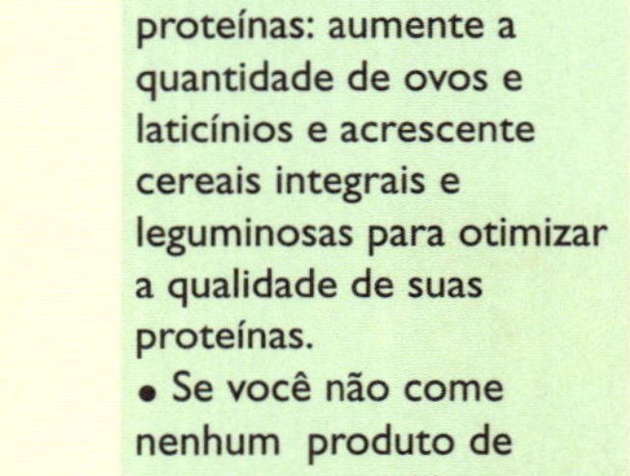

a alimentação seja em quantidade suficiente, variada e equilibrada.

No entanto, alguns micronutrientes merecem comentários.

Flúor
O flúor favorece a qualidade dos dentes e sua resistência às caries. Por muito tempo, discutiram-se as vantagens de um suplemento medicamentoso de flúor nas gestantes para melhorar a formação dos futuros dentes da criança. Hoje em dia, sabe-se que a mineralização dos dentes definitivos só começa após o nascimento. Portanto, ao longo dos primeiros anos de vida é muito útil dar gotas de flúor ao bebê de acordo com a orientação do pediatra. Por outro lado, durante a gravidez, as necessidades não são maiores e a alimentação normal (peixes, água mineral, sal etc.) fornece quantidades suficientes de flúor.

Magnésio
Teoricamente, o consumo de magnésio na alimentação normal é mais do que suficiente para a boa evolução da gravidez. No entanto, algumas mulheres podem ter carência, pois restringem a alimentação e eliminam alimentos ricos em magnésio a fim de evitar o consumo de calorias. Além disso, algumas tecnologias, como o refinamento de cereais, diminuem o teor de magnésio.

Coma verduras (espinafre, acelga, brócolis) e mariscos cozidos. Prefira água mineral rica em magnésio e cereais integrais: pão integral, arroz integral etc. Não elimine as leguminosas: são excelente fonte de magnésio e "razoavelmente" calóricas, se forem consumidas com moderação. Não abuse das frutas secas (tâmaras, figos, ameixas secas etc.) e oleaginosas (amêndoas, amendoins, nozes, avelãs, pistaches etc.), nem do chocolate, que são ricos em magnésio, mas contêm mais calorias.

Vitamina A
A vitamina A desempenha papel essencial no desenvolvimento do feto e interfere no processo de visão ou integridade da pele. Existe em duas formas: a vitamina A propriamente dita, encontrada nos produtos animais, e sua substância precursora, o betacaroteno, contido em frutas e legumes e transformado em vitamina A pelo organismo. A gravidez aumenta muito pouco as necessidades dessa vitamina, e geralmente a alimentação normal fornece quantidades suficientes. A carência não representa perigo; por outro lado, o excesso de vitamina A (mas não o de betacaroteno) pode ter efeitos graves na criança e causar malformações. É por esse motivo que alguns medicamentos à base de vitamina A, por exemplo, contra acne, devem ser obrigatoriamente associados a um método anticoncepcional eficaz. Com a alimentação normal não há excessos, mas tome muito cuidado com comprimidos de multivitaminas de alta dosagem, e não os consuma sem antes falar com o médico.

As vitaminas do complexo B
As necessidades destas vitaminas aumentam pouco durante a gravidez. No entanto, elas são essenciais para a gestante e para o feto. Uma alimentação variada que inclua cereais, frutas, legumes, carne, peixe, laticínios e ovos costuma ser suficiente para suprir sua demanda. Além do já citado ácido fólico (B_9), outras vitaminas importantes do complexo são:
• *Niacina (B_3).* Estimula o desenvolvimento cerebral do feto. Transforma glicose em energia e é vital tanto para o organismo da mãe quanto para o do feto. Sua carência pode causar dermatite, diarréia e nervosismo intenso na mulher.
• *Tiamina (B_1).* Também atua na assimilação da glicose, favorecendo o metabolismo da gestante e do feto. Sua carência pode causar fraqueza muscular e insuficiência cardíaca na mulher.
• *Piridoxina (B_6).* É determinante para o crescimento e aumento de peso do feto, especialmente a partir do terceiro trimestre de gestação. A ausência dessa vitam°ina pode causar irritabilidade na gestante, além de prejudicar o crescimento do feto.

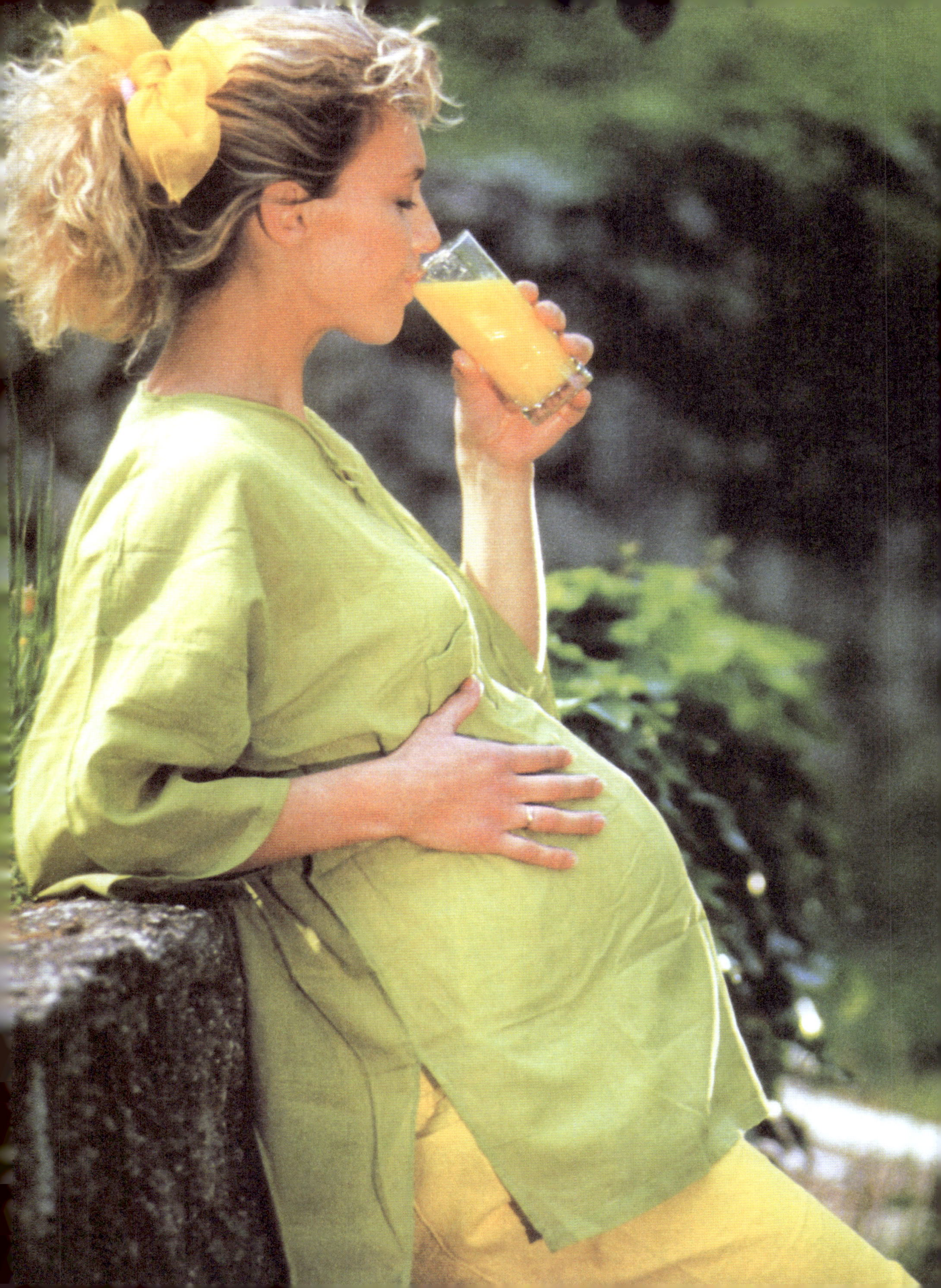

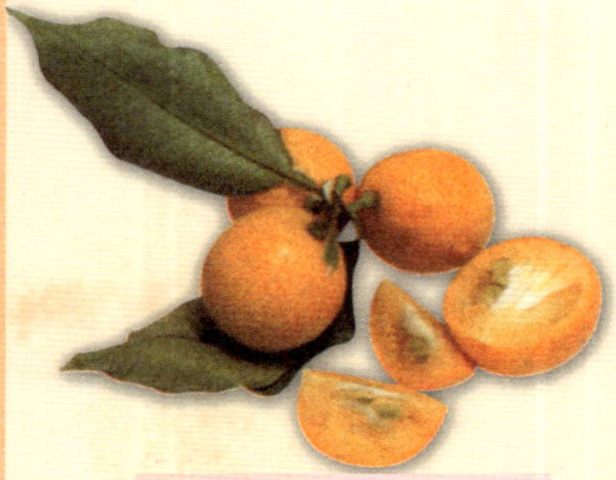

O *sal*

Componente vital do organismo, o sal garante o equilíbrio da água no corpo. Durante a gravidez, existe uma retenção de água e sal que é totalmente normal. Ela acompanha o aumento de volume sanguíneo e favorece as trocas entre a mãe e a criança.

Portanto, é inútil eliminar o sal, mesmo quando você sofre de edemas, pois elas não têm relação direta com o consumo de sal.

Por outro lado, o abuso também deve ser evitado: o excesso estimula o apetite e pode elevar a pressão arterial nas pessoas predispostas, além de aumentar ainda mais o edema. Recomenda-se consumo moderado para todas as mulheres, não só para as gestantes.

E *os suplementos?*

Se você tem boa saúde, alimentação variada e procura o equilíbrio dos nutrientes essenciais, a princípio não vai precisar de suplementos durante a gravidez. Em alguns casos, o médico pode receitar suplementos específicos adaptados à situação (em geral, ferro, ácido fólico ou vitamina D). Não tome nada sem a aprovação do médico. O bom funcionamento do organismo depende do equilíbrio entre os sais minerais: o consumo excessivo de um pode causar carência de outro. Em doses elevadas, vitaminas como a A podem ter efeito tóxico, sendo perigosas para mãe e feto. Seja prudente e aproveite a gravidez para aprender, se necessário, a ter uma alimentação mais equilibrada.

VITAMINA: ATENÇÃO, ELAS SÃO FRÁGEIS !

As vitaminas do grupo B (que incluem o ácido fólico) e a vitamina C são alteradas pela luz, pelo calor e pelo ar ambiente. Também são solúveis em água. Para preservá-las ao máximo, siga as seguintes recomendações:

- escolha frutas e legumes tão frescos quanto possível, e prefira produtos da estação;
- conserve os alimentos na geladeira;
- consuma rapidamente os produtos frescos; evite deixá-los na geladeira por vários dias;
- lave com cuidado as frutas e legumes, sem deixar que fiquem encharcados de água;
- remova a casca só no momento de consumir;
- sempre que possível, coma frutas e legumes crus;
- não cozinhe os alimentos por muito tempo;
- tente recuperar uma parte das vitaminas perdidas aproveitando o caldo do cozimento de legumes, por exemplo, em forma de sopas.

VITAMINAS: CARACTERÍSTICAS PRINCIPAIS

Vitaminas lipossolúveis	Funções principais	Fontes
A: retinol (+ betacaroteno)	Visão, crescimento, pele e mucosas	Fígado, ovos, manteiga, leite (frutas e legumes alaranjados)
D: calciferol*	Assimilação de cálcio; crescimento, saúde dos ossos e dos dentes	Ovos, manteiga, queijos leite integral, peixes gordos
E: tocoferol	Antioxidante	Óleos vegetais, germe de trigo, frutas oleaginosas
K**	Coagulação do sangue	Verduras de cores escuras, fígado
B_1: tiamina	Metabolismo dos carboidratos, sistemas nervoso e muscular	Cereais integrais e derivados leguminosas, levedura de cerveja, miúdos
B_2: riboflavina	Metabolismo dos carboidratos, lipídios e proteínas	Miúdos, carne, laticínios, cereais, levedura
B_5: ácido pantotênico	Metabolismo dos carboidratos e lipídios	Carne, miúdos, ovos, cereais, levedura
B_6: piridoxina	Metabolismo das proteínas, formação de hemoglobina	Cereais, levedura, carnes miúdos, peixe
B_8: biotina	Metabolismo dos carboidratos, lipídios e proteínas	Miúdos, ovos, leguminosas, frutas secas
B_9: ácido fólico	Multiplicação celular, indispensável para o crescimento	Hortaliças. saladas, frutas, queijos fermentados, cereais integrais, leguminosas
B_{12}: Cobalamina	Formação de hemácias, metabolismo de carboidratos e lipídios	Carne, peixe, fígado, ovos, laticínios
C: ácido ascórbico	Antioxidante; favorece a resistência às infecções, a cicatrização etc.	Frutas e legumes
PP: niacina	Metabolismo de carboidratos e lipídios	Carne, miúdos, peixe, leguminosas, levedura.

* Fabricada principalmente pela pele, sob a ação do sol.
** Fabricada sobretudo pelas bactérias intestinais.

A alimentação na prática

A gravidez está indo bem, mas você quer ter certeza de que o bebê está recebendo todos os nutrientes necessários. Veja aqui algumas dicas de alimentação saudável e saborosa para o dia-dia.

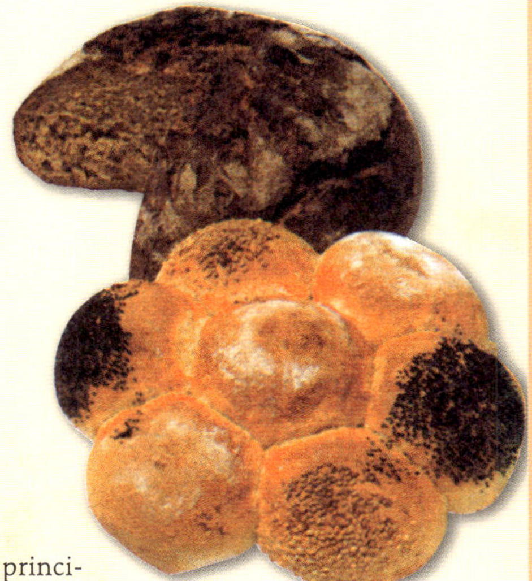

O pão *é uma excelente fonte de energia para o bebê.*

Não existe um alimento perfeito, que reúna em sua composição todos os nutrientes indispensáveis. Mas também não existem alimentos ruins. Tudo é uma questão de quantidade e equilíbrio. Para efeito de orientação, os alimentos foram classificados em cinco grupos principais, além de dois complementares (veja abaixo). A princípio, os alimentos de uma mesma família têm características comuns e são intercambiáveis, mas é melhor variá-los de um dia para o outro para aproveitar todos os seus benefícios. Por outro lado, uma família de alimentos não pode ser substituída por outra. Na verdade, a alimentação equilibrada é muito simples: basta incluir todo o dia alimentos de todos os grupos.

O equilíbrio alimentar

Na prática, o consumo ideal de nutrientes tem de incluir, todos os dias, as seguintes quantidade mínimas:

• *Carne, aves ou peixe: 150 a 200 g*

Coma peixe duas ou três vezes por semana e vísceras (fígado) uma vez por semana, se gostar deles. Você pode substituir 50 g de carne por um ovo ou um derivado do leite.

• *Laticínios: 3 ou 4 porções*

Uma porção equivale a uma xícara grande de leite ou um iogurte ou uma empadinha de queijo branco ou uma porção de queijo, ao natural ou incorporados aos pratos preparados.

• *Alimentos que contêm carboidratos: 150 a 200 g (peso após cozimento)*

Coma-os numa das refeições principais; você também pode reparti-los no almoço e no jantar, misturados com legumes e folhas.

• *Legumes: 200 a 300 g ou mais, conforme seu apetite*

Coma pelo menos um vegetal cru a cada refeição e uma porção de legumes cozidos por dia.

• *Frutas: 3 ou 4 tipos por dia*

De preferência cruas, ao natural ou misturadas com iogurtes, queijo branco ou cereais, mas também em forma de sucos.

• *Pão 50 a 100 g*

No café da manhã, você pode substituir 50 g de pão francês por 4 torradas ou 30 g de cereais.

• *Gorduras: 30 a 40 g, sendo a metade em forma de óleo vegetal*

Por exemplo, 2 colheres de manteiga (20 g), para consumir ao longo do dia.

• *Bebidas: pelo menos 2 litros por dia, dando preferência à água*

Com base nesse esquema, adapte a quantidade em função de seu apetite, suas preferência e seu peso.

Quantas refeições?

Em pleno crescimento, o bebê tem necessidades elevadas de energia, que sua mãe precisa lhe fornecer de maneira contínua. É por esse motivo que as gestantes não conseguem ficar em jejum por muito tempo. Portanto, o ideal é distribuir a alimentação em quatro refeições ou mais: as três prin-

Legumes em conserva ou congelados

Os produtos congelados são estabilizados graças à temperatura baixa; uma vez que são congelados muito frescos, em geral no local de produção, o teor de vitaminas permanece elevado. De preferência, cozinhe-os sem descongelar previamente e só pelo tempo necessário. O valor nutritivo dos legumes em conserva também é bom. Esquente-os rapidamente ou, se forem comidos frios, lave-os ligeiramente um pouco antes e consumir.

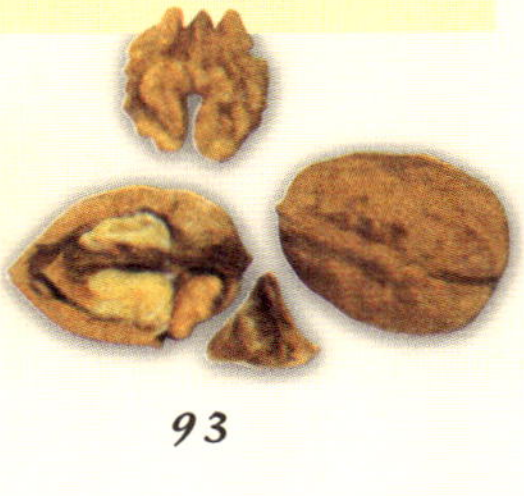

Estou esperando gêmeos

Neste caso, você tem de alimentar duas crianças e é preciso tomar precauções para que o peso delas não seja muito reduzido ao nascer.

- É normal e necessário que o aumento de peso seja maior: de 16 a 20 kg é o ideal.
- Não coma duas vezes mais, e sim um pouco mais: aumente as quantidades em cerca de 10% e 20%.
- Reforce especialmente as porções de carne, peixe, aves, ovos para as proteínas e o ferro; laticínios (4 ou 5 por dia) para a elaboração do esqueleto dos dois bebês; pão e alimentos que contêm amido para a energia, evitando a sensação de fraqueza.
- Se você trabalha fora de casa, pense nos lanches e prepare-os com antecedência. Na segunda metade da gravidez, a pressão exercida pelos bebês pode impossibilitar as refeições completas, e, para compensar, você tem de multiplicar os lanches.

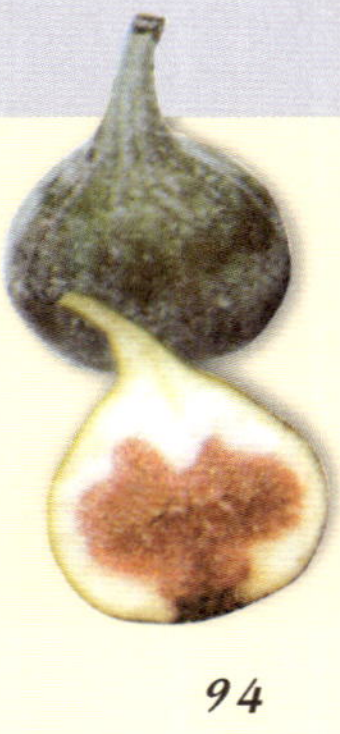

cipais, mais um ou dois lanches de manhã e de tarde. Essa distribuição também tem a vantagem de aliviar as náuseas dos primeiros meses e melhorar a digestão no final da gravidez.

O café da manhã
Durante o período da noite, o organismo da mãe permanece em repouso, mas não o do bebê. O café da manhã, depois do jejum noturno, é portanto uma refeição essencial. Faça com que ele seja variado e abundante para reabastecer as energias.

Por exemplo: um cereal, um derivado de leite, uma fruta ou suco de frutas e uma bebida para reidratar. Se necessário, caso você esteja sem apetite ou tenha náuseas, coma o desjejum aos poucos, ao longo da manhã, e prefira frutas e sucos mais ácidos.

Almoço e jantar
Para que sejam equilibrados, devem incluir ao menos uma porção de carne ou equivalente, alimentos que contenham amigo e/ou pão, legumes crus ou cozidos, um pouco de gordura para cozinhar ou temperar, um derivado de leite e uma fruta.

Conforme suas necessidades e preferências, você pode adaptar esse esquema básico para fazer refeições frias e rápidas. Se gosta de doces, desfrute uma sobremesa de vez em quando, mas consuma os cremes com frutas, sorvetes ou pudins, que têm a vantagem de fornecer cálcio.

Os lanches
O desenvolvimento da criança exige bastante do organismo da mãe, que tem de lhe fornecer todos os nutrientes necessários durante nove meses, de maneira contínua, mas também em surtos inesperados. É por esse motivo que as gestantes costumam sentir muito apetite fora das refeições, inclusive porque às vezes comem pouco no 1º trimestre, devido às náuseas, ou no 3º trimestre, por causa do desconforto causado pela pressão da criança no abdome e no estômago.

Para diminuir esses ataques de fome ou acalmá-los no momento em que ocorrem, faça pequenas refeições: um lanche ou um prato rápido de manhã. O ideal é incluir sempre alimentos ricos em carboidratos complexos e em proteínas, para saciar a fome e aguardar a refeição seguinte, por exemplo:
– 1 xícara grande de chocolate com leite, uma fatia de pão com manteiga, uma fruta;
– 1 pequeno sanduíche de queijo e manteiga, 1 fruta, 1 copo de chá de ervas;
– 1 porção de cereais com leite e frutas;
– um iogurte, um chá sem açúcar;
– uma barra de cereal;
– um prazer especial de vez em quando: uma fatia de torta e um suco de frutas.

Como evitar o listeriose e a toxoplasmose?

A listeriose
É uma doença rara, geralmente benigna, mas que pode prejudicar a criança que vai nascer. Ela se transmite pelo consumo de alimentos contaminados por uma bactéria, listeria.

OS GRUPOS DE ALIMENTOS

Açúcar e produtos açucarados	Carboidratos simples
Bebidas	—
Carnes, peixes , ovos	Proteínas, lipídios, ferro, vitaminas A e B
Gorduras	Lipídios, ácidos graxos essenciais, vitamina A (manteiga), vitamina E (óleos)
Legumes e frutas	Vitamina C, ácido fólico, fibras, carboidratos simples, sais minerais.
Leite e laticínios	Cálcio, proteínas, lipídios, vitaminas B e A
Produtos cerealíferos (pães, cerais), batatas, leguminosas	Carboidratos complexos, proteínas, fibras, vitamina B

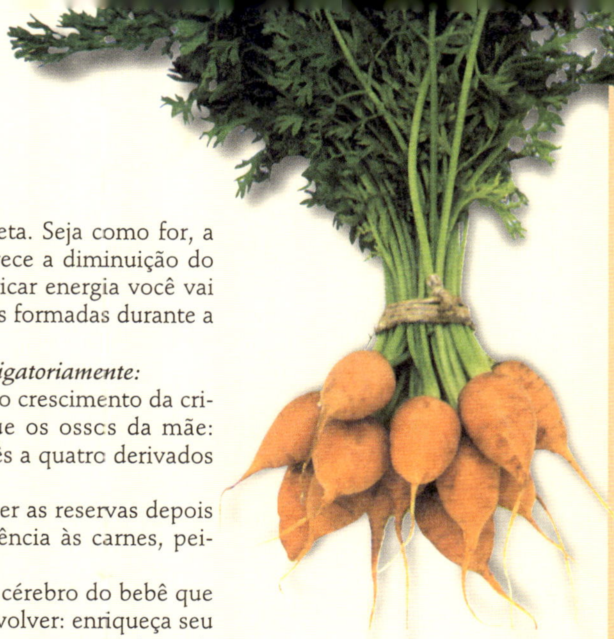

• *Para limitar os riscos, evite consumir:*
- frutos do mar crus: peixes defumados, mariscos, sushi, sashimi;
– patês e salsichas artesanais: carne de porco em conserva e patê de fígado de procedência duvidosa;
– laticínios fabricados com leite cru. Prefira o leite pasteurizado, UHT ou esterilizado; os queijos de leite pasteurizados, de massa cozida (tipo Gruyère) e os queijos fundidos; retire a casca do queijo.

• *Respeite as regras de higiene:* lave cuidadosamente os legumes crus e as folhas;
– cozinhe com cuidado carnes, aves e peixes;
– conserve separadamente os alimentos cozidos ou prontos para o consumos e os alimentos crus;
– não guarde por muito tempo sobras de alimentos e pratos cozidos;
– limpe regular e desinfete a geladeira e a pia da cozinha com água sanitária;
– depois de manipular alimentos crus, lave as mãos e limpe os utensílios de cozinha.

A toxoplasmose

Ela se deve a um parasita, o toxoplasma. A maioria das gestantes é imune à doença; um teste no início da gravidez permite verificar a imunidade.

•*Se você não for imune, deve tomar algumas precauções:*
– coma carne bem cozida, nada de bife malpassado nas refeições fora de casa e evite carpaccio de procedências duvidosa;
– lave as mãos cuidadosamente depois de manipular carne crua;
– descasque e lave em água corrente as frutas, legumes e folhas;
– evite entrar em contato com pombos e gatos (que podem ser portadores do parasita) e sobretudo com o local onde dormem ou a caixa de areia;
– só trabalhe no jardim com luvas, e lave as mãos em seguida.

Comer bem para amamentar

Para amamentar, sua nutrição tem de ser semelhante à do final da gravidez. Fabricar cerca de 800 ml de leite por dia requer energia: este não é o momento de começar uma dieta. Seja como for, a amamentação favorece a diminuição do peso, pois para fabricar energia você vai consumir as reservas formadas durante a gravidez.

• *Procure incluir obrigatoriamente:*
– o cálcio, para que o crescimento da criança não prejudique os ossos da mãe: recomenda-se de três a quatro derivados do leite por dia;
– o ferro, para refazer as reservas depois do parto: dê preferência às carnes, peixes e ovos;
– os lipídios, para o cérebro do bebê que continua a se desenvolver: enriqueça seu leite com ácidos graxos essenciais, variando o consumo de gorduras;
– água, para ficar bem hidratada: pelo menos 2 litros por dia

Nada deve ser excluído, a não ser o álcool (a cerveja não ajuda na produção de leite!). Alguns vegetais de paladar forte, como cebola ou repolho, e os temperos podem afetar o odor do leite.
Observe as reações do bebê, que pode gostar ou não.

Uma regra de ouro:
Respeitar as medidas básicas de higiene.

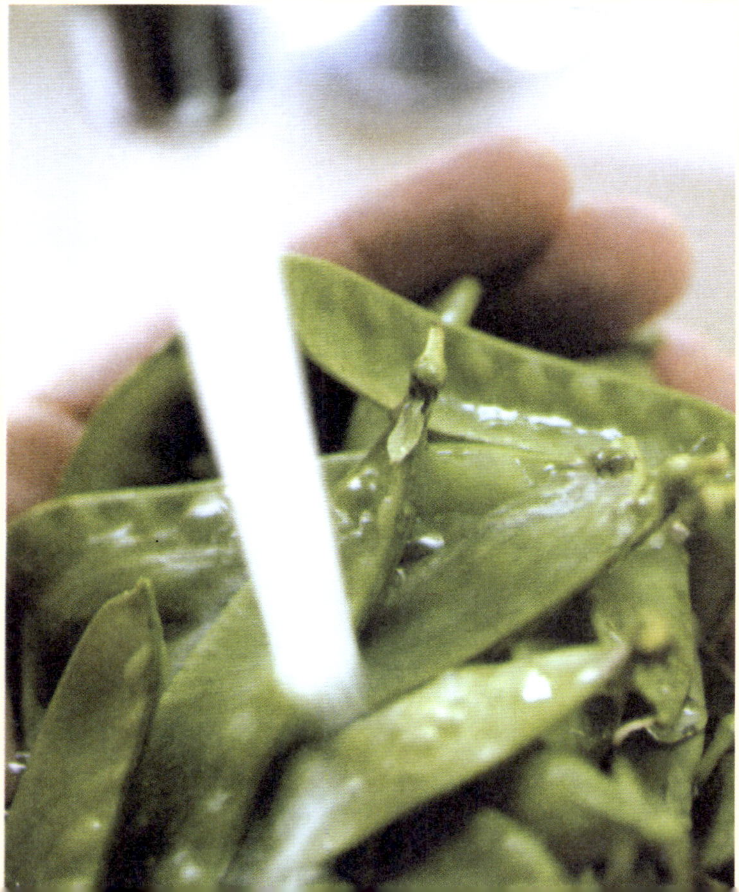

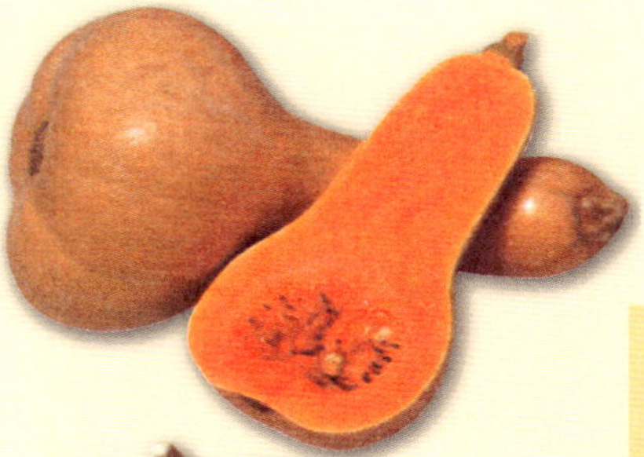

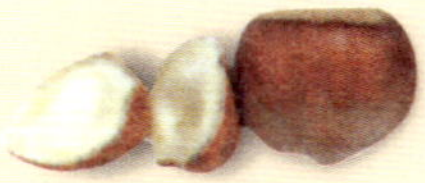

O cardápio semanal

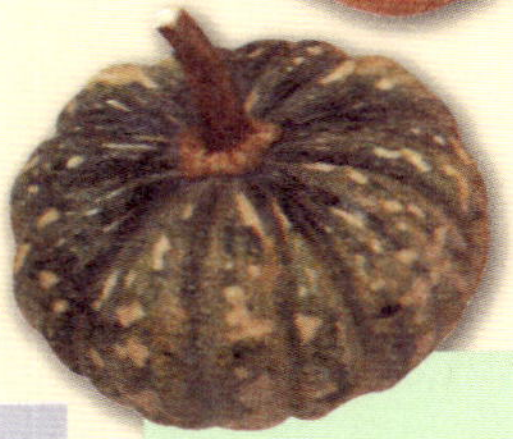

Uma alimentação em quantidade suficiente, variada, equilibrada e dividida em quatro refeições é a melhor maneira de nutrir o bebê e de manter a forma plenamente.

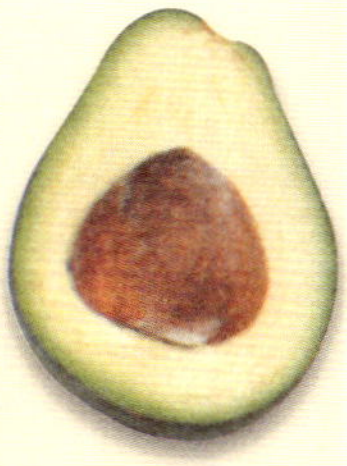

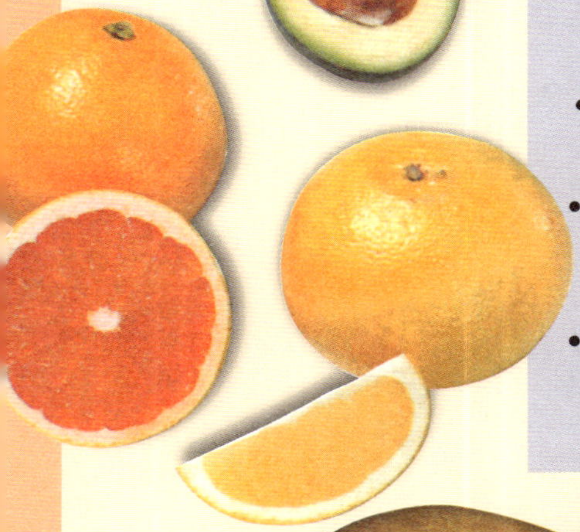

SEGUNDA-FEIRA

CAFÉ DA MANHÃ

- *1 copo de suco de frutas*
- *2 ou 4 fatias de pão com manteiga*
- *1 iogurte*

ALMOÇO

- *Salada de alface, agrião e tomate*
- *Bife grelhado com ervas*
- *Cenoura cozida com salsa*
- *Arroz e feijão*
- *1 salada de frutas*

LANCHE

- *1 porção de arroz-doce*

JANTAR

- *Sopa de legumes*
- *Filé de pescada com batata e salsinha*
- *1 laranja*

TERÇA-FEIRA

CAFÉ DA MANHÃ

- *1 copo de suco de melão*
- *1 prato de cereais matinais com leite*
- *1 pêra*

ALMOÇO

- *Salada de tomate, pepino e feijão branco*
- *Posta de salmão ao forno*
- *Arroz branco*
- *Compota de maçãs com uma bola de sorvete de baunilha*

LANCHE

- *Pão com queijo branco*
- *Suco de fruta*

JANTAR

- *Tabule*
- *Abobrinha recheada e gratinada (ou carne moída e arroz)*
- *Morangos*

QUARTA-FEIRA

CAFÉ DA MANHÃ

- *1 xícará grande de café com leite*
- *3 fatias de pão integral*
- *2 fatias pequenas do peito de peru*
- *1 fatia de abacaxi*

ALMOÇO

- *Salada de rúcula, palmito e tomate-cereja*
- *Espaguete ao sugo*
- *Uvas*

LANCHE

- *Leite batido com abacate*
- *3 bolachas de água e sal*

JANTAR

- *Salada de alface e beterraba*
- *Omelete de cogumelos e ervas (orégano, alecrim e salsa)*
- *Mandioquinha cozida*
- *1 pêra*

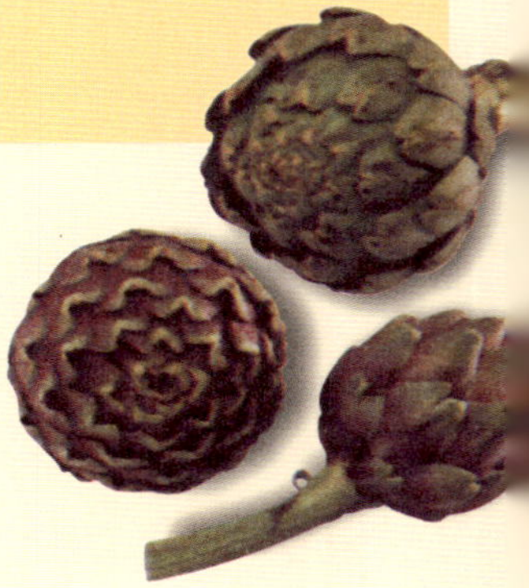

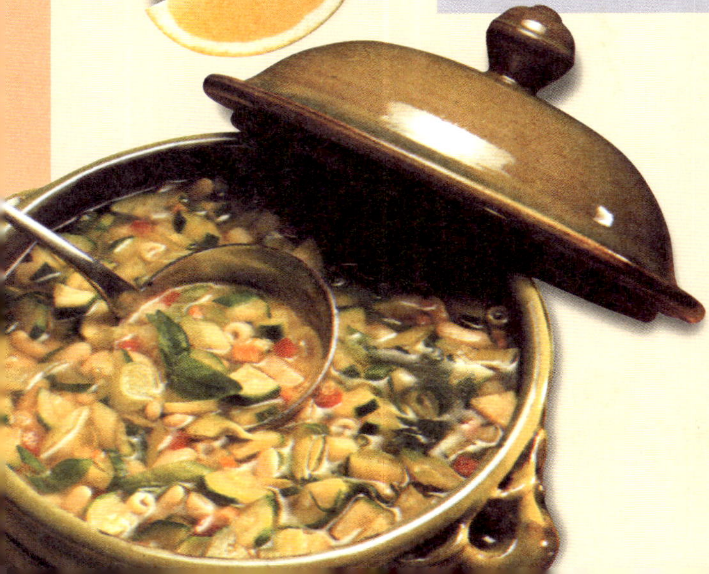

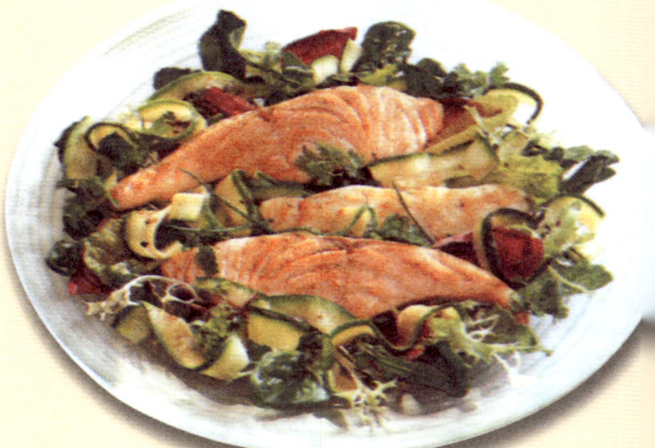

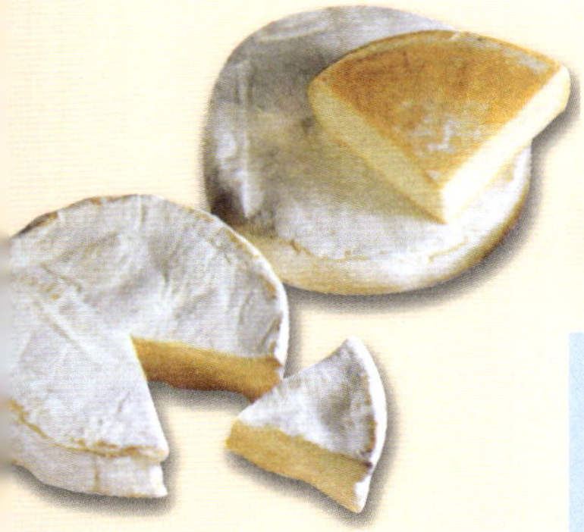

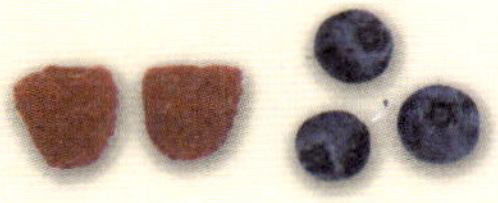

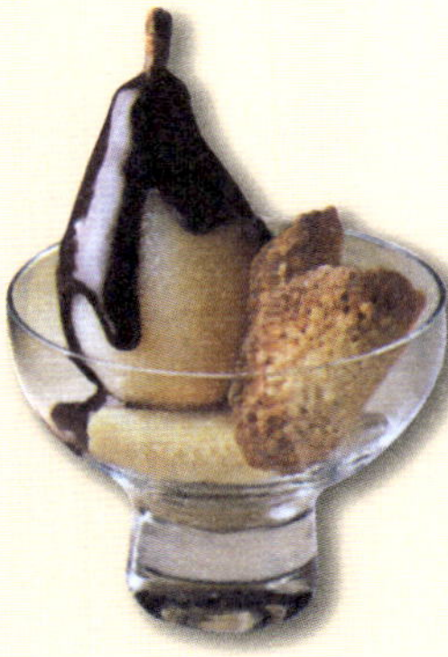

QUINTA-FEIRA

CAFÉ DA MANHÃ

- 1 xícara grande de leite com chocolate
- 4 torradas com manteiga e geléia
- 1/2 papaia

ALMOÇO

- Salada de alface americana, kani-kama e manga
- Frango assado
- Jardineira de legumes (cenoura, vagem, batata)
- Tortinha de fruta

LANCHE

- Granola com iogurte

JANTAR

- Caldo verde
- Purê de batata com um filé grelhado
- 1 laranja-lima ou 1 tangerina

SEXTA-FEIRA

CAFÉ DA MANHÃ

- 1 xícara de leite
- 1 fatia de pão francês com manteiga/geléia
- 1 suco de frutas

ALMOÇO

- Salada de grão-de-bico
- Peixe assado
- Creme de espinafre
- Arroz branco
- Uvas

LANCHE

- 1 copo de leite batido com banana
- 1 fatia de pão integral

JANTAR

- Salada de folhas e mozarela de búfala
- Torta de legumes
- Suco de abacaxi

SÁBADO

CAFÉ DA MANHÃ

- 1 copo de suco de fruta
- 4 torradas com requeijão
- 1 iogurte

ALMOÇO

- Salada de verduras (alface com beterraba, vagem, tomate)
- 1 filé com cogumelos
- Arroz com feijão
- 1 sorvete
- Melancia

LANCHE

- 1 esfiha de carne
- 1 suco de laranja

JANTAR

- Salada de folhas
- Peixe ao forno com batatas
- Ervilha refogada
- 1 salada de frutas

DOMINGO

CAFÉ DA MANHÃ

- 1 xícara grande de leite
- 2 fatias de pão de centeio
- Geléia de laranja e queijo branco
- 1 copo de suco de frutas

ALMOÇO

- Salada de escarola tomate e lascas de laranja
- Peito de frango empanado (assado)
- Macarrão ao alho e óleo
- Salada de frutas

LANCHE

- Suco de melão
- 1 fatia de pão com queijo branco

JANTAR

- Salada de folhas com atum e torradas
- Abobrinha refogada
- Pêssegos
- Gelatina

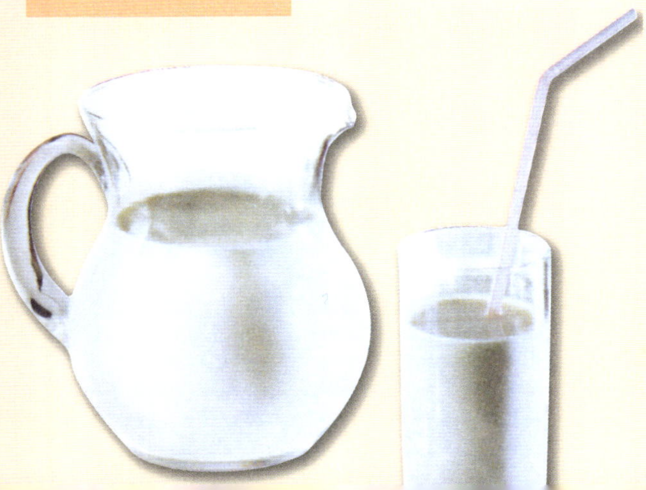

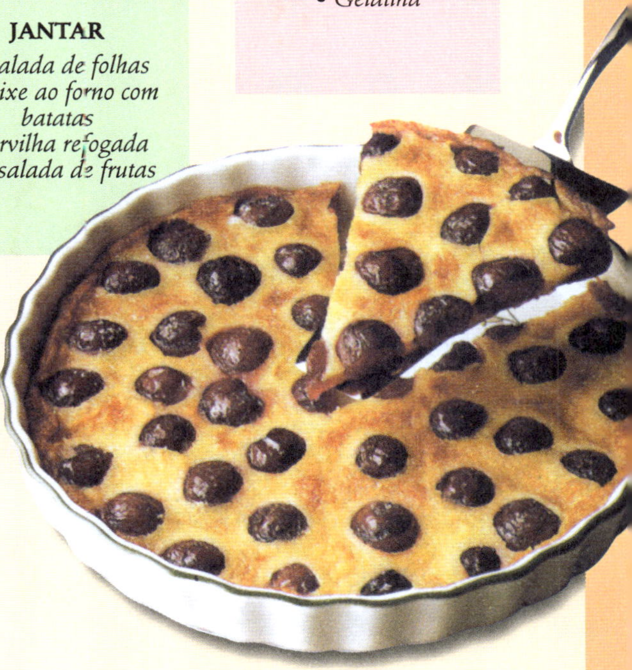

O sono

A gravidez modifica obrigatoriamente algumas funções do organismo da gestante. O sono não escapa a essa regra, e pode parecer difícil e irregular ao longo desses nove meses.

Relaxamento

Deite-se de costas, com os olhos fechados, e se concentre na sua respiração. Alongue bem a nuca, projetando o queixo em direção ao peito e baixando os ombros. Coloque as palmas das mãos no baixo-ventre, a fim de acompanhar o ritmo da respiração.
Respire lentamente, até adotar uma expiração longa e demorada, seguida de uma inspiração sem esforço. A partir desse momento, deite-se de lado, encolhendo as pernas. Coloque um ou dois travesseiros sob a cabeça e outro entre as pernas. De novo, siga atentamente sua respiração e deixe o corpo se descontrair cada vez mais a cada expiração. Comece relaxando os músculos dos pés, continue até a bacia, depois a região das costas, e dos rins, subindo até os ombros. Relaxe os braços, o pescoço, e descontraia todos os músculos do rosto, deixando que as pálpebras fiquem pesadas. Dessa forma, você terá boas chances de pegar no sono.

Você costuma dormir bem? Ou, ao contrário, normalmente tem sono leve? Não se surpreenda se a gravidez modificar seus hábitos nesse aspecto. De um lado, você terá dificuldade para resistir ao sono durante o 1º trimestre, mas nos últimos meses será igualmente difícil entregar-se a ele.

Os primeiros meses

No início da gravidez, você vai sentir um desejo irresistível de dormir em vários momentos do dia. Isso é freqüente e normal, e se deve às modificações hormonais sofridas pelo organismo, e não caracteriza nenhum problema especial de saúde.

Durma muito
Às vezes, essa tendência para a sonolência pode criar dificuldades, sobretudo se você trabalha fora de casa. Mas não se preocupe, pois ela desaparece no final do 3º mês. Na medida do possível, é melhor não lutar demais contra essa necessidade de dormir. De maneira espontânea, você sente vontade de levar uma vida calma e evita atividades até tarde da noite. Aproveite para ter longa noite e de sono e tente reservar momentos de repouso durante o dia.

Não se preocupe
Embora isso seja mais raro, para algumas mulheres o 1º trimestre constitui um período de noites agitadas. A gravidez gera perturbações psicológicas consideráveis, e a gestante pode ser vítima de ansiedades que atrapalham seu sono: medo de não amar a criança o bastante, apreensão às vésperas de uma vida necessariamente diferente... Angústias desse tipo são totalmente normais, e você deve conversar sobre isso com seu parceiro ou com amigos. Siga também os conselhos do médico para combater a insônia (veja box à p. 101).

Aproveite a fase intermediária
O início do 2º trimestre de gravidez é um período de calma em todos os sentidos. Os inconvenientes do 1º trimestre (náuseas, angústia) cessaram, e os dos últimos meses ainda não tiveram início. O seu abdome começa a crescer e em breve você vai sentir os movimentos do bebê, cuja presença se impõe cada vez mais aos outros membros da família.

Todos os elementos contribuem para criar um contexto de bem-estar, favorecendo um sono tranqüilo. Além disso, você ainda consegue dormir em sua posição preferida, inclusive de barriga para baixo: o feto se adapta a todas as posições e nunca fica comprimido.

Os últimos meses

A partir do 5º ou 6º mês, essas condições ideais desaparecem pouco a pouco. Você sente dificuldade para encontrar uma posição que lhe permita dormir confortavelmente, as cãibras a incomodam, tem sonhos inquietantes, ou os movimentos do bebê a despertam durante a noite. Tudo isso explica por que o final da gravidez é quase sempre acompanhado de insônia. Ela não afeta o futuro bebê, que tem seu próprio ritmo de sono e vigília, mas o cansaço que provoca pode obrigar você a repousar mais durante o dia.

Se, apesar de tudo, você não conseguir dormir, o médico pode lhe receitar calmantes ou soníferos leves, para que você não fique excessivamente fatigada antes do parto.

Movimentos que despertam
No final da gravidez, o bebê se mexe mais e seus movimentos podem acordá-la durante a noite. Não existe solução para isso. Pelo menos, você tem um motivo de consolo: um feto que demonstra grande atividade noturna poderá perfeitamente ser um bebê que dorme muito bem à noite.

Cãibras doloridas
Se as cãibras nas pernas ou nos pés atrapalharem seu sono, massageie longamente o músculo dolorido, mantendo a perna bem esticada, e empurre o calcanhar puxando os dedos em sua direção, até que a dor desapareça. Se não conseguir resolver o problema, converse com o médico, pois uma carência de vitaminas pode estar provocando essa rigidez muscular. Um tratamento à base de magnésio e vitamina B pode aliviar o incômodo.

Sonhos agitados
Além de qualquer mal-estar físico, as noites podem ser perturbadas por sonhos agitados. Devido às mudanças que acarreta, a gravidez é um período rico em sonhos, que às vezes se tornam pesadelos, especialmente nos últimos meses, nos quais várias preocupações se manifestam durante o sono: medo do parto, medo de ter uma criança anormal, medo de não lidar com o nascimento da melhor maneira. Esses temores são naturais e você deve conversar sobre eles nas consultas médicas ou nas sessões de preparação para o parto.

Como dormir?

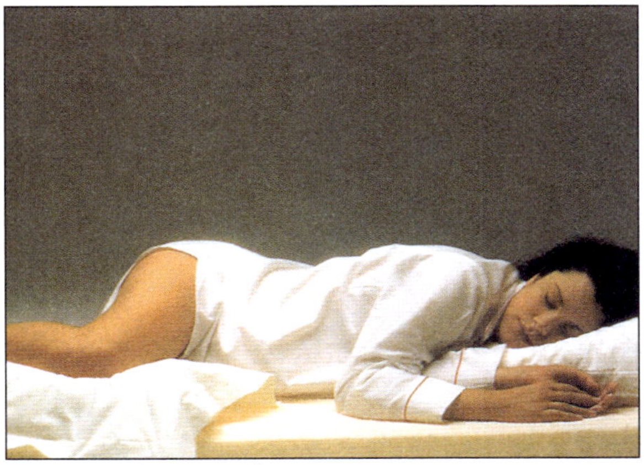

Sobre o lado esquerdo ▷
Quando o volume e o peso do bebê aumentam, dormir de barriga para baixo não é muito agradável. De costas, você também pode ter uma sensação de mal-estar ou dificuldade para respirar. O útero pressiona a bexiga e os vasos sanguíneos, atrapalhando a circulação do sangue e dificultando a respiração. Para evitar esses inconvenientes, durma de lado, de preferência do lado esquerdo.

Com um travesseiro ◁
Deitada sobre o lado esquerdo, você não pressiona a veia cava que leva a circulação sanguínea da parte inferior do corpo para o coração, passando à direita do útero.
Talvez você se sinta melhor se colocar um travesseiro ou uma almofada embaixo do joelho direito. Não se preocupe se não se sentir bem no início: seu corpo vai acabar se adaptando a todas as transformações.

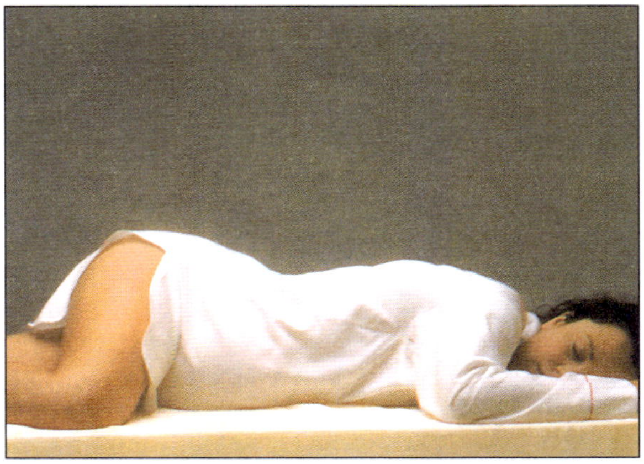

Pequenos distúrbios

Alguns desconfortos, causados pelo esforço adicional imposto ao organismo, podem se manifestar na gravidez. Eles não põem em risco a saúde da mãe nem da criança, mas podem incomodar no dia-a-dia. Por isso, é sempre importante procurar aliviá-los.

Pequenos distúrbios da gravidez	Recomendações do médico	O que você pode fazer
Acidez estomacal. O líquido gástrico retorna mais facilmente para o esôfago, provocando acidez estomacal e refluxo de líquido ácido.	Alguns medicamentos aliviam a acidez estomacal. (Nada de bicarbonato de sódio.)	Evite doces, legumes e verduras cruas, temperos picantes, bebidas gasosas, gorduras cozidas, café. Use sutiã para dormir.
Anemia. Você sente cansaço, perde o fôlego facilmente, fica pálida: está carente de ferro e ácido fólico.	Ferro e ácido fólico. Um exame de sangue no 6º mês para verificar o risco de anemia e, se necessário, tratar uma anemia já instalada.	Como agrião, espinafre, lentilhas, feijão-branco, frutas secas, gema de ovo, fígado, chocolate, escarola, melão, queijo, abacate, pimentões e fígado de aves para o ácido fólico.
Cãibras. Cãibras nas panturrilhas e nos pés a acordam à noite.	Magnésio e vitamina B_6 para aliviá-las.	Massageie a panturrilha de baixo para cima, puxando o pé em direção à perna; caminhe descalça em um piso de ladrilhos: durma com um apoio sob os pés, em posição mais elevada.
Coceira, comichões. Freqüentes no final da gravidez, são de intensidade variável. Podem ser causadas por modificação no funcionamento do fígado.	Um exame do fígado para eliminar a possibilidade de doença hepática; anti-histamínicos.	Evite produtos de higiene que causem alergia (perfumes, desodorantes). Use sabonetes naturais (por exemplo, de glicerina) e prefira roupas de algodão.
Constipação e gases. Você está constipada há pouco tempo ou uma prisão de ventre habitual se agravou. A progesterona deixa o intestino mais preguiçoso na gravidez.	Supositórios de glicerina e óleo de parafina. Outros laxantes são perigosos para você e o futuro bebê. Beba água mineral rica em magnésio.	Coma legumes verdes; evite alimentos ricos em amido, exceto arroz; prefira o pão semi-integral; beba um copo de água sem gás ao acordar; caminhe meia hora por dia.
Corrimentos. Perdas vaginais pouco abundantes, esbranquiçadas e inodoras, podem ser causadas pelas modificações hormonais. Atenção: uma perda de líquido opalescente pode significar uma fissura na bolsa-d'água.	Nesses casos, os corrimentos são acompanhados por coceiras ou ardores localizados.	Cuide de sua higiene íntima. Evite sobretudo as duchas vaginais. Prefira calcinha de algodão. Use absorventes diários com moderação pois favorecem micoses e germes.
Dores abdominais. Além dos espasmos dos primeiros meses, 50% das mulheres sofrem de dores no abdome, na virilha ou na região do sacro, a partir do 5º mês.	Vitaminas e relaxantes musculares.	O repouso é a única regra para aliviar as dores. Consulte o médico para verificar se não são contrações de parto.
Dores no púbis. Essas dores durante o 3º trimestre ocorrem pela atuação dos hormônios na junção dos ossos da bacia.	Vitaminas do grupo B, às vezes, são eficazes. Coletas do líquido para verificar a possibilidade de infecção vaginal ou micose.	Aproveite todos os momentos de repouso.
Vontade de urinar. Você sente desejo freqüente de urinar, pois a necessidade surge quando a bexiga ainda está pela metade.	Se você sentir ardor ao urinar, um exame de urina e, se necessário, um tratamento para combater a infecção urinária.	Beba líquidos em abundância para prevenir o ardor causado pelo excesso de concentração da urina.

Pequenos distúrbios da gravidez	Recomendações do médico	O que você pode fazer
Cansaço, sonolência. Durante os primeiros meses, você sente sono e cansaço sem razão aparente.	Nada especial, a não ser repouso!	Durma pelo tempo necessário. Se possível, durma um pouco após o almoço e não vá dormir tarde da noite.
Dores nas costas. A partir do 5º mês, talvez você sinta dores nas costas. O útero aumentou de tamanho e pressiona a coluna vertebral.	Repouso, calor (bolsa de água quente) e infiltrações antiinflamatórias, no caso de lombalgia (dor lombar) ou dor ciática.	Exercícios diários ajudam a reforçar os músculos do ventre e das costas; natação (nado de costas); adote posições corretas para caminhar, carregar pesos etc. (veja à p. 106).
Hemorróidas. Essas veias varicosas na região do ânus são freqüentes no final da gravidez, provocando coceiras, mas diminuem depois do parto.	Pomadas à base de antiinflamatórios e analgésico, e tônicos venosos em caso de crises — excepcionalmente, uma pequena cirurgia para retirar um trombo, ou seja um coágulo.	Procure um tratamento para a constipação (veja à pág. ao lado) e evite alimentos muito picantes.
Insônia. No final da gravidez, pode ser que tenha insônia. O futuro bebê se mexe demais; as dores e câibras a acordam durante a noite.	Um sonífero leve, no caso de insônias mais persistentes.	Coma pouco à noite; evite bebidas excitantes; chás de ervas podem ajudar a recuperar o sono; faça um pouco de relaxamento (veja à p. 98). Durma em um colchão firme.
Mal-estar e desmaios. Podem ser provocados pelas variações da pressão arterial ou por uma queda da taxa de açúcar no sangue.	Exames para verificar vertigens de origem diabética ou cardíaca, caso os distúrbios sejam persistentes.	Passe lentamente da posição horizontal para a vertical; durma de preferência do lado esquerdo; evite ficar em pé por muito tempo.
Náuseas e vômitos. Da 3ª semana ao 4º mês, os vômitos biliares pela manhã, em jejum, as náuseas e a salivação excessiva são freqüentes, mas inofensivos.	Medicamentos para combater o vômito (os chamados antieméticos) e as náuseas. Se você vomita com muita freqüência e está perdendo peso, uma hospitalização pode ser necessária para combater a desidratação.	De manhã, levante-se lentamente; e se possível tome o café da manhã na cama. Coma porções pequenas de cada vez, mas com freqüência; evite alimentos indigestos; beba bastante líquido; descanse o máximo possível.
Salivação. Às vezes, a salivação aumenta muito no final da gravidez, desaparecendo depois do parto.	Nenhum tratamento pode resolver esse problema.	Faça mais esforço para engolir a saliva, ou tente cuspir quando sentir incômodo.
Sangramentos do nariz e das gengivas. Às vezes, o nariz pode sangrar. As gengivas, mais frágeis, sangram durante a escovação.	Remoção do tártaro, realizada por um dentista.	Escolha uma escova de dentes macia; massageie as gengivas com um jato de água suave.
Seios doloridos. Quase todas as mulheres grávidas têm seios hipersensíveis nos três primeiros meses de gestação. Às vezes, os mamilos ficam doloridos.	Não há recomendação específica.	Cuide bem de seus seios, escolha um sutiã de tamanho maior; prefira os de algodão; poupe os mamilos quando aplicar cremes ou loções.
Transpiração. Você transpira mais do que o normal, sob a ação dos hormônios.	Nada em especial.	Talco e loções refrescantes sem álcool. Tome banho à noite.
Varizes, peso nas pernas. As varizes aparecem ou se agravam, quase sempre acompanhadas de uma sensação de peso nas pernas, câibras, coceiras, formigamentos ou inchaço das pernas e dos tornozelos. Elas vão aumentar até o final da gravidez e diminuir em seguida, após o parto.	Meias ou *leggings* de compressão, para evitar o agravamento das varizes; tônicos venosos, em forma de creme ou gel, que podem trazer alívio momentâneo. Se a varizes persistirem após o parto, é preciso consultar um especialista (médico vascular) para tratar o problema.	Evite calçados com elásticos, calças justas e botas. Não fique de pé por muito tempo, nem sentada com as pernas cruzadas. Evite objetos quentes sobre as pernas, banhos de sol, depilação com cera quente. Faça massagens leves; lave as pernas e os pés com água morna e fria; durma com as pernas em posição elevada.

Beleza e cuidados com o corpo

O fato de estar grávida não é motivo para você se descuidar da forma física e da beleza. Algumas precauções simples ajudam a aliviar o que se costuma chamar de "inconvenientes da gravidez".

As unhas

Em geral, os hormônios da gravidez têm efeito benéfico para unhas: elas ficam mais fortes e crescem com rapidez. No entanto se achar que elas estão mais frágeis, corte-as. Elas voltarão a crescer duras e fortes depois do nascimento do bebê. Caso você tenha o hábito de lixar e pintar as unhas, continue fazendo-o tranqüilamente.

Se é verdade que o cansaço, as modificações hormonais e o aumento de peso afetam algumas mulheres mais do que outras, é preciso lembrar que alguns inconvenientes podem ser facilmente evitados — basta um pouquinho de esforço. Agora você vai saber como pode tirar partido, da cabeça aos pés, das mudanças que a gravidez provoca em seu corpo.

Os *cabelos*

Seus cabelos nunca foram tão bonitos nem tão abundantes. Sob o efeito dos estrógenos, hormônios secretados em grande quantidade (veja à pág. 30), a gravidez melhora os cabelos secos e quebradiços, chegando até a reduzir a queda. Às vezes, ela prejudica os cabelos oleosos, mas isso não é grave, contanto que você os lave com xampu suave e evite, na medida do possível, usar o secador muito perto do couro cabeludo ou quente demais, o que poderia agravar o problema. Depois do xampu, aplique um condicionar com efeito regenerativo.

Alguns dermatologistas não recomendam descolorir os cabelos e fazer permanentes durante a gravidez, para evitar reações alérgicas inesperadas. Mas nada a impede de utilizar tinturas vegetais, menos agressivas.

Nas primeiras semanas após o parto, talvez tenha a impressão de que seus cabelos estão caindo muito. Na verdade, trata-se de uma queda normal. Para aliviá-la e acelerar o crescimento, trate os cabelos à base de vitaminas e cistinas, e tome sais de ferro durante um ou dois meses.

A *pele*

Durante a gravidez, a cútis fica mais bonita. Parece mais fina, mais transparente. O repouso, a abstenção de tabaco e álcool e uma boa alimentação melhoram os aspectos da pele do rosto.

O rosto
Os hormônios ressecam a pele. Se você já tinha pele naturalmente seca antes de engravidar, mude seus produtos de

Cuide do seu corpo

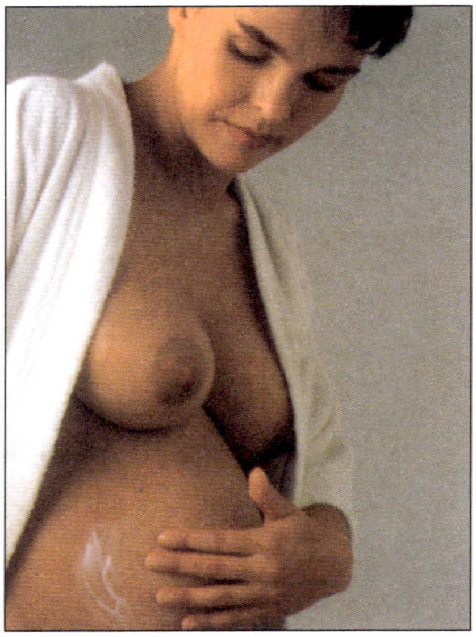

O *abdome* △
Com um creme à base de elastina ou óleo de amêndoas doces, massageie regularmente o abdome, partindo do umbigo em direção às laterais.

beleza. Evite loções tônicas à base de álcool para não ressecar mais ainda a cútis, e use um creme hidratante. Deixe sua pele respirar ao máximo, e evite bases, pois obstruem os poros.

• *A "máscara gravídica"*. Sempre sob o efeito dos hormônios, algumas mulheres (sobretudo as morenas) sofrem às vezes uma alteração dos pigmentos. A "máscara gravídica" (que os especialistas chamam de "cloasma") se manifesta no rosto sob a forma de manchas escuras e quase simétricas na testa, nas têmporas, nas maçãs do rosto e nas bochechas — daí o nome "máscara". Infelizmente, ainda não existe um meio de evitar essas acumulações de pigmentos que dão a impressão de manchas. No entanto, você pode limitar seus efeitos de duas maneiras: nunca se exponha ao sol sem aplicar um protetor solar fator máximo, e evite todos os produtos cosméticos perfumados e alcoolizados. Peça orientação ao farmacêutico, à atendente ou ao médico, se não puder identificar se o cosmético tem ou não perfume ou álcool.

Em geral, a máscara gravídica desaparece após o parto, mas isso pode ocorrer lentamente. Se ela continuar mesmo assim, consulte um dermatologista. Ele vai lhe receitar um preparado para despigmentação, aconselhando-a a nunca se expor ao sol sem a máxima proteção possível. Também não é recomendado qualquer tipo de bronzeamento artificial.

• *Maquiagem e sua remoção*. Este item só tem uma regra: faça o que lhe agrada. O importante é que você se sinta bonita. Apenas tome cuidado com produtos à base de álcool e perfumados, pois durante a gravidez o risco de alergias é grande. Para remoção da maquiagem, dê preferência a produtos suaves e não-adstringentes.

• *O pescoço, o colo e os braços*. Entre o 2º e o 5º mês de gravidez, podem aparecer pequenos pontos vermelhos em forma de estrela. Não se preocupe: esses "angiomas estelares" desaparecem, em geral, apenas, três meses após o parto.

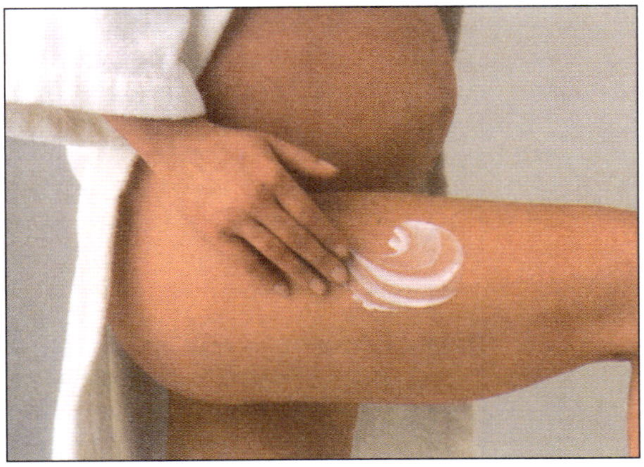

As pernas △
Se sentir as pernas pesadas, massageie as coxas com movimentos circulares e regulares, de dentro para fora. Use um creme à base de elastina, ou somente óleo de amêndoas doces. Isso ajuda a manter a elasticidade da pele, mas não tenha ilusões de que todas as estrias vão desaparecer.

As mamas ▽
Com as mãos espalmadas, faça massagens leves, subindo dos mamilos em direção aos ombros.

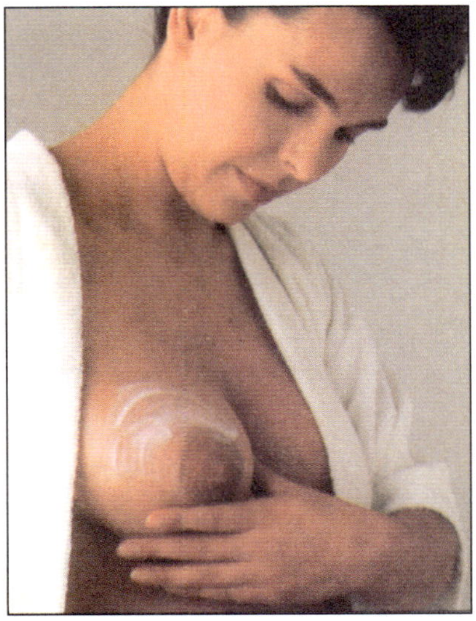

O corpo
Talvez as aréolas das mamas fiquem mais escuras, ou uma linha vertical marrom apareça no meio do abdome, ou suas cicatrizes fiquem mais visíveis.
Tudo isso é normal e vai desaparecer dois ou três meses após o parto, quando cessa a influência dos hormônios da gravidez. A linha no abdome vai se atenuar com o tempo, e exercícios de musculação vão devolver a elasticidade da pele — mas isso pode demorar algum tempo.
• *As estrias.* Estrias esbranquiçadas podem surgir durante a gravidez e permanecer depois (embora sua cor se abrande alguns meses após o parto), caso exista predisposição e sua pele tenha perdido a elasticidade. Use cremes antiestrias para hidratar a pele; no entanto, nada pode prevenir a aparição dessas estrias no abdome, nas nádegas, nas coxas e nos seios. Elas não se relacionam apenas com o aumento de peso, mas também com a elasticidade da pele, que é hereditária. Por isso, massageie a pele todos os dias com creme à base de elastina ou com óleo de amêndoas doces.
• *Cuidados com o corpo.* Para o corpo, valem os mesmos conselhos que para o rosto: utilize produtos antialérgicos. Use sabonete suave e, se desejar, aplique um leite suave e não-perfumado para favorecer o equilíbrio da pele.

OS SAPATOS

Você tropeça com freqüência? Isso é normal: o centro de gravidade se deslocou e as articulações ficaram mais frágeis. Não é o momento de usar saltos altos que podem desequilibrá-la mais ainda. Prefira os sapatos baixos, com saltos de, no máximo, 3 cm. Quanto às botas, trate de esquecê-las até o próximo ano, pois elas comprimem as panturrilhas e podem causar inchaço nas pernas e nos pés (edemas), até mesmo varizes. Lembre-se de que talvez tenha de comprar sapatos maiores.

As *mamas*

Durante a gravidez, você deve usar sutiã, mesmo que não o use normalmente. Desde os primeiros dias, os seios incham sob a atuação da hipersecreção hormonal. A pele das mamas é extremamente frágil. Para que o peso não a estique demais, use um sutiã que lhes dê boa sustentação, de bicos profundos e alças largas. Use-o também à noite, e reforce a tonicidade da pele com duchas de água fria. Ainda que sua firmeza e seu porte não sejam exatamente os mesmos depois da gravidez (e isso nada tem a ver com a amamentação), você pode conservar mamas muito bonitas, mas talvez passe a usar sutiãs de tamanho maior.

A *silhueta*

Antes de mais nada, preste muita atenção à sua postura. Sente-se, deite-se e fique de pé corretamente: esses são gestos de importância fundamental num momento em que as pernas e as costas sofrem o peso de uma carga suplementar. Em geral, os médicos aconselham um aumento de peso de apenas 10 a 12 quilos durante a gravidez, para evitar uma sobrecarga. Porém, muitas mulheres têm aumento de peso ainda maior, sem que isso necessariamente, acarrete dificuldades.

A sua silhueta também depende da maneira como se veste. Roupas confortáveis — sem esquecer os calçados baixos e de tamanho apropriado (veja box à esquerda), favorecem a sua silhueta e contribuem para seu bem-estar, fazendo com que você se sinta melhor.

A postura corporal
Aprenda a ficar de pé ou sentada sem que seu abdome a incomode. Faça regularmente alguns movimentos de ginástica simples, ou mesmo um pouco de esporte (veja à p. 116). Fique bem reta, oscile a bacia para a frente sem arquear os rins nem contrair os músculos abdominais. Com exercícios apropriados (veja à p. 116). Fique bem reta, oscile a bacia para a frente sem arquear os rins nem contrair os músculos abdominais. Com exercícios apropriados (veja às p. 106 e 111), você pode exercitar alguns músculos, como os das costas, que sofrem desgaste especial ao longo da gravidez. Com os exercícios, você ganha mais elasticidade, agilidade e bem-estar físico.

As roupas
Acima de tudo, devem ser confortáveis, o que não significa deselegantes. Usando calças de malha com uma blusa pulôver amplo, você pode associar o bem-estar à estética. Procure conjuntos modernos e, principalmente, calças de tamanho variável e corte perfeito, para você usar do início ao fim da gravidez. Algumas mulheres ficam muito bem em camisetas grandes (no verão) ou em pulôveres bem compridos (no inverno), realçando o abdome com um lenço grande amarrado logo abaixo dele. Todas as fantasias são permitidas, com uma condição:

que as roupas não apertem seu corpo, gerando desconforto.

• *Roupas íntimas.* Escolha as de algodão para evitar alergias e micoses. Os tecidos favorecem a proliferação de germes vaginais, principalmente durante a gravidez.

• *Meias e* **leggings.** Uma vez que o uso de ligas é praticamente impossível, pois pode prejudicar a circulação, desista das meias e prefira os *leggings*. Existem alguns especialmente concebidos para gestantes. Se sente as pernas pesadas ou tem varizes, compre meias elásticas. Não se aborreça com isso: existem ótimos artigos, em todas as cores, que oferecem o conforto e o bem-estar de que você tanto precisa.

Outras dicas para sua beleza

• *Água.* Sabemos que a água é fundamental para a saúde e o bem-estar de todo ser humano. As necessidades de uma mulher grávida por esse elemento natural são ainda maiores. Por isso, durante a gravidez, procure tomar de dois a três litros por dia. A água contribui para a boa atividade do intestino e dos rins e é essencial para a eliminação de toxinas — o que resulta numa pele bonita e sadia.

• *Sal.* Diminua a quantidade de sal de sua alimentação para evitar o excesso de retenção de líquido — a gestante costuma ser mais propensa a esse tipo de problema. Um dos sintomas típicos é o inchaço das pernas e dos pés.

• *Acnes.* Devido aos hormônios da gravidez, a oleosidade da pele pode aumentar, assim como a probabilidade de ocorrer acne. Se necessário, faça limpezas de pele periódicas em consultórios de dermatologia, desde que não sejam utilizados ácidos — eles são vetados durante a gravidez porque podem prejudicar o feto.

• *Varizes.* Além de usar meias elásticas, lembre-se de sentar e apoiar as pernas em um banco ou em outro suporte quando as sentir cansadas, mantendo-as elevadas. Faça uma massagem leve para ativar a circulação. Sempre que puder, ande descalça ou utilize sapatos sem salto.

EU GOSTARIA DE SABER

É verdade que a acne desaparece durante a gravidez?

• Sim, com bastante freqüência, mas infelizmente não para sempre.
A acne volta depois do parto.
Se ela se agravar durante a gravidez, o que às vezes acontece, evite exposição ao sol e consulte o dermatologista para fazer uma limpeza de pele e um tratamento.

O que são estrias?

• São marcas esbranquiçadas em forma de listras que aparecem na pele.
São provocadas pela ruptura das fibras elásticas da derme, pois a pele se torna menos elástica, e não pelo fato de a pele esticar-se.
Portanto, um grande aumento de peso não é a única causa de estrias, mas pode contribuir para seu surgimento. Em geral, aparece no 6° mês de gravidez.
As mulheres mais jovens parecem ser mais suscetíveis a elas.

É preciso usar cinta de gravidez?

• Sua eficácia nunca foi comprovada, mas seu uso muitas vezes atenua dores lombares e na região do baixo-ventre.
Se os músculos abdominais não forem exercitados, vão precisar de muito mais tempo para recuperar o tônus após o parto.
Portanto, exercite-se!

Em caso de corrimentos, que tipo de proteção é melhor?

• Troque a calcinha com freqüência ou use absorventes diários, mas com moderação para evitar irritações e alergias.
Procure o médico em caso de hemorragia, e evite totalmente os tampões por causa dos riscos de infecção.

É verdade que a gravidez torna os dentes e as gengivas mais frágeis?

• Com uma alimentação equilibrada, você não vai ter problemas de descalcificação.
Mas muitas mulheres sofrem de gengivite durante a gravidez, devido à fragilidade dos vasos sanguíneos, ao tártaro e à placa dentária.
Peça a seu dentista que remova o tártaro, e trate a gengivite com bochechos.
É preciso cuidar bem dos dentes (escovação regular, visitas ao dentista).

A pele pode ressecar durante a gravidez?

• Por causa dos hormônios, a pele do rosto e do colo pode realmente ressecar um pouco, agravando a situação das peles naturalmente secas e frágeis.
Para minimizar esse efeito, use cremes adequados para o dia e para a noite, que não contenham ácidos.

Ginástica no dia-a-dia

Ao longo da gravidez, o futuro bebê vai ficar cada vez mais pesado, afetando o equilíbrio da mãe. Alguns exercícios simples, praticados regularmente, ajudam a adotar as posturas corretas e evitar dores nas costas.

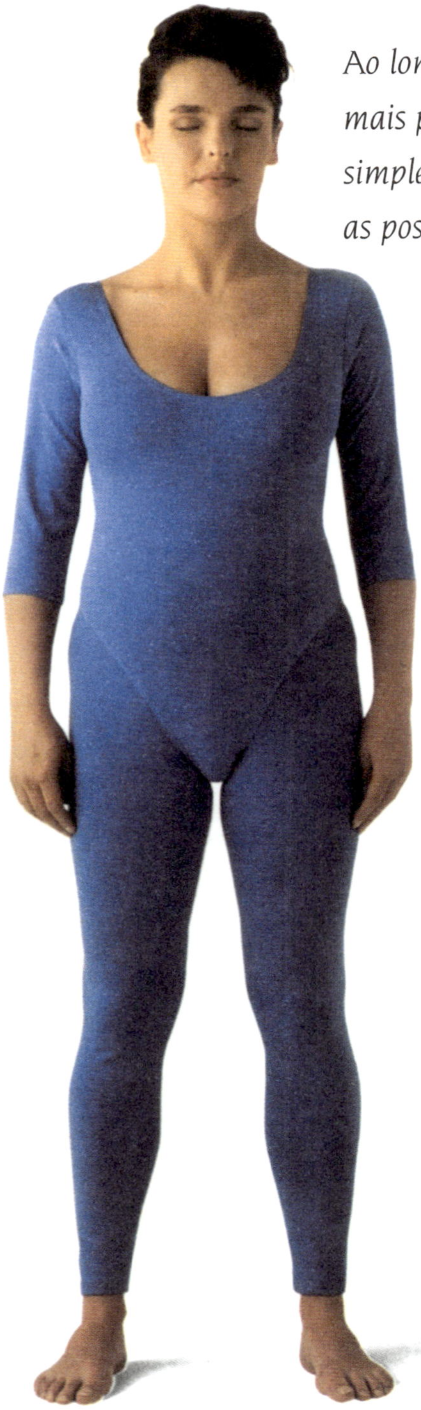

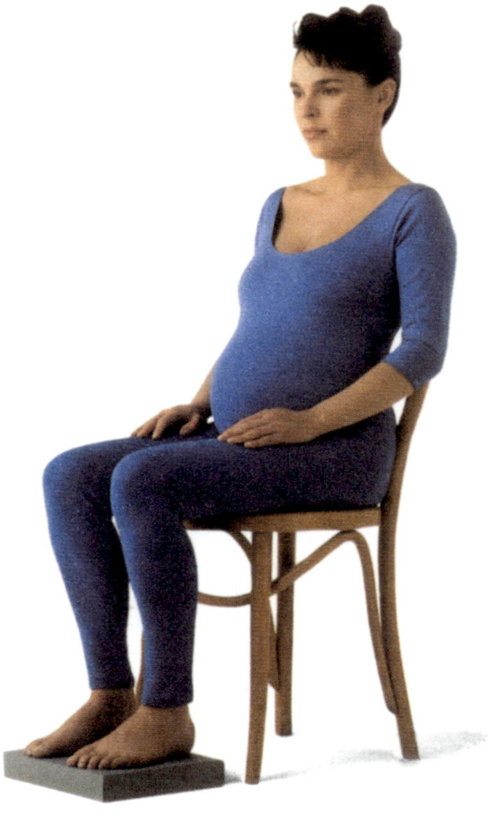

FIQUE EM PÉ E ALONGUE-SE

Este exercício permite alongar as vértebras e os músculos cervicais. Fique de pé, com os pés ligeiramente afastados um do outro, numa distância igual à largura da bacia. Feche os olhos. Tente sentir de que maneira você se mantém em equilíbrio.

Você vai sentir seu corpo oscilar ligeiramente da frente para trás e da direita para a esquerda (ver adiante o item "Oscilação da bacia"). Imagine então que um vaso foi colocado no alto de sua cabeça, e que você tenta erguê-lo ainda mais sem deixá-lo cair.

SENTE-SE DE MANEIRA ERETA

Para evitar dores ciáticas, dores nas costas e problemas de circulação, você tem de sentar-se com o eixo das coxas formando um ângulo reto com o do abdome.

As cadeiras, porém, costumam ser altas demais, o que leva a cruzar as pernas para reequilibrar o corpo. Desestabilizada, a coluna vertebral atrapalha circulação dos membros inferiores. Nesse caso, use um apoio para os pés.

Para deitar, faça diferente

Você se movimenta com menos agilidade e talvez o abdome a incomode. Aqui vão alguns conselhos para passar da posição vertical para a horizontal. Esta maneira de proceder tem de se tornar um reflexo. Repita o exercício várias vezes seguidas: você ficará surpresa em verificar como é fácil.

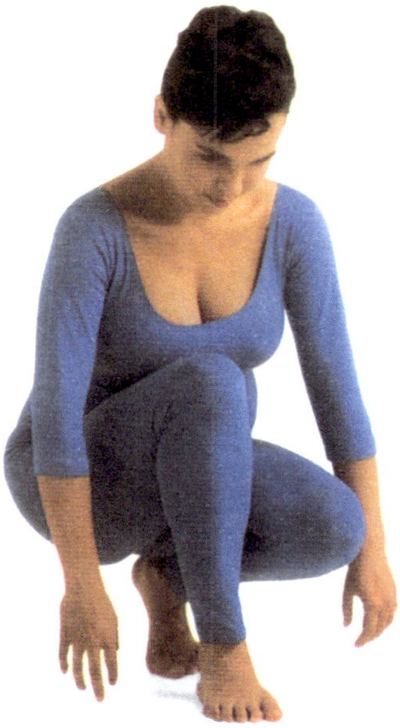

1. *Primeiro, fique de cócoras mantendo as costas bem eretas. Assim, todo o peso do corpo repousa sobre as pernas, e você não força nem as costas nem os músculos abdominais.*

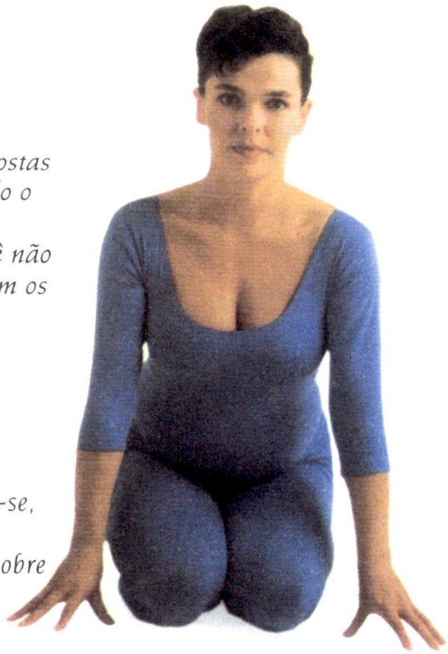

2. *Em seguida, ajoelhe-se, com as nádegas ligeiramente apoiadas sobre os tornozelos.*

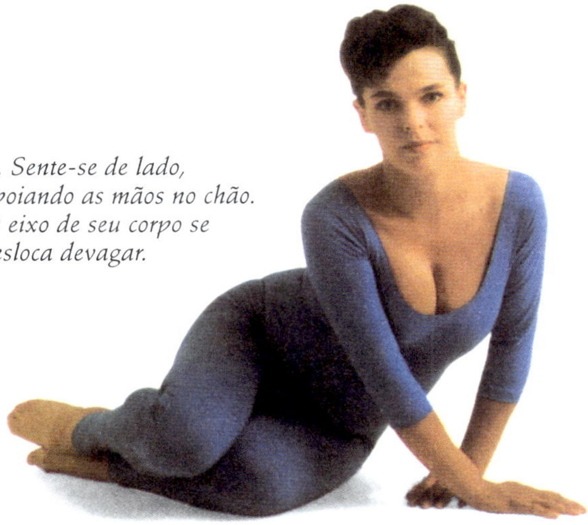

3. *Sente-se de lado, apoiando as mãos no chão. O eixo de seu corpo se desloca devagar.*

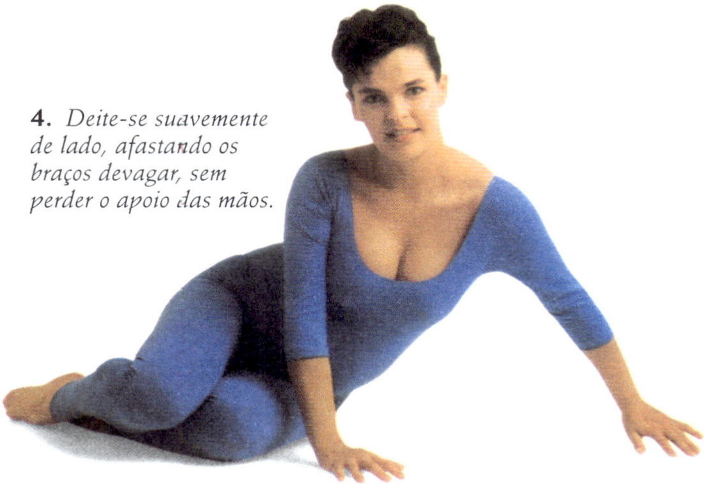

4. *Deite-se suavemente de lado, afastando os braços devagar, sem perder o apoio das mãos.*

Quando você se deita de costas, talvez se sinta incomodada. Se for esse o caso, mude de posição, deitando-se do lado esquerdo. O incômodo se deve à compressão que o peso do feto e o volume do útero causam sobre alguns vasos sanguíneos. No final da gravidez, só o útero pesa 1 quilo, a criança pesa cerca de 3 quilos, o líquido amniótico cerca de 1 quilo, e a placenta 500 gramas. Portanto, não surpreende que, com essa carga fora do comum de cerca de 6 quilos, a parede dos vasos sanguíneos seja comprimida e o fluxo de sangue fique inevitavelmente mais lento.

5. *Agora, você pode se deitar completamente. Flexione os braços e deslize devagar até ficar de costas.*

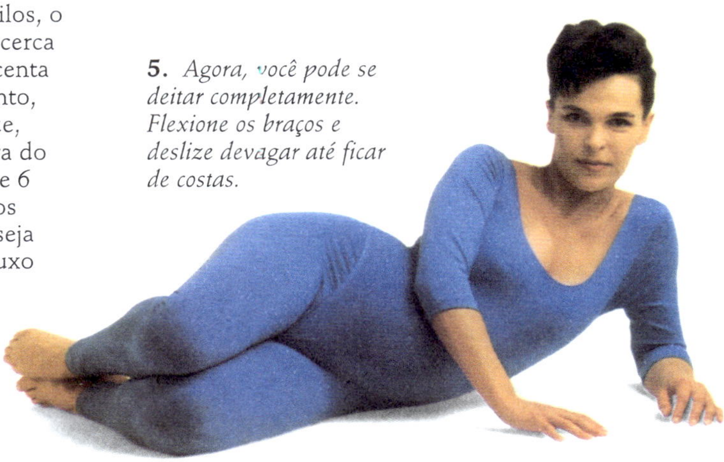

Exercício para as pernas

Para favorecer a circulação do sangue nas pernas, este exercício deve ser praticado regularmente (se possível, depois daquele da "ponte", que permite alongar a coluna vertebral, veja à p. 130). Exercite cada perna várias vezes seguidas. Se sentir cansaço nas coxas, pode apoiá-las com as mãos.

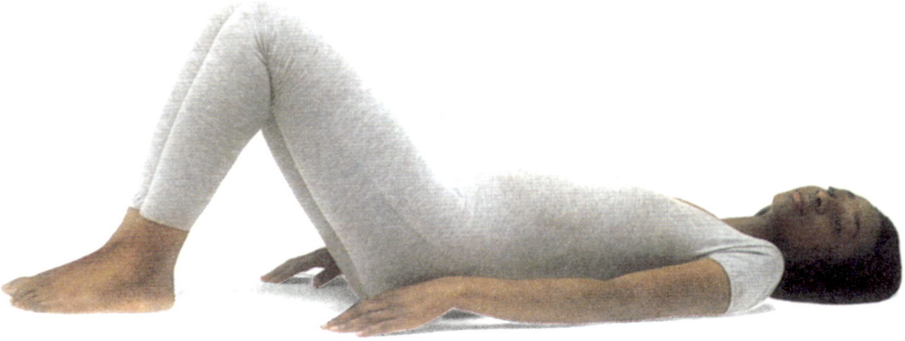

1. *Deite-se de costas, com as pernas flexionadas; respire profundamente.*

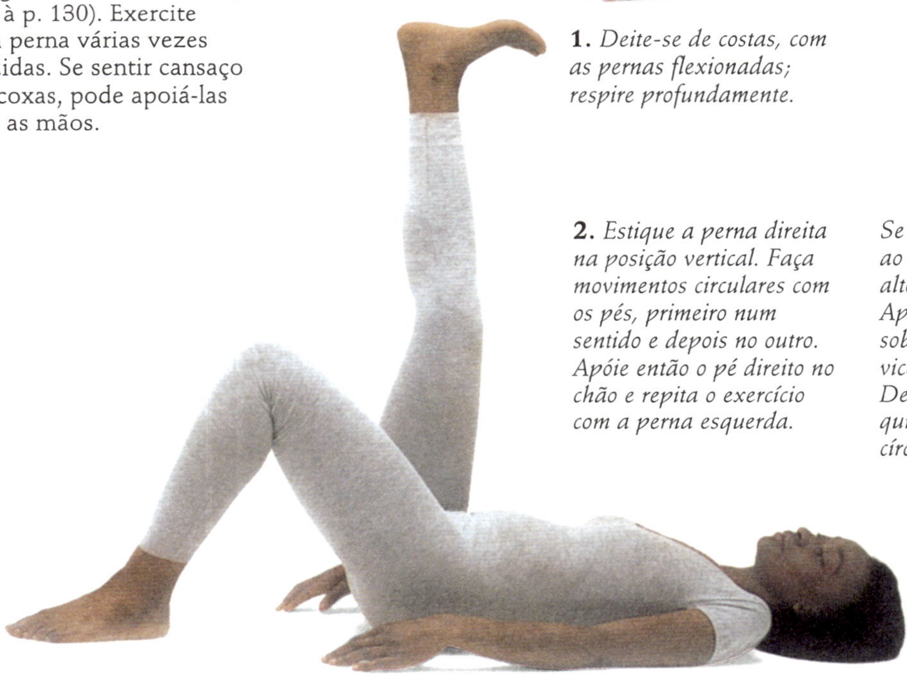

2. *Estique a perna direita na posição vertical. Faça movimentos circulares com os pés, primeiro num sentido e depois no outro. Apóie então o pé direito no chão e repita o exercício com a perna esquerda.*

Se sentir dores ou tensão ao esticar a perna para o alto, não insista. Apóie o tornozelo direito sobre o joelho esquerdo (ou vice-versa). Depois, gire o pé como se quisesse desenhar um círculo.

Oscilação da bacia em posição vertical

Quando você está de pé, sobretudo no final da gravidez, o bebê empurra o ventre para a frente, obrigando-a a arquear as costas. O exercício ao lado permite diminuir a curvatura das costas e ao mesmo tempo tornar o ventre mais leve. Repita-o várias vezes e lembre-se de endireitar o corpo assim que ficar em pé.

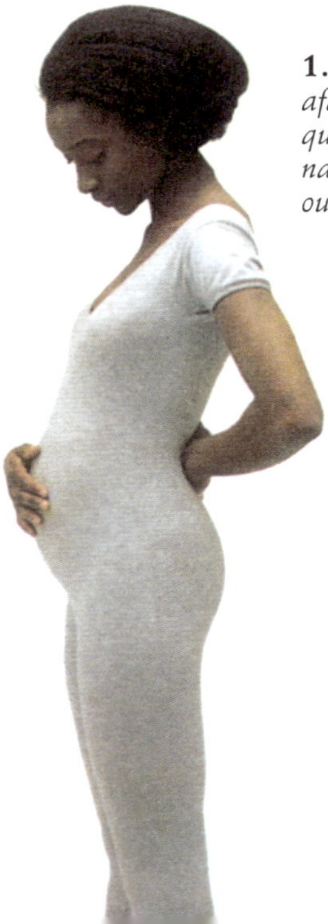

1. *De pé, com os pés afastados na largura dos quadris, coloque uma mão na altura do umbigo e a outra na cavidade lombar.*

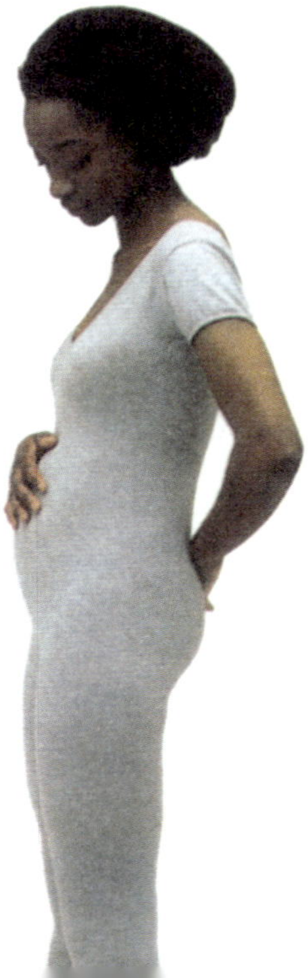

2. *Deslize a mão para baixo, em direção às nádegas, enquanto a mão colocada no abdome sobe em direção ao peito. Deixe a bacia seguir esse movimento. O púbis se projeta para o alto. A curvatura lombar diminui. O ventre fica mais leve.*

Levante-se por etapas

Levantando-se por etapas, você evita o desgaste dos músculos abdominais e os movimentos que comprometem as costas.

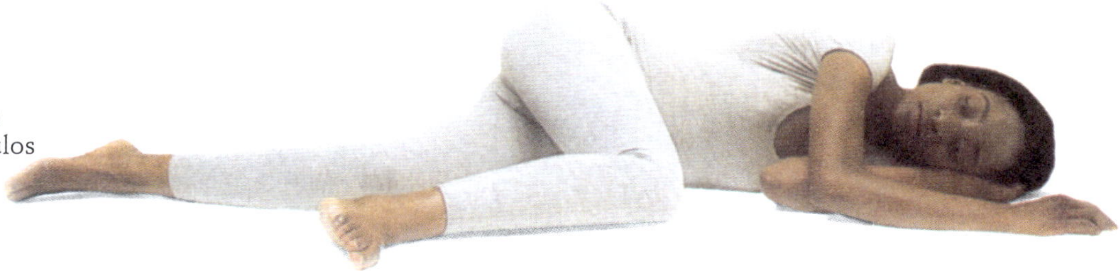

1. *Você está deitada de costas, na cama ou no chão, depois de um exercício. Flexione as pernas, com os pés esticados, para se virar de lado.*

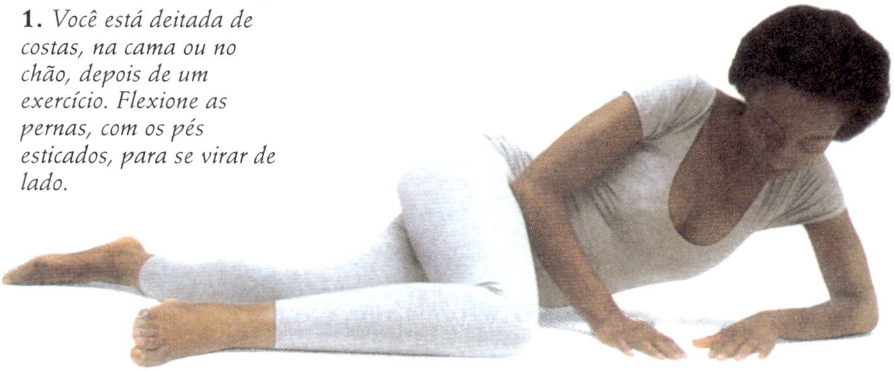

2. *Apóie no chão a mão que está em cima e use o outro cotovelo para erguer-se. Enrole o corpo para ficar de cócoras.*

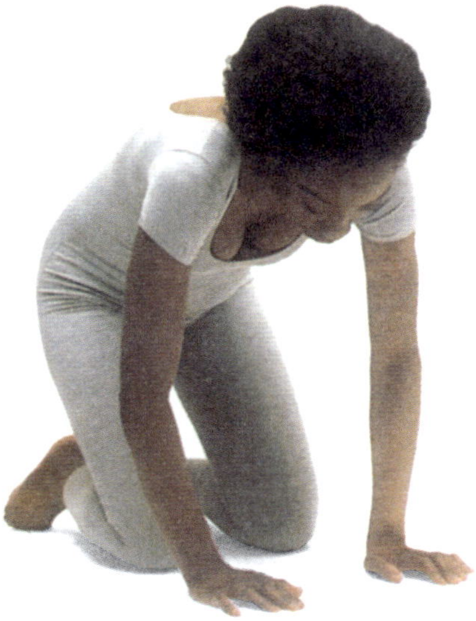

3. *Certifique-se de que está firmemente apoiada nos joelhos e nas mãos. Aproxime as mãos dos joelhos.*

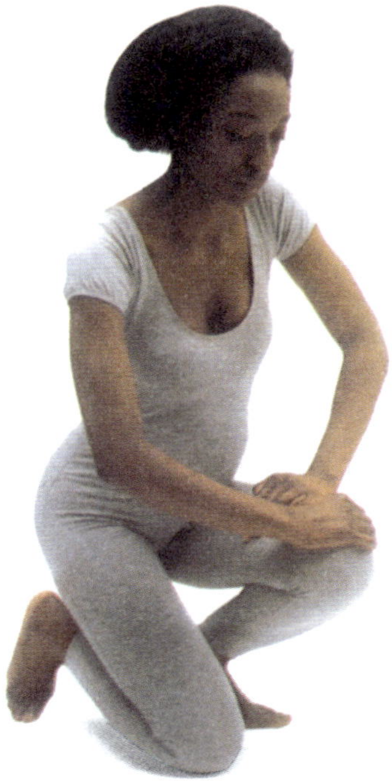

4. *Apóie um pé no chão, cuidando para que ele fique o mais perto possível do joelho oposto, e mantenha as costas eretas.*

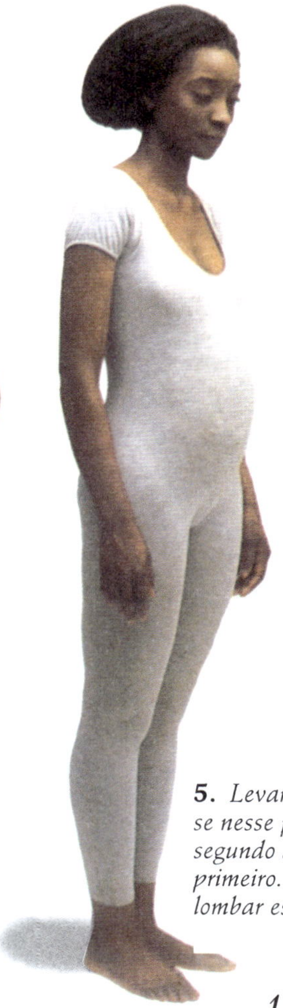

5. *Levante-se, apoiando-se nesse pé e colocando o segundo ao lado do primeiro. A curvatura lombar está correta.*

MASSAGEM DO PESCOÇO E DA NUCA
Massagear a região do pescoço e da nuca, onde em geral a tensão se acumula, propicia o relaxamento muscular e a circulação.

1. *Comece instalando-se de maneira confortável, por exemplo, sentada com as pernas cruzadas. Erga um pouco as nádegas para que o eixo das coxas fique em ângulo reto com o do abdome. Mantenha-se ereta, com as mãos apoiadas nos joelhos. Feche os olhos, se isso ajudá-la a sentir melhor os movimentos.*

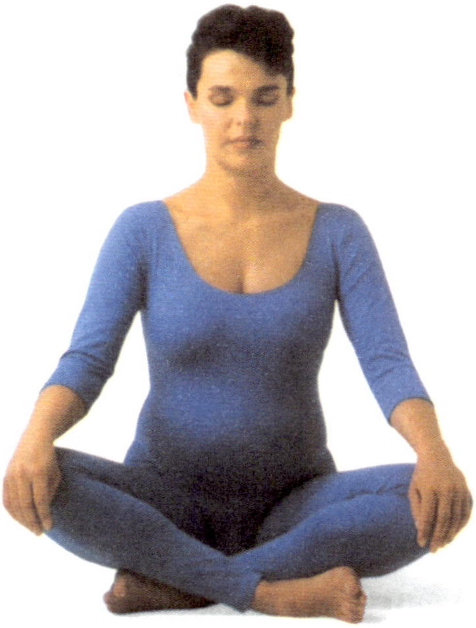

Você vai começar com movimentos da frente para trás.

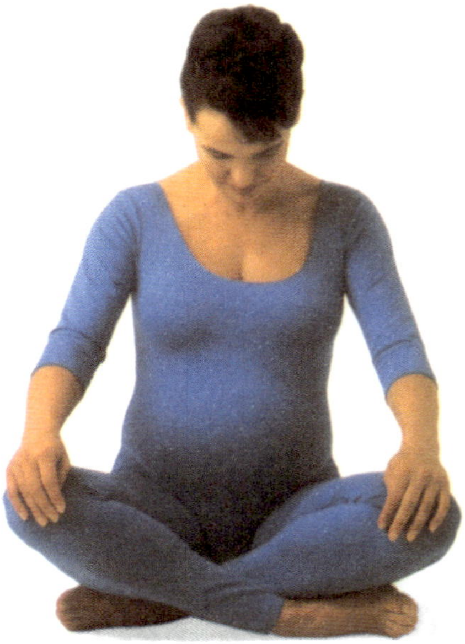

2. *Incline a cabeça para a frente, de modo que o queixo toque o alto do peito. Depois, endireite-a lentamente.*

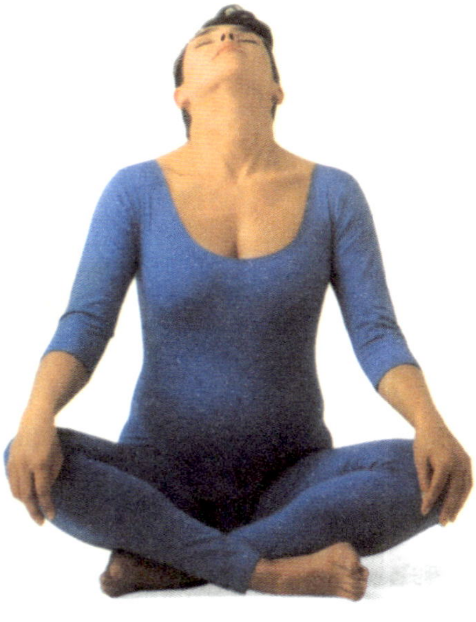

3. *Deixe a cabeça ultrapassar o eixo dos ombros, até que ela se incline para trás. Endireite a cabeça e repita o mesmo exercício 5 vezes.*

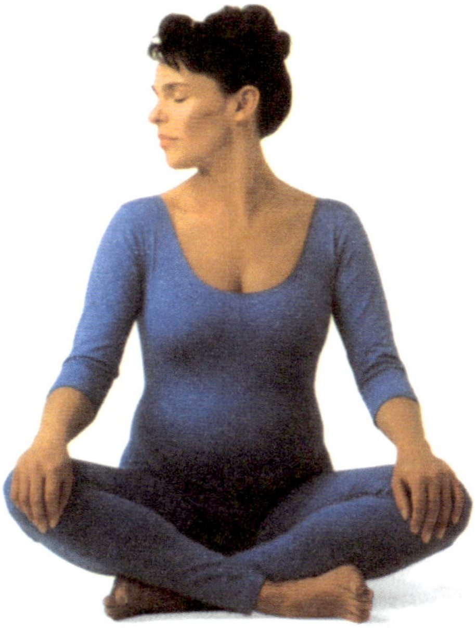

4. *Agora, faça movimentos da direita para a esquerda. Primeiro, olhe para a direita, e depois gire a cabeça, mantendo o queixo na mesma altura.*

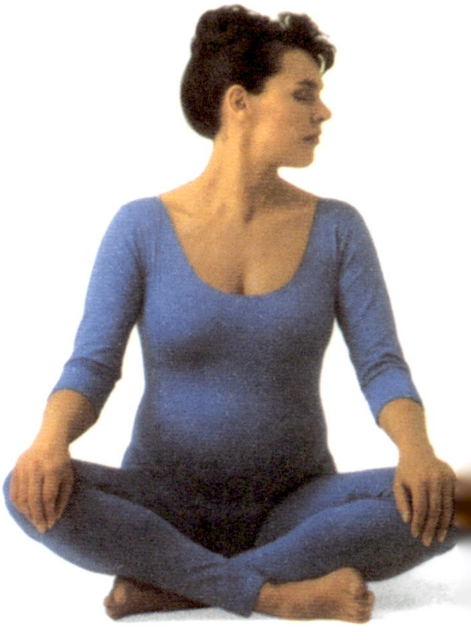

5. *Em seguida, gire a cabeça para o outro lado, como para dizer não, tomando cuidado para não inclina-la. Repita o exercício 5 vezes seguidas.*

O Balanço

Este exercício, que consiste numa verdadeira massagem nas costas, serve para aliviar as dores lombares, freqüentes no final da gravidez. Trata-se de uma automassagem que você pode realizar tantas vezes quanto desejar. Antes de começar, pratique o alongamento das costas com o exercício da "ponte" (veja à p. 130).

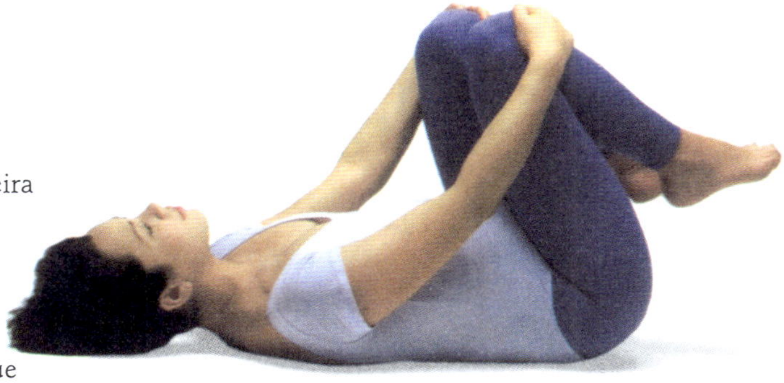

1. *Deite-se de costas, junte as pernas e segure-as logo abaixo dos joelhos. Os braços devem ficar relaxados, sem puxar os joelhos em direção ao peito. As mãos apenas devem manter os joelhos reunidos.*

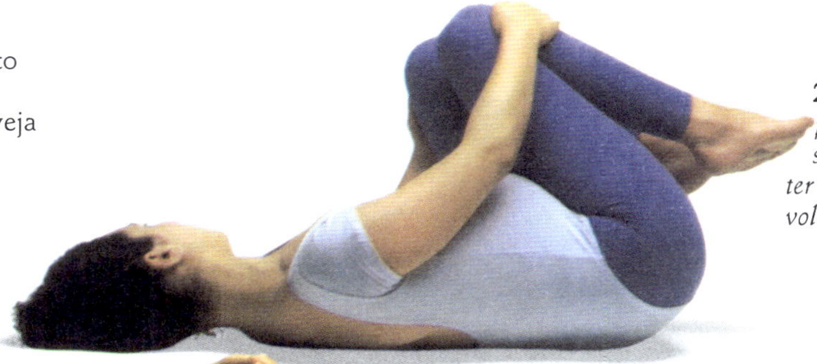

2. *Deslize lentamente para o lado esquerdo, sem exagero, para não ter de fazer muita força ao voltar para o centro.*

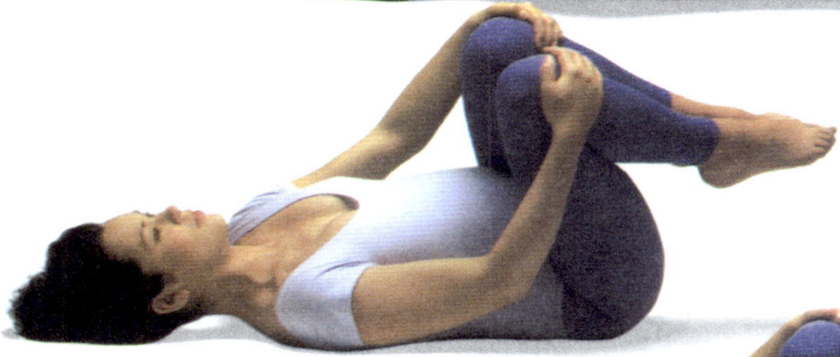

3. *Volte para o centro. A cabeça, a nuca e as costas devem continuar alinhadas com o eixo das pernas.*

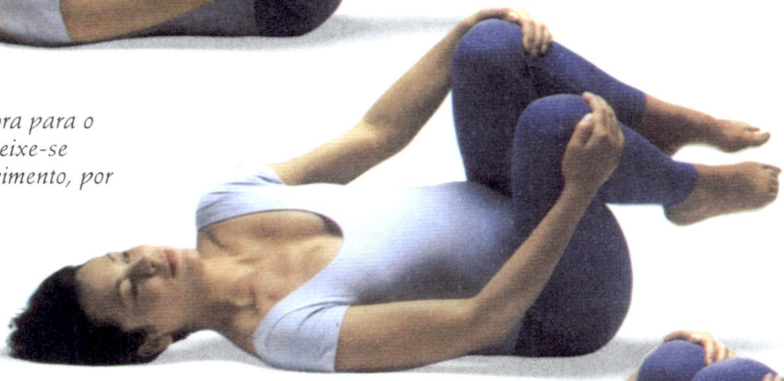

4. *Deslize agora para o lado direito. Deixe-se guiar pelo movimento, por seu ritmo.*

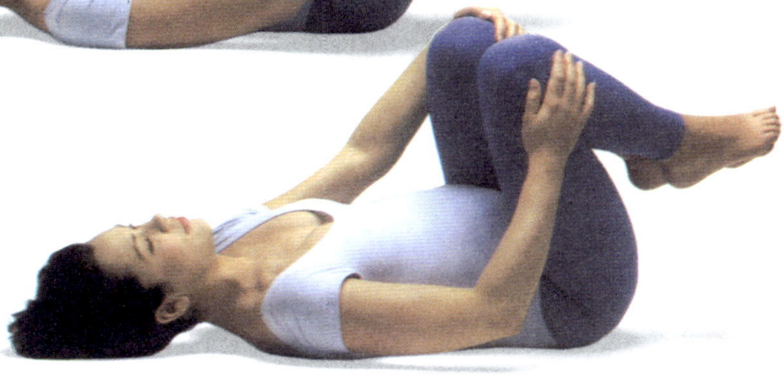

5. *Aproveite bastante os efeitos calmantes do "balanço". Enquanto você desliza de um lado para o outro, a respiração se torna cada vez mais livre e as costas relaxam cada vez mais.*

O trabalho durante a gravidez

Como muitas mulheres nos dias de hoje, você exerce uma atividade profissional. Agora que está grávida, como deve fazer para não prejudicar a gravidez — e ao mesmo tempo continuar trabalhando normalmente?

Os fatores de risco

Ficar de pé durante mais de 3 horas.
Carregar pesos de mais de 10 quilos.
Trabalhar num ambiente frio, muito seco ou muito úmido.
Ficar exposta a um nível elevado de ruído ou às vibrações de máquinas.
Fazer trajetos diários de mais de uma hora, na ida e na volta.

A gravidez é um estado natural, não uma doença, mas às vezes ela exige algumas mudanças em seu estilo de vida. Até que ponto isso pode afetar sua atividade profissional? E o trabalho pode prejudicar a evolução normal da gravidez? Essas perguntas não têm respostas únicas, pois é evidente que tudo depende da mulher, de como evolui sua gravidez e do tipo de trabalho que exerce. Além disso, é preciso lembrar que mesmo as mulheres sem atividade profissional costumam fazer um trabalho real que pode ser desgastante, como os cuidados com a casa ou com os outros filhos.

Um defeito geralmente benéfico

Ao contrário do que se imagina, o risco de parto prematuro é menor nas gestantes que exercem uma atividade profissional do que nas demais. Será que o trabalho tem efeito benéfico sobre a futura mamãe? Indiretamente, sim. Em geral, as mulheres que trabalham têm mais acesso à informação e um acompanhamento pré-natal melhor. Sem esquecer o fato de que o trabalho não é, felizmente, sinônimo de servidão: continuar praticando uma atividade interessante, manter contato com colegas ou clientes, preservar uma abertura para o mundo exterior também trazem aspectos positivos no plano psicológico.

Portanto, o exercício de uma profissão não é a princípio um fator de risco para a gestante, embora em alguns casos possa apresentar problemas. Por exemplo, mulheres que já sofreram um aborto tardio ou um parto prematuro ou mulheres que estão esperando gêmeos ou trigêmeos correm o risco de a criança nascer antes do tempo. Para evitar esse perigo, elas precisam descansar, o que significa limitar o trabalho doméstico e negociar um acordo sobre a atividade profissional, interrompendo-a antes do prazo previsto pela legislação em vigor. Porém, se a gravidez não apresentar complicações especiais, nada impede que a mulher continue trabalhando, se precisar ou desejar fazê-lo.

Condições de trabalho às vezes difíceis

No entanto, mesmo quando a gravidez tem evolução normal, um trabalho que já é árduo ou cansativo pode trazer o perigo de parto prematuro. Nas gestantes que trabalham em condições difíceis (cerca de 20% da população feminina ativa) foram constatados até 40% de nascimentos prematuros, contra 6% em média nos países ocidentais. Isso afeta sobretudo quatro categorias profissionais: as empregadas do comércio, as funcionárias do setor médico-social, as operárias especializadas e as empregadas das indústrias de serviço. Com certeza, as condições de trabalho inerentes a essas profissões costumam ser difíceis.

Evidentemente, o trabalho na linha de montagem, a necessidade de ficar em pé durante mais de três horas seguidas e ter de carregar pesos superiores a 10 quilos prejudicam a gestante. O próprio ambiente de trabalho pode ser desfavorável, sobretudo quando o nível sonoro é elevado, quando é preciso se expor a vibrações de máquinas e quando a atmosfera é muito fria, muito seca ou especialmente úmida. Por fim, uma jornada de trabalho semanal de mais de 40 horas e trajetos cotidianos de mais de uma hora e meia (o ideal seria que não durassem mais de meia hora) são também fatores de risco consideráveis.

Quanto mais você ficar exposta a esses desgastes, maior será o perigo de um parto prematuro. Portanto, o ideal é pedir uma transferência de setor ou conversar com um médico, caso a empresa não se mostre disposta a proteger sua gravidez. Não se esqueça de que ruído, posições incorretas, cansaço etc. Também devem ser evitados se você exercer atividade profissional em casa. Portanto, é importante que você fique atenta.

Profissões perigosas

Existem profissões que representam um perigo para a gestante e, especialmente, para o feto, pois implicam, por exemplo, a manipulação de produtos químicos tóxicos ou a exposição à radiação. Assim, enfermeiras, mulheres que trabalham em serviço de radiologia ou na indústria química podem ser afetadas por esse tipo de trabalho.

Se você exerce uma dessas profissões, tome precauções desde o início da gravidez e consulte o médico de sua empresa o mais cedo possível. Nos países ocidentais, os sistemas de proteção social geralmente levam em conta esses casos especiais, e o médico pode tentar uma transferência da funcionária para outro setor. Da mesma forma, se você trabalha em contato constante com crianças, por exemplo como professora ou enfermeira, e se não for imune à rubéola (veja à p. 61), deve ficar temporariamente isolada, no caso de uma epidemia no estabelecimento onde você trabalha.

No Brasil
A Constituição garante a toda mulher que tenha atividade profissional e contribua mensalmente com o INSS um período de licença para que ela possa se dedicar ao filho, recebendo normalmente seus rendimentos — é a licença-maternidade (veja às p. 290-291).

Para autorizar a licença, o INSS exige que a documentação comprobatória seja levada a uma de suas agências — pela própria segurada ou por um procurador devidamente autorizado.

Poupe-se durante a gravidez

A legislação de cada país prevê um número de dias de repouso antes da data prevista do parto.
No Brasil, esse número é de 28 dias. Se necessário, uma licença ainda maior (42 dias) pode ser prescrita pelo médico responsável.
Informe-se a esse respeito e siga algumas recomendações, em geral, baseadas mais no bom senso do que nos regulamentos.

Em casa
Agora que você esta grávida, com certeza não é o momento certo para começar uma grande faxina em casa!
Procure ajuda para as tarefas cotidianas e para tomar conta dos outros filhos.
Já que a família vai aumentar de tamanho, talvez você tenha planos de se mudar. Se for esse o caso, faça a mudança no meio da gravidez.
Se teve de parar de trabalhar, siga rigorosamente os conselhos do médico, pois ele sabe o que é melhor para você: uma simples redução de atividade ou, ao contrário, o repouso absoluto várias horas por dia.
Se possível, contrate alguém para ajudá-la com os afazeres domésticos.
Não se esqueça de fazer pequenas pausas em sua atividade, com movimentos de relaxamento, tanto em casa como no local de trabalho (veja à p. 106).

Sua profissão
Evite a fadiga e o estresse. Não assuma novas atividades fora do trabalho normal. Fique atenta para o ambiente em que você trabalha (veja box à página ao lado).
Se sua profissão for especialmente cansativa, peça uma transferência de setor, ou pelo menos um remanejamento de horários.
Se você costuma ficar exposta a produtos tóxicos, procure o médico de sua empresa assim que souber que está grávida, a fim de obter uma transferência durante todo o período da gestação.

Seu trajeto
Ao utilizar transportes públicos, lembre-se dos seus direitos: você tem prioridade para se sentar.
Não saia correndo nos corredores do metrô, ou para pegar um ônibus na rua.
Preste atenção para não tropeçar ou escorregar nos degraus.
Não aja com precipitação.
De maneira geral, seja qual for o meio de transporte, tente limitar a duração e o número dos trajetos durante o dia (de preferência, não mais de uma hora por dia).

Deslocamentos e viagens

Se a evolução de sua gravidez for normal, nada a impede de viajar. Porém, evite viagens longas a partir do 7º mês: a possibilidade de um parto não deve ser excluída, e é melhor não se afastar demais da maternidade.

PRECAUÇÕES ÚTEIS

Para evitar qualquer surpresa, peça a seu médico, antes da viagem, uma carta resumindo as informações contidas em sua ficha médica.
Assim que você chegar, tente localizar o médico ou o hospital mais próximo.
Durante sua estada, evite o excesso de atividades e fiscalize a alimentação.
No caso de gravidez especial, tenha sempre os medicamentos à mão, seja qual for o destino e a duração da viagem.

Às vezes, as viagens não são aconselháveis para gestantes, pois podem gerar desconforto e fadiga, e conseqüentemente aumentar os riscos de parto prematuro. Mas tudo depende das condições em que você pretende viajar.

Os *meios de transporte*

Entre um passeio de bicicleta, um trajeto de ônibus ou de carro e uma longa viagem de trem ou avião, quase não existe comparação possível. Para viajar para outras cidades, lembre-se de que o trem é preferível ao carro, e o avião é preferível ao trem.

A bicicleta
É um meio de transporte prático, mas pouco confortável. Expõe o corpo a muitas trepidações e exige esforço muscular pouco recomendável para uma mulher grávida, sobretudo a partir do 4° ou 5° mês. Portanto, evite andar de bicicleta quando o abdome já estiver desenvolvido, para evitar uma queda que poderia prejudicar o futuro bebê.

O ônibus
Pequenos trajetos de ônibus não causam problemas, contanto que você fique sentada. Nos transportes urbanos, existem lugares reservados para gestantes. Seja como for, evite usar transportes públicos nos horários de pico, e não corra para alcançar um ônibus ou metrô no último segundo.

O carro
Este meio de transporte não causa problemas na zona urbana ou em trajeto de menos de uma hora, com a condição de não andar muito depressa e evitar percursos com valetas ou obstáculos. Não se esqueça de que o uso de cinto de segurança é obrigatório. Aperte o cinto fazendo-o passar por baixo do ventre, para que ele não pressione o abdome. Evidentemente, evite excursões em jipe a partir do início da gravidez.

Para longas distâncias, convém seguir certas regras ditadas pelo bom senso. E, seja qual for o destino das férias, comece a organizar a partida com bastante antecedência, para evitar providências apressadas e angustiantes no último momento.

• Trate de marcar uma consulta pré-natal um pouco antes da partida. O médico vai examinar você e, se necessário, recomendar outro meio de transporte. Se não constatar nenhum risco, pode receitar um espasmolítico para ser usado em caso de contrações.

Não viaje muitos quilômetros de uma vez. A recomendação normal para todos os motoristas, de fazer uma parada a cada duas horas, é mais válida ainda para mulheres grávidas, tendo em vista o cansaço de longos trajetos. Portanto, não passe um fim de semana na estrada nem faça viagens turísticas unicamente de carro. E, assim que você chegar ao destino, trate de repousar bastante.

Não importa se você

está no banco de passageiros ou ao volante. O importante é que o veículo mantenha a velocidade regular, sem acelerar ou frear de repente.

O trem
A partir do 7º mês, os trajetos de carro que levam mais de três horas não são aconselháveis, pois podem provocar contrações prematuras. Portanto, se puder, para longas distâncias prefira o trem. Nele, você pode se deslocar no interior dos vagões e até viajar à noite, deitada confortavelmente.

O avião
O avião não oferece perigo para a gestante, e é o meio de transporte mais indicado para longas distâncias. A maioria das companhias aéreas aceita transportar mulheres grávidas até o 8º mês. Depois desse prazo, elas exigem uma carta do médico autorizando a viagem (para evitar partos no avião). Durante o vôo, coma moderadamente e beba muita água. As pernas têm tendência a inchar devido à altitude, sobretudo quando a mulher está grávida. Por isso, instale-se confortavelmente, tire os sapatos, faça alguns movimentos para relaxar e ande um pouco no corredor, pelo menos uma vez por hora, para ativar a circulação das pernas. Depois da chegada, o melhor a fazer é repousar.

Viagens ao exterior

Mudanças de fuso horário e alterações repentinas de clima ou alimentação exigem grandes esforços de adaptação do organismo e provocam uma fadiga evidente. Por isso, viajar para países distantes pode trazer riscos.

Evite sobretudo os países que exigem a vacina de febre amarela, pois ela é contra-indicada durante a gravidez, e essa doença pode ser mortal. A malária, por sua vez, ameaça ao mesmo tempo a vida da mãe (risco de hemorragia) e a do feto (risco de aborto ou parto prematuro). Às vezes, a prevenção se faz pelo uso de Nivaquine®, medicamento sem perigo para a gestante. Em vários países, porém, o Lariam® se tornou o único medicamento eficaz; mas contra-indicado para mulheres grávidas.

Por fim, é preciso lembrar que as diarréias que às vezes afetam os turistas não podem ser prevenidas com nenhum tratamento confiável. Seu principal perigo é provocar uma desidratação no organismo.

Assim, antes de planejar uma viagem para lugares como África, Ásia ou alguns países da América do Sul, informe-se sobre as doenças endêmicas desses locais.

Situações de emergência
Mesmo com todas as precauções, sempre existe a possibilidade de você se deparar com uma situação inesperada, como o trabalho de parto ter início num local inadequado — por exemplo, dentro do carro. Nesse caso, alguém deve levá-la o mais rápido possível para a maternidade. Se não houver possibilidade de chegar lá, um parto normal pode ser realizado mesmo sem a presença da equipe obstétrica, desde que seja requisitado um atendimento emergencial para o caso de complicações.

Férias de verão

Se, para a gestante, viajar exige algumas precauções, gravidez e férias em geral combinam muito bem, com a condição de também se agir com prudência.
Optar pelo repouso e pela calma e evitar aventuras não impedem que você tenha ótimas férias.

- Durma um pouco após as refeições, de preferência à sombra ou num quarto fresco, em vez de visitar um castelo com 500 degraus ou percorrer as colinas próximas com uma mochila nas costas.
- Evite tomar banhos em rios, lagos ou lagoas e caminhar descalça na lama ou na terra úmida. A água contém parasitas que podem penetrar na epiderme.
- Evite exposição prolongada ao sol, na praia ou à beira da piscina, mas caminhe um pouco com os pés na água (com um chapéu na cabeça e um protetor para o rosto com fator de proteção máximo), a fim de aliviar as pernas.
- Não se esqueça de acrescentar à bagagem um protetor solar eficaz, óculos escuros, chapéu, roupas folgadas e bem ventiladas e sapatos confortáveis.
- Não beba água corrente nem coma alimentos crus (saladas, verduras, crustáceos), sobretudo em locais não adequados.
Beba de 2 a 3 litros de água mineral por dia, a fim de combater a desidratação causada pelo calor e que se agrava em caso de diarréia.
- Consulte um médico ao menor sinal de alerta (febre, contrações, sangramentos, dores), em vez de supor precipitadamente que o mal-estar foi causado apenas pelo calor ou cansaço, por exemplo.

O esporte e a gravidez

A mulher grávida deve encarar o esporte como um perigo ou um benefício? Sem dúvida como um benefício, mas com duas condições: evitar esportes muito violentos e praticar exercícios físicos sempre com cautela e moderação.

ESPORTES DESACONSELHÁVEIS

Certos esportes, por sua própria natureza, são desaconselháveis durante toda a gravidez: *windsurf*, esqui aquático, mergulho, nado submarino e caiaque. Outros esportes também devem ser evitados por causa do risco de quedas: bicicleta (exceto no 1° trimestre), esqui e os esportes que incluem lutas. Por fim, alguns esportes exigem esforço muscular excessivo das gestantes, como o tênis, por exemplo (sobretudo a partir do 4° mês).

As modificações que a gravidez provoca no organismo não impedem que a gestante pratique uma atividade esportiva regular, sobretudo nos primeiros meses. No 2º e especialmente no 3º trimestre, a situação é diferente: o volume do útero limita a mobilidade do corpo e atrapalha os movimentos do diafragma, que é o músculo respiratório. Os músculos abdominais estão distendidos e já não cumprem tão bem a função de sustentar a coluna vertebral e a caixa torácica. Isso explica as dores nos rins e dores ciáticas que afetam algumas gestantes, obrigando-as a interromper as atividades esportivas. Mas, justamente para prevenir esses problemas nas costas, o esporte pode ser uma terapêutica eficaz. Ele também permite manter o tônus cardíaco e a capacidade respiratória. Só existe uma condição para isso: agir com moderação.

Que esportes praticar?
Quando a gravidez não apresenta nenhum problema especial, caminhar, nadar e fazer ginástica só podem ajudar você a manter a forma.

- *Caminhada.* Ela é benéfica e não representa perigo, enquanto o *jogging* propriamente dito só deve ser praticado ao longo do 1º trimestre. Você prefere a bicicleta? Não há problema, pelo menos no início da gravidez — mas evite passeios longos. Cuidado com as quedas, que podem ser perigosas para você e para o bebê a partir do 2º trimestre.
- *Natação.* Beneficia muito a circulação, é o esporte ideal para a gestante e pode ser praticada sem restrições até o final da gravidez. Em caso de dores lombares, prefira o nado de costas.
- *Ginástica.* É benéfica mesmo para as gestantes que nunca a praticaram (veja às p. 106-111). Mas atenção: não estamos falando de aeróbica e musculação, que exigem um esforço maior e não são aconselháveis.

Aja com moderação
A taxa média de aborto (cerca de 15%) não é maior entre as mulheres que praticam esportes. A freqüência dos casos de gravidez extra-uterina ou malformações do feto é a mesma entre as mulheres esportistas ou não. A prática moderada de um esporte tampouco influi na duração da gravidez. Mas o esforço físico violento e repetido aumenta o risco de parto prematuro. Os abalos e as trepidações que ele provoca fazem com que o conteúdo do abdome pressione o colo do útero, que pode se abrir mais cedo. Além disso, um esforço muito grande provoca a produção de grande quantidade de hormônios (adrenalina e noradrenalina), que causam as contrações que podem levar a um parto prematuro.

A moderação, portanto, é a palavra-chave quando se fala em prática esportiva para mulheres grávidas. A esse respeito, foi realizada uma pesquisa num grupo de 20 mulheres que praticaram exercícios moderados nos últimos 6 meses de gravidez.

O peso e a vitalidade dos bebês recém-nascidos eram normais, totalmente compatíveis com o resto da população. Por outro lado, os bebês de mulheres que fizeram esforço físico intenso durante a gravidez têm peso inferior à média.

A vida afetiva e familiar

A gravidez não provoca modificações unicamente no corpo da mulher ou no seu estilo de vida. Ela também afeta sua vida íntima e a de todas as pessoas ao seu redor. O nascimento de uma criança é um acontecimento marcante, e até perturbador, que traz muito crescimento pessoal.

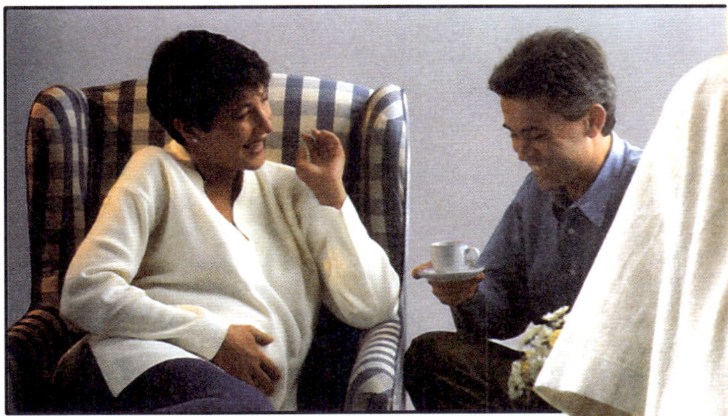

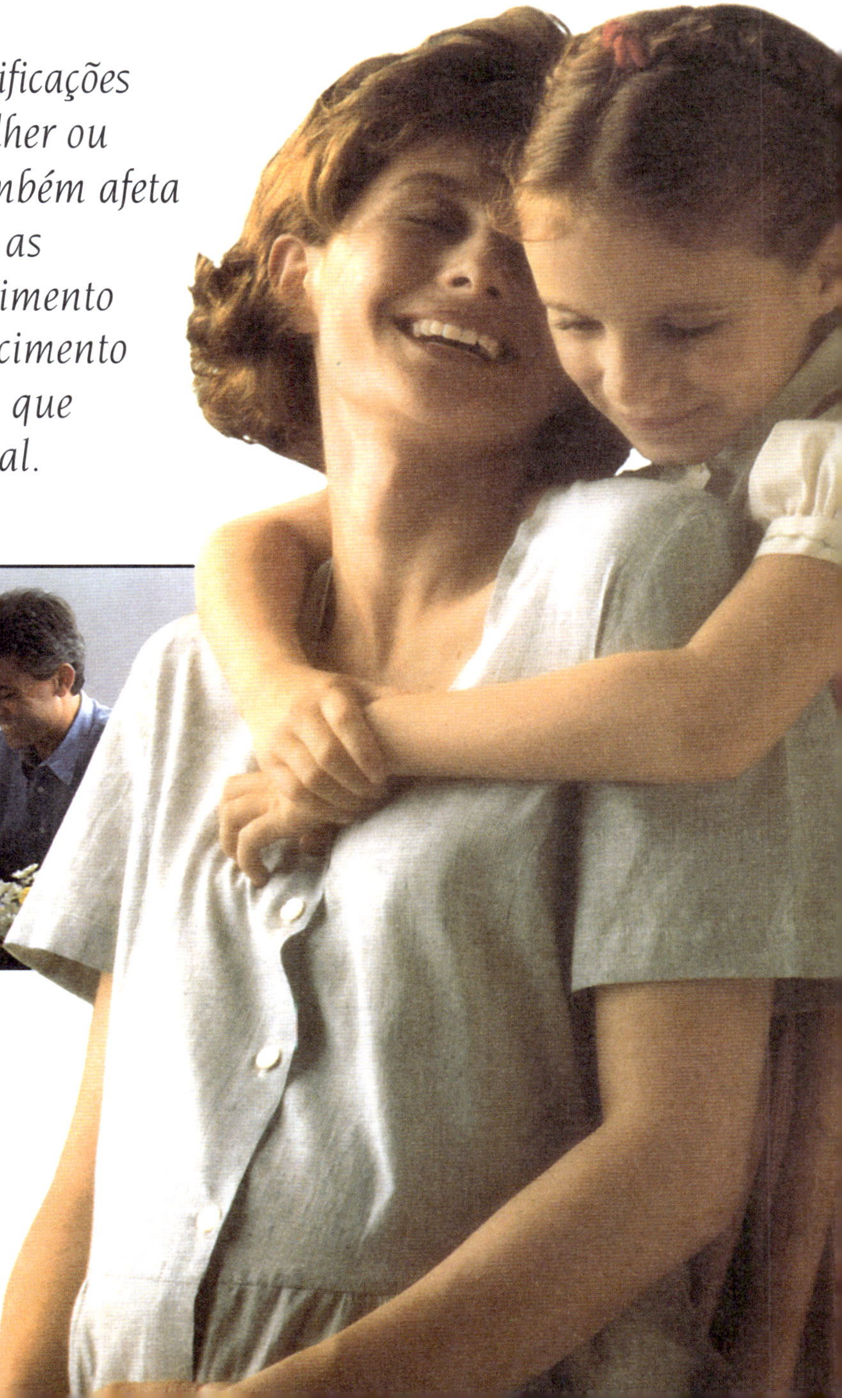

A futura mãe

Na gestante, a gravidez não provoca apenas transformações físicas e mudanças no estilo de vida. É uma experiência pessoal incomparável, que afeta suas emoções e seu sentimentos mais profundos, modificando até o seu relacionamento com as outras pessoas.

FALAR SOBRE O BEBÊ

Talvez os sentimentos despertados por essa gravidez a deixem confusa, mesmo que não seja a primeira. Isso é absolutamente normal. Mas é importante compartilhar suas emoções.
A perspectiva de um nascimento afeta também os outros membros da família. Converse a esse respeito com o pai; ele deve se sentir inquieto diante de um acontecimento que em parte não pode controlar, mas que afeta profundamente a vida íntima da mãe. Se já tem filhos, responda às perguntas deles, pois antes de mais nada eles precisam de esclarecimentos. Converse com o médico, ou até com um psicólogo, e conte a ele suas dúvidas e preocupações.

A maternidade, concebida às vezes como expressão suprema do feminino ou como iniciação à idade adulta, é um momento essencial na vida de uma mulher ou de um casal. Nas sociedades ocidentais, a taxa de natalidade vem diminuindo e, assim, as crianças são ainda mais preciosas. Esperar um bebê acarreta exigências enormes para a futura mãe. Nas últimas décadas, os anticoncepcionais deram às mulheres uma liberdade de escolha desconhecida até então, e com isso a experiência da gravidez se tornou mais difícil. As mulheres têm de assumir a maternidade e "ter sucesso" nela, da mesma forma como têm sucesso na vida amorosa ou na carreira profissional. Ora, esperar um filho, trazê-lo ao mundo e preparar seu lugar no seio do casal e da família continua sendo uma aventura. Assim, colocada pela gravidez numa encruzilhada de desejos, os seus e os das pessoas próximas, você pode experimentar sentimentos novos ao longo desses nove meses, mesmo quando a deixam perturbada, e converse sobre isso, pois é uma situação comum para muitas gestantes.

A *perturbação da primeira fase*

Aquilo que você esperava e queria aconteceu finalmente: você está grávida! Mas a felicidade tão desejada logo se tinge de uma nostalgia vaga, de certa ansiedade e até de emoções violentas que às vezes a assustam. Você tem certeza de estar realizando seu sonho mais desejado, porém, o prazer que ele traz pode ser ambíguo. As pessoas ao seu redor ainda não sabem da novidade. Você é a única que sente os primeiros sinais. E não encontra respostas às perguntas que lhe vêm à cabeça.

Uma mistura de alegria e inquietação

Você quer essa criança e ao mesmo tempo não quer; sente-se feliz por estar grávida e preferia nunca ter engravidado; sente-se orgulhosa, mas às vezes parece prestes a ter uma crise de choro; duvida de suas capacidades para ser uma boa mãe; já começou a lamentar a liberdade perdida... Inquietação, culpa, medo de não estar à altura dos acontecimentos: você experimenta sentimentos de amor e ódio com relação à futura criança.

Longe de ser anormal, essa "ambivalência" — como dizem os psicólogos — é uma etapa necessária de sua evolução psicológica. Mesmo sem saber, isso muitas vezes se trata de um eco de crises que você atravessou na primeira infância, quando se sentia perdida ao despertar com fome e esperava chorando o retorno de sua mãe, da qual dependia totalmente.

Uma fragilidade bem real

Submetida a grandes mudanças físicas e psicológicas, a gestante se sente às vezes muito vulnerável: abandonada, excluída, rejeitada, como na época em que era uma menininha; os psicólogos falam então em "regressão". Talvez você esteja revivendo dessa forma as emoções esquecidas de sua infância. Por exemplo, você se considera uma mulher independente, mas de repente sente falta de sua própria mãe; costuma assumir suas atividades com autonomia, mas agora gostaria de se sentir protegida pelo marido. Tem desejos repentinos por certos alimentos ou, ao contrário, sofre mal-estar e náuseas...

A imagem idealizada de uma gestante madura e elegante, que enfrenta sem problema a gravidez, a vida familiar e a carreira, parece algo inatingível: você se sente cansada, nervosa, chora por qualquer motivo e tem reações agressivas. Sua proteção habitual contra as tensões e o estresse parece não funcionar. A gravidez faz com que se preocupe mais com você mesma, e o mundo exterior a interessa menos. Tudo isso pode causar depressão. Porém, não se esqueça de que, nessas emoções, às vezes peno-sas e confusas, você pode encontrar a força e a coragem necessárias para "dar a volta por cima" e seguir em frente com confiança.

A alegria de estar grávida

Juntamente com esses fenômenos perturbadores, você sente a alegria de estar grávida, e isso ajuda a relativizar o mal-estar físico e as preocupações dos primeiros meses. A gravidez também é a confirmação visível da fertilidade da mãe, o acesso a outra etapa de sua vida afetiva e amorosa, a descoberta de uma dimensão nova e positiva de suas capacidades pessoais.

Você experimenta um sentimento de plenitude; sente-se estimulada pela perspectiva da criança que vai nascer; já considera essa criança uma parte integrante de sua vida; começa a encarar com entusiasmo seu papel de futura mãe. É claro que enfrentar a realidade nem sempre é tão fácil quanto sugere o modelo ideal de mãe divulgado pelos meios de comunicação ou pela publicidade. Cabe a você restabelecer o equilíbrio e não ignorar as dificuldades que atravessa, a fim de superá-las. Se sentir necessidade de apoio, desabafe com o médico ou com o assistente social de seu atendimento pré-natal; eles podem lhe indicar um psicólogo competente e eficaz.

A *calma* *do segundo trimestre*

No início da gravidez, você se sente mais absorvida pelas mudanças físicas e pelas pequenas sensações de mal-estar. Depois, por volta do 3º mês, começa uma nova etapa: o fato de estar grávida passa para segundo plano e você começa a pensar cada vez mais na criança que vai nascer. Cuidado, porém, para não negligenciar os outros filhos, se os tiver, e para preservar o equilíbrio do casal.

O reino da criança imaginária

Você imagina seu futuro bebê como um ser autônomo, menina ou menino, agora separado do corpo da mãe.

Sonha que ele vai realizar em seu lugar tudo o que você não pôde fazer quando criança. Para psicólogos, essa "construção" do espírito é a criança sonhada de uma mãe ideal, miraculosamente afastada das realidades da vida.

Se você se sente em conflito com sua mãe, é essa criança imaginária, que não deixa de ser uma projeção, que pode ajudá-la a se reconciliar com sua mãe, dando-lhe ao mesmo tempo o *status* de mãe.

Se tiver outros filhos, chegou o momento de dar-lhes a notícia. Porém, não se esqueça de que eles não terão consciência clara sobre a espera de vários meses para ver o bebê, talvez façam muitas perguntas, e provavelmente sintam uma pontinha de ciúme (veja à p. 123). Os filhos mais velhos não devem se sentir desamparados em favor da criança que ainda não nasceu. O amor fraternal se aprende durante o período da gravidez, e isso também depende de você.

Não se esqueça do pai

Com relação ao homem de quem você engravidou, não se esqueça de reconhecer o lugar que já lhe cabe na futura família que vocês dois estão prestes a fundar.

Quanto às relações sexuais (veja box à p. 120), a gravidez é muitas vezes uma ocasião para que o casal reavalie seus desejos, cada um em função do e da criança que vai nascer, para começar a lhe dar espaço. O corpo da mãe continua se

Mães e filhas

Para uma mãe e sua filha, um nascimento também é uma oportunidade para relembrar a infância e retomar a relação que se apaziguou e agora vai desabrochar, fecunda , no respeito mútuo, no intercâmbio e na cumplicidade.
A filha, que está grávida e logo também vai ser mãe, torna-se igual à própria mãe. Esta última pode reviver, por seu intermédio, uma parte das emoções que acompanharam sua gravidez e compartilhar suas experiências.

transformando, e às vezes ela tem dificuldade para se reconhecer. Ela duvida de si mesma: será que ainda é uma mulher atraente? As relações sexuais com o parceiro podem prejudicar a criança que vai nascer?

Mesmo que você tenha decidido satisfazer suas necessidades amorosas, pode ser que o desejo físico do futuro pai não corresponda às suas expectativas, ou vice-versa. O casal experimenta então uma "pane" sexual passageira. Algumas mulheres, fascinadas com a própria gravidez, deixam a vida sexual momentaneamente de lado. Outras, ao contrário, têm mais apetite sexual graças à maternidade. Cada um deve se esforçar para compreender os sentimentos do outro e adaptar-se à nova situação. Desejos flutuantes, temores irracionais: freqüentemente, a expressão da ternura domina esse período. Isso faz parte do aprendizado da maternidade, e aliás também da paternidade.

As relações sexuais

Salvo quando houver contra-indicação definida por parte do médico (ameaça de parto prematuro ou contrações uterinas suspeitas, por exemplo), as relações sexuais são perfeitamente possíveis durante a gravidez. Elas proporcionam um relaxamento benéfico e também permitem intercâmbio mais intenso entre a futura mãe e seu companheiro. O desejo sexual dos dois parceiros pode mudar ao longo da gravidez, ficando estável, crescendo ou diminuindo, e os mesmo fatores que enfraquecem o desejo de um podem aumentar o desejo do outro.

Muitas outras perguntas

E se a criança crescer demais? E se ela dilacerar você no momento do parto? Esse tipo de preocupação se soma às perguntas com relação à criança: ela vai ser normal? Não corre o risco de sofrer nossas próprias angústias? Mesmo quando você não as formula claramente, essas interrogações podem se transformar em idéias negras e pesadelos assustadores. Converse sobre isso. Muitas vezes, a ultra-sonografia ou os exames médicos realizados durante a gravidez a tranqüilizam e eliminam boa parte dessas preocupações. Caso você não compreenda as informações que lhe dão, peça explicações mais detalhadas.

Se você se sente frágil, se está esperando a criança sozinha, deve procurar um interlocutor que nada tenha a ver com sua situação, que a ajude a enxergá-la de maneira objetiva e a assumi-la. É preciso admitir que nem sempre a família está disposta a oferecer ajuda sem compensação, e que essa intervenção pode ter um efeito oposto ao que se esperava.

A *impaciência perto do final*

Quanto mais se aproxima a data do parto, mais impaciente você fica para ver finalmente o seu filho. Mas talvez você tenha de ficar de cama nas últimas semanas para evitar um parto prematuro.

Se isso acontecer, lembre-se de que esses momentos difíceis também têm um aspecto positivo. Ele permitem perceber seus desejos e suas preocupações interiores, sobre os quais nem sempre tem oportunidade de conversar: a preocupação com a perspectiva do nascimento, o medo do parto, o desejo de manter a criança dentro de você indefinidamente etc.

Aprendendo a ser mãe

Para alguns homens, não é fácil assumir o papel de pai, muitas vezes questionado. Da mesma forma, aprender a ser mãe não é fácil para muitas mulheres. Os "modelos" mudaram muito nos últimos anos, e as jovens grávidas em geral já não têm por perto o exemplo daquelas mães, tias e primas que costumavam dar conselhos sobre a gravidez. Por outro lado, hoje o acompanhamento pré-natal é muito melhor, graças às novas tecnologias.

Os progressos técnicos — a ultra-sonografia, a anestesia peridural etc. — tranqüilizam no aspecto físico, mas não evitam a ansiedade psicológica. Isso é agravado pelo fato de que as mensagens dos meios de comunicação parecem ao mesmo tempo confusas e categóricas: "Não espere o nascimento para conversar com seu filho", "Peça ao pai que também converse com ele no ventre da mãe", "Os leites fabricados hoje em dia contêm tudo o que é necessário para o bebê", "É melhor amamentar do que dar a mamadeira", "Com a anestesia peridural, não se sente mais nada" etc. São fragmentos de informações e conselhos, às vezes contraditórios, que aumentam a confusão das futuras mães, em vez de esclarecê-las ou ajudá-las.

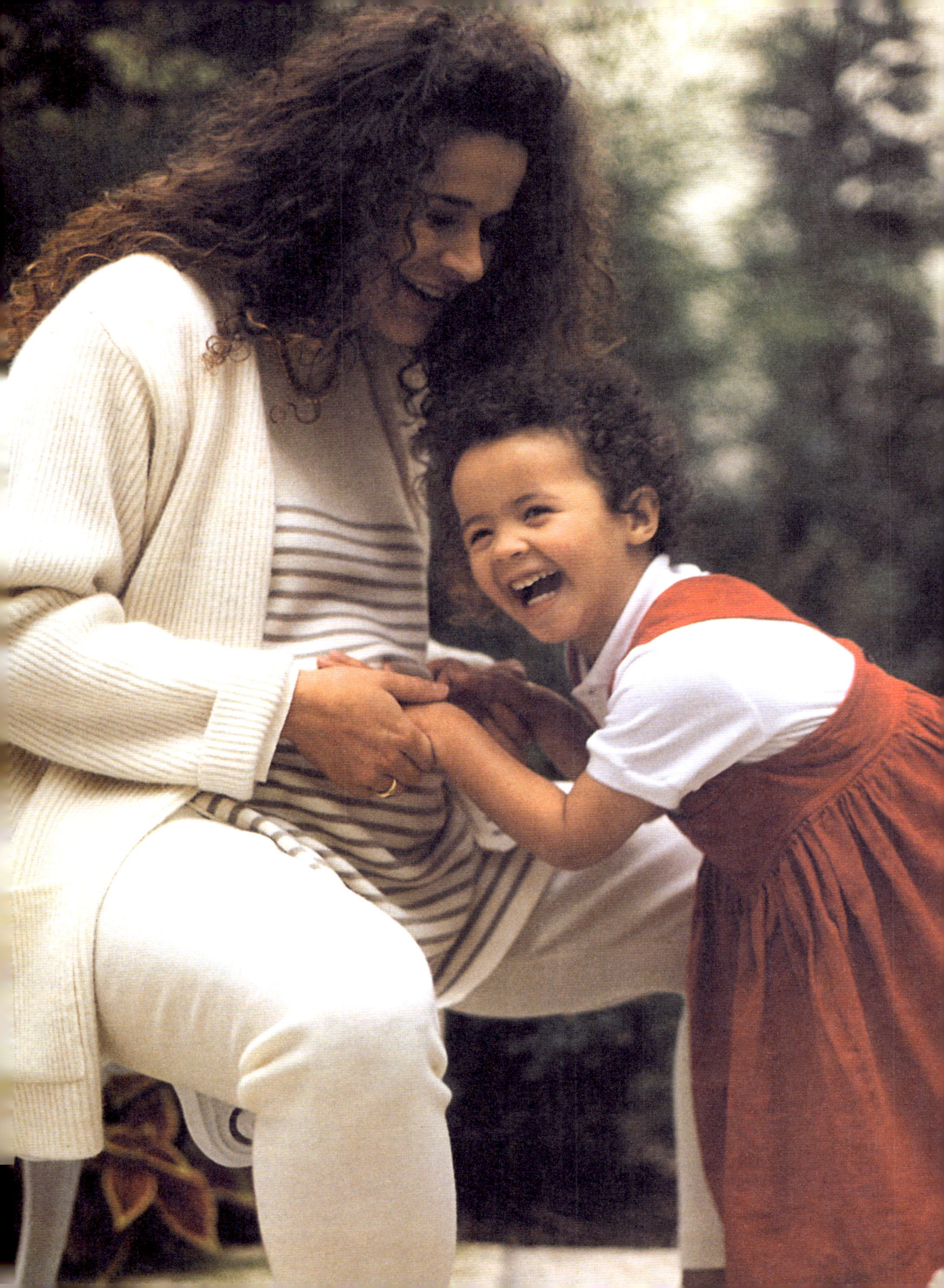

O medo do parto

Ter medo diante da idéia do parto é perfeitamente natural. No entanto, muitas mulheres não conversam sobre esse medo ou, pior ainda, não têm coragem de confessá-lo. Essa preocupação pode ocorrer muito antes da gravidez e aumentar nas últimas semanas, tornando-se extremamente penosa e insistente: ansiedade, pesadelos, insônias... Em geral, essa angústia se deve ao medo de sentir dores e sofrer um longo trabalho de parto. Às vezes, uma pergunta se insinua: "Tenho condições de enfrentar isso?". A mulher que vai dar à luz acha que não terá a energia necessária para fazer pressão, que vai ser "dilacerada" pelo bebê, que vai precisar de uma episiotomia (veja às p. 156-157), que o bebê vai nascer por meio de fórceps etc. Ela teme mais ainda uma distensão dos tecidos, a necessidade de ir ao banheiro ou, simplesmente, acabar gritando sem controle na hora do parto. Esses medos com relação a seu próprio corpo se somam ao medo inconsciente de ser separada da criança.

Todos esses medos são normais, embora se manifestem de maneira diferente em cada mulher. Porém, não é fácil formulá-los claramente para que sejam superados. Antes de mais nada, é indispensável aceitá-los e conversar sobre eles com o futuro pai, com outras mulheres ou ainda com o médico responsável pelo acompanhamento pré-natal, pois o medo sufocado pode dominar muitas circunstâncias da vida.

Doulas

É possível encontrar em algumas cidades do Brasil o serviço das doulas — palavra de origem grega que significa "mulher que serve" —, ou acompanhantes de parto, que oferecem suporte físico e psicológico à mulher grávida. O trabalho dessas profissionais ocorre paralelamente ao da equipe obstétrica. Elas ensinam técnicas de preparação, oferecem apoio durante o parto e realizam visitas após o nascimento, orientando a mãe sobre os cuidados com o bebê. Sua atuação se dá tanto de forma particular quanto institucional; informe-se a respeito desse serviço na maternidade.

Confie em você

Não existem modelos que você possa seguir sem restrições. O médico lhe dará informações e ensinamentos, seu parceiro lhe dará apoio, uma irmã mais velha, uma amiga, uma colega de trabalho ou sua mãe lhe darão conselhos e carinho. Mas o principal é a sua própria confiança em você: quando o bebê chegar, você descobrirá os gestos certos, mesmo que não sejam absolutamente perfeitos.

Período de aprendizado ao mesmo tempo pessoal e recíproco, no qual dois seres preparam para abrir lugar para um terceiro, a gravidez é um momento fecundo. Ela pode reservar algumas surpresas um pouco perturbadoras, mas nem por isso deixa de ser uma etapa privilegiada da vida, que vai transformar e aprimorar seu relacionamento com o companheiro, a família e os amigos.

Quando as pessoas ao seu redor não têm condições de ajudá-la a atravessar a etapa delicada das últimas semanas, lembre-se de que um serviço hospitalar especializado pode se encarregar de fazer isso nas últimas semanas.

A ESCOLHA DO NOME

Um nome vale para toda a vida. Portanto, lembre-se de que os nomes que estão na moda podem ser incomuns quando seu filho for adulto. Lembre-se também de que nomes estrangeiros, como Michael Jackson, podem não só soar esdrúxulos mas também causar problemas com documentos.

É comum dar aos filhos o nome de uma pessoa querida que já faleceu. Não é por acaso; dessa forma, a criança recebe "de presente" a história de seu xará. Mas para a criança pode ser doloroso usar o nome de outra criança que nasceu e faleceu antes dela. Um dia, talvez ela questione a própria identidade, perguntando se não foi concebida como substituta, e se não lhe atribuíram esperanças que eram dirigidas a outra pessoa. O nome faz parte da identidade do ser humano, mas alguns não se aplicam a um sexo específico. Por isso cuidado!

No futuro, ela pode se perguntar se essa escolha significa que seus pais desejavam inconscientemente uma criança de outro sexo. Por outro lado, o melhor é que a escolha seja feita pelos dois pais, conjuntamente.

O nome deve ser o reflexo da história, da cultura e das preferências deles.

Portanto, refletir sobre o nome do seu bebê não é apenas uma questão de gosto pessoal. É uma decisão importante que vale para toda a vida.

Faça sua escolha com cuidado, pensando na harmonia entre nome e sobrenome, e lembrando que um dia a criança se tornará um adulto.

O futuro bebê e os irmãos mais velhos

A notícia de um nascimento na família afeta todos os seus membros, próximos ou distantes. O filho único vai ganhar um irmãozinho, e o mais jovem vai deixar de ser o caçula... A família vai aumentar e cada um deve se preparar para abrir espaço para o recém-nascido.

Para evitar que os irmãos mais velhos saibam da novidade por acaso, no meio de uma conversa entre adultos, anuncie você mesma o futuro nascimento. Tente esperar que a gravidez seja "visível" (no 2º trimestre), pois isso reduz a impaciência dos irmãos: eles já imaginam uma criança capaz de andar, e, falar e brincar.

Aceite todas as suas perguntas, pois muitas vezes elas escondem ou revelam suas preocupações. Responda com simplicidade, mas não é aconselhável que eles acompanhem você nas ultrasonografias ou consultas.

Eles podem tocar seu abdome, mas lembre-se de que a representação do bebê no interior do corpo da mãe pode ser angustiante para crianças muito pequenas. Para evitar essa sensação, explique, por exemplo, que o corpo da mãe é como uma casa com vários aposentos: a cozida onde se come, o quarto onde o bebê dorme etc.

Uma espera bem longa
Antes de completar 5 anos, as crianças não têm noção de tempo. Elas não compreendem que o irmãozinho, ou irmãzinha, cresce lentamente no ventre da mãe, e que, depois de nascer, levará um tempo para andar.

Para ajudá-las a ter paciência, explique-lhes que você também as esperou por muito tempo. Para os mais velhos, com mais de 6 anos de idade, dê referências concretas com relação às datas que eles conhecem: por exemplo, o bebê vai chegar depois das férias, depois do Natal etc.

O ciúme inevitável
No fundo, a pergunta que eles fazem é a seguinte: só os bebês são amados? É melhor que os mais velhos se sintam livres para exprimir seu desejo de ter um irmãozinho ou irmãzinha, e seus ciúmes, seu medo de serem excluídos, sua agressividade.

Tudo isso pode se manifestar antes do nascimento, mas principalmente depois, e talvez eles voltem a pedir colo ou mamadeira, ou deixem por algum tempo de manter a higiene. Não se preocupe e ajude-os a criar um espaço para o futuro bebê, tanto na casa como na cabeça deles.

Os mais velhos devem ter certeza de que o recém-chegado não vai tomar suas roupas e brinquedos, nem o amor da mãe. Faça com que eles participem da arrumação do berço ou do quarto do recém-nascido, tomando sempre todo o cuidado para preservar o espaço dos mais velhos.

O desejo de entender
"Como os bebês são feitos?" Essa é a grande pergunta subentendida em todas as outras. As crianças se sentem fascinadas pelo relato de seu nascimento. A gravidez da mãe as interessa, pois também representa a origem de sua própria história. Conte-lhes como as crianças nascem e mostre-lhes as fotos de quando elas eram recém-nascidas. Não se espante se ainda não entenderem o papel do pai e da mãe na concepção. O importante é ajudá-las a perceber que elas também nasceram do amor que os pais têm um pelo outro.

Escute as crianças

Independentemente da idade, os irmãos e as irmãs nunca ficam indiferentes à chegada de um bebê.
Não é preciso excluí-los a desse acontecimento, nem obrigá-los a tomar parte nele.
Não os pressione e reconheça suas dificuldades e tristezas. Eles precisam ter certeza do amor que você sente por eles.

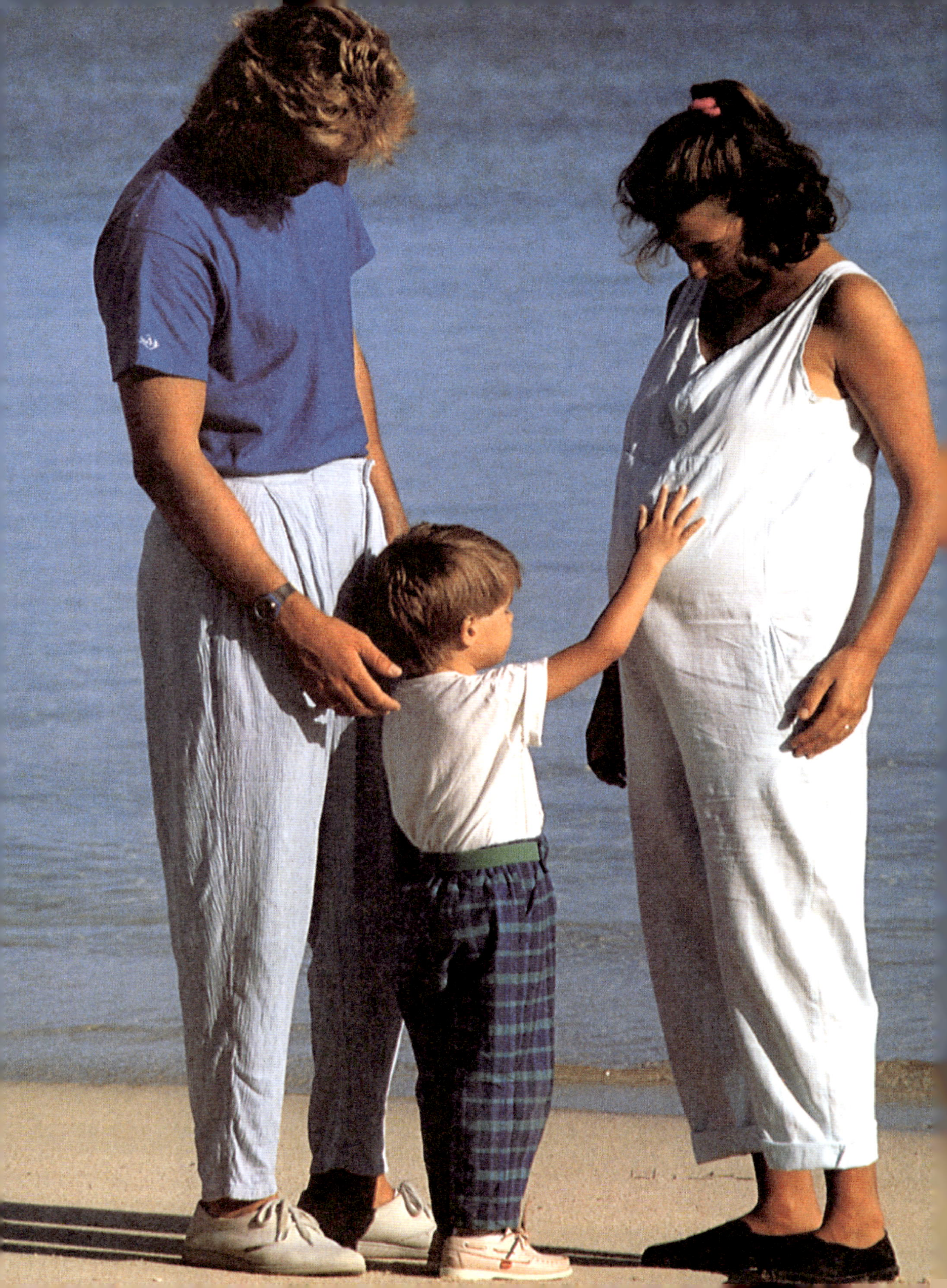

O futuro pai

Cada vez mais, a gravidez e o parto deixam de ser assunto exclusivo da mãe e do médico. O papel do pai é essencial, tanto para a futura mãe como para a criança que vai nascer. Trata-se de um aprendizado que começa antes do nascimento.

O pai está cada vez mais presente em todas as etapas do nascimento; a ultrasonografia, em especial, modificou sua relação íntima com a criança no abdome da companheira. Ser pai é uma função essencial, que não deve se basear no improviso, e o instinto paterno, assim como o instinto materno, também é uma questão de prática e de tempo. Muitas vezes, cabe à mulher criar o espaço que o pai deve ocupar e que ela tem de reconhecer, mesmo quando a criança for criada unicamente pela mãe. A capacidade de ser pai não pode ser inventada; ela se aprende primeiro durante os nove meses de gravidez, no intercâmbio cotidiano com a futura mãe, e depois ao longo da educação da criança.

Uma mistura de desejo e responsabilidade

O futuro pai percebe que o corpo da mãe se transforma e que às vezes seu estado de espírito muda inexplicavelmente. Seu papel é estar presente, transmitir confiança e compreensão, garantir ajuda material constante, mas ao mesmo tempo tem de ceder para a futura criança o primeiro lugar no espírito da mãe. A situação do pai também é frágil, pois ele começa a se lembrar de sua própria infância, quando tinha de dividir com o pai o amor da mãe. O futuro bebê pode representar para ele um intruso; excluído da relação direta entre mãe e bebê, ele tem de enfrentar um relacionamento que o desequilibra momentaneamente. Além disso, talvez sinta ciúme por não poder geral uma criança. Diante dessa dificuldade de aceitar a gravidez da mulher e o desejo inconsciente de ter um filho, alguns homens exprimem de maneira espetacular esse desejo irrealizável: eles criam barriga, sentem dor de dente, problemas no estômago etc. Os psicólogos chamam esses sintomas de "incubação".

Alguns homens se sentem indiferentes ao que se passa durante a gravidez. Outros não esperam o nascimento para agir como pais. A cada um deles cabe decidir, sem sentimentos de culpa, como desejam vivenciar esses nove meses de espera, lembrando que existem várias coisas que podem fazer para ajudar a futura mãe (veja box ao lado).

Encontrar e assumir seu papel

Cada vez mais, os homens assumem sua parte de responsabilidade na vida cotidiana do casal e na educação das crianças. Hoje em dia, os papéis masculino e feminino se tornaram mais próximos, mais intercambiáveis, mas as funções de pai e mãe continuam tendo significados diferentes, que não devem ser confundidos.

Para criar um bom relacionamento a três, é necessário que a mãe e o pai aceitem e assumam os papéis de cada um. O homem-pai é sobretudo aquele que tem um lugar no espírito da mãe; é ao mesmo tempo o homem que ela ama e de quem engravidou. Se a mãe reconhecer esse papel duplo e legítimo, poderá manter com a criança um relacionamento especial sem excluir seu marido; a criança, por sua vez, saberá que pode contar com a mãe e o pai, e terá assim

PREPARE-SE PARA SER PAI

Você pode:

Acompanhar a futura mamãe nas consultas médicas, sobretudo na primeira, e ajudá-la tomar providências.

Assistir aos exames de ultra-som: você vai ver a imagem da criança e ouvir os batimentos de seu coração.

Seguir as sessões de preparação para o parto; os cursos pré-natais, por exemplo, exigem uma participação ativa do pai.

Tocar o abdome da mãe para sentir os movimentos e falar com ela, pois ela já reage ao som da voz; assim, os elos começam a se estabelecer.

Tomar parte nas tarefas cotidianas para poupar a futura mamãe, proporcionar-lhe o repouso necessário.

Contar-lhe também o que você sente.

todas as condições para se tornar um ser autônomo. É a mãe que comunica ao pai a chegada da criança, mas é o pai que costuma dar seu sobrenome a ela, situando-a assim na cadeia das gerações, na história e na cultura familiar e social. Os psicólogos chamam de "filiação simbólica" esse processo indispensável à formação da personalidade.

As flutuações do desejo

Ao longo das semanas, as relações sexuais (veja à p. 120) podem exigir algumas adaptações para evitar desconforto físico. A posição frontal será cada vez mais difícil nos últimos meses, e o casal precisará de imaginação e compreensão, pois o desejo de cada um evolui. Pode ser que um dos parceiros, por causa da proximidade do bebê, tenha medo de machucá-lo ou fazê-lo sofrer, ou imagine que ele é uma espécie de testemunha das relações sexuais entre os pais. Na realidade, o feto está bem protegido no útero, mas os sentimentos de medo e vergonha continuam fortes, e isso pode afetar o amor físico. Alguns homens conservam um desejo muito intenso pela companheira, mas sentem que ela está um pouco distante e que a gravidez ficou em primeiro plano. A frustração que sentem pode até ajudá-los a se acostumar com a existência da futura criança. Outros homens se retraem momentaneamente, pois receiam se aproximar de uma mulher que vai ser mãe, como se se tratasse da própria mãe.

EU GOSTARIA DE SABER

O pai deve estar presente nas consultas pré-natais?

• Isso não é indispensável, mas pode ser útil, se assim desejarem o pai e a mãe. Aliás, algumas perguntas que o médico habitualmente faz na primeira consulta dizem respeito diretamente ao pai (veja à p. 48). Também o exame de ultra-som pode ser um momento muito importante e até mesmo perturbador para o pai: seu primeiro "contato" visual com a realidade dessa criança que vai nascer, e que ele tem dificuldade de imaginar como será de fato. Sempre que o pai toca o ventre da futura mãe e sente os movimentos do bebê são instantes de grande emoção nesse processo de descoberta e afeição que vai ligá-lo pouco a pouco ao "seu" filho ou "sua" filha.

O pai pode participar das sessões de preparação para o parto?

• Claro que sim, mesmo que não pretenda estar presente na sala de parto quando chegar o grande dia. Familiarizando-se assim com a evolução da gravidez e do parto, ele não se sente à margem de um processo que não afeta seu corpo, mas também o emociona. Além disso, terá mais condições de compreender e, se necessário, ajudar a futura mãe ao longo desse período. Alguns métodos de preparação, como os cursos pré-natais (veja à p. 134), oferecem ao pai a possibilidade de uma participação ativa. Isso lhe permite acolher, tocar, acariciar e carregar o recém-nascido sem medo de lidar de maneira desajeitada ou brutal com aquele pequeno ser, que pode lhe parecer frágil. A criança vai precisar desse contato, e é importante que seus relacionamentos não se limitem apenas à mãe.

O pai deve assistir ao parto?

• Assistir ao nascimento de uma criança é sempre uma experiência emocionante, mas nem todo mundo está preparado para ela. Alguns acham que seu lugar não é na sala de parto, e que serão mais úteis do lado de fora. Outros receiam não saber o que fazer diante dessa experiência misteriosa tão intensa. No entanto, nem todas as mulheres desejam essa presença ou necessitam dela. A mãe pode achar que seu corpo, ao ser revelado, não vai mais inspirar desejo ao companheiro, e prefere a presença exclusiva do pessoal médico. Nesse assunto, a única regra é o desejo sincero de cada membro do casal, pois o ideal é que os dois estejam de acordo a esse respeito, para evitar sentimentos de culpa.

Existe uma idade ideal para ser pai?

• É verdade que não faltam exemplos de paternidade "tardia". Para as mulheres, sabe-se que os problemas aumentam com a idade, sobretudo ao redor dos 40 anos. Mas existem poucas pesquisas, mesmo recentes, sobre a eventual relação entre a idade do pai e as doenças responsáveis por malformações ou anomalias genéticas nas crianças. Pelo atual estágio de conhecimento, é impossível dar uma resposta científica e a essa pergunta.

Preparação para o parto

Apesar dos progressos da medicina, como a anestesia peridural, uma boa preparação pessoal para o parto ainda é necessária. Vários métodos são possíveis: além do clássico, você pode optar por uma abordagem complementar, talvez mais original.

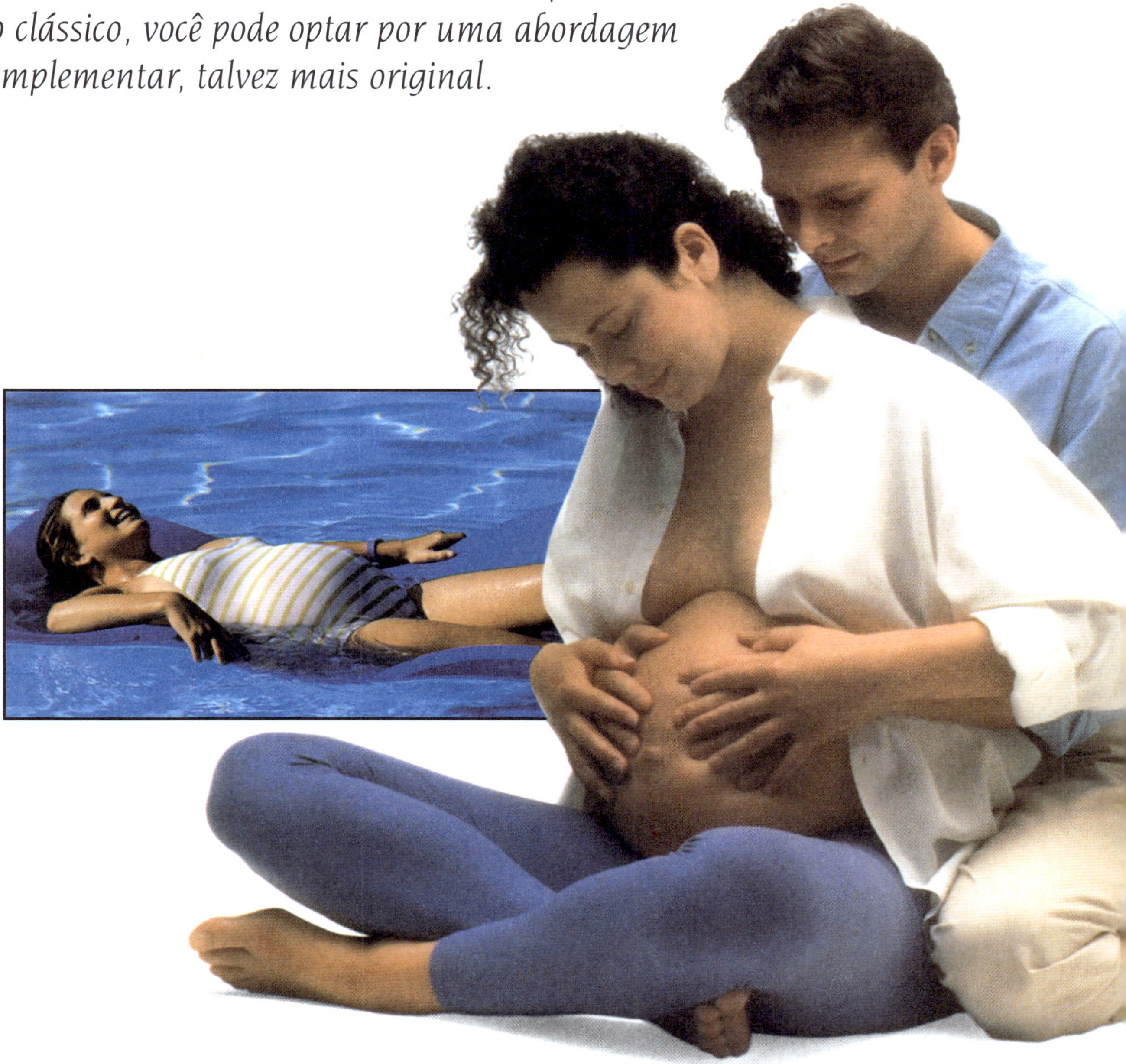

A preparação clássica

Também conhecido pelo nome de "preparação para o parto sem dor", este método, ao mesmo tempo psicológico e físico, mostrou-se eficaz desde sua criação. Hoje considerado "clássico", ele pode ser complementado com abordagens originais capazes de enriquecê-lo, mas que de maneira alguma o substituem.

É POSSIVEL DAR À LUZ SEM PREPARAÇÃO?

Hoje em dia, muitas mulheres chegam a pensar que os progressos médicos recentes, como a anestesia peridural, tornam supérflua a preparação para o parto. Trata-se de um erro. Nenhuma tecnologia, por mais moderna ou eficaz que seja, tem por objetivo a passividade da mãe durante o nascimento da criança. A participação materna é essencial e, para que ela se realize nas melhores condições possíveis, a preparação para o parto continua sendo uma iniciativa pessoal indispensável.

As sessões de preparação são coordenadas por uma enfermeira-obstetra, e às vezes por um médico. Em geral, têm início no 7º mês de gravidez e são realizadas em pequenos grupos de gestantes. Algumas mulheres se queixam de que essa abordagem não é muito pessoal, enquanto outras lamentam que as sessões não tenham início mais cedo.

Lembre-se de que esse método clássico tem utilidade comprovada, mas não é exclusivo, e pode ser complementado de diferentes maneiras, segundo o desejo da mãe.

Dominando a dor

Criado originalmente na Rússia e introduzido no Brasil nos anos 70 pelo medico paulista Adolpho Goldenstein, este método questionava o princípio de que toda mulher tem de "parir na dor", apoiando-se numa reflexão dupla. De um lado, um dos motivos pelos quais as mulheres sofrem durante o parto é seu estado de ansiedade e tensão. Quase sempre o medo é causado pela falta de conhecimento.

Quando a mulher recebe explicações sobre o processo de nascimento, elimina grande parte de suas apreensões. Por outro lado, as mulheres sofrem ainda mais durante o parto porque estão convencidas *a priori* de que vão sentir dor. Assim, é preciso "descondicioná-las", preparando-as para o trabalho que seu corpo deve efetuar. Isso pode ajudá-las a esquecer a dor — ou, pelo menos, a tolerá-la melhor.

Saber e compreender

Em primeiro lugar, você recebe muita informação: sobre seu corpo, a gravidez e as modificações que ela implica para o organismo, sobre o parto (e a prática eventual de diferentes intervenções médicas: anestesia peridural, episiotomia, fórceps, cesariana), sobre o pós-parto, a amamentação etc. Geralmente, você terá a oportunidade de conhecer a equipe médica que vai coordenar o parto, além de poder visitar as salas de parto e conhecer os quartos da maternidade. Dessa forma, você poderá se familiarizar com os locais onde a criança vai nascer e pouco a pouco terá uma idéia mais concreta e precisa da evolução de um parto.

A dor e as contrações

De geração para geração, as mulheres transmitem a idéia de que a contração uterina é dolorosa por definição. Não é de admirar que as primeiras contrações que anunciam o nascimento sejam chamadas de "primeiras dores". Dessa forma, a dor se tornou uma espécie de reação reflexa à contração.

Um dos objetivos da preparação — chamada "psicoprofilaxia", ou prevenção da dor pela atuação psíquica — é ajudar as mulheres a superar esse reflexo condicionado, para que as contrações uterinas não sejam mais associadas à idéia de sofrimento, e sim de eficácia. A contração uterina é indispensável para o nascimento da criança, empurrando-a para fora. Se você deixar que as contrações desempenhem plenamente esse papel, sofrerá menos e poderá "dominar" melhor a dor.

O mecanismo das contrações

A contração uterina, como toda contração dos músculos, provoca um encurtamento de suas fibras, neste caso, do colo do útero. A cada contração, ele se retrai quase completamente.

Para fazer uma comparação, imagine uma blusa de malha de gola alta. Se a gola for puxada até a altura dos ombros, a blusa ganha um decote raso horizontal. O movimento do colo do útero durante uma contração é parecido: ele se retrai e depois se abre, e a criança, sob a pressão da contração, é empurrada para fora.

Aprenda a respirar e a relaxar

Sob o efeito da dor, de qualquer origem, a respiração fica presa, o corpo se enrijece e todos os músculos se contraem. Essa reação em cadeia cria uma tensão aguda, ao mesmo tempo física e psíquica, e aumenta a sensação original de dor. Por isso, diversas técnicas de relaxamento e respiração podem ajudá-la a ficar calma, descontraída e perfeitamente "oxigenada" assim que você sentir as primeiras contrações uterinas.

Relaxamento e respiração

Em geral, é melhor fazer os exercícios de relaxamento deitada de costas. Consistem em descontrair aos poucos cada parte do corpo. Também lhe permitem contrair um músculo específico, para poder "receber" a contração num corpo absolutamente relaxado.

As diferentes técnicas de respiração consistem num treinamento físico e numa preparação para o nascimento pois favorecem a oxigenação de todo o organismo, tanto durante a gravidez como durante o parto.

Na gravidez, a gestante tem uma necessidade maior de oxigênio (veja à p. 29). No parto propriamente dito, assim como em todo esforço muscular intenso, uma boa oxigenação também é primordial: ela facilita e, às vezes, até acelera o trabalho do útero, auxiliando o parto.

As várias respirações

O diafragma é o músculo que comanda a respiração. Ele tem a forma de uma cápsula móvel que separa o abdome do tórax. Quando você inspira, ele desce e se apóia no fundo do útero, enquanto a caixa torácica aumenta de volume. Quando você expira, ele volta a subir, contribuindo assim para expulsar o ar em direção à boca ou ao nariz.

Durante o parto, você vai respirar de maneira diferente entre as contrações e durante elas.

- *A respiração profunda.* É utilizada entre as contrações, permitindo a oxigenação e a contração do corpo depois de cada esforço. Inspire profundamente pelo nariz e expire lentamente pela boca, até esvaziar completamente os pulmões.
- *A respiração superficial e acelerada.* Ela permite absorver oxigênio sem que o diafragma pressione o útero. É utilizada durante as contrações, assim que o colo do útero atinge uma abertura de 4 a 5 cm. Então, você tem de relaxar completamente os músculos abdominais e manter o diafragma na posição alta pelo maior tempo possível. Em seguida, inspire profundamente pelo nariz, e depois sopre pela boca. Inspire de novo, absorvendo pouco ar dessa vez, e assopre ligeiramente como se quisesse apagar uma vela, depois inspire ligeiramente como se absorvesse o ar por um canudo.

Com o tempo e a prática, você conseguirá manter esse ritmo de respiração rápida e ofegante — conhecida como "respiração do cachorrinho" — durante cerca de um minuto.

Analgesia de parto

Uma técnica utilizada para aliviar a dor no parto normal é a analgesia, ou a aplicação de uma anestesia de efeito analgésico, não sedativo. A mulher não perde o controle motor do corpo após sua aplicação, que é realizada pelo médico anestesista.

A forma mais comum de analgesia é a peridural contínua, em que são administrados pequenos anestésicos locais. Em casos específicos utiliza-se a raquianestesia, ou ainda uma combinação das duas formas. Consulte a equipe obstétrica responsável pelo atendimento no parto para mais informações sobre a analgesia.

APRENDA A "EMPURRAR" O BEBÊ

A respiração também desempenha papel importante no momento em que o bebê está prestes a nascer. Quando o colo do útero fica completamente dilatado, o corpo da mãe está pronto para deixar que a criança transponha a bacia. Você pode ajudar o bebê reforçando o trabalho do útero nas últimas contrações, que vão levar à expulsão. Com esse objetivo, a enfermeira vai ensiná-la a empurrar (uma técnica chamada "puxo"). Inspire profundamente e expire. Inspire de novo profundamente (o diafragma desce), prenda a respiração (o diafragma comprime o fundo do útero) e empurre, contraindo os músculos abdominais. Esses músculos vão pressionar o útero (num movimento de cima para baixo), ajudando a criança a descer. A cada contração, você treinará empurrar três vezes, esvaziando os pulmões completamente a cada vez.

Relaxamento da região lombar: o exercício da ponte

Este exercício, que reúne os benefícios do alongamento da coluna vertebral e os da oscilação da bacia (veja à p. 108), deve preceder qualquer outro exercício em posição horizontal, Repita este movimento 5 vezes, tentando respeitar seu ritmo respiratório.
O objetivo é alongar a coluna vertebral: por esse motivo, as nádegas ficarão situadas mais abaixo do que no começo do exercício.
O arqueamento vai desaparecer, ou diminuir sensivelmente.

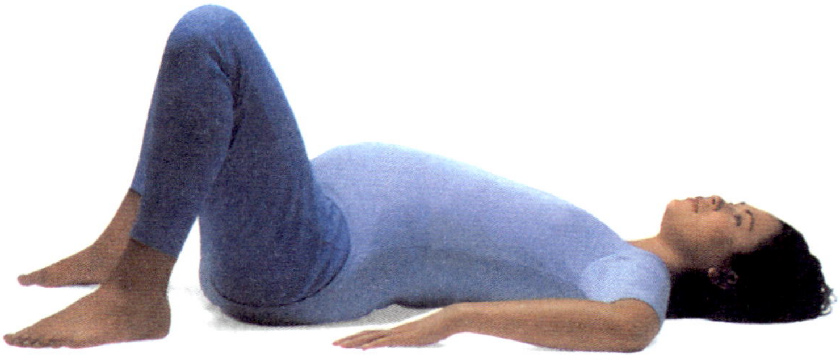

1. *Deite-se de costas, com os braços ao longo do corpo, as pernas flexionadas e os pés afastados numa distância igual à largura da bacia. Você está arqueada: existe um vão no nível da cintura.*

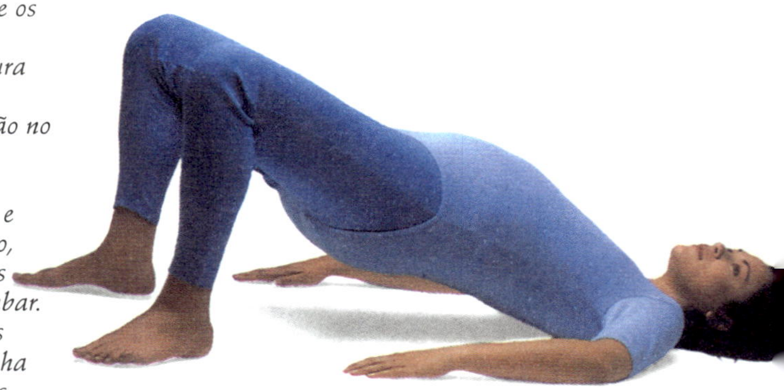

2. *Inspire calmamente e expire e inspire de novo, erguendo lentamente as nádegas e a região lombar. Para, facilitar, apóie as mãos no chão. Mantenha essa postura por alguns segundos, prendendo a respiração.*

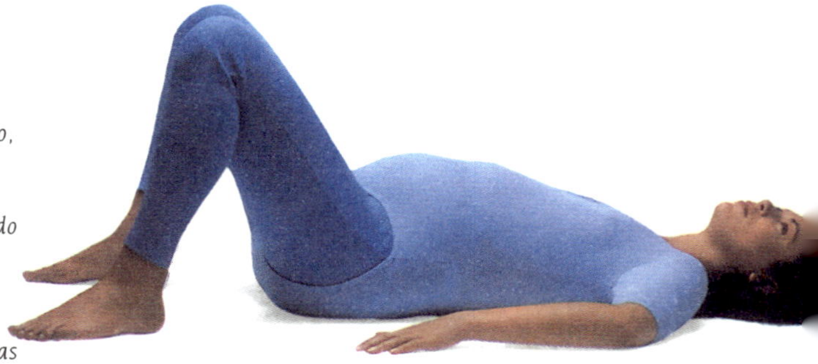

3. *Agora expire, pousando suavemente as costas no chão, vértebra por vértebra, começando por aquelas que estão perto da nuca e descendo até a altura da bacia.*
As costas inteiras estão apoiadas no chão.
O vão lombar permanece, mas diminuiu bastante.

Variante da ponte

Se a dor ciática impedi-la de erguer as nádegas, como se mostra no exercício acima, tente alongar a coluna vertebral, sem forçar o corpo, erguendo o alto das costas, dos rins aos ombros.

Mantenha as nádegas no chão, apoiando a parte de trás da cabeça. Erga a coluna vertebral. Pouco a pouco, reponha a coluna no chão, começando pela região lombar e subindo até os ombros e a nuca.
A cabeça vai deslizar um pouco para cima.

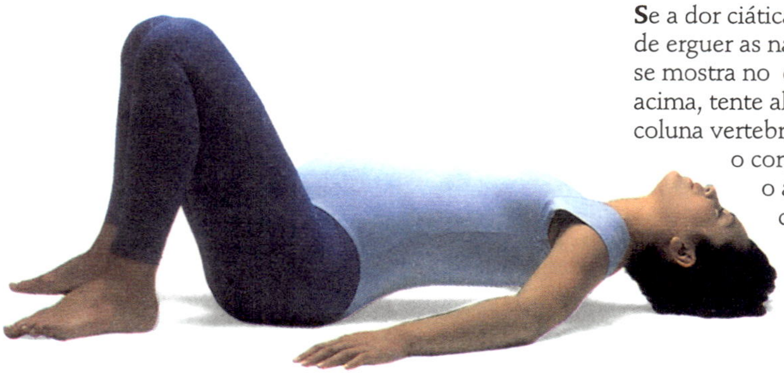

O EMPURRÃO

A respiração desempenha um papel importante no momento em que o bebê está prestes a nascer. Você pode ajudá-lo a transpor a bacia reforçando o trabalho do útero nas últimas contrações, que vão levar à expulsão. A cada contração empurre 3 vezes, depois de esvaziar completamente os pulmões.
É preferível fazer este exercício depois daquele da "ponte", que contribui para alongar a coluna e colocar a bacia na posição correta.

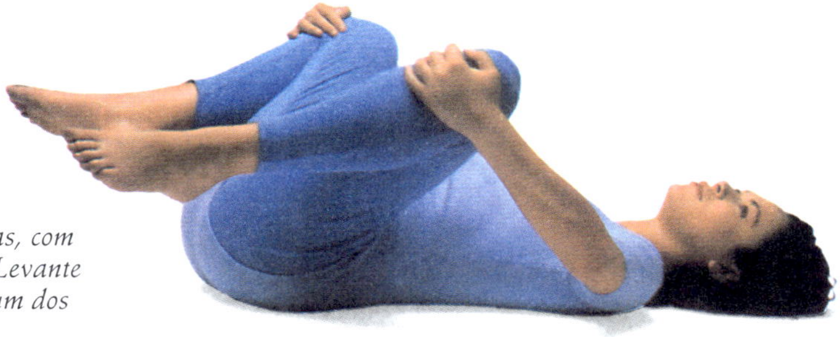

1. *Deite-se de costas, com as pernas abertas. Levante os joelhos de cada um dos lados do ventre.*

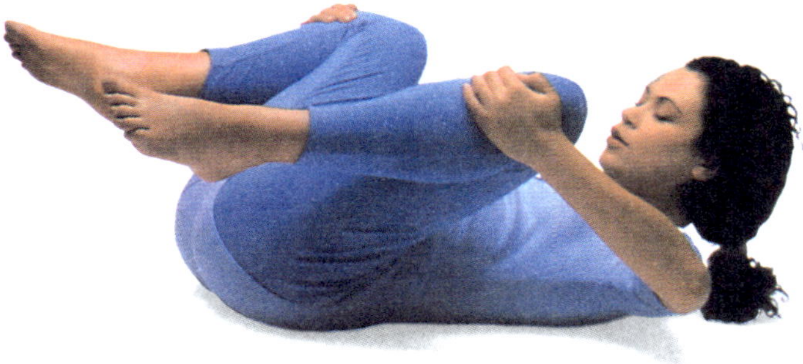

2. *Segure as pernas abaixo dos joelhos. Inspire profundamente, dilatando o ventre e o peito. Expire. Inspire de novo profundamente (o diafragma desce), e ao mesmo tempo levante ligeiramente a cabeça e o alto das costas. Prenda a respiração (o diafragma comprime o fundo do útero), depois empurre, contraindo os músculos abdominais. Esses músculos vão pressionar o útero (num movimento de cima para baixo), ajudando assim a criança a descer. Também é possível empurrar soltando um pouquinho de ar.*

A GINÁSTICA PERINEAL

Para um bom preparo da expulsão, é essencial exercitar os músculos do períneo, que também garantem o correto fechamento das vias urinárias. Por essas razões, é preciso reforçar sua capacidade de sustentação durante a gravidez, para compensar o peso do útero sobre a bexiga. Para isso, comece os exercícios a partir do 4° mês, e continue praticando depois do nascimento.

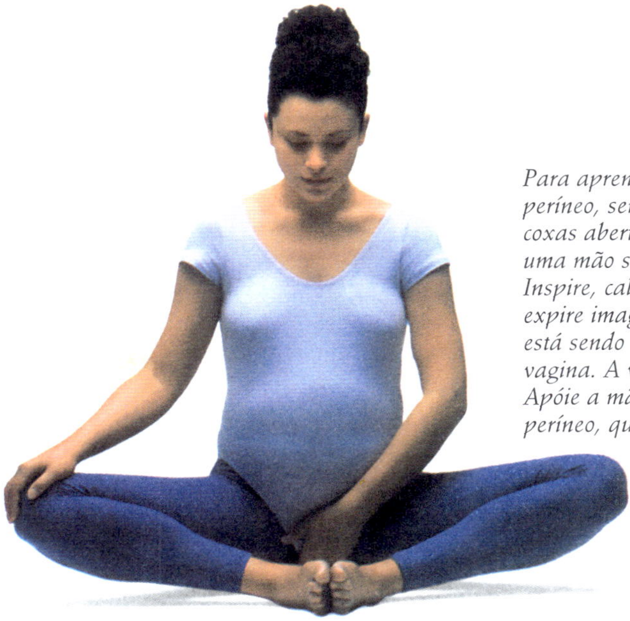

Para aprender a relaxar o períneo, sente-se com as coxas abertas. Coloque uma mão sobre o períneo. Inspire, calmamente, depois expire imaginando que o ar está sendo expulso pela vagina. A vulva se abre. Apóie a mão sobre o períneo, que se distende.

Outros métodos de preparação

Complementando a preparação clássica, outros métodos podem ajudá-la a se preparar para o nascimento. Cabe a você escolher aquele que lhe convém, conforme as possibilidades locais.

Você pode optar por métodos originais — ioga, haptonomia, hidroginástica (que não deve ser confundida com parto na água), canto pré-natal, musicoterapia — ou por outros mais próximos das práticas médicas, como a acupuntura ou a homeopatia. Todos esses métodos podem lhe oferecer aquele "algo mais" de que você precisa. Mas nenhum deles, por mais interessante ou útil que seja, é uma preparação suficiente para o parto, e portanto não pode substituir a preparação clássica.

A *ioga*

Visando estabelecer a harmonia entre o corpo e o espírito, a ioga também propõe uma preparação para o nascimento. Mesmo que você nunca tenha sido praticante de ioga, a gravidez pode ser um bom momento para começar. De fato, a ioga consiste num trabalho de concentração e de postura corporal que pode ajudar a recuperar ou a manter um bom estado de equilíbrio, tanto no plano físico como também no psíquico.

Para o dr. Frédérik Leboyer, que contribuiu grandemente para popularizar essa prática no contexto da gravidez, a ioga não se limita a uma ginástica, um esporte ou uma terapia. É uma filosofia, um "caminho" que desenvolve o conhecimento de si mesmo.

Isso não impede que a gestante tire vários benefícios da postura e dos exercícios ensinados. No entanto, a prática da ioga, por mais rica e proveitosa que seja, deve ser sempre acompanhada pela preparação clássica para o parto, pois uma não substitui a outra, mas se complementam.

Em geral, as sessões de ioga especialmente destinadas às gestantes devem ser dirigidas por uma enfermeira-obstetra. Duram em média uma hora, com freqüência de uma ou duas sessões por semana. Você também pode praticar os exercícios em casa, todo dia, durante 15 ou 20 minutos.

Um modelo aberto

A ioga não é possível sem uma aprendizagem do relaxamento, que leva o praticante a se conscientizar de seu corpo, de sua respiração e de várias sensações como o calor e o peso.

Antes de tudo, a ioga é uma procura pessoal, e você tem de adaptar suas posições em função de seu bem-estar. Os exercícios propostos nunca são modelos acabados, que têm de ser imitados fielmente. Cabe a você modificá-los para senti-los da melhor maneira.

Posturas adaptadas

As posturas ensinadas com mais freqüência às gestantes servem para exercitar os músculos que sofrem desgaste ao longo da gravidez e durante o parto.

Essas posturas permitem efetuar movimentos adaptados ao estado físico da gestante: alongamento da coluna vertebral para o alto (veja à p. 130, "O exercício da ponte"), oscilação da bacia para trás, a fim de diminuir a curvatura lombar, sustentação do útero no interior da bacia com uma ligeira contração dos músculos abdominais, exercício dos músculos perineais etc.

Aprenda a se conhecer melhor

O objetivo da ioga, que em sânscristo significa "união", é a reconciliação entre alma e corpo.
Graças aos exercícios corporais, sempre acompanhados de uma concentração máxima, você consegue se conhecer melhor e também a criança que vai nascer.
O relaxamento não leva ao sono nem à sonolência — ao contrário, faz com que você fique muito atenta.

O GATO

O exercício do gato se pratica na posição que imita um gato, com as mãos e os joelhos apoiados no chão. Essa postura libera as costas e o períneo do peso do útero.
É aconselhável praticá-la desde os primeiros meses de gravidez até o parto, para prevenir ou aliviar dores lombares.

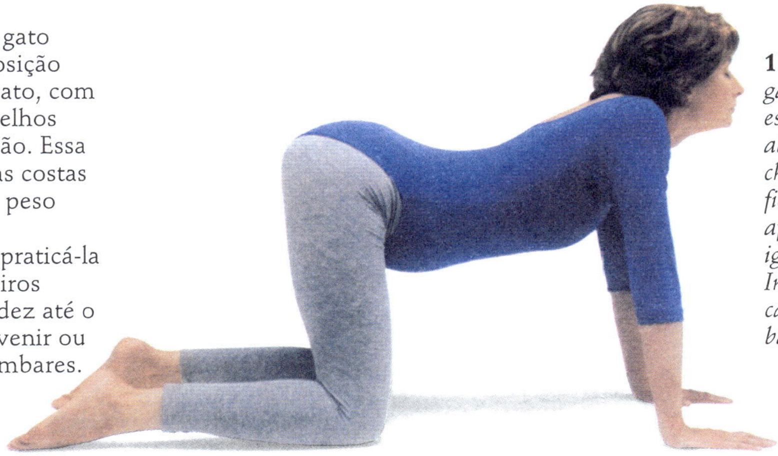

1. *Fique na posição de um gato, com os braços esticados e as mãos abertas, apoiadas no chão; os joelhos devem ficar abaixo dos quadris, afastados numa distância igual à largura da bacia. Inspire, levantando a cabeça e arqueando para baixo a região lombar.*

2. *Expire, abaixando a cabeça, comprimindo o ventre e abaulando as costas, "como um gato". Solte todo o ar, depois inspire de novo, erguendo a cabeça e arqueando para baixo a região lombar.*

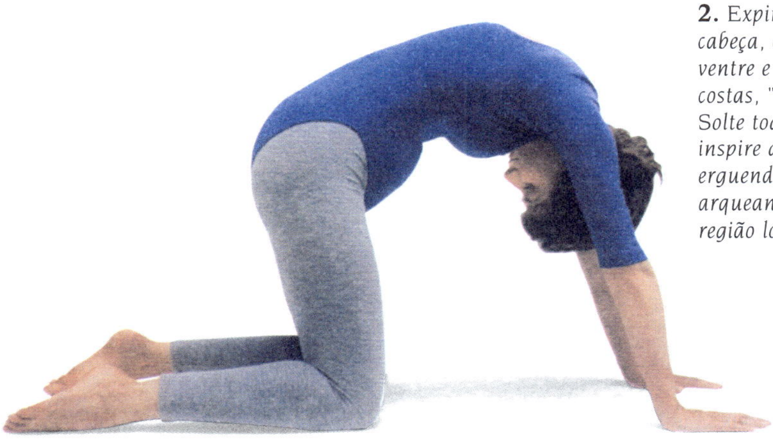

A POSTURA DO FETO

A "postura do feto" é útil, pois alivia as costas e alonga a região lombar.
Além disso, ela permite um relaxamento perineal. Sente-se em cima dos tornozelos, tomando cuidado para afastar os joelhos.
Leve a testa até o chão.
O ventre se encaixa entre as coxas.

1. *Coloque os braços para trás, paralelos às coxas, com as mãos abertas e as palmas voltadas para cima.*

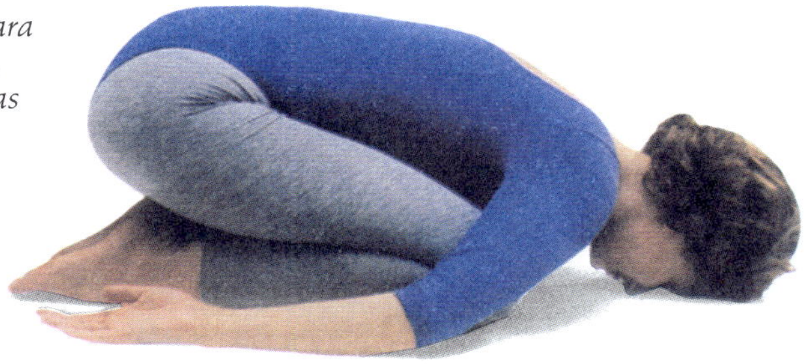

2. *Leve as mãos à altura da testa, com as palmas voltadas para baixo, e concentre-se em sua respiração. Você também pode apoiar a testa sobre os punhos superpostos.*

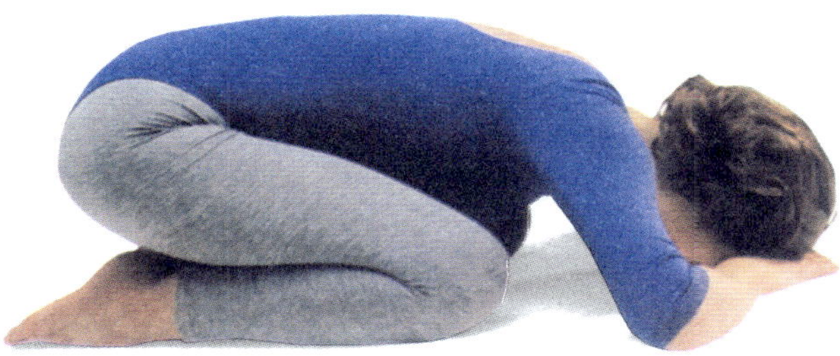

A *haptonomia*

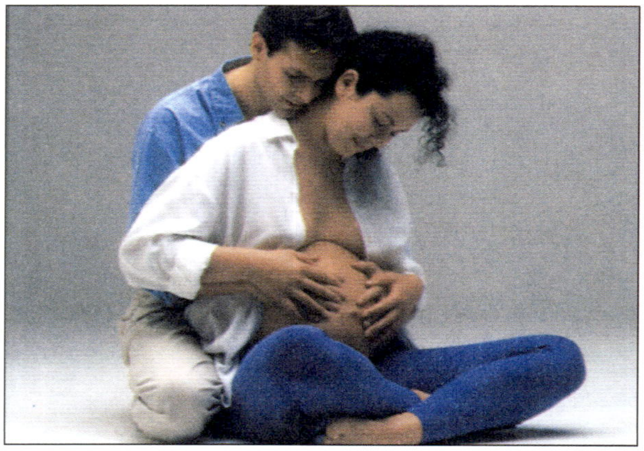

O contato pelo toque △
A prática da haptonomia vai ajudá-la a desenvolver a linguagem da afetividade, cujas sutilezas devem ser vivenciadas para serem plenamente compreendidas.
Entre outras coisas, você vai aprender posturas que lhe darão conforto, como carregar o bebê ao longo de seu desenvolvimento, enfrentar as contrações etc., mas sobretudo a sentir prazer na troca e felicidade ao descobrir que o seu bebê é um ser único.

A *haptonomia*

A haptonomia não é exatamente uma preparação para o parto. Trata-se de um método que se propõe a ajudar a gestante e seu companheiro a se conscientizarem da criança que vai nascer e a estabelecerem com ela, pelo toque, os primeiros elos. Criada na Holanda, a haptonomia (termo derivado das palavras gregas *hapsis*, "toque", e *nomos*, "leis") é definida como "o conjunto de leis que regem o território do nosso coração, dos nossos sentimentos". É a ciência da afetividade.

Na verdade, o relacionamento com a criança começa muito antes do nascimento. No ventre da mãe, o feto já é um ser com o qual podemos estabelecer relações afetivas.

Prática
As sessões são individuais — nunca em grupo. Você pode começar a praticar a haptonomia assim que souber que está grávida. Em geral, é preciso participar de uma sessão logo no início da gravidez e de outra quando começam a ser sentidos os movimentos do bebê por volta do 4º ou 5º mês); em seguida, basta uma sessão por mês até o fim da gravidez.

Tratando-se de uma abordagem especificamente afetiva, a haptonomia não substitui os outros métodos de preparação para o parto.

Sentir a dor de outra maneira
A haptonomia não prepara diretamente para o parto, mas contribui de maneira positiva para ele, pois ensina uma abordagem diferente da noção de dor. Esse contato aumenta a tolerância à dor, pois favorece a presença ativa e afetiva da mãe durante o parto, reconfortada pelo pai. O bebê nasce mais acolhido afetivamente e em paz.

Uma preparação também para o pai
A haptonomia é um método de preparação para o nascimento que respeita ao máximo os três membros da família: pai, mãe e filho. Sempre presente durante as sessões, o pai aprende, assim como você, a utilizar suas mãos para entrar em contato com a criança. Isso nada tem a ver com uma técnica de massagem, mas com uma relação a três.

E o bebê?
Depois que nascem, essas crianças, que assim foram acompanhadas, demonstram (em comparação com aquelas que não tiveram esse acompanhamento) uma abertura significativa para mundo, presença de espírito, são curiosas, mais seguras, independentes e sociáveis. Elas se relacionam com facilidade e sentem menos angústia, tédio e medo. Afetivamente seguras, são sensíveis e intuitivas.

A *sofrologia*

A sofrologia (do grego *sos*, "harmonia", *phren*, "consciência", e *logos*, "estudo") não é uma preparação específica para o parto, mas, de maneira mais geral, para o fato de ser mãe. Seu objetivo é proporcionar às mulheres um equilíbrio físico e psicológico favorável, ao mesmo tempo, à boa evolução da gravidez, ao parto propriamente dito e ao relacionamento que se vai estabelecer com a criança. Criado na Espanha no início dos anos 60 do século 20, esse método privilegia o relaxamento, recorrendo às técnicas de hipnose.

Em geral, a preparação sofrológica começa no 5º mês e é praticada em grupo. Exige bastante dedicação pessoal: se você deseja utilizar as vantagens desse método durante o parto, tem de praticar cerca de 20 minutos todas os dias.

No limiar do sono

O relaxamento, que é o fundamento do método sofrológico (veja box ao lado), leva a um estado de consciência que fica entre o sono e a vigília. Esse estado pode ser experimentado na vida cotidiana um pouco antes de dormir e logo ao despertar: a pessoa já não dorme mais, ou ainda não está dormindo, tem consciência de seu corpo e do ambiente ao seu redor, mas está no limiar do sono. A sofrologia ensina a provocar voluntariamente esse estado de consciência específico. No início, o próprio sofrólogo, falando num tom de voz suave, calmo e monótono, cria um clima propício para esse estado, chamado "sofroliminar". De pé, sentada ou deitada, a paciente deixa-se conduzir pelo som de sua voz. Depois de várias semanas de prática, basta fechar os olhos e lembrar-se dessa voz para cair rapidamente no estado sofroliminar. Para isso, você tem de praticar todo dia, escutando numa fita cassete a voz do sofrólogo.

Uma técnica para evitar a fadiga

Uma "sofronização" — isto é, este exercício que permite passar para o estado sofroliminar — de meia hora permite recuperar cerca de 2 horas de sono. Portanto, a utilidade deste método durante a gravidez é evidente.

No dia do parto, a sofronização cria um clima de equilíbrio propício ao bom andamento do trabalho de parto. Depois do nascimento, quando as noites forem interrompidas pelas mamadas, ela pode ser de grande valia.

A *hidroginástica*

O elemento aquático é o ambiente ideal para a descontração: você não é incomodada pela roupa e sente-se leve, apesar dos quilos a mais. Pode praticar a respiração, inclusive aprendendo a suspendê-la (técnica da apnéia), o que pode ser útil durante o parto, na fase da expulsão. Se você sofre de distúrbios vasculares, dores ciáticas, insônia ou obstipação (prisão de ventre), pode aproveitar ainda mais os seus benefícios. Durante as sessões, você conhece outras gestantes e aprende a mostrar seu corpo, o que ajuda a aceitá-lo.

As sessões de hidroginástica são conduzidas por um professor de natação, responsável pela segurança da piscina, e por uma enfermeira obstetra, que se encarrega da supervisão médica. Antes e depois de cada sessão, ela toma o pulso das gestantes e adapta os exercícios em função da evolução da gravidez de cada uma. Você pode começar esta preparação assim que desejar, no ritmo que quiser. As sessões acontecem em grupos de cerca de 10 gestantes e duram quase 1 hora. Não é preciso saber nadar: os exercícios são feitos numa piscina rasa, reservada para as gestantes. A temperatura da água é de cerca de 30°C, e a higiene da piscina é rigorosa. Durante a inscrição, você terá de apresentar um atestado médico comprovando que não existem contra-indicações para a prática desse tipo de preparação.

A *homeopatia*

Ao longo da gravidez, a homeopatia pode ajudar você a tratar pequenos distúrbios — problemas vasculares, hemorróidas, distúrbios intestinais ou insônia —, com a vantagem de não apresentar nenhum risco tóxico para o feto. Também contribui para acalmar as angústias e favorece o equilíbrio geral, ajudando-a a enfrentar o parto em boa condições.

Os medicamentos homeopáticos têm de ser receitados por um especialista

As três etapas do relaxamento dinâmico

Para que a sofrologia seja realmente útil, você precisa dominar as 3 etapas do "relaxamento dinâmico".

A concentração

O objetivo é permitir que você se conheça melhor e aceite a realidade de seu corpo, que se modifica ao longo da gravidez e depois do parto.

A contemplação

O objetivo é ajudá-la a se conscientizar de você mesma diante das outras pessoas, preparando-se para as mudanças que vão ocorrer em sua vida familiar, e sobretudo para receber a criança num estado de espírito harmonioso.

A meditação

Você pode aumentar sua capacidade de concentração a partir de uma postura inspirada nas técnicas do zen e da ioga, e usá-la durante o parto assim que a intensidade das contrações começar a ameaçar seu equilíbrio.

— um médico homeopata. Esses medicamentos são personalizados e as receitas devem ser seguidas rigorosamente para se mostrarem eficazes. São os chamados medicamentos de fundo — cada paciente tem o seu; ele é determinado por meio de uma série de perguntas realizadas durante a consulta, nas quais são abordados aspectos físicos, emocionais e psicológicos (para a gestante, incluem-se aí as sensações e distúrbios relacionados à gravidez).

Esse medicamento pode acompanhar você das primeiras contrações até o pós-parto e a amamentação e, se necessário, pode até mesmo ser recomendado durante o nascimento do bebê

Além do medicamento de fundo, outros podem ser úteis para tratar sintomas específicos durante a gravidez e o trabalho de parto. *Collinsonia canadensis* e *Aesculus hippocastanum* costumam ser recomendados para tratar hemorróidas, enquanto *Colchicum autumnale* é indicado contra o enjôo. É possível ainda seguir um tratamento específico para relaxar o colo do útero no último mês de gravidez. Em todo caso, consulte sempre o médico homeopata e evite a automedicação. Se você decidir adotar o tratamento como complemento à preparação para o parto, converse com a equipe obstétrica responsável pelo atendimento pré-natal.

É importante lembrar que certas manifestações que ocorrem durante a gestação — como sangramentos, aumento acelerado de peso, dor de cabeça, retenção de líquido e contrações prematuras — são sinais de problemas que podem pôr em risco a vida de seu bebê, e até mesmo a sua. Por isso, diante de qualquer sintoma anormal, deve-se consultar o obstetra sem demora.

Para mais informações sobre o tratamento homeopático, consulte o livro *Larousse da Homeopatia*.

A *acupuntura*

A acupuntura é uma técnica tradicional da medicina chinesa, que tem por objetivo manter ou restabelecer no ser humano o melhor equilíbrio energético possível. A medicina chinesa considera que a vida se baseia na energia, e que a energia consiste em dois pólos: o Yin, que corresponde à matéria, ou seja, à energia estática, e o Yang, que corresponde à energia móvel, dinâmica. Para reequilibrar as energias, o acupunturista (que pode ser até um médico, obstetra ou enfermeira especializados nessa técnica) insere pequenas agulhas em diferentes locais do corpo, de acordo com as "linhas de força" vitais (quase sempre, se evita a região do abdome). As agulhas utilizadas são descartáveis e, portanto, não oferecem riscos de transmissão de doença.

A gravidez provoca uma perturbação no equilíbrio energético. Na região da bacia da gestante, forma-se uma "matéria" (Yin) que vai ser colocada em movimento durante o parto: a energia Yin, estática, terá de se transformar em energia dinâmica (Yang). Essa transformação acontece de maneira muito mais natural e harmoniosa quando o equilíbrio energético inicial se mostra satisfatório.

No plano ideal, a preparação pela acupuntura deveria começar antes da concepção, envolvendo mãe e pai. Mas as sessões também podem ter início a qualquer momento da gravidez. Em geral, a preparação para o parto propriamente dita ocorre nas últimas três semanas de gravidez, no ritmo de uma sessão por semana.

O *canto pré-natal*

O canto pré-natal é um método criado pela cantora francesa Marie-Louise Aucher, que afirma que o cantar pode criar um ambiente sonoro privilegiado para envolver a futura criança. O que se observa é que o feto reage mesmo às melodias, inclusive de maneira diferente conforme o registro — grave ou agudo. Essa preparação também tem a vantagem de exercitar a respiração, assim como algumas posições do corpo. O canto é uma energia que permite atingir determinado equilíbrio.

As maternidades que organizam sessões de canto pré-natal são bastante raras. As sessões podem ter início em qualquer etapa da gravidez, e ocorrem em grupos. Se você não tiver oportunidade de tomar parte delas, procure um coral ou um professor de canto.

Prepare-se com música

Com a música, é possível alcançar um relaxamento muito profundo, comparável ao proporcionado pela ioga. Geralmente, as sessões de musicoterapia começam no 6° mês. Podem ser individuais ou coletivas, e duram cerca de 20 minutos. O trabalho pode se basear em trechos musicais de sua escolha, ou em músicas criadas especialmente para esse fim.

Providências em casa

O nascimento está próximo. Não espere o último minuto para preparar o quarto destinado ao bebê. Escolha um local que você possa decorar de maneira agradável para ele e prática para você. Pense também em tudo o que é necessário para vestir, trocar, alimentar e transportar o bebê.

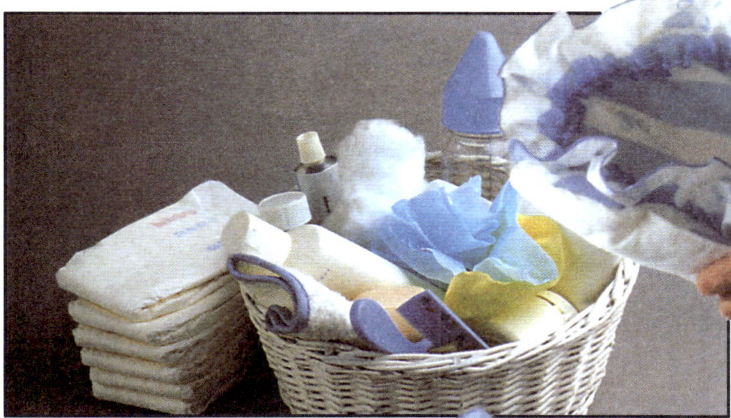

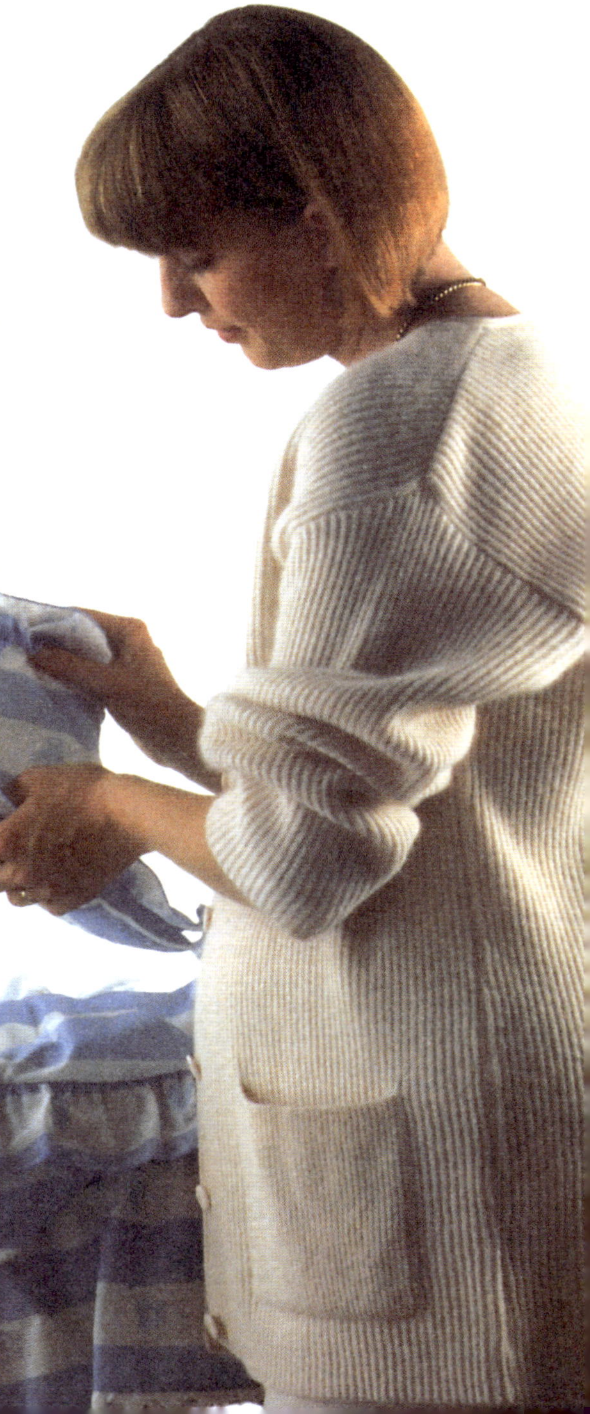

O quarto e os objetos do bebê

O bebê vai nascer em breve: já é tempo de preparar seu "ninho". O item mais urgente é o enxoval. Ao voltar da maternidade, você também vai ter de alimentar, lavar e transportar o bebê, pelo menos em casa.

Idéias para presentes, com muito carinho

Se souber tricotar ou costurar, terá prazer em preparar você mesma uma parte do enxoval, ou simplesmente confeccionar um lençol ou toalhas de banho bordados com franjas: este já é um gesto de carinho, uma maneira de pensar nele.

Entre os presentes que podem ser úteis mais tarde, quando a criança já puder se sentar (a partir de 6 a 8 meses), pense num cadeirão, num cercado, um *baby bag* (do tipo mochila ou canguru) para transportá-lo em passeios, numa cadeira para o carro bem reforçada na parte de trás etc.

Não espere a chegada do bebê para escolher o local que lhe será reservado e decorar esse espaço de maneira agradável para ele e prática para você. Pouco importa se você reservar, na casa ou no apartamento, um quarto inteiro ou apenas um canto num quarto já ocupado. O importante é que o bebê tenha um lugar só dele, um espaço familiar e tranqüilizador que vai ocupar, e onde os pais se sentirão bem para cuidar dele.

O quarto e o berço

Seja um quarto, ou seja um canto, o local reservado ao bebê deve ser arejado e, se possível, mantido numa temperatura entre 18 e 23°C. Em locais quentes ou muito secos, ou quando existe aquecimento central, é preciso comprar umidificadores, para que o ar não resseque demais.

Um lugar calmo e acolhedor

Se possível, instale a criança perto de onde você dorme, para poder ouvi-la facilmente, mas evite a proximidade de uma televisão ou de qualquer outro aparelho que produza ruído. Num apartamento grande ou numa casa, providencie um interfone no quarto do bebê e no seu: existem alguns que são móveis, ligados simplesmente na tomada.

• *Uma decoração discreta e lavável.* Em vez de tecidos ou estofados, prefira revestimentos laváveis — nas paredes, pintura ou papel de parede; no chão, ladrilhos, linóleo, pastilhas de vidro etc. —, sobretudo se na família houver tendência para alergias, como o eczema ou a asma. Se optar pela pintura, escolha cores suaves e repousantes e tente não pintar as molduras (portas, janelas, rodapés) com cores vivas. Se preferir os papéis de parede, escolha os de cor pouco carregada, ou use-os para revestir apenas uma das paredes, pintando as outras numa cor adequada. Não se esqueça de que, quando crescer, a criança pode sentir vontade de desenhar diretamente nas paredes, e ficará encantada de pendurar ali seus próprios desenhos: uma razão a mais para que as paredes sejam sóbrias e facilmente laváveis.

• *Persianas ou cortinas opacas.* As cortinas podem acrescentar um toque de fantasia. Porém, se elas não forem opacas e se as janelas não tiverem persianas, providencie uma segunda cortina escura (ou forre-as com um tecido preto) para garantir que o quarto fique escuro, pois os bebês dormem bastante.

Conforto e segurança

Não importa se você prefere um berço de família do tipo antigo, com seu cortinado romântico, um cesto amplo para bebês, bonito e fácil de transportar, um berço de tecido dobrável e prático ou uma minicama de madeira com grade de proteção reguláveis que o bebê poderá usar até os 3 anos de idade, o importante é que o leito seja bem estável e lavável (pelo menos, os tecidos e revestimentos).

• *Onde dormir.* Quanto à cama, a segurança do bebê é mais importante que que seu aspecto decorativo. Para evitar que ele caia, verifique se as barras laterais são suficientemente altas. Escolha também um colchão confortável: bem plano, espesso e firme. Para protegê-lo, use uma camada de algodão impermeabilizado ou de borracha revestida com um tecido de algodão. O lençol de baixo deve ficar bem preso. Se usar um lençol improvisado nas primeiras semanas, recomenda-se o uso de um saco de dormir com alças para evitar o risco de hipotermia ou de asfixia, que deve ser colocado sob o lençol ou sob o cobertor. Você pode colocar um travesseiro sob o lençol para que o bebê fique um pouco inclinado.

Para você, tudo ao alcance da mão
Existem móveis específicos para guardar os artigos do bebê e trocar a fralda, mas qualquer cômoda ou mesa pode servir como trocador, se tiver altura adequada para isso. Basta providenciar um pequeno colchão plastificado de rebordo alto para acomodar o bebê. Não se esqueça de que todas as coisas necessárias têm de ficar ao alcance da mão. Jamais, sob nenhum pretexto, e nem por um segundo, deixe a criança sozinha sobre o trocador.

Os aspectos práticos e a segurança são prioritários, mas você pode dar um toque de alegria ao quarto do bebê com alguns objetos pessoais: um móbile colorido pendurado perto da cama, uma caixinha de música ou uma boneca de pano, bichinhos de pelúcia, que devem ser macios, sólidos e laváveis, e também o álbum onde você vai anotar seus próprios sentimentos, o primeiro sorriso do bebê, suas reações e, mais tarde, seu vocabulário infantil — quando a criança crescer, vai se divertir bastante com essas lembranças.

Os *objetos do bebê*

Quando o local estiver pronto e o berço instalado, você vai pensar nas roupas e nas mamadeiras, e depois em todo o material necessário para dar banho no bebê, transportá-lo e sair com ele. Se seu orçamento for limitado, informe-se com a família ou os amigos para saber o que é possível pedir emprestado. E pense nos presentes que algumas pessoas com certeza vão lhe oferecer.

Para alimentar o bebê
Não importa se você optou pela amamentação ou pela mamadeira — vai precisar de uma poltrona confortável para se instalar à vontade ou de travesseiros para apoiar costas e braços quando se sentar na cama. Se for alimentar o bebê com mamadeira, vai precisar do seguinte: 6 mamadeiras com bicos, 1 esterilizador (a vapor ou a frio), 1 escova para higienização das mamadeiras, eventualmente uma garrafa térmica e um aquecedor (a água também pode ser aquecida no forno microondas, em seguida acrescenta-se o leite em pó e verifica-se a temperatura da mamadeira, para ver se não está muito quente).

Quanto à balança para bebês, podem ser alugadas em casas especializadas. Para isso, aguarde o retorno da maternidade, pois vários pediatras consideram inútil pesar o bebê todos s dias.

O ENXOVAL DO BEBÊ

O importante é que o enxoval seja confortável, macio, fácil de vestir e de lavar. O recém-nascido tem pele delicada e precisa de espaço para se mexer sem se descobrir.
Escolha roupas macias, folgadas, que protejam bem o bebê, de algodão ou lã, em vez de tecido sintético. Evite roupas com laços ou fitas, ou fechadas com alfinetes de segurança, e, pelo menos nas primeiras semanas, as que se vestem pela cabeça.
Existem dois tamanhos para os bebês pequenos: 0-3 meses e 3-6 meses. Algumas marcas oferecem até um tamanho especial para recém-nascidos, adaptado para o primeiro mês e para os prematuros. Providencie uma quantidade mínima de roupas desses dois tamanhos, pois os bebês crescem muito rápido (cerca de 10 cm em 3 meses) e, com algumas semanas de idade, já podem usar o tamanho de 3-6 meses.
Não se esqueça das mudas de roupa completas, roupões de banho e cueiros de algodão fino, que servirão para proteger você e o bebê durante as mamadas.
Se estiver frio, lembre-se também de providenciar um abrigo quente, por exemplo um saco de dormir, assim como um gorro para a saída da maternidade.
Não compre roupa em excesso, mas esteja preparada para trocar inteiramente o bebê durante o dia (ele vai precisar também de um traje completo, camisa pagãozinho e culote ou *body*, para cada dia de maternidade). Lave tudo o que você comprou ou pediu emprestado antes de usá-lo no bebê. Prefira um sabão em pó com glicerina e evite os amaciantes, sobretudo se houver casos de alergia na família.

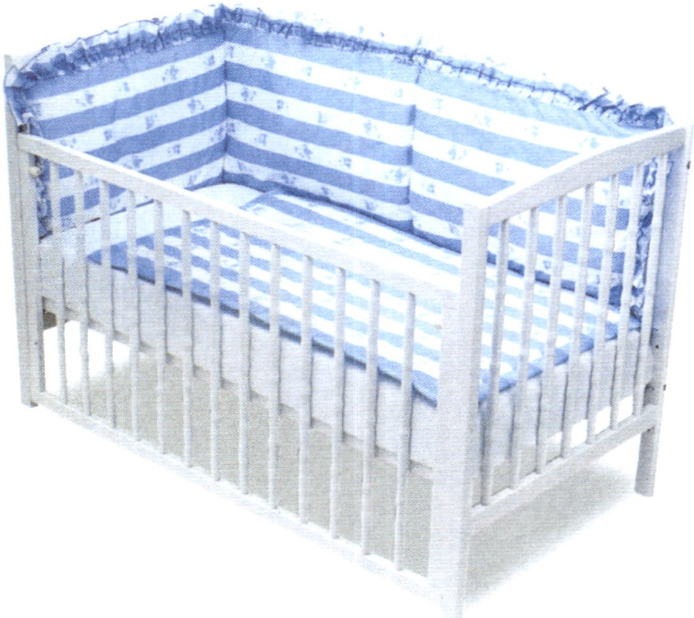

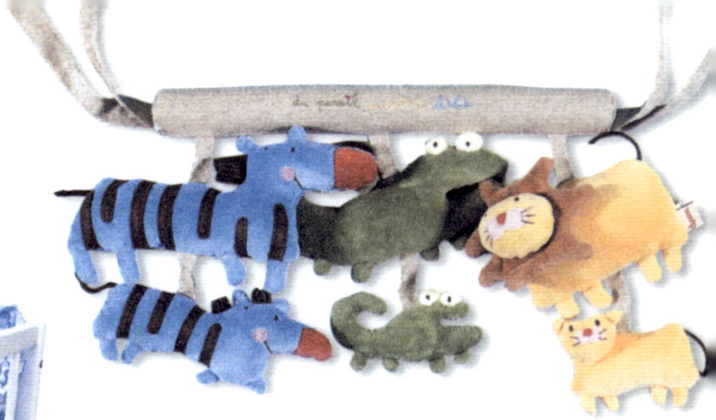

PARA DEITAR O BEBÊ
O berço de bordas altas (para evitar quedas) e com grades de proteção reguláveis oferece à criança de até 3 anos um leito firme e confortável onde ela pode se deitar em suas posições preferidas. Enquanto o bebê for muito pequeno, não use travesseiro, almofada ou edredom.
Escolha um colchão bem plano, bastante alto e firme.

BRINQUEDOS BEM MACIOS
A partir de 2 ou 3 meses, o tato passa a ser uma fonte de prazer para o bebê. Os painéis de tecido com partes móveis podem despertar novas sensações.

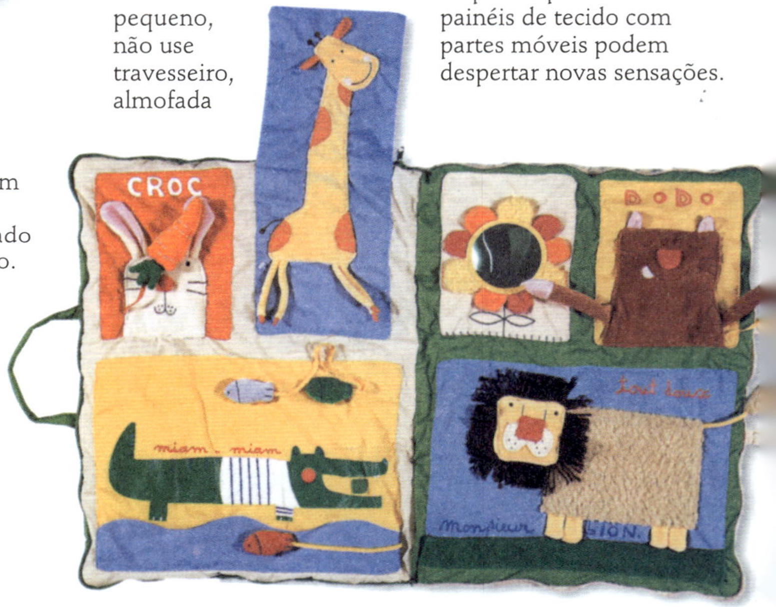

PARA PASSEAR COM BEBÊ
O carrinho de passeio tem a vantagem de ser mais leve e prático, mas enquanto o bebê não puder sentar, é melhor levá-lo num carrinho de bebê, onde ficará instalado com mais conforto.

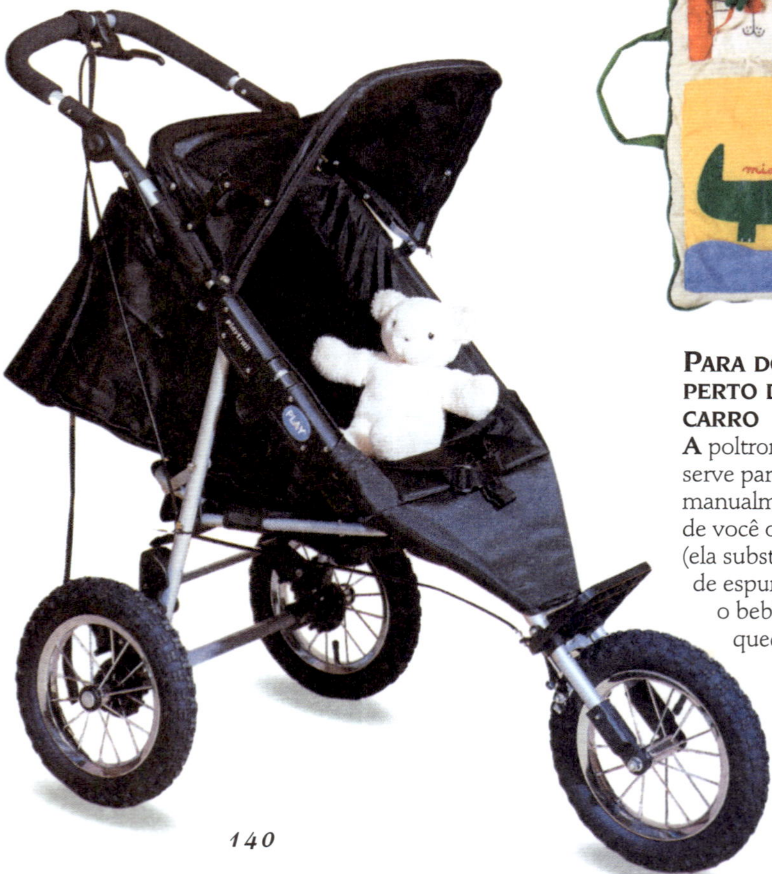

PARA DORMIR, PARA FICAR PERTO DE VOCÊ OU NO CARRO
A poltrona tipo "bebê conforto" serve para transportar o bebê manualmente, colocá-lo perto de você ou levá-lo no carro (ela substitui o assento de espuma). Sempre fixe o bebê para evitar quedas.

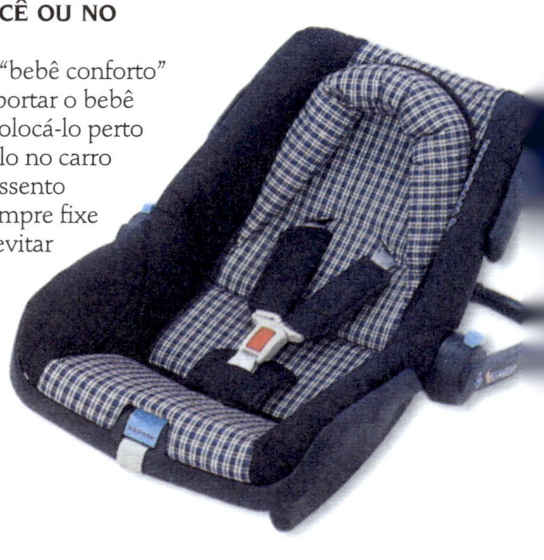

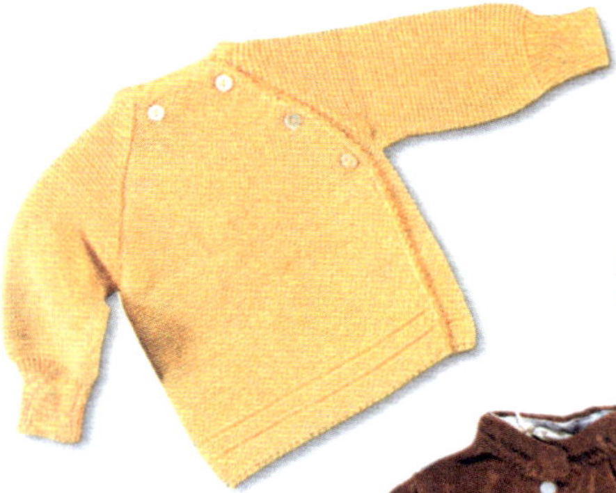

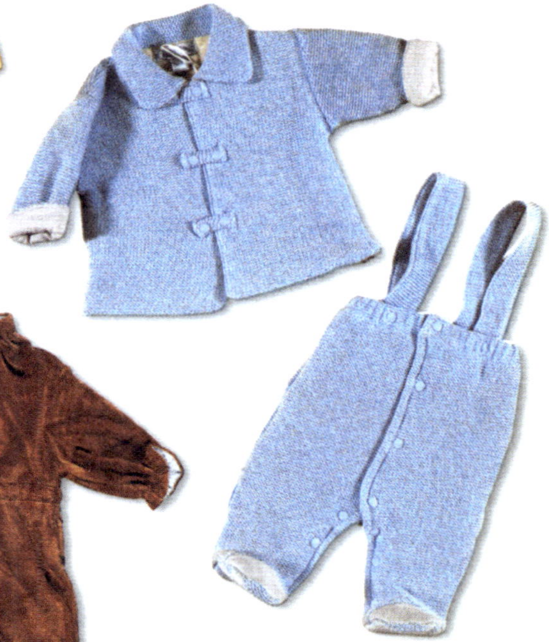

RECÉM-NASCIDO
As camisas pagãozinho e os culotes, além dos macacões, constituem o enxoval indispensável dos primeiros meses. As roupas do bebê devem ser sobretudo práticas e confortáveis. Prefira as de algodão.

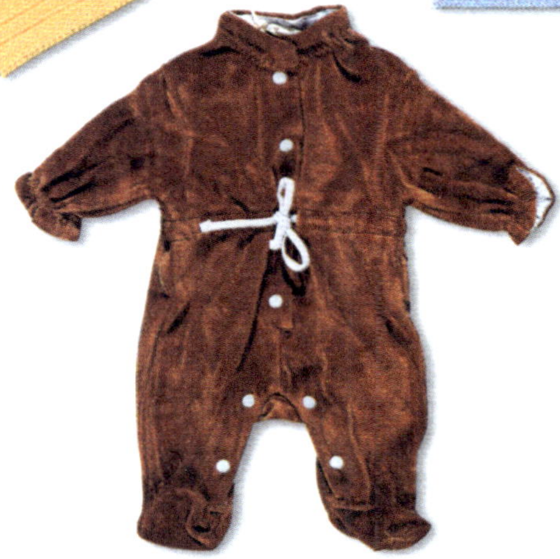

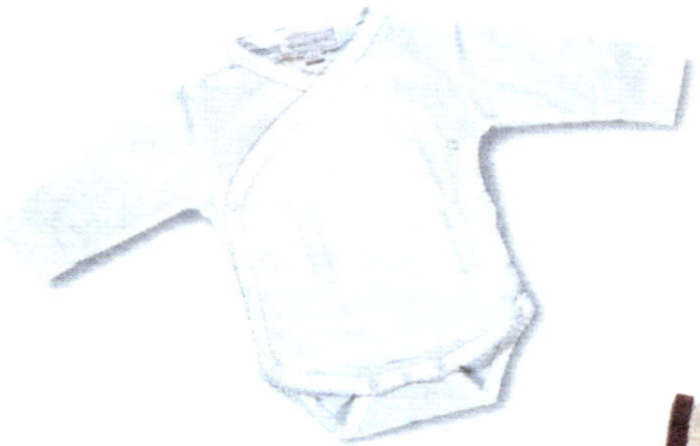

3-4 MESES
Mesmo em suas roupas mais chiques, o bebê precisa de liberdade para se mexer à vontade e ser trocado rapidamente.
Suas roupas não devem jamais prender seus movimentos.

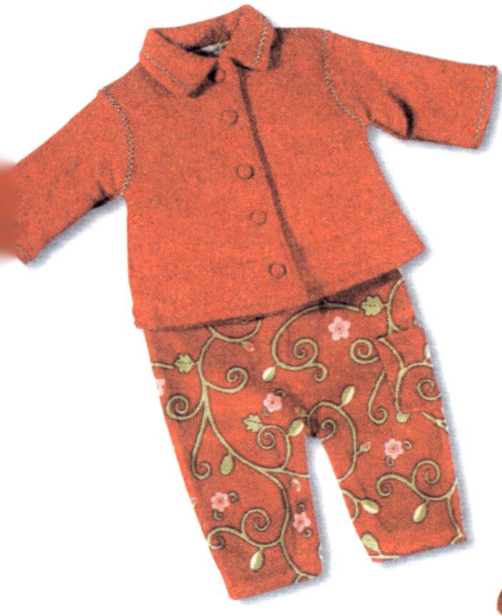

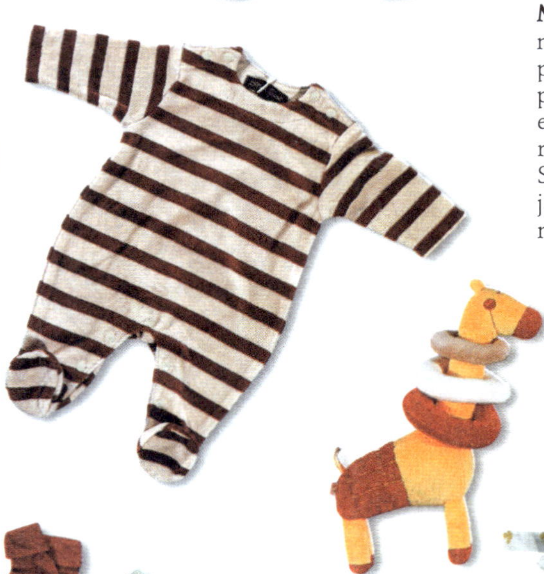

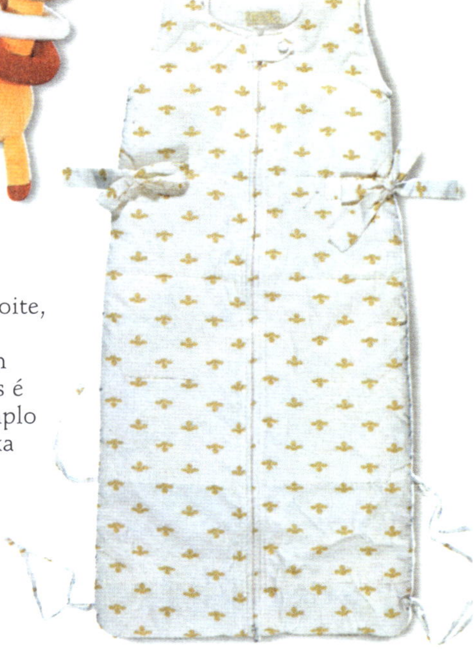

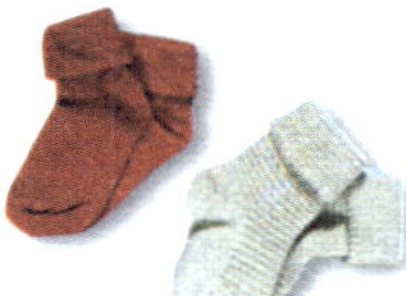

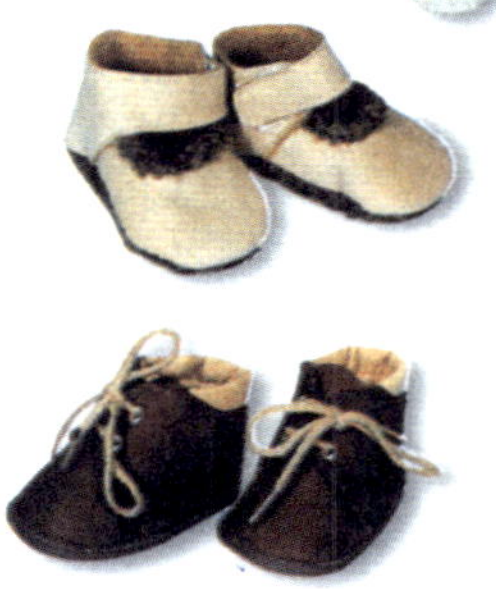

CALÇADOS
Por razões de conforto, e enquanto o bebê não anda, escolha sapatinhos macios para ele. Afinal, servirão apenas para protegê-lo do frio.

PARA DORMIR
Traje ideal para a noite, o saco de dormir permite ao bebê um sono tranqüilo, pois é suficientemente amplo para que ele se mexa sem se descobrir.

A CADEIRA PARA O CARRO

Para transportar o bebê de carro, só as cadeiras de bebê bem fixadas no banco são permitidas pelas normas de segurança. Até os 6 meses, a poltrona "bebê conforto" pode ser usada no banco de trás, com o bebê colocado no sentido inverso ao do movimento do carro. Para os bebês maiores, existem cadeiras adaptadas para seu tamanho, nas quais eles devem ser fixados com cintos de segurança reguláveis. Mesmo nos trajetos mais curtos e freqüentes, o bebê tem de estar bem fixado, e ao retirá-lo do carro, faça-o sempre do lado da calçada, não do lado do trânsito.

Para dar banho no bebê

Nas primeiras semanas, você pode dar banho no bebê num lavabo comum, se tiver profundidade suficiente. Porém, tome cuidado com a torneira e lembre-se de que vai precisar de uma banheira em breve: ela pode ser de plástico flexível, integrada ao trocador, ou de plástico duro, o que permite adaptar um pequeno assento de espuma.

Seja como for, leve em conta os aspectos práticos (facilidade de escoamento da água, conforto para você e o bebê durante o banho, proximidade do sabonete, xampu e toalha etc.) e pratique uma higiene rigorosa. Compre um termômetro de banho, sabonete neutro ou de glicerina e xampu especial para bebês (em geral, o mesmo produto serve para as duas finalidades) e evidentemente toalhas ou roupões bastante grandes para que o bebê não apanhe friagem. A temperatura do quarto onde ele vai tomar banho tem de ser um pouco mais elevada que a do quarto de dormir: cerca de 24°C.

Para trocar o bebê no quarto de dormir, você vai precisar de uma bacia (que deve encher com água morna), algodão, sabonete neutro ou de glicerina, antisséptico e soro fisiológico (ou qualquer outro produto aconselhado na maternidade) — e, claro, não esqueça as fraldas e roupas da criança!

Para transportar o bebê

Para transportar o bebê dentro de casa ou do apartamento, a fim de que ele participe da vida familiar em segurança, você pode utilizar um cesto. Em breve, ele também poderá ser instalado numa poltrona tipo "bebê conforto" ou numa cadeira flexível. Escolha esta última com inclinação regulável, cinto de segurança e alças para transporte bem fixadas à cadeira. Para sair de casa com o bebê, você pode escolher entre o carrinho de passeio e o *baby bag* do tipo canguru. Instale também em seu carro um assento adequado para a segurança da criança.

• *O carrinho-berço.* Quando a criança ainda é muito pequena, pode passear mais à vontade num carrinho-berço, ao abrigo da poeira e da poluição dos carros. Infelizmente, é uma aquisição cara e pouco prática, devido ao formato. Evite as capotas recobertas com tecido branco, muito ofuscantes, e prefira um modelo que possa ser transformado em carrinho de passeio ou em porta-bebê. A roupa de cama é a mesma do berço, adaptada para o tamanho do carrinho. No verão, providencie um mosquiteiro.

• *O carrinho de passeio.* Alguns carrinhos reclináveis permitem instalar o bebê em posição horizontal. Porém , os carrinhos não-reclináveis, leves e dobráveis, ideais para carro ou ônibus, devem ser reservados às crianças que já conseguem ficar bem sentadas (não antes de 7 meses).

• *A* baby bag *tipo canguru.* Prático e propício à intimidade, este porta-bebê permite transportar a criança sobre o ventre e, ao mesmo tempo, conservar as mãos livres. É importante que tenha um apoio para a cabeça do bebê. Seja como for, não o use enquanto o bebê for muito pequeno (não antes de 1 mês), pois ele pode ficar enrolado, balançando a cabeça.

Segurança no berço

• As grades do berço devem ter, no máximo, 8 cm de separação entre uma e outra para que o bebê não corra o risco de escorregar e prender as perninhas, ou até mesmo a cabeça, entre os espaços.
• Compre protetores laterais e de cabeceira. Ao prendê-lo, deixe laços ou cordões fora do alcance do bebê.
• Não descuide dos berços de madeira que podem soltar farpas e machucar a criança.
• Observe sempre se a tinta não está descascando O bebê pode engolir os pedaços soltos.
• Os brinquedos dentro do berço devem ser atóxicos, laváveis, sem pontas afiadas e partes removíveis ou pequenas, que possam ser engolidas.
• Evite colocar decalques na superfície do móvel para a criança não arrancá-los e colocar na boca.
• Nunca deixe o mosqueteiro juntar poeira nem encostar no bebê.

As últimas providências

Faltam apenas alguns dias, talvez algumas horas. Enquanto espera o dia de ir para a maternidade, você se sente um pouco impaciente — aproveite para cuidar dos últimos preparativos.

Talvez você receie ter de ir de repente para a maternidade. Com certeza, ainda há tempo suficiente para confirmar que nada foi esquecido. Eis uma breve lista de todos os itens nos quais você já pensou, mas que não custa nada verificar novamente.

Para o bebê

• *Encontre um pediatra.* É melhor voltar para casa com o nome e o endereço do futuro pediatra. É uma escolha importante. Se você ainda não conhece nenhum, peça conselho ao seu médico ou aos parentes e amigos.

• *Confirme com quem vai deixar o bebê.* Se você trabalha fora, entre em contato com a creche ou a babá com quem já conversou a respeito, principalmente se não tem certeza de que vai haver vaga na creche. Você terá tempo para tratar disso depois do parto, mas é bom ir tranqüila.

Para os filhos mais velhos

• *Prepare-os para sua ausência.* Para que eles aceitem facilmente a chegada do caçulinha, explique de novo a razão de sua partida alguns dias antes da data prevista para o parto. Se forem pequenos, deixe com eles uma de suas peças de roupa, para que guardem alguma coisa da mãe na sua ausência.

• *Providencie companhia.* A ausência da mãe se torna menos triste com a presença de um membro da família ou de um amigo. Em geral, é melhor que os filhos mais velhos fiquem em casa, no aconchego do ambiente familiar. Caso contrário, o bebê pode ser identificado como um intruso: mal eles deram as costas, um outro já tomou o lugar deles.

• *Pense num presente para os mais velhos.* A chegada do caçula é um acontecimento feliz para você, mas pode ser difícil para eles; tente providenciar para cada filho mais velho um presentinho, que seria "trazido" pelo recém-nascido, a fim de conquistar a simpatia deles.

Para o pai

• *Deixe a despensa e a geladeira cheias.* Você vai passar pelo menos dois ou três dias na maternidade, e na volta estará muito cansada; o pai, por sua vez, vai trabalhar, visitar você e não terá muito tempo livre para fazer compras e cozinhar durante sua ausência. Portanto, providencie refeições para toda a família ou pelo menos monte um cardápio simples. Se você tem um *freezer*, prepare com antecedência alguns pratos.

• *Ajude-o a não esquecer nada.* Prepare uma lista do que é preciso fazer durante sua ausência: providências domésticas (compras, lavagem das roupas etc.), cuidados com os filhos mais velhos (roupa, companhia etc.) e as pessoas que devem ser contatadas depois do nascimento.

Para você

• *Vá ao cabeleireiro.* Este é o momento ideal para cortar os cabelos ou fazer as unhas das mãos e dos pés ou fazer a sobrancelha, para que possa ir elegante para a maternidade, e também porque depois do parto você não terá muita disponibilidade.

• *Procure um fisioterapeuta.* Não é cedo demais para pensar em voltar à forma depois do nascimento. Se você ainda não conhece um fisioterapeuta, peça referências ao médico ou à enfermeira do pré-natal.

A bolsa para a maternidade

Para você

Cartão de gestante e cartão de grupo sanguíneo.
Objetos de higiene (sem esquecer um sabonete de glicerina, secador de cabelo, lenços e um vaporizador de água mineral).
Duas camisolas (abotoadas na frente, caso você tenha decidido amamentar).
Duas toalhas macias para enxugar o bebê.
Calcinhas.
Dois sutiãs para amamentação.
Um roupão e um penhoar, um par de pantufas.

Para o bebê

Seis culotes e seis camisas pagãozinho de algodão (um de cada por dia, pelo menos).
Três coletes ou casaquinhos de lã.
Três macacões.
Três pares de sapatinhos de bebê.
Um saco de dormir e um gorro (para a saída da maternidade).

CAPÍTULO 2

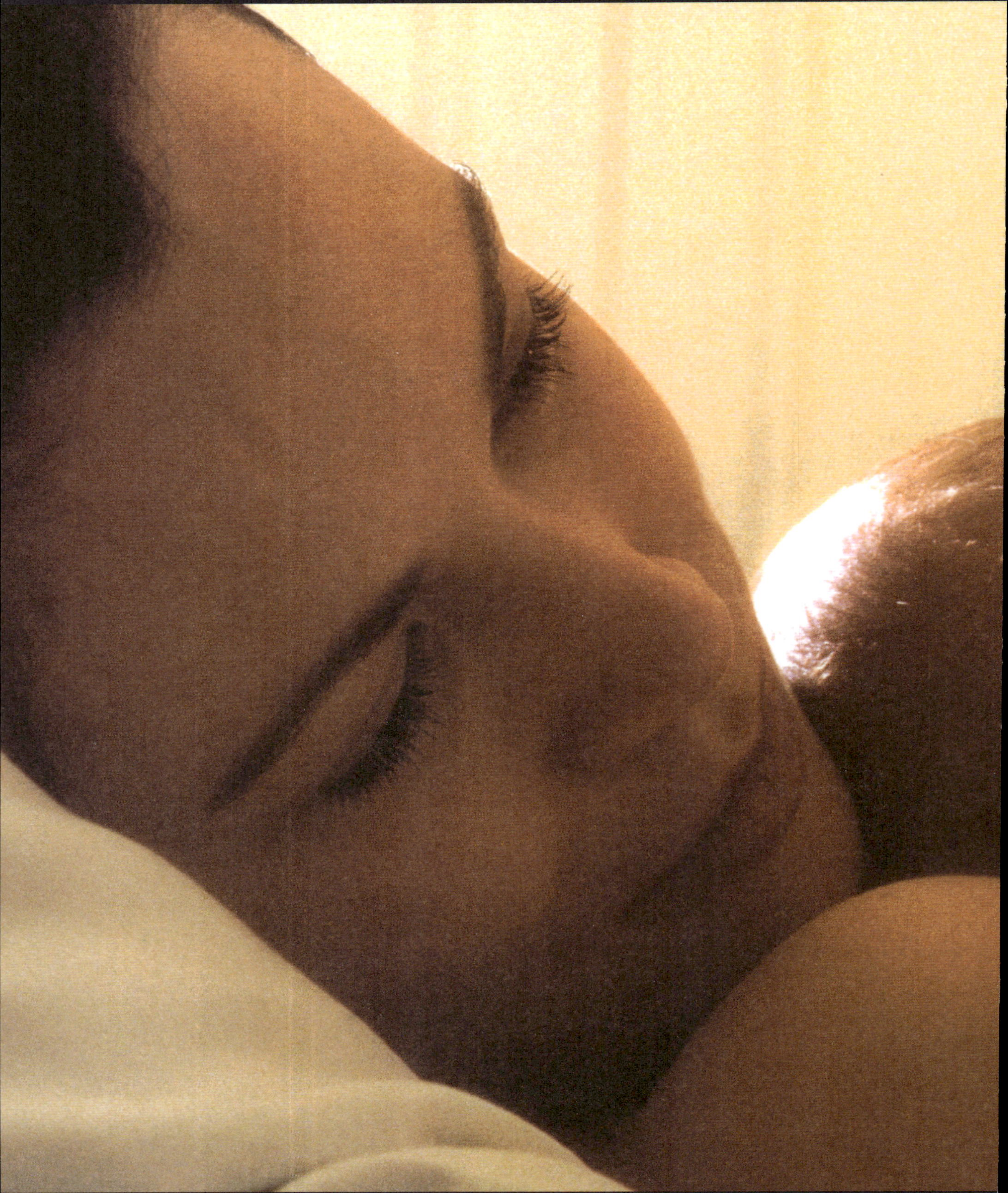

O *nascimento*

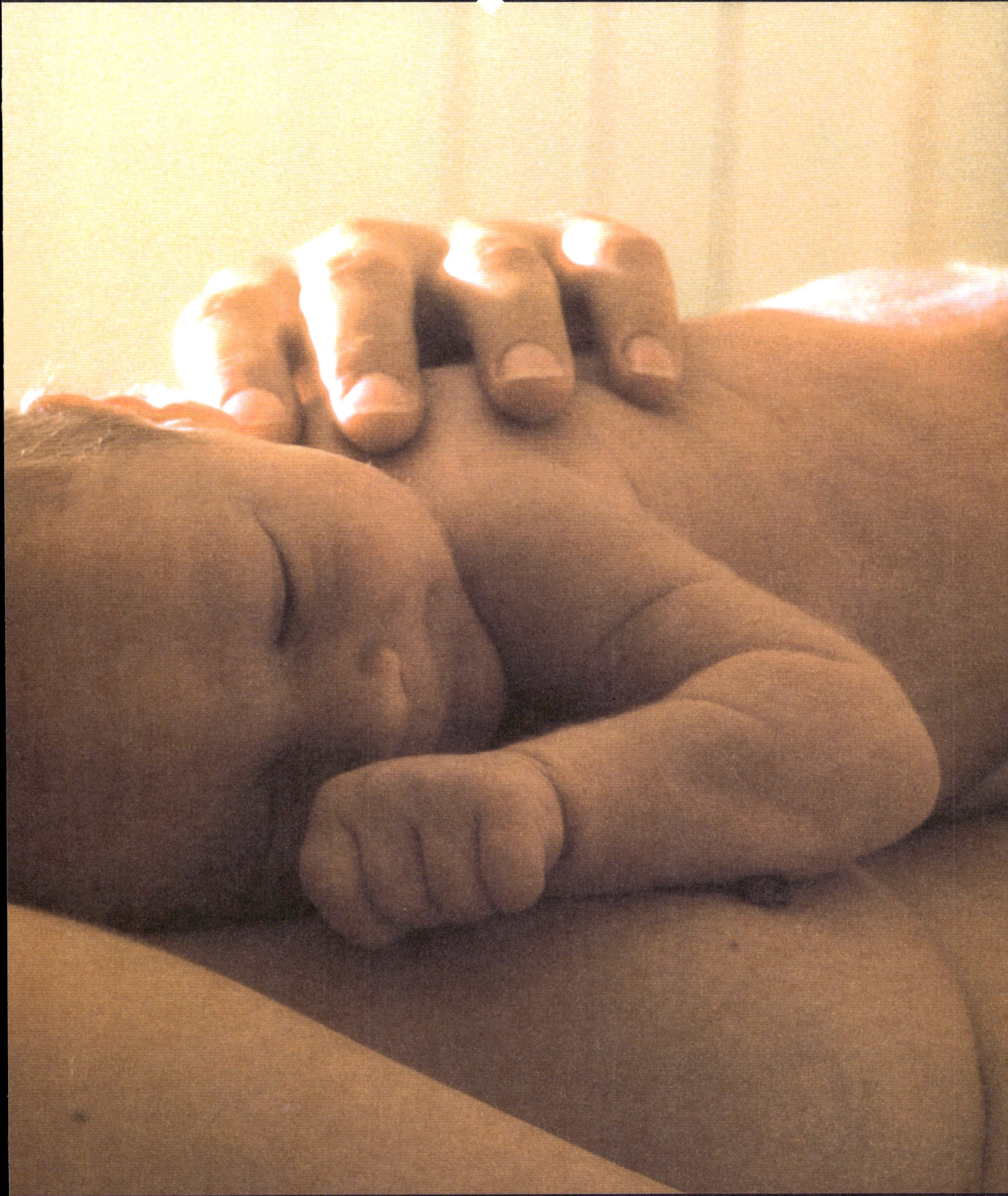

O *nascimento*

O *parto*

No final da gravidez, a criança começa a se preparar para o nascimento, colocando-se na posição. Você também se prepara muito para o grande dia, até que finalmente chega o momento do parto. Eis aqui um relato desse acontecimento emocionante, dos primeiros sinais sentidos pela mãe ao choro inicial do bebê.

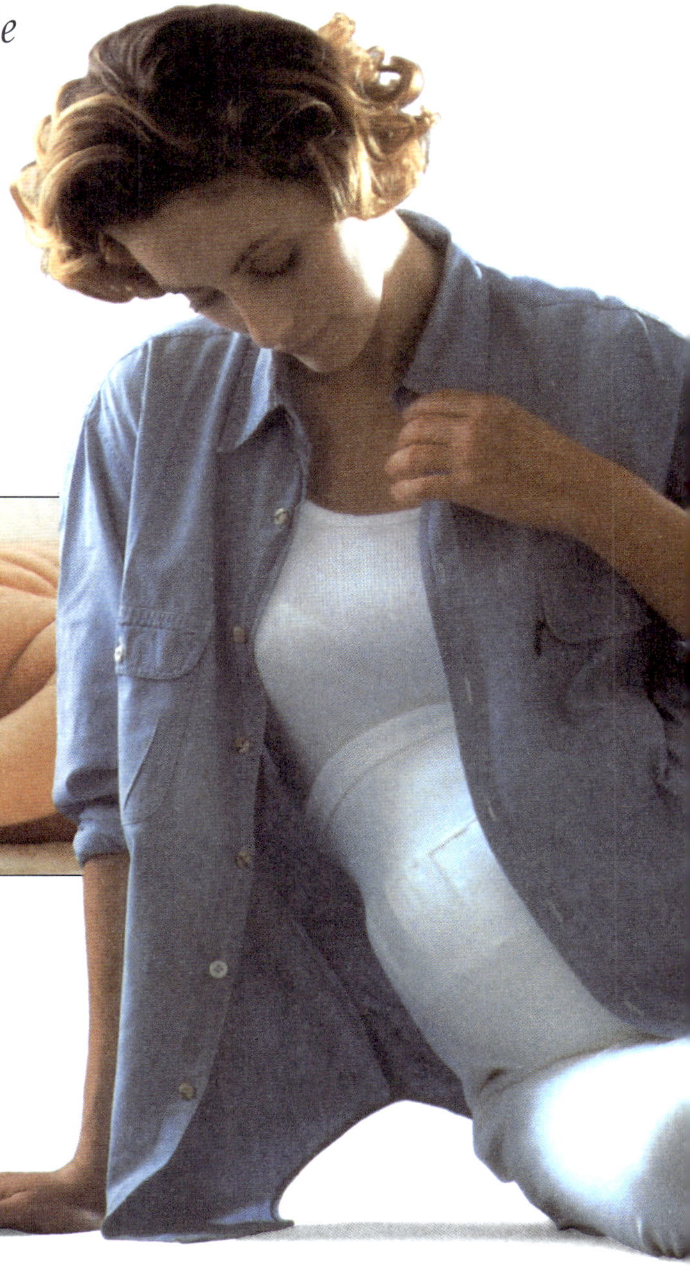

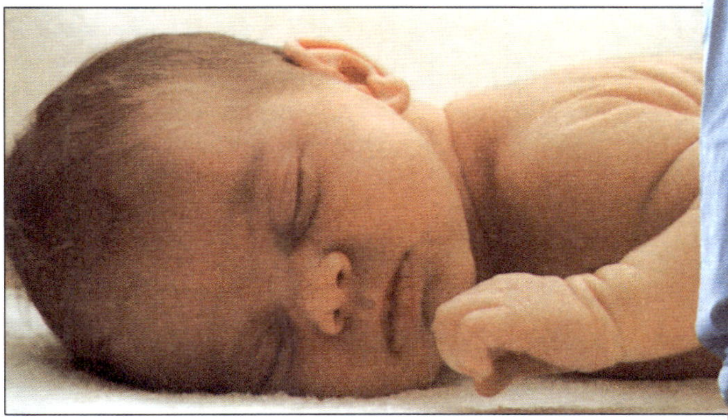

A caminho da maternidade

A criança vai nascer em breve. Você se pergunta quando irá para a maternidade. Prepare-se para reconhecer os sinais que anunciam o parto.

QUEM VAI ACOMPANHAR VOCÊ?

Hoje em dia, a maioria das maternidades permite a presença de outra pessoa na sala de parto durante o nascimento. Se o pai estiver disponível, e se ele desejar — com o consentimento da mãe — tomar parte nesse acontecimento, pode ficar ao lado dela para encorajá-la e confortá-la. Mas se ele estiver ausente por razões profissionais ou se achar que não agüentaria ver você sofrer, não o acuse. Uma irmã ou uma amiga dedicada pode fazer-lhe companhia. Você também pode dar à luz cercada unicamente pelo pessoal da maternidade. Cabe a você decidir: a preferência é sua.

Este acontecimento foi esperado com paciência, esperança e amor, mas sem dúvida também com um sentimento mais ou menos confuso de medo. Primeiro, o medo de sofrer, de descobrir um bebê diferente do que você imaginava, e por fim o medo de que essa cumplicidade especial, que liga a mãe e a criança ao longo da gravidez, acabe. O nascimento também é uma separação, uma ruptura que pode trazer lembranças de outras rupturas que, no entanto, foram bem diferentes.

Se você sentir uma tristeza inexplicável um pouco antes ou depois do nascimento, não se espante nem se recrimine. São sentimentos que muitas mães experimentam.

O surgimento de contrações regulares

O final da gravidez se aproxima: como reconhecer o momento que você deve ir para a maternidade? Muitas mulheres se preocupam com essa pergunta, que, no entanto, pode ter respostas bem simples. Os sinais que revelam a proximidade do parto são as contrações uterinas intensas e regulares, ou a ruptura da bolsa-d´-água, ou ainda a conjugação desses dois fatores simultaneamente.

Como reconhecer os sinais?

Com certeza, você sentiu contrações durante a gravidez, mas as que provocam a dilatação do colo do útero no momento do parto têm características bem específicas. Durante a gravidez, as contrações são irregulares. Podem ser muito dolorosas, mas duram pouco. Durante o trabalho de parto, são mais regulares, mais intensas e mais longas. No início da fase preparatória para o parto, acontecem em intervalos de 15 a 30 minutos e parecem muito rápidas. Você sentirá pontadas leves, comparáveis às dores durante a menstruação. Depois, elas se aceleram progressivamente, ficam mais intensas, acontecem em intervalos cada vez mais regulares e duram mais. Você sente nitidamente que o útero se endurece e fica como uma bola, e depois volta a relaxar. Essas contrações são automáticas, espontâneas, totalmente independentes de sua vontade.

Pode-se dizer que há três fases de contração nos momentos finais: a fase latente, também chamada de falso trabalho de parto, dura por volta de 6 horas, é mais longa e menos intensa; a fase ativa dura cerca de metade da latente, e nela as contrações tornam-se bem definidas (você já deverá estar na maternidade); a fase transacional é o momento que antecede a expulsão, com contrações mais intensas).

Como reagir?

Quando você constatar que as contrações acontecem de maneira regular, estará começando a fase preliminar do parto. Evite beber e comer. É melhor estar em jejum durante o nascimento, para evitar a ânsia de vômito durante o esforço que vai fazer e para não comprometer uma eventual anestesia geral. Não se precipite. Relaxe, leia uma revista, assista à televisão, veja se está tudo certo com suas malas e no quarto do bebê etc.

• *Tente relaxar.* Tomar um banho quente é muito relaxante. Talvez você tenha a impressão de que as contrações diminuem depois do banho, uma prova de que o verdadeiro trabalho de parto ainda não começou. Nesse caso, tenha paciência, pois a espera costuma durar pouco. Aproveite este momento de calma para relaxar o corpo antes que as contrações retornem.

Fique à vontade e instale-se confortavelmente na posição que lhe agrada mais: sentada no chão em uma almofada ou abraçando o espaldar de uma cadeira. Se preferir, caminhe um pouco. Ouça música suave ou pratique as técnicas de respiração ensinadas na preparação para o parto (veja à p. 127). Procure inspirar e expirar fundo, sem bloquear a respiração, e relaxe o quanto puder entre cada contração, para que a próxima seja mais bem "assimilada".

• *Não se precipite.* Antes de ir para a maternidade, espere até que as contrações ocorram a cada 5 minutos durante 2 horas, se você estiver esperando seu primeiro filho, ou durante 1 hora, se você já teve partos anteriores (neste caso, o processo é geralmente mais rápido). É claro que esses intervalos são aproximados. Não se esqueça de verificar a distância entre sua casa e a maternidade, o tempo necessário para percorrê-la e, antecedentes de parto rápido, que podem ser uma indicação para não se demorar em casa.

A progressão que descrevemos antes é bastante sistemática. Nessa etapa preliminar do parto, a experiência de cada mãe pode ser bem diferente Por exemplo, as contrações podem continuar em ritmo irregular durante muito tempo ou tornar-se imediatamente intensas e próximas uma da outra etc. Pode ser também que você sinta a dor das contrações unicamente nas costas, portanto, sem conseguir identificá-las imediatamente. De modo geral, tente não ir correndo para a maternidade logo nos primeiros sintomas, a não ser que as contrações sejam muito intensas, regulares e você esteja intimamente convencida de que a criança vai nascer em breve.

Posições que acalmam

Se você estiver sentido contrações, mas elas ainda não forem intensas a ponto de justificar a ida à maternidade, procure relaxar. Para isso, você pode adotar algumas posições que aliviam o desconforto nesse início de trabalho de parto: sentada no chão, com as pernas cruzadas, ou de cócoras, ou ajoelhada com as mãos colocadas à frente, ou com as costas apoiadas na parede e os joelhos flexionados, ou sentada numa cadeira de modo a abraçar o seu espaldar, com a cabeça apoiada nele, ou sentada sobre uma almofada.
Duas dessas posições estão ilustradas aqui.

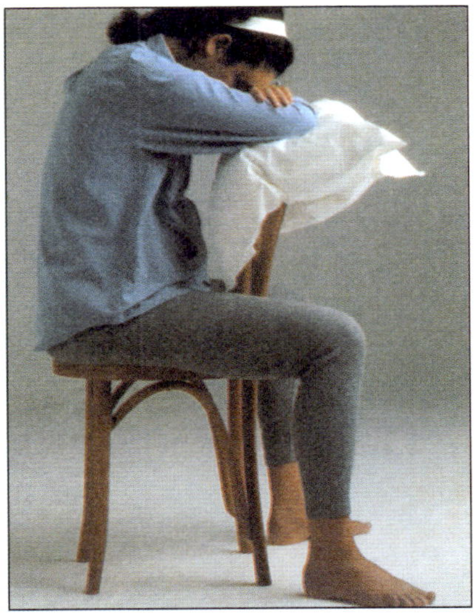

Sobre uma cadeira △
Sente-se de frente para o espaldar, coloque os braços sobre ele e apóie a cabeça: suas costas ficarão arqueadas.

Sobre uma almofada ▽
Se preferir, sente-se no chão, sobre uma almofada, para elevar as nádegas.

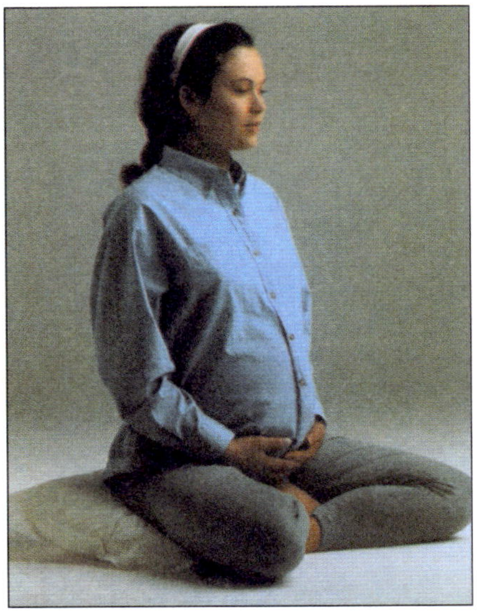

A *ruptura* da *bolsa-d'água*

No útero, a criança está imersa no líquido amniótico, também chamado de "água". Esse líquido é contido por uma bolsa que consiste em membranas finas. Quando o parto se anuncia, as membranas se rompem (sem causar dor alguma) para permitir o escoamento do líquido amniótico e a passagem da criança. Geralmente, são as contrações que, ao repuxar as membranas, provocam o seu rompimento).

Quando a ruptura da bolsa é total, ocorre um escoamento bastante grande (cerca de 200 ml) de líquido morno, esbranquiçado e viscoso, que se parece com água. É o que se chama de "perder as águas". Depois desse escoamento repentino, o líquido continua a escorrer, em menor quantidade, até o momento do parto; a maior parte das águas sai com a criança. Quando as membranas ficam apenas fissuradas, sem se romperem totalmente, as águas escorrem muito devagar e de maneira contínua até o nascimento. Nesse caso, você pode achar equivocadamente que se trata de uma perda de urina descontrolada, de corrimentos vaginais muito diluídos que costumam acontecer no final da gravidez, ou ainda da perda do "tampão mucoso".

O "tampão mucoso" (tampão de Schroeder) consiste num muco de cor marrom, "às vezes com tonalidade de sangue, que entope o colo uterino e é expulso quando o colo começa a se modificar. Com freqüência, sua expulsão acontece vários dias antes que o verdadeiro trabalho de parto comece. Se você tiver dúvidas sobre determinado corrimento (água, sangue, muco, urina, perdas), procure seu médico ou a maternidade para esclarecer do que se trata.

A perda das águas pode ocorrer a qualquer momento, pois a ruptura da bolsa é imprevisível. Às vezes, ela acontece antes de qualquer contração dolorosa, mas também pode ocorrer depois de longas contrações e até no final do trabalho de parto. Pode acontecer que a bolsa continue intacta até o nascimento (fala-se então que a criança nasceu "com a cabeça coberta"), embora geralmente o médico trate de romper a bolsa. Logo depois de perder as águas, troque de roupa, coloque um absorvente externo e dirija-se à maternidade sem demora, de preferência deitada ou sentada, com as costas reclinadas para trás. Agora, as membranas já não protegem o feto, e ele corre a risco de ser contaminado pelos germes que sobem da vagina para o útero. Além disso, o cordão umbilical, empurrado pelo fluxo do líquido, pode escorregar para baixo da cabeça do bebê e ficar comprimido, o que obrigaria a induzir o nascimento imediatamente. Esses dois riscos são bem menores se você permanecer deitada. Se ninguém puder levá-la de carro, chame uma ambulância.

EU GOSTARIA DE SABER

Como é o acompanhamento no final da gravidez?

• Durante o 8º e o 9º mês, o médico trata sobretudo de prever como o parto vai se realizar. Ele examina a posição adotada pela criança: se ela está posicionada de cabeça para baixo, como acontece com mais freqüência, com as nádegas para baixo ou em posição transversal (veja à p. 163). Pode-se levar em conta um parto natural quando o feto se apresenta de nádegas para baixo (apresentação pélvica), contanto que a criança não seja grande demais e a bacia da mãe não seja muito estreita. Na maioria dos serviços hoje no Brasil, a primeira gravidez com apresentação pélvica é indicação de cesariana.

E se a gravidez ultrapassar o prazo?

• A partir de 9 meses e 1 semana (42 semanas de amenorréia), o prazo da gravidez foi ultrapassado. Se você ainda não deu à luz no final da 41ª semana, dirija-se à maternidade ou procure o seu médico para que a evolução do bebê seja avaliada. Ao envelhecer, a placenta fica gasta e inativa, e já não fornece ao feto os alimentos e o oxigênio de que ele precisa. A criança pode sofrer com isso e perder sua vitalidade. Nessa hipótese, o médico faz uma amnioscopia: introduz um tubo muito fino no colo do útero para examinar a cor do líquido amniótico, que tem de permanecer muito claro, ou faz um ultra-som com dopplervelocimetria fetal para avaliar o bem-estar do feto. Ele controla o ritmo cardíaco do bebê, e provoca o parto se constatar anomalias. Seja como for, o parto é induzido antes que o prazo seja ultrapassado.

Chegada à maternidade

Quando você chega à maternidade, é examinada por uma enfermeira-obstetra que explica como o parto deve se dar. Em seguida, você e seu futuro bebê ficam em observação até a hora do nascimento.

Na maternidade, você é recebida na sala de emergência. Ali, a enfermeira faz perguntas sobre a data prevista do parto, o número de contrações e se é seu primeiro filho. Depois, trata das formalidades administrativas e apalpa o ventre da mãe, confirmando se a criança se apresenta em posição normal ou invertida.

O *exame médico*

A enfermeira mede a altura do útero e calcula também o tamanho do bebê. Pelo toque vaginal, ela avalia o estágio de dilatação do colo do útero. Mede a pressão arterial da mãe, anota seu peso e temperatura e faz uma monitoragem para avaliar as condições uterinas.

Verificações necessárias

No final desses exames, várias situações são possíveis.

• *As contrações não estão sendo eficazes.* Elas não provocam a dilatação do colo uterino. Então, você precisa esperar algumas horas numa sala de "pré-parto" ou num quarto da maternidade. Em seguida, ou as contrações se transformam e começam a aumentar efetivamente como um motor do parto, ou elas param completamente. Então, você volta para casa, pois o trabalho de parto só vai ter início dali a algumas horas ou alguns dias.

• *Você perdeu as águas antes do início das contrações.* É absolutamente necessário que você fique deitada, sob supervisão médica, pois a bolsa-d'água já não protege a criança contra os germes infecciosos. A temperatura é vigiada constantemente, e se as contrações não surgirem espontaneamente nas próximas horas, serão induzidas artificialmente.

• *O trabalho de parto está apenas no começo.* Em geral, você tem a opção de esperar num quarto da maternidade. Ali, você pode adotar as posições nas quais se sente melhor (de cócoras, ou sentada na cama com as costas apoiadas em travesseiros), caminhar e até passear fora do quarto, a menos que já tenha perdido as águas. Evite beber e comer, para estar preparada no caso de ser necessária uma anestesia.

Quando tem início o trabalho de parto

Assim que a enfermeira constata que o trabalho de parto teve início, ela lhe pede para tirar a roupa e vestir um avental apropriado, e em seguida a acompanha até a sala de parto. Ali, um cateter endovenoso é colocado em seu antebraço. Esse cateter (mantido no mínimo 2 horas depois do parto) é necessário é colocado em seu antebraço. Esse cateter (mantido no mínimo 2 horas depois do parto) é necessário por vários motivos. De um lado, ele injeta soro no corpo, o que garante uma boa hidratação durante todo o trabalho de parto e evita a queda da pressão arterial antes da anestesia peridural. Por outro lado, permite um exame de sangue é indispensável caso você ainda não tenha feito a avaliação sanguínea para a peridural. O médico obstetra espera para indicar a anestesia quando o colo do útero atingir cerca de 6 cm de dilatação. As contrações podem diminuir sob o efeito da anestesia peridural; nesse caso, o médico administra um produto (também utilizado, em dose mais forte, para a indução do trabalho de parto) que devolve o vigor das contrações.

A equipe obstétrica

A obstetriz: ela acompanha você antes do parto, mantém o obstetra informado sobre sua evolução e o chama no momento adequado.
O obstetra: médico especializado em partos, ele garante o sucesso do nascimento. É ele que realiza o parto normal ou indica e faz a cesárea no momento certo.
O anestesista: administra a anestesia adequada e acompanha a paciente.
O pediatra: examina o bebê nas primeiras horas depois do nascimento.
A enfermeira: auxilia a obstetriz e o obstetra.
A auxiliar de enfermagem: ela assiste a obstetriz e a enfermeira.

O *parto induzido*

"Induzir" o trabalho de parto significa provocá-lo artificialmente, por razões médicas ou de conveniência pessoal (compromissos profissionais, ausência do pai, trajeto longo até a maternidade).

Antes de escolher esse procedimento, é importante avaliar suas possibilidades de dar certo, pois do contrário a realização de uma cesariana é obrigatória. Nesse sentido, o exame médico é fundamental. O toque vaginal, em particular, permite verificar a dilatação do colo do útero, sua extensão, tonicidade e posição na vagina.

As indicações médicas
Às vezes, é indispensável induzir o parto, principalmente quando a gravidez ultrapassa 41 semanas ou quando a mãe sofre de hipertensão arterial, diabetes ou doenças crônicas.

A indução também pode ser necessária em caso de imunização RH, ou de um bebê muito grande que poderia crescer mais ainda, ou quando a bolsa-d'água se rompe prematuramente (depois de 35 semanas), para evitar riscos de infecção.

A maioria das equipes médicas considera que a indução do parto é contra-indicada quando a criança se apresenta em posição invertida, ou quando a mãe já sofreu uma intervenção cirúrgica no útero, por exemplo, uma cesariana ou uma ablação de fibromas (miomectomia).

A indução do trabalho de parto
As substâncias administradas por via intravenosa em doses crescentes, até a obtenção de contrações eficazes, reproduzem o efeito do hormônio ocitocina, que provoca o parto natural. Por isso, elas são chamadas de ocitócicos.

A *monitoração*

Hoje em dia, graças aos progressos da eletrônica, os médicos podem acompanhar em detalhes o comportamento da criança durante toda a evolução do parto. Esse procedimento é chamado de monitoração ou monitorização. No

Durante o parto

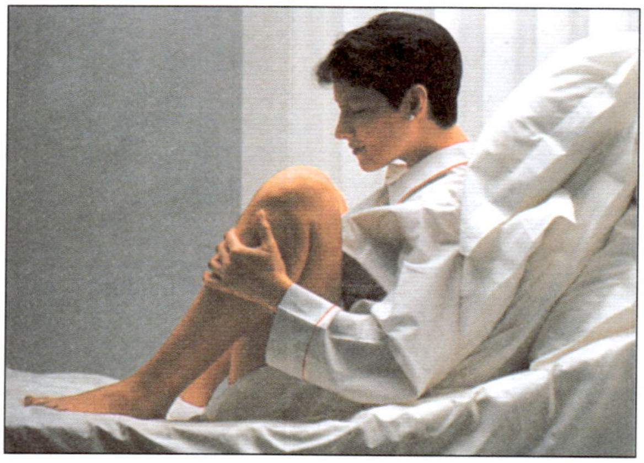

Em trabalho de parto △
Antes de passar para a sala de parto e depois que o trabalho começou, a gestante pode se sentar, com as coxas flexionadas, próximas à bacia. Essa posição é confortável durante o trabalho de parto e, às vezes, facilita a saída da cabeça do bebê.

O momento do parto ▽
Na sala de parto, a gestante repousa a cabeça e as costas num travesseiro, e as pernas ficam erguidas e apoiadas. Segura forte em duas barras transversais de cada lado da cama que a ajudam a fazer força para a expulsão.

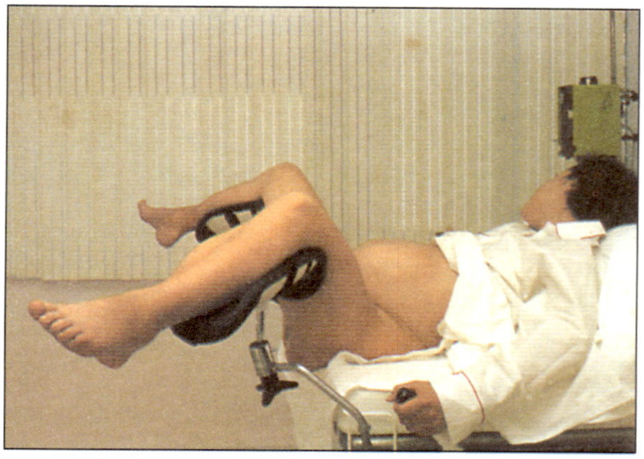

ventre materno, são colocados "receptores" ligados a um aparelho de medição capaz de registrar o tempo todo as contrações do útero e os batimentos do coração da criança.

Normalmente, o ritmo cardíaco do feto é de 120 a 160 batimentos por minuto. Esse ritmo varia constantemente ao longo do parto. Quando os batimentos ficam muito lentos durante as contrações, sem voltar a um ritmo satisfatório depois de sua interrupção, a criança pode estar sofrendo, e talvez tenha de ser retirada pelo uso do fórceps ou por cesariana.

A pressão arterial da mãe também é monitorada regularmente ao longo do parto, para prevenir um distúrbio eventual ou identificar uma hipertensão. A temperatura também é acompanhada. A cada hora, o médico pratica o toque vaginal, para avaliar o estágio de dilatação do colo do útero e a progressão da cabeça do bebê através do canal de parto.

O *papel do pai*

Se estiver presente, o pai pode ser muito útil durante o parto, ajudando a mãe a respirar de acordo com as indicações da obstetriz, refrescando o rosto e a testa dela, massageando-lhe o abdome, apoiando suas costas, conversando com ela etc.

Essas ações têm um importante efeito psicológico. Para a maioria das mulheres, a presença do pai representa um alívio e um encorajamento.

Cada vez mais, o pai faz questão de assistir ao nascimento da criança. Às vezes, ele se encarrega de dar o primeiro banho no recém-nascido. Tanto para o homem como para a mulher, o nascimento de uma criança é um acontecimento cheio de emoção. Para alguns casais, partilhar esse momento é uma etapa importante de seu relacionamento, mas cada um deve tomar sua decisão livremente (veja à p. 126).

Os direitos do pai

O pai tem o direito de participar da gestação do filho desde o pré-natal até o nascimento, quando poderá assistir ao parto. Na gravidez, a presença do pai é muito importante para toda a família, pois transmite conforto emocional à mulher e cria elos de amor e cumplicidade fundamentais na relação pai-filho.

No entanto, para melhor exercer o direito à paternidade, o pai deve se informar ao máximo sobre a gravidez, a saúde da mulher, os cuidados com o bebê, os eventuais problemas na gestação e as alternativas para solucioná-los.

Para participar de perto desse evento especial, ele tem direito à livre circulação no hospital durante todo o período de internação e pode desfrutar da companhia do filho e da mulher a qualquer hora do dia. Nesse período, ele usufruirá o direito à licença-paternidade de cinco dias (art. 7º, XIX da Constituição Federal de 1988). Por fim, ele participará da consulta pós-parto, na qual o casal receberá informações sobre contracepção e prevenções para doenças transmitidas sexualmente.

AS TRANSFUSÕES SANGUÍNEAS

Geralmente, a mãe perde de 0,5 a 1 litro de sangue durante o parto. Hoje em dia, a transfusão sanguínea só é praticada em circunstâncias excepcionais, como uma hemorragia grave que ponha a vida da mãe em risco. Essas hemorragias são raras e perigosas, pois provocam a perda de vários litros de sangue e tornam necessária uma transfusão imediata.

O que é a autotransfusão?
É a transfusão sanguínea realizada com o sangue da própria paciente, coletado previamente quando o médico achar conveniente (é um procedimento raro). Em geral, um tratamento à base de ferro é receitado durante a gravidez para que o organismo seja capaz de fabricar novos glóbulos vermelhos quando a paciente apresenta perdas sanguíneas durante a gravidez capazes de provocar uma anemia.

As transfusões são seguras?
De cada 300 mil bolsas de sangue, uma está contaminada. Portanto, no caso de uma transfusão, o risco não é inexistente, mas é ínfimo. A seleção dos doadores é rigorosa e o controle dos vírus da hepatite B e C e da AIDS é sistemático. Uma vez coletado, o sangue tem de ser utilizado num prazo de três semanas.

É verdade que posso doar o sangue do cordão umbilical e placentário?
Sim. O Instituto Nacional do Câncer e as maternidades privadas realizam a coleta do sangue alojado no cordão umbilical e na placenta, após o parto — a doação é voluntária e não prejudica a mãe ou o bebê. Esse sangue é importante para o transplante de medula óssea.

A evolução do parto

A chegada do bebê é um fenômeno natural. No entanto, ela só é possível graças aos esforços de "puxo" realizados pela mãe, que permitem a expulsão da criança.

Para que uma criança possa nascer por vias naturais, três condições são necessárias: a manifestação de contrações uterinas eficazes, a dilatação do colo do útero e a progressão da cabeça do feto no canal do parto. As contrações, que têm início quando a mãe ainda está em casa, provocam aos poucos um encurtamento do colo do útero. Em breve, ele se estira e depois se dilata, abrindo-se como uma "gola rolê" puxada até a altura dos ombros, para deixar passar a cabeça do bebê no canal do parto. Quando o processo está adinatado, você é colocada numa mesa de parto, sob a vigilância do médico. Recebe uma sonda no antebraço, e você e o bebê são monitorados por um aparelho. Quando o colo do útero atinge a dilatação completa, o que pode durar horas, começa a fase de expulsão.

A progressão do bebê

O parto se desenvolve por etapas: em primeiro lugar, as contrações dão início ao parto propriamente dito e, em seguida, ocorrem a dilatação e o afinamento do colo do útero. No início do parto, o colo está fechado, mas aos poucos ele se afina e se abre. Com o colo aberto, o bebê pode descer através do canal do parto: sua cabeça se projeta, adaptando-se à bacia da mãe. A expulsão é a última fase do parto, na qual o bebê aparece, e corresponde à passagem da cabeça.

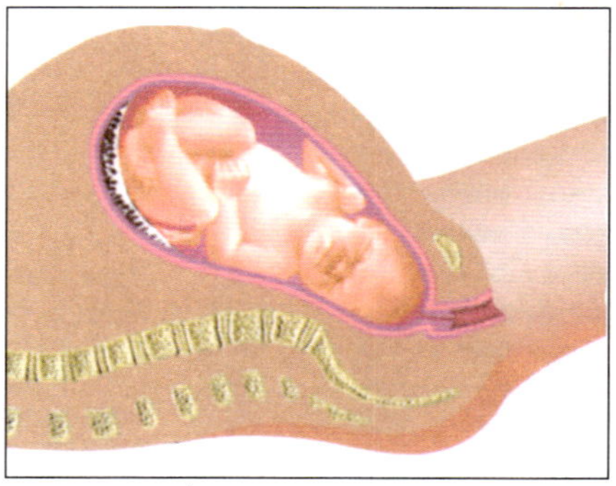

O encaixe da cabeça △
A passagem da bacia óssea, também chamada "estreito superior" é pequena, mas o bebê tem de se adaptar a ela. Ele procura então a posição mais favorável para penetrar no canal de parto, normalmente pela parte de trás da cabeça. Para se apresentar assim, ele flexiona a cabeça, baixando o queixo em direção ao peito.

A descida e a rotação ▽
A descida acontece após o encaixe da cabeça. Sob o efeito das contrações, a cabeça progride para baixo, fazendo uma rotação de 1/4. Em geral, a cabeça avança em posição oblíqua através do canal de parto e, depois, efetua a rotação para sair em posição vertical.

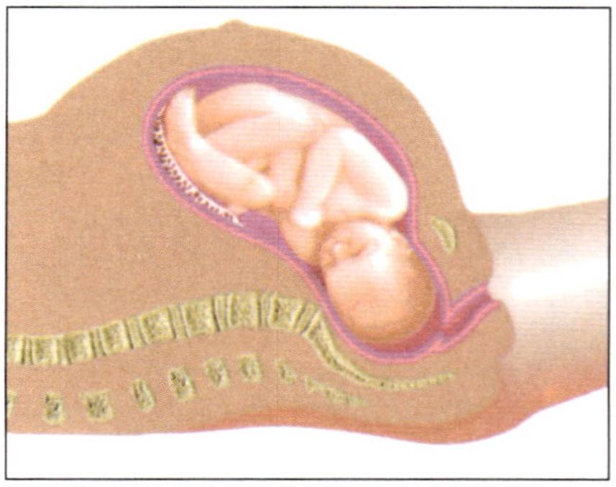

A *dilatação do colo*

Durante os oito meses que precedem o parto, o colo do útero, situado atrás da vagina, tem um comprimento de cerca de 3 cm. Seu orifício externo (voltado para a vagina) está fechado, assim como seu orifício interno (voltado para o útero)

Sob o efeito das contrações, o colo do útero sofre um encurtamento e é levado para o centro da vagina antes de começar a dilatação. Na maioria das vezes, as contrações rompem naturalmente a bolsa-d'água. Depois desse rompimento, a cabeça da criança exerce diretamente uma forte pressão sobre o colo do útero (é por esse motivo que muitas vezes o bebê apresenta ao nascer um pequeno hematoma subcutâneo sem gravidade).

A duração do parto depende do tempo necessário para a dilatação do colo. Ora, esse processo de dilatação depende por sua vez de três fatores: a natureza das contrações — que podem ser mais ou menos eficazes —, a altura em que a cabeça do bebê se apresenta no interior do útero, e, por fim, o número de partos anteriores.

Geralmente, considera-se que, no caso do primeiro parto, o colo tem de se dilatar à razão de 1 cm por hora, e depois, durante os partos seguintes, no ritmo de 2 cm por hora. A dilatação se completa quando o colo atinge uma abertura de 10 cm.

A *expulsão*

No início da fase de expulsão, em geral, você está quase sentada, com as pernas abertas e os pés apoiados em estribos ajustados na extremidade da mesa de parto. As contrações são mais longas e se sucedem num ritmo cada vez mais rápido. Os pêlos pubianos ao redor da vulva são parcialmente raspados, e, se você não conseguiu urinar espontaneamente, a bexiga é esvaziada por meio de uma

A CABEÇA DO BEBÊ

A cabeça é a parte mais volumosa do corpo do feto. Porém, os vários ossos que a constituem ainda não estão soldados entre si. São separados por feixes de tecidos fibrosos chamados "fontanelas" ou "moleiras". Duas fontanelas servem como referência para determinar a posição da cabeça da criança no canal de parto: a pequena, que se situa na parte de trás da cabeça, e a grande, que se encontra na parte da frente.

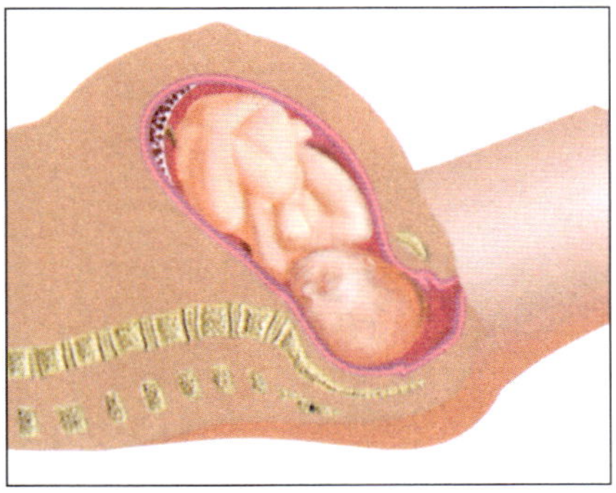

A deflexão da cabeça △
A cabeça se fixa sob o púbis e se encosta nos músculos do períneo, que separa a vagina do ânus e suscita o desejo de empurrar. Essa região do períneo se distende aos poucos, graças a sua elasticidade. A cabeça desce até a vulva e se volta para cima (esse movimento é chamado "deflexão"). A vulva se abre com essa pressão, e o alto da cabeça aparece.

A saída da cabeça ▽
A cabeça sai do útero. Essa passagem é auxiliada pelo "puxo" da mãe e controlada pelo médico obstetra, a fim de evitar um dilaceramento. Em seguida, o médico ajuda na soltura completa da cabeça e dos ombros. Então, o corpo inteiro sai sem nenhuma dificuldade.

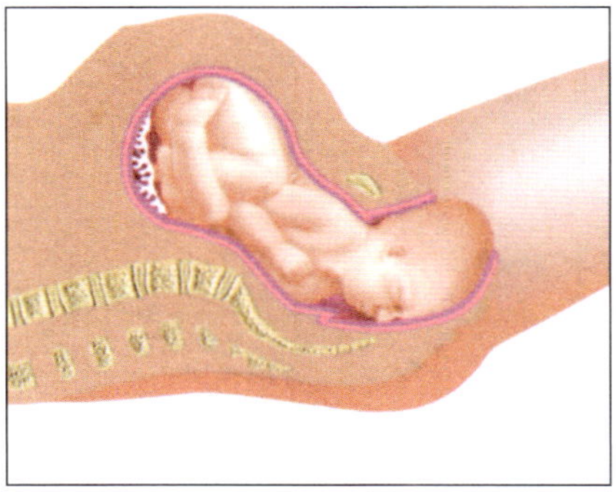

sonda. O nascimento se aproxima. Ouça com atenção as instruções do obstetra, para não se desgastar em vão. Espere até que a dilatação se complete para começar o "puxo".

Para ter o máximo de eficiência, os esforços do "puxo" têm de ser efetuados durante as contrações. A cada contração, inspire profundamente, prenda a respiração e faça força como se quisesse evacuar. Os pulmões, cheios de ar, imobilizam o diafragma contra o útero, e, enquanto isso, contraia fortemente os músculos abdominais, sem contrair o períneo. Segurando nas barras laterais da mesa de parto, você pode erguer os ombros, arquear as costas e facilitar assim o esforço do "puxo", que conduz a criança para fora. Cada "puxo" tem de ser o mais longo possível, para que a criança progrida sem sofrer choques. A enfermeira lhe pedirá para empurrar dessa maneira de duas a três vezes durante cada contração, descansando no intervalo entre as contrações. Quando a cabeça do bebê sair para fora da vulva, você poderá interromper o "puxo" e relaxar, para que a cabeça vá se soltando. Talvez você precise fazer ainda um último esforço para soltar os ombros do bebê. Depois, o resto do corpo sai rapidamente.

A episiotomia

É realizada pelo médico para evitar que os músculos do períneo da mãe sejam dilacerados quando a cabeça da criança for sair da vulva. Trata-se de uma pequena incisão no períneo, a fim de evitar um dilaceramento que poderia se prolongar até o ânus. A incisão geralmente é oblíqua (da parte de baixo da vulva em direção a uma das nádegas). Essa intervenção é realizada durante a fase de expulsão, no momento de um "puxo", e geralmente a paciente está sob efeito da anestesia peridural ou local. Praticada quando o períneo está muito distendido ou muito frágil, ou quando a cabeça da criança é grande demais em relação ao tamanho da vulva, a episiotomia sempre tem de ser feita quando é preciso recorrer ao fórceps ou quando o ritmo cardíaco da criança diminui e é necessário facilitar ou acelerar o nascimento. Essa incisão tem a vantagem secundária de

O *bebê vem ao mundo*

Quando o colo do útero se dilata sob o efeito das contrações, a criança começa a sair do útero, com a cabeça à frente. Progredindo por etapas, sempre sob o impulso das contrações, a criança atravessa o canal de parto. Por um momento, ela é detida pelos músculos que separam a vagina do reto, provocando na mãe a necessidade de empurrar.
Os músculos nos quais a cabeça do bebê está apoiada se distendem, provoca a dilatação e o relaxamento do períneo e da vulva. É nesse momento que a episiotomia pode ser praticada, para aumentar o diâmetro do períneo e evitar um dilaceramento.

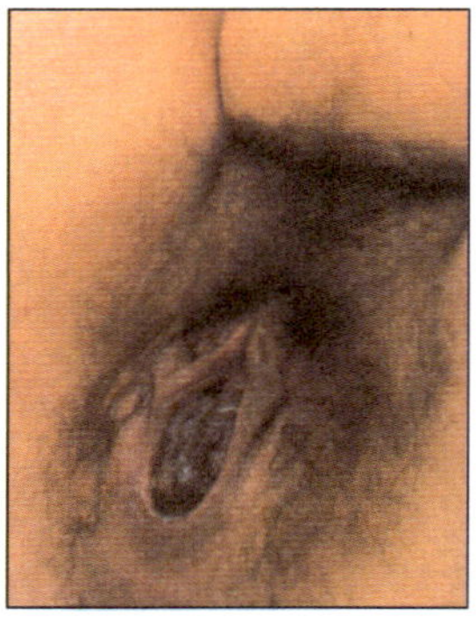

A cabeça aparece △
A vagina se dilata e a cabeça do bebê aparece pela abertura da vulva.

A cabeça sai ▷
Por fim, com a cabeça à frente, o rosto voltado para baixo, a criança sai do corpo da mãe.

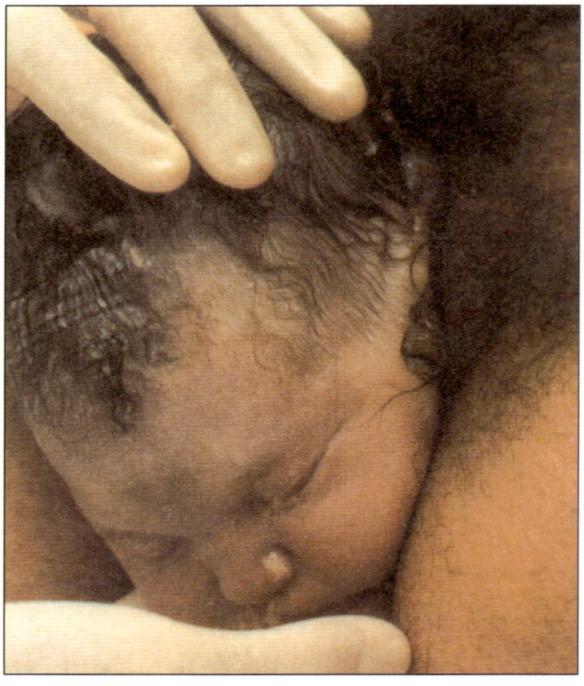

prevenir problemas eventuais de incontinência urinária e na reacomodação dos órgãos logo depois do parto.

Instrumentos para facilitar a saída do bebê
Quando você se sente exausta, ou quando a criança tem de nascer imediatamente, o obstetra pode ajudar o bebê a sair por meio de um instrumento (utilizado em 15% dos casos): o fórceps.

Esse instrumento consiste em duas tenazes articuladas em forma de colher. A cabeça do bebê é fixada dos dois lados pelas tenazes que servem, durante as contrações e os esforços de expulsão, para guiar a cabeça do feto no canal de parto, e, em seguida, flexioná-la e soltá-la.

Antigamente, o fórceps era usado para "localizar" a cabeça do bebê quando ela ainda estava muito em cima no canal de parto, mas essa prática foi abandonada. Hoje em dia, o fórceps só é usado quando a cabeça do bebê já está encaixada. Caso contrário, é preciso realizar uma cesariana. A prática da episiotomia é quase sistemática nos nascimentos por fórceps para evitar o dilaceramento do períneo. A anestesia geral ou loco-regional também é necessária, a não ser que a mãe já esteja sob o efeito da peridural. O fórceps pode deixar alguns vestígios nas têmporas, nas bochechas ou no crânio da criança, mas eles desaparecem em dois ou três dias. No entanto, não é responsável pela ligeira deformação (formato ovalado) do crânio do bebê, um fenômeno freqüente, causado unicamente pela compressão da cabeça no canal de parto.

O *delivramento*

Depois da saída do bebê, tudo se acalma e você entra em contato com seu filho ou sua filha. As contrações uterinas voltam por algum tempo, 20 ou 30 minutos mais tarde, para a expulsão da placenta, também chamada delivramento. Em geral, essa última fase do parto é indolor.

Medidas preventivas

Quando sai do ventre materno, o bebê tem coloração violácea e está coberto por uma película branca e um pouco de sangue. Se fizer as primeiras fezes durante o parto, pode estar envolto num líquido esverdeado e espesso (o líquido meconial).
Nesse caso, para que esse líquido não seja inalado e se espalhe nos pulmões, a enfermeira leva o bebê imediatamente para a sala anexa, a fim de limpá-lo. Trata-se de uma medida preventiva. Em seguida, ele volta para a mãe.

O *bebê nasceu* ▷
O bebê saiu do corpo materno, desprendido suavemente pelas mãos experientes do médico, que o colocam com carinho sobre o abdome da mãe antes de fazer a limpeza. Em seguida, com o cordão umbilical cortado e o bebê limpo, a mãe pode abraçar e descobrir seu filho ou sua filha.

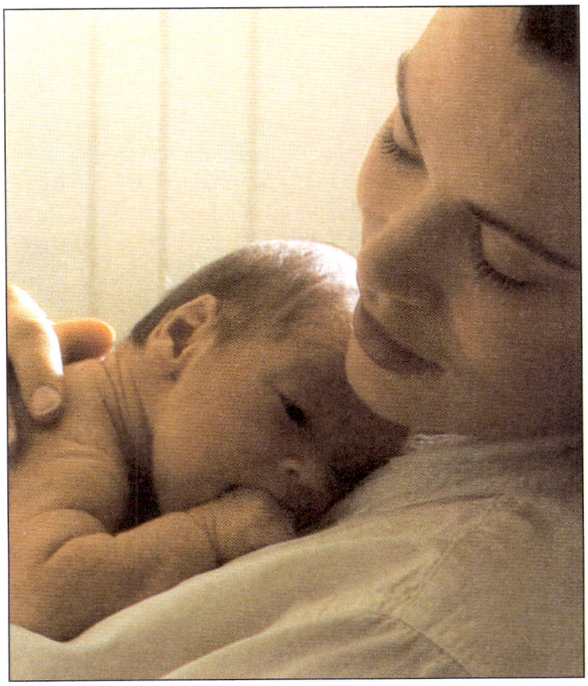

Conseqüências da episiotomia

Os tecidos incisados (vagina, músculo e pele do períneo) são suturados — fala-se em "restauro" da episiotomia — depois do delivramento (isto é, a expulsão da placenta) sob anestesia local, a não ser que você já esteja sob efeito da peridural. Para a vagina e os músculos perineais utilizam-se fios que são reabsorvidos espontaneamente. Às vezes, a pele é costurada com fios não-reabsorvíveis, retirados cinco dias mais tarde. Uma boa higiene (limpeza com água e sabonete de glicerina, durante uma semana, logo depois de urinar) permite uma cicatrização segura e rápida. Para que a sutura não receba umidade, você pode secá-la suavemente durante alguns dias com um secador de cabelos (veja à p. 183).

A criança nasceu

Finalmente, o bebê nasceu. Você o ouve chorar e ele é colocado sobre seu abdome. Não se espante com a cor ligeiramente violácea nem com o contato um pouco estranho da pele: o bebê está recoberto por uma película esbranquiçada (o *vernix caseoso*) ou manchado de sangue. Duas pinças são colocadas no cordão umbilical, que você mesma pode seccionar, a não ser que isso seja feito pelo médico — ou pelo pai, se ele estiver presente. Às vezes, alguns cuidados são indispensáveis logo depois do nascimento, caso a criança tenha feito as primeiras fezes no interior do útero. Então, é preciso levá-la para a sala de pediatria para que não aspire o líquido meconial.

O delivramento artificial

O médico pressiona suavemente o útero através da parede do abdome para verificar se a placenta se soltou sob o efeito das últimas contrações. Quando o delivramento não acontece de maneira espontânea, o próprio obstetra retira a placenta, introduzindo a mão no útero. Essa intervenção exige uma anestesia. Se você já estiver sob o efeito da peridural, o obstetra pode agir imediatamente. Caso contrário, a anestesia geral é necessária.

Quando uma mulher perde muito sangue depois do parto, fala-se em "hemorragia do delivramento". Ela é bem mais intensa que as perdas de sangue comuns depois da expulsão. Também nesse caso, a única maneira de estancar a hemorragia é extrair artificialmente, e portanto sob anestesia, a placenta.

A revisão uterina

Depois da expulsão, a placenta é examinada pela equipe médica responsável pelo parto. É preciso verificar se ela foi completamente expulsa ou se restaram fragmentos no útero. Se houver a menor dúvida, o obstetra introduz a mão no útero para se certificar de que ele está vazio e de que não há anomalias uterinas. Esse exame, chamado de revisão uterina, também pode ser realizado para avaliar eventuais cicatrizes.

No caso de ter ocorrido uma episiotomia, o corte é suturado logo depois do delivramento. Geralmente, é durante essa última fase do parto que o neonatologista toma os primeiros cuidados com o bebê (veja à p. 169).

Depois do parto, você permanece cerca de 2 horas deitada na sala de parto, com a criança a seu lado e em companhia do pai, se ele estiver presente. Sua pressão arterial, temperatura e a evolução dos sangramentos, que devem ser mínimos, e o volume do útero, que deve se retrair, são controlados freqüentemente. Por fim, depois de uma higiene local, você é encaminhada para o quarto. Caso tenha recebido anestesia geral, é lá que entrará em contato com a criança.

Os *direitos da mulher no parto*

Segundo a Organização Mundial da Saúde (OMS), o objetivo da assistência ao parto é garantir o bem-estar da mãe e de seus filhos, respeitando o direito das mulheres a um atendimento humanizado, no qual haja liberdade, integridade física e acesso às informações sobre todas as etapas da gestação. Valorizam-se condutas como o uso de técnicas não-invasivas para alívio da dor e a presença de um acompanhante na sala de parto.

Se a gestação transcorrer normalmente, a mulher pode optar pelo parto normal, que é o meio mais indicado para o nascimento do bebê, pois seus efeitos colaterais e riscos são menores. Já os procedimentos médicos como a cesariana e a episiotomia devem ser usados com precaução, somente quando houver perigo para a vida da gestante da criança.

Por fim, a gestante precisa saber que a realização de cirurgia para ligadura das tubas uterinas (trompas de Falópio) junto à cesariana é um procedimento perigoso e proibido por lei. Não se arrisque com precipitações. A operação de ligadura pode ser feita gratuitamente pelo SUS depois da segunda gravidez ou para mulheres com mais de 25 anos de idade

E lembre-se: toda cidadã tem direito à saúde pública gratuita de qualidade e à licença-maternidade de 120 dias sem prejuízo do emprego e do salário (CLT, Lei nº 8.213, de 24 de julho de 1991).

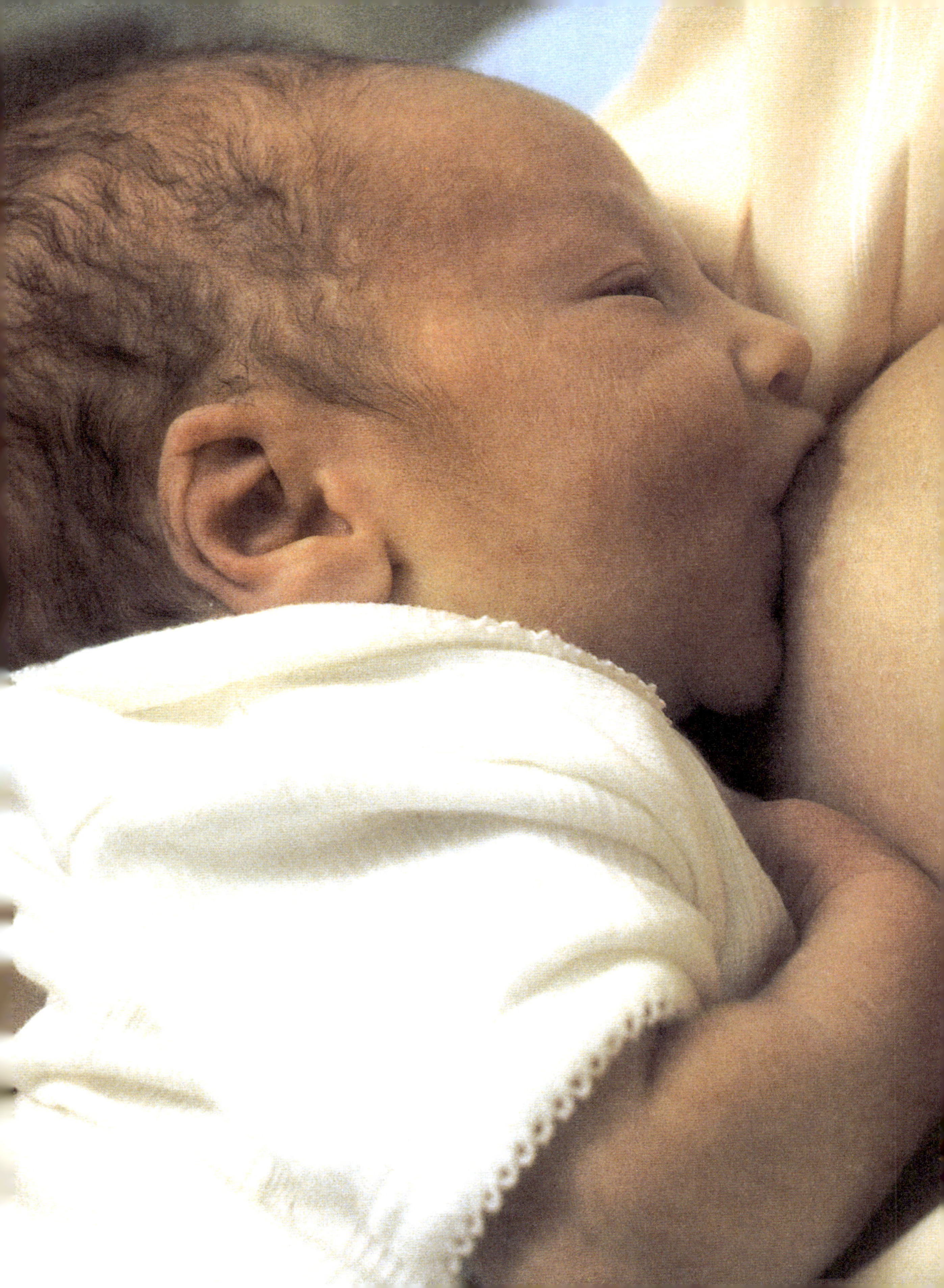

A anestesia durante o parto

Para aliviar a mãe ou para realizar intervenções que às vezes são necessárias, costuma-se recorrer a certos métodos que acalmam ou mesmo eliminam a dor.

A PERIDURAL E VOCÊ ANTES DO PARTO

Antes do parto
No final da gravidez ou antes de entrar na sala de parto, você passa por uma consulta pré-anestésica: nela ocorre a coleta de sangue e um exame clínico realizado pelo anestesista.
Durante o parto
A anestesia peridural pode ser efetuada em vários momentos, em geral, quando a dilatação atinge entre 5 e 6 centímetros. O anestesista introduz uma dose para efeito de teste, e você permanece deitada de costas durante 10 minutos. As pernas ficam pesadas e as contrações se tornam cada vez mais indolores. O efeito total do anestésico se dá depois de cerca de 20 minutos e dura algumas horas. Se necessário, o anestesista pode aplicar outras injeções.
Depois do parto
Talvez você sinta um pouco de dor, em geral passageira, no local onde a injeção foi feita. Pode sentir também dores de cabeça, que desaparecem em pouco tempo.

As contrações uterinas e o desprendimento do bebê são dois fenômenos dolorosos do parto. E, naturalmente, cada mulher experimenta essa dor de maneiras diferentes. Para 20% delas, a dor quase não existe; para outras, a dor é suportável; para outras ainda (cerca de 50%), ela é violenta e intolerável. Portanto, na maioria das maternidades tornou-se comum recorrer a diferentes técnicas de anestesia. Os métodos anestésicos propriamente ditos levam à insensibilidade completa, enquanto os métodos analgésicos atenuam as sensações dolorosas, sem eliminar a percepção das contrações. Essas técnicas são eficazes, mas não dispensam uma boa preparação prévia, física e psicológica (veja à p. 127).

A *anestesia peridural*

A anestesia peridural tem várias vantagens. Primeiro, ela insensibiliza somente a parte inferior do corpo; assim, a mãe fica desperta e pode vivenciar o parto plenamente. E também adormece o bebê. Além disso, facilita os toques vaginais, a episiotomia ou o uso do fórceps. Por fim, em vários casos, ela evita o recurso à anestesia geral.

Em pouquíssimos casos, ela pode não funcionar (somente 1% deles) ou apenas causar efeito num dos lados do corpo (10% dos casos). Às vezes, é preciso aplicar uma segunda injeção, caso a primeira não seja eficaz. A peridural é contra-indicada em algumas situações; por exemplo, se você sofre de alguma doença neurológica, problemas de coagulação sanguínea ou simplesmente tem uma infecção cutânea na região em que será feita a injeção. Às vezes, ela é impraticável por causa de uma anomalia na posição das vértebras. Para avaliar as contra-indicações eventuais, você tem uma consulta com o anestesista antes de entrar na sala de parto.

Os *outros métodos*

A anestesia peridural é a técnica mais utilizada hoje em dia, mas não é a única. Além do desejo da mãe, a decisão depende sobretudo do objetivo médico proposto e das possibilidades oferecidas pelas maternidades.

A raquianestesia
A injeção é feita no mesmo local da peridural, mas a agulha ultrapassa o espaço peridural e atinge o líquido cefalorraquiano (também chamado de "liquor"), onde são injetados os anestésicos. Esse método tem aplicação rápida (é utilizado com freqüência para cesarianas), mas não permite que um cateter seja deixado no local, para se reinjetar os produtos e prolongar a anestesia.

A anestesia dos nervos dos períneo
Injeções na região da episiotomia permitem injetar anestésicos nos nervos do períneo. Essa anestesia local não afeta a dor das contrações, mas diminui a dor da expulsão e facilita o uso do fórceps. Pode ser praticada pelo obstetra e não exige a presença de um anestesista.

A anestesia por inalação
Consiste em inalar, por meio de máscara, uma mistura de protóxido de azoto e oxigênio. A inalação deve ser feita por 30 segundos antes da contração (pois a insensibilização não é instantânea); depois, deve se repetir no ritmo das contrações, conforme a necessidade. Essa técnica é usada em mulheres que não podem receber a peridural, ou enquanto não chega o anestesista.

A acupuntura
Para a acupuntura, a dor resulta de um desequilíbrio entre duas energias, o Yin e o Yang (veja à p. 136). Essas energias invisíveis seguem trajetos que passam por determinados pontos, cada um com sua função específica. Com a aplicação de agulhas finas em alguns desses pontos, tenta-se corrigir o bloqueio das energias responsáveis pela dor. Médicos especializados no assunto aplicam de 8 a 10 agulhas estéreis e descartáveis no antebraço, nas pernas e na região lombar. A colocação das agulhas é indolor e dura cerca de 20 minutos.

A anestesia geral
A anestesia geral é praticada em situações de urgência, pois seu efeito é imediato. Ela exige entubação e dura o tempo da realização de um fórceps ou de uma cesariana. Provoca a perda dos sentidos sem impedir as contrações.

Sua utilização é decidida pelo obstetra. Pode se prolongar sem risco, pois os produtos não são tóxicos nem para a mãe nem para a criança. Seu principal inconveniente é separar a mãe do bebê durante as primeiras horas, além de provocar um despertar ligeiramente desagradável.

Contra-indicação
A anestesia peridural só é contra-indicada se a gestante estiver recebendo um tratamento com anticoagulantes, pois pode ocorrer o chamado hematoma peridural. Informe-se com seu médico. Para a utilização da anestesia, o tratamento deve ser interrompido no mínimo 12 horas antes do parto, e o quadro de coagulação deve estar normal.

A *anestesia peridural*

A peridural é um método analgésico que permite aliviar a dor. Trata-se de uma anestesia local que insensibiliza a parte inferior do corpo. Graças a essa técnica, a mulher experimenta claramente as sensações táteis de seu parto (sente o percurso da cabeça do bebê pelo canal de parto) sem sofrer a dor.

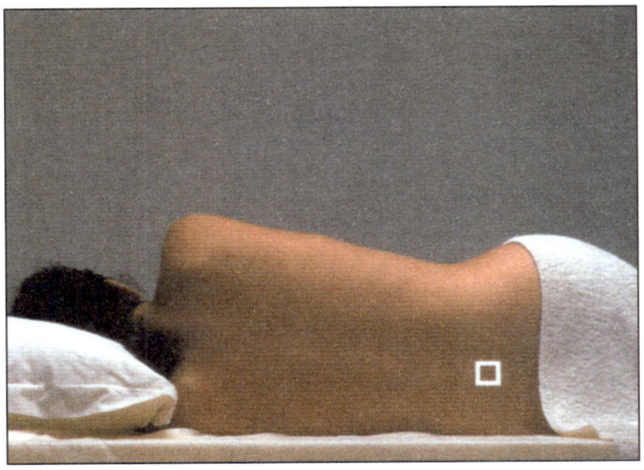

◁ **A *posição***
Você se senta com as costas arqueadas ou se deita do lado esquerdo, com as pernas dobradas em direção ao ventre. Nessa posição, a anestesia pode ser aplicada.

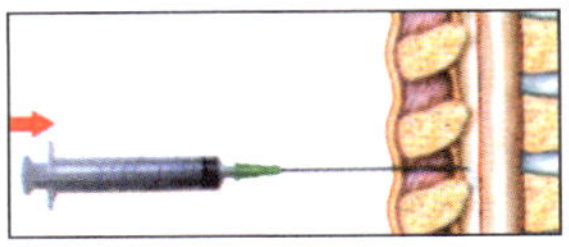

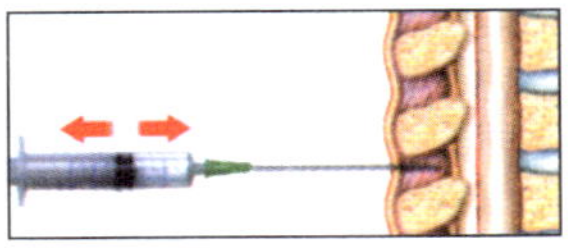

◁ **O *processo***
A injeção do produto analgésico é feita entre a 3ª e a 5ª vértebra lombar, no espaço chamado "peridural", situado ao redor da membrana que envolve a medula espinhal (mas que não a inclui, excluindo assim qualquer risco de paralisia). Depois, no lugar da agulha retirada, implanta-se um pequeno tubo de plástico muito fino (cateter) que permite reinjentar o produto a qualquer momento.

Os casos específicos

Quando a criança não se apresenta pela cabeça, mas pelas nádegas, pelo rosto ou em posição transversal (ou quando se trata de gêmeos), o parto exige algumas precauções, e uma cesariana pode ser necessária.

Reposicionar o bebê antes do nascimento

No final do 8º mês de gravidez, algumas equipes médicas sugerem uma manobra (ou manipulação) externa para reposicionar o bebê em posição invertida, para que ele possa nascer de cabeça para baixo.
A gestante, que eventualmente recebe uma injeção de substâncias para descontrair o útero, deita-se numa mesa de exame, e o médico apalpa seu ventre, manipulando o bebê através da parede do abdome para tentar deslocá-lo.
Essa manobra, em geral praticada com acompanhamento de ultra-som, nem sempre é possível ou eficaz. Às vezes, ela é contra-indicada, sobretudo quando o feto parece frágil, é grande ou pequeno demais, quando a quantidade de líquido amniótico é reduzida, ou ainda quando a mãe apresenta malformação do útero.

No 7º mês, a maioria dos bebês tem a cabeça — parte mais volumosa de seu corpo — voltada para o fundo do útero, que é mais amplo. Depois, a cabeça se torna mais pesada e a criança desliza para a posição de cabeça para baixo e nádegas para cima. Em geral, é por volta do 8º mês que ela adota, no interior do útero, a posição que terá no dia do parto. No entanto, alguns bebês não fazem essa "cambalhota" e se encontram, no momento de nascer, em posições diversas que influem sobre o desenrolar do parto. Só as posições transversais são totalmente incompatíveis com a passagem por vias naturais. Por outro lado, posições como a chamada "de rosto" ou a "invertida" não implicam necessariamente uma cesariana — da mesma forma como o nascimento de gêmeos.

A posição invertida

A criança está sentada na bacia da mãe com as pernas cruzadas, e os pés se apresentam em primeiro lugar (chama-se essa posição de "pélvica completa"), ou está sentada com as nádegas para baixo e as pernas para cima, esticadas ao longo do tronco, os pés à frente do rosto (chamada de "pélvica incompleta"). Essa posição invertida, que ocorre em cerca de 3% dos nascimentos, exige algumas precauções, antes do trabalho de parto, e atualmente é indicação de cesariana, principalmente em primogênitos.

Antes do parto, é necessário avaliar o diâmetro da bacia da mãe. Se for constatado que a cabeça do feto (conforme medição no ultra-som) é volumosa demais em relação ao tamanho da bacia da mãe, a decisão será pela cesariana. É preciso evitar que o bebê comece a passagem pelas nádegas e depois a cabeça fique comprimida na bacia, o que poderia causar graves seqüelas neurológicas; por isso se dá preferência ao parto cesáriano. Por outro lado, para que o parto por vias naturais seja possível, a dilatação do colo do útero deve ser espontânea, regular e suficientemente rápida. A criança desce e começa a passagem pelas nádegas. Os pés são desprendidos, e em seguida os ombros. A cabeça, por fim, sai com o esforço do "puxo". Uma episiotomia preventiva é feita no momento do "puxo" para que a mulher não sofra desnecessariamente.

A posição transversal

Fala-se em posição "transversal" ou "de ombro" quando o feto está posicionado horizontalmente no abdome materno, com as costas ou a barriga para baixo, e a cabeça nem acima nem abaixo, mas de lado. Nessa posição, o bebê não consegue encontrar o caminho normal para descer ao canal de parto. Portanto, ela acarreta necessariamente uma cesariana, a menos que possa ser modificada pelo médico obstetra antes do trabalho de parto. Às vezes, é possível reposicionar a criança com a cabeça para baixo, por meio de manipulação externa (veja o box ao lado).

A posição "de rosto"

A criança se apresenta pelo rosto quando sua cabeça está nclinada para trás, o queixo apontado para a frente, a boca e o nariz posicionados no centro do canal de parto. Então, o queixo tem de se fixar sob o púbis e em seguida dobrar-se ao redor dele, para que a cabeça possa se encaixar no canal de parto.

As crianças que nascem dessa forma quase sempre têm um hematoma na região dos lábios, sem gravidade, que desaparece em poucos dias. Portanto, o parto clássico por via naturais é possível nesse caso.

Essa posição é excepcional, pois ocorre em um bebê a cada mil. Não deve ser confundida com a posição "de testa", que exige uma cesariana.

O *caso dos gêmeos*

Vários fatores têm de ser levados em conta para decidir se o parto de gêmeos pode ocorrer por vias naturais, sem representar perigo para a mãe ou para os bebês. De um lado, o útero da mãe não deve ter cicatrizes (veja à p. 55). De outro, a posição dos bebês é decisiva, sobretudo a posição daquele que se encontra mais embaixo no útero e vai nascer primeiro.

Se o primeiro dos gêmeos se apresentar em posição transversal, ou pélvica, o parto se dará por cesariana. Porém, quando ele se apresenta de cabeça para baixo, o parto natural é possível. Só a monitorização é diferente: é preciso controlar o ritmo cardíaco dos dois bebês, por meio de dois aparelhos ou um só aparelho com dois receptores.

Quando nasce o primeiro dos gêmeos, o médico examina a posição do segundo. Eventualmente, a cabeça dele pode ser colocada para baixo por manipulação externa.

Em alguns casos, o médico pratica uma manobra de rotação no interior do útero para que o segundo bebê saia de nádegas para baixo.

Quando o primeiro gêmeo nasce por vias naturais, é muito raro que uma cesariana seja necessária para o segundo.

A *cesariana*

Normalmente, por volta do 7º ou 8º mês de gravidez, o feto adota no útero a posição definitiva que terá no momento de nascer: com o alto da cabeça para baixo e a pelve para cima. Às vezes, ele adota posições menos freqüentes: invertida (com a pelve para baixo), transversal (posição "de ombro") e posição "de rosto". Nessa última, muito rara, a criança tem a cabeça inclinada para trás.

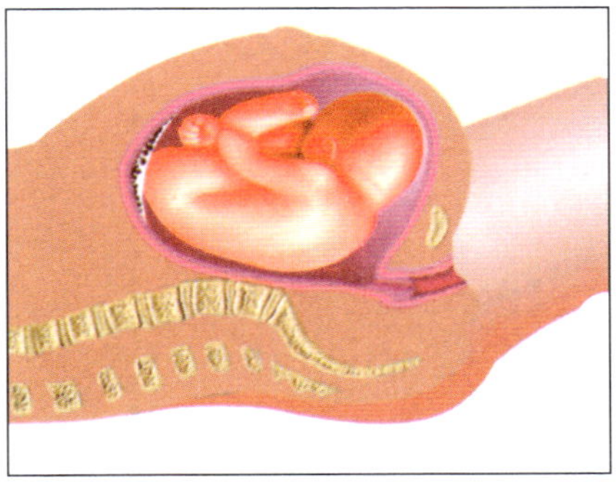

Posição transversal △
A criança está deitada, de costas ou de barriga, atravessada no útero: a cabeça não se posicionou nem para cima nem para baixo, mas de lado. Esta posição é chamada "transversal" ou "de ombro". A passagem por vias naturais é arriscada. Na maioria dos casos, a cesariana será necessária, a não ser que o médico consiga deslocar a criança por manipulação externa.

Posição invertida ▽
A criança se apresenta de nádegas para baixo. Existem duas variantes ligadas a esta posição. Em um terço dos casos, o bebê está sentado com as pernas cruzadas: é o que se chama de pélvica completa". Em outros casos, o bebê apresenta as nádegas para baixo e as pernas para cima: é o que se chama "pélvica incompleta".

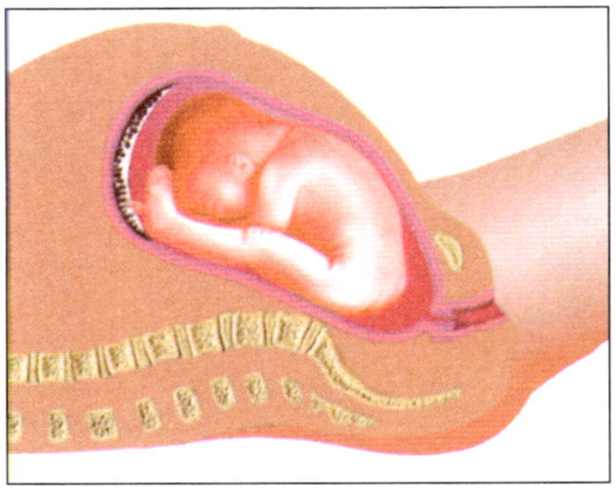

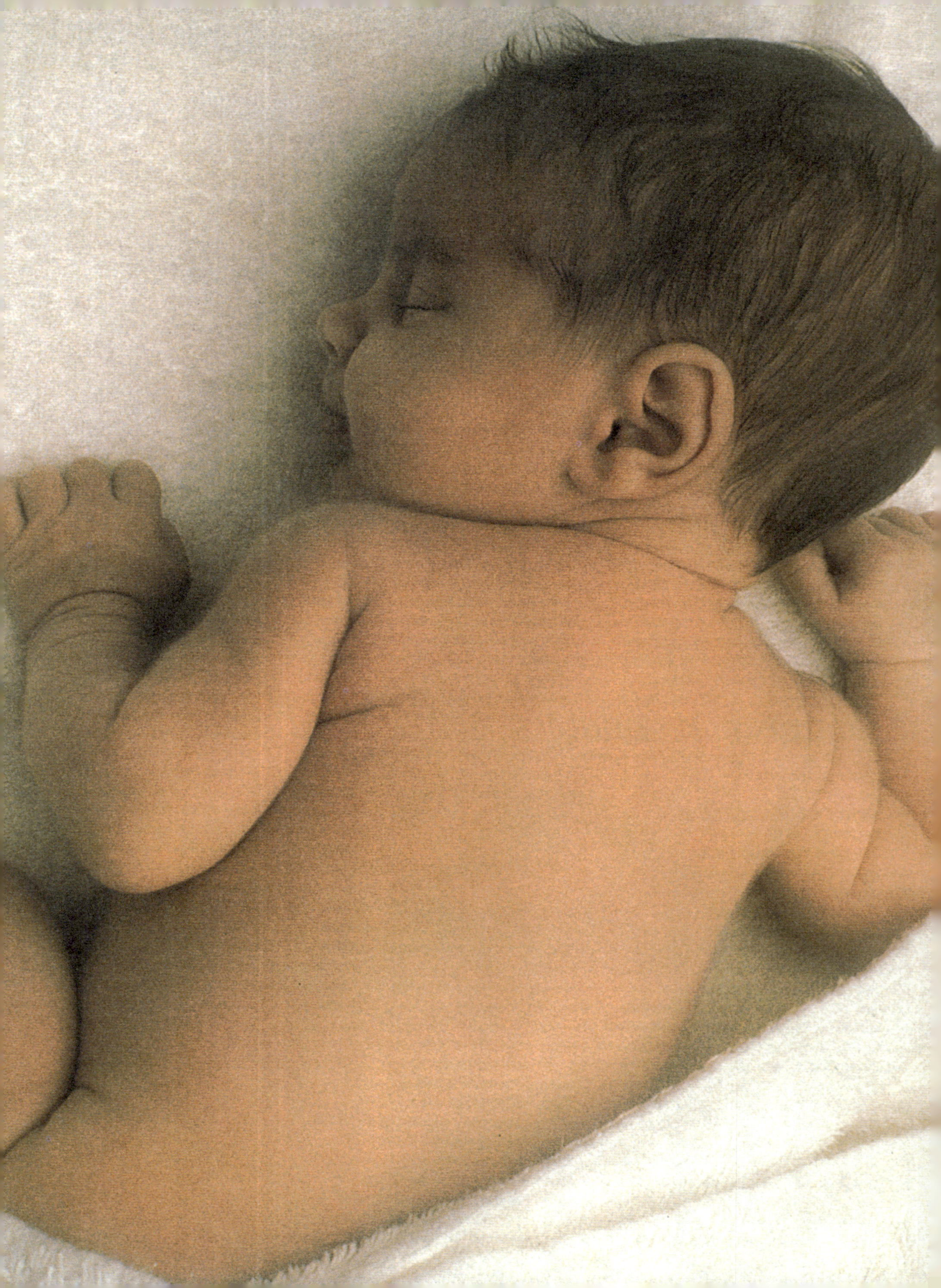

A cesariana

A cesariana é uma intervenção cirúrgica, realizada sob anestesia peridural ou geral, que consiste em abrir o abdome — e, em seguida, o útero da mãe — para que a criança possa nascer.

Além dos casos em que foi programada com antecedência, a cesariana pode ser necessária no último momento, durante o parto. Isso ocorre quando a dilatação do colo do útero é muito demorada e o feto corre o risco de sofrer — o que pode ser constatado pelas variações intensas de seu ritmo cardíaco no aparelho de monitoragem. Essa intervenção também é necessária quando se observa que a cabeça do bebê é grande demais para atravessar o canal de parto (mesmo quando o colo está totalmente dilatado e as contrações são eficazes). Essa eventualidade nem sempre pode ser prevista no último mês de gravidez, apesar do ultra-som e das radiografias.

A *cesariana programada*

Em muitos casos, a necessidade de cesariana pode ser constatada a partir do 8º ou 9º mês de gravidez quando:
- a cabeça do bebê (que pode ser medida no ultra-som) é maior que a bacia da mãe (medida pela radiopelvimetria);
- a mãe sofreu ablação de fibromas (miomectomia) e seu útero já tem uma cicatriz que pode se romper sob o efeito das contrações;
- a criança se apresenta em posição transversal ou pélvica; neste último caso, a cesariana não é sistemática (veja à p. 162);
- trata-se de gravidez múltipla (triplos ou quádruplos). No caso de gêmeos (veja à p. 163), a cesariana pode ser necessária se a primeira criança a nascer estiver em posição transversal, ou se o útero for portador de uma cicatriz;
- o feto teve crescimento retardado e parece frágil demais para nascer por vias naturais;
- a placenta impede a cabeça do bebê de avançar pelo canal de parto. Nos casos de "placenta prévia" (veja à p. 64), o risco de hemorragia para a mãe também obriga a praticar a cesariana;
- a mãe apresenta surtos de herpes no final da gravidez (veja à p. 65);
- no caso de contra-indicação aos esforços do "puxo" (miopia forte, doença do coração, hipertensão), a cesariana não é sistemática, mas o auxílio por fórceps é obrigatório.

A *escolha da anestesia*

Três técnicas de anestesia são possíveis para uma cesariana: a peridural, a raquianestesia e a anestesia geral (veja à p. 160). Quando a anestesia é prevista várias semanas antes, você pode escolher a de sua preferência, levando em conta as contra-indicações eventuais constatadas na consulta pré-anestésica.

Quando a cesariana se impõe durante o trabalho de parto, o tipo de anestesia depende da urgência com que a criança precisa nascer. Em caso de extrema urgência, a anestesia geral é obrigatória, mesmo quando a peridural já tenha sido aplicada. As doses de analgésico administradas no parto por peridual têm de ser aumentadas para a cesariana, o que pode durar cerca de 10 minutos. Quando a urgência é menor, você pode escolher a peridural ou a raquianestesia (veja à p. 160).

Procedimento da operação

Sob anestesia geral, a cesariana é realizada na sala de cirurgia. Quando é praticada sob anestesia peridural, a mãe fica consciente, mas não vê a operação, que acontece por trás de um campo cirúrgico

Acompanhamento especial no final da gravidez

Se você já fez uma cesariana, o médico obstetra examina com atenção alguns fatores: bacia estreita demais, bebê grande demais ou parto depois do prazo previsto. Se ele achar que a cicatriz anterior do útero pode romper sob o efeito das contrações, deve praticar a cesariana sem esperar o início do trabalho de parto. Quando o obstetra recomenda uma cesariana e a anestesia peridural é contra-indicada, consulte o anestesista, que vai discutir com você o método mais adequado para seu caso. Essa consulta é desejável, pois permite prever com mais segurança a evolução do parto.

colocado em posição vertical acima de seu peito. Às vezes, o pai (ou a pessoa que acompanha a mãe) tem permissão para ficar por perto — se o desejar —, mas isso não é possível no caso de anestesia geral.

Os pêlos pubianos são raspados antes, e a bexiga esvaziada completamente por meio de uma sonda urinária. Em geral, o cirurgião pratica uma incisão horizontal na pele, por cima do púbis, onde a cicatriz pode ser disfarçada. Em caso de extrema urgência, ele faz uma incisão vertical a fim de extrair a criança mais rapidamente. Se já existir uma cicatriz, a nova incisão será feita no mesmo local. Em seguida, o cirurgião incisa o tecido subcutâneo, depois a bainha dos músculos da parede abdominal. Abre o peritônio, membrana que reveste o conjunto do abdome, descola a bexiga e afasta-a ligeiramente para baixo, a fim de ter acesso à parte inferior do útero (a mais fina e, ao mesmo tempo, mais sólida), que é aberta por sua vez. Então, a criança é retirada do útero. Essa operação dura em média cerca de 10 minutos. Se a criança não precisa de cuidados imediatos, pode ser colocada ao lado da mãe por alguns instantes.

O resto da intervenção consiste em retirar a placenta, fechar os tecidos abertos e suturar a pele por meio de fios apropriados. Essa parte da operação dura cerca de 45 minutos.

Durante quatro ou cinco dias, pode ser que você sinta dores no local da incisão. Os fios da pele serão retirados de 6 a 15 dias mais tarde.

Cesariana e ligadura das tubas uterinas

Submeter-se à cesárea para realizar a ligadura das tubas uterinas (ou trompas de Falópio) é ilegal e perigoso. A legislação brasileira proíbe a esterilização cirúrgica da mulher durante o parto ou o aborto, exceto nos casos de comprovada necessidade. Além disso, só mulheres com mais de 25 anos de idade ou com no mínimo dois filhos vivos podem ser esterilizadas.

EU GOSTARIA DE SABER

Quanto tempo dura uma cesariana?

• Do início da incisão até o nascimento da criança, a intervenção dura cerca de 10 minutos; o resto da operação (retirar a placenta, fechar e suturar a pele) leva cerca de 45 minutos. No dia seguinte, você já pode se levantar, e a partir do 2º ou 3º dia pode se movimentar quase normalmente (veja à p. 183.)

Para uma cesariana, a anestesia geral é obrigatória?

• Há alguns anos, não havia escolha. Hoje em dia, em muitas maternidades, a cesariana também pode ser praticada sob anestesia peridural. A decisão depende de vários fatores: as contra-indicações eventuais à peridural e a urgência da intervenção. Em caso de cesariana imprevista ou de urgência, a anestesia geral é mais rápida.

Uma cesariana impede a amamentação em seguida?

• Não. Praticada sob anestesia peridural, a cesariana não altera a amamentação.

Uma cesariana é sempre seguida por outra?

• Metade das mulheres que tiveram parto por cesariana voltam a repeti-la no parto seguinte: suas cesarianas se devem à estreiteza da bacia, incompatível com o parto por vias naturais. Quando a incompatibilidade não é demonstrada, você pode dar à luz por vias naturais após um primeiro parto por cesariana. Em média, a mesma mulher pode sofrer até cinco cesarianas.

Quais as conseqüências de uma cesariana para a mãe?

• Alguns efeitos dependem do tipo de anestesia. A geral causa mais sonolência e bloqueio do trânsito intestinal. Mesmo sob peridural, a abertura do ventre também causa bloqueio do trânsito intestinal. As dores na região da cicatriz podem ser aliviadas com analgésicos, mas você consegue se levantar já no dia seguinte, e recupera a liberdade de movimentos nos próximos dias.

É verdade que o parto normal é preferível à cesárea?

• Sim. No parto normal, o risco de infecção pós-parto é menor, e a recuperação, mais rápida. Ao contrário da cesárea, cuja cirurgia apresenta maior risco de infecção e tem recuperação lenta e dolorida. Para o bebê, o parto normal também é preferível porque é menos traumático e traz benefícios à saúde, pois a própria passagem pela vagina ajuda na limpeza dos líquidos do pulmão, facilitando a respiração do recém-nascido.

A chegada do bebê

Quando vem ao mundo, o recém-nascido experimenta grande perturbação. Seu organismo tem de se acostumar com a respiração ao ar livre, a circulação sanguínea autônoma e as primeiras mamadas. Examinado da cabeça aos pés, ele é acompanhado atentamente pelo médico nos dias que passa na maternidade, onde mãe e filho aprendem a entrar em contato um com o outro.

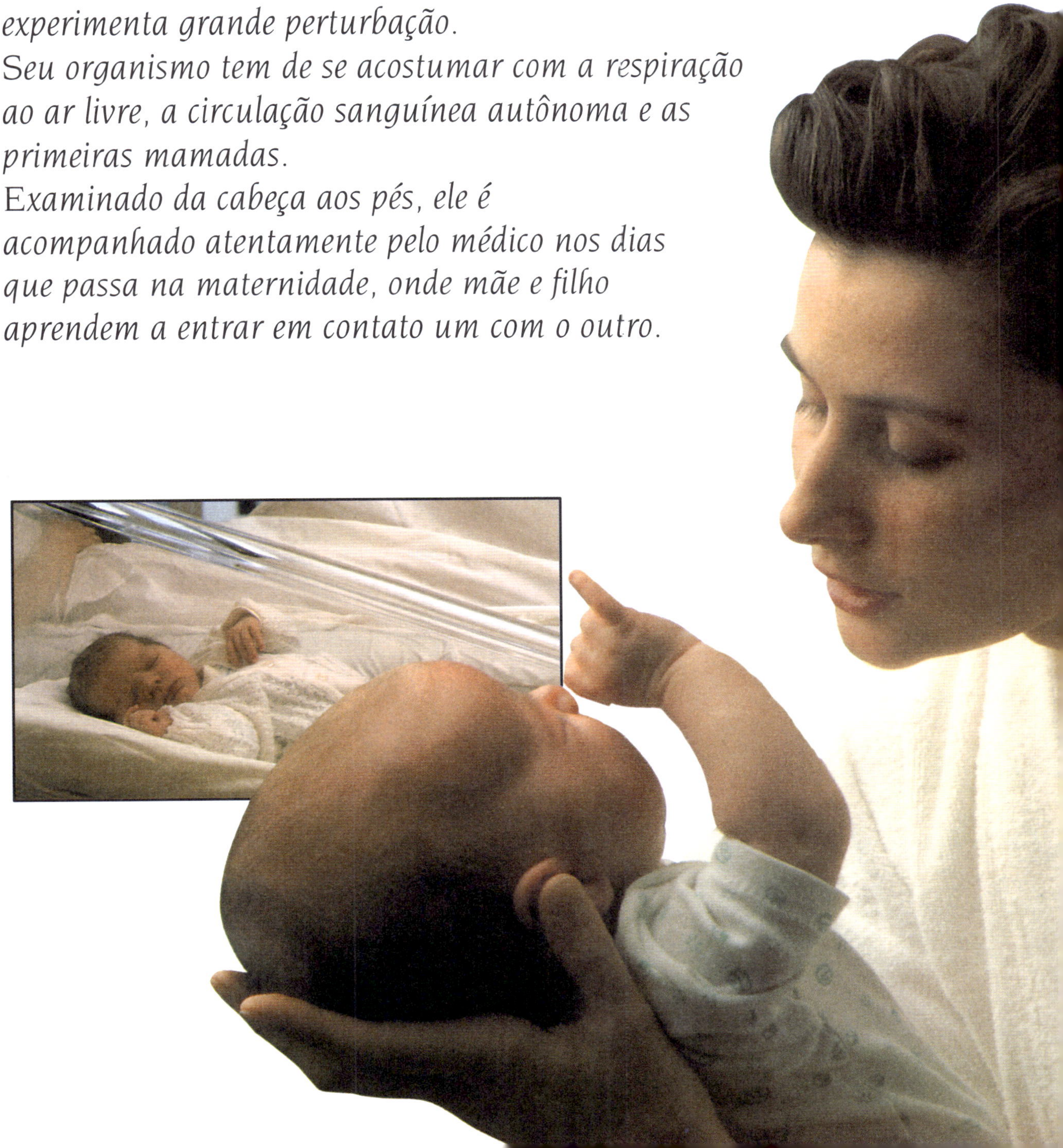

Depois do nascimento

Depois de nove meses de espera e do esforço do parto, você tem nos braços a criança que viu em seus sonhos e nas imagens de ultra-som. No seu colo, ela parece mais real, mas com certeza também diferente do que você imaginava.

ENTRANDO EM CONTATO

Desde o momento em que nasce, a criança é sensível à voz, ao contato físico, aos olhares e às carícias das pessoas ao redor. Ela precisa de afeto e trocas constantes.
Não fique intimidada: fale com o bebê e embale-o suavemente.
Lembre-se de que você o sentiu dentro de seu corpo durante nove meses, mas o pai só o descobre realmente quando o pega nos braços pela primeira vez. Não se preocupe com o fato de o pai segurar a criança, pois ela não é tão frágil quanto parece.

Ao ver finalmente a criança, a primeira reação pode ser de alegria intensa, com lágrimas de emoção, e "às vezes, também um sentimento de estranheza ou rejeição depois da exaustão do trabalho de parto... Além disso, talvez só agora você esteja descobrindo se é menino ou menina. Todas essas reações são compreensíveis, pois você viveu uma grande perturbação. Aliás, isso também vale para a criança; é por esse motivo que em geral ela não se parece com o anjinho das fotos publicitárias. Em geral, a pele do bebê está um pouco enrugada e violácea, coberta com uma camada esbranquiçada; a cabeça volumosa, às vezes um pouco deformada pela pressão ocorrida durante o parto. Se você não reconhecer nele, desde o primeiro instante, o bebê mais lindo do mundo, não se preocupe: isso vai acontecer em algumas horas, alguns dias ou algumas semanas, tempo suficiente para que vocês se descubram.

A *adaptação ao ar livre*

Para o recém-nascido, bastam menos de 5 minutos para que seu sistema respiratório e sua circulação se adaptem ao ar livre, para que ele leve uma vida autônoma no mundo exterior. No entanto, isso significa que mecanismos extremamente complexos têm de ser acionados rapidamente. Não se deve esquecer que, um pouco antes de nascer, o feto ainda depende do sangue da mãe, que chega até ele pelo cordão umbilical. Seus pulmões ainda não funcionam e, por esse motivo, a placenta opera trocas entre o sangue da mãe, rico em oxigênio, e o sangue do bebê, que precisa eliminar gás carbônico (veja à p. 43). Ainda não se estabeleceu a circulação sanguínea entre o coração e os pulmões do bebê.

O primeiro choro e a primeira inspiração

Assim que a cabeça do bebê chega ao ar livre, ele começa a chorar e a respirar: é o primeiro choro inspiratório (que às vezes não passa de um soluço, pois o líquido amniótico e o muco que ainda envolvem o bebê atrapalham sua respiração. Assim que a boca se abre, o ar penetra nos pulmões. Os primeiros movimentos dos músculos respiratórios do tórax impulsionam esse ar até os alvéolos pulmonares que, depois da passagem pelas vias genitais estreitas da mãe, ficaram desobstruídos do líquido amniótico que os enchia durante a vida uterina.

Ligadura do cordão umbilical e circulação coração-pulmões

A ligadura do cordão umbilical, efetuada pelo médico, provoca a ruptura do elo entre a criança e a placenta. A partir de então, o sangue que provém do coração do recém-nascido tem de passar pelos vasos pulmonares para receber o oxigênio que era fornecido pelo sangue da mãe graças à placenta. Assim, a artéria pulmonar se abre, provocando o fechamento de vários canais que garantiam a circulação sanguínea do feto sem passar pelos pulmões. Dessa forma, estabelece-se a circulação coração-pulmões do recém-nascido. Sua pele, que parecia azulada, ganha tons cor-de-rosa. Mas não se espante se o coração do bebê bater muito depressa (em média, 120 a 130 batimentos por minuto), quase duas vezes mais rápido do que o coração de um adulto. Além disso, é normal que sua respiração seja um pouco irregular (às vezes, profunda; às vezes, mais superficial ou mais ou menos rápida) ao longo de todo o primeiro ano de vida.

O índice de Apgar
Teste que permite avaliar a adaptação do recém-nascido ao mundo exterior, o índice de Apgar recebeu esse nome da dra. Virginia Apgar, médica anestesista americana. É um índice que mede a vitalidade do bebê, calculado com base em intervalos de tempo após o nascimento: depois de 1 minuto, 25 minutos e 10 minutos de vida.

Cotação	0	1	2
Freqüência cardíaca (batimento por minuto)	0	menos de 100	mais de 100
Movimentos respiratórios	0	irregulares	regulares
Tônus muscular	0	tônus leve na flexão de braço e pernas	bom tônus na flexão de braço e pernas
Reação ao estímulo cutâneo	0	caretas ou pequenos movimentos	choro
Cor	azulada (cianótica) ou pálida	extremidades azuladas (cianóticas), corpo rosado	criança totalmente rosada

O índice de Apgar inclui 5 parâmetros com cotação de 0 a 2: a freqüência cardíaca (número de batimentos por minuto), a regularidade dos movimentos respiratórios, o tônus muscular, a reação a um estímulo cutâneo e a cor. Se estiver passando bem, o recém-nascido perfaz um total igual ou superior a 8 pontos no primeiro minuto, atingindo rapidamente 10 pontos. Um número inferior indica que é preciso restabelecer com urgência a oxigenação e a circulação do sangue para evitar que o cérebro seja danificado. Quando esses recursos de reanimação são empregados com rapidez suficiente, a criança com índice de Apgar inferior ao normal tem todas as chances de recuperar sua saúde.

Os primeiros contatos e os primeiros cuidados

Quando o nascimento ocorre sem problemas, como na grande maioria dos casos, a equipe médica que participou do parto deixa que o recém-nascido se adapte tranqüilamente à vida ao ar livre, adquirindo aos poucos uma cor rosada e entrando em contato com seus pais.

Geralmente, o bebê é colocado sobre o ventre da mãe para que ele recupere o calor, os ruídos do coração e a voz a que estava acostumado; eventualmente, ele vai mamar alguns mililitros de colostro, a secreção muito nutritiva que precede a produção de leite. Depois, em geral o pai segura o bebê, que nesse instante é capaz de abrir os olhos e escutar o som de sua voz. Esses primeiros instantes, únicos e intensos, de encontro e deslumbramento entre o recém-nascido e seus pais são preciosos, pois contribuem para criar elos de amor que vão uni-los pelo resto da vida.

Os primeiros cuidados médicos
Estes cuidados só acontecem depois, mas são indispensáveis para garantir o conforto e a segurança do bebê: limpeza das narinas e da faringe, por meio de uma pequena sonda de aspiração; algumas gotas de colírio para desinfetar os olhos; administração (por via oral ou injeção) de vitamina K para evitar os riscos de hemorragia.

A pesagem
Em seguida, é necessário pesar e medir o bebê. O peso médio de um recém-nascido não-prematuro gira em torno de 3 quilos (um pouco mais para os meninos, um pouco menos para as meninas), mas as diferenças podem ser consideráveis, oscilando entre 2,5 e mais de 4 quilos. Por outro lado, o tamanho varia muito pouco, no máximo 3 ou 4 centímetros com relação à média, que é de 50 centímetros.

O PRIMEIRO BANHO

Se ainda for um pouco frágil, o bebê ficará sob vigilância numa incubadora. Mas se for vigoroso, pode tomam seu primeiro banho dado pelo pai, sob o olhar atento da enfermeira. Por fim, reconfortado, lavado e vestido, o bebê é colocado num berço perto da mãe (no quarto para onde você foi levada 2 horas depois do parto), para desfrutar um repouso merecido, antes de acordar incomodado pela fome, uma sensação que ele ainda não conhece.

O *exame do recém-nascido*

Após várias horas de repouso ou um dia depois do nascimento, o pediatra examina completamente o recém-nascido, se possível na presença da mãe, para que ela se familiarize com a criança.

Para que esse primeiro exame completo se realize nas melhores condições possíveis, deve ocorrer num aposento calmo, bem aquecido, iluminado por luz suave, num momento em que o bebê esteja desperto para que possa responder aos estímulos. Mas não se preocupe se o exame não ocorrer exatamente dessa maneira, isso não é grave. O essencial é que o pediatra não tenha pressa, tire a roupa do bebê sem gestos bruscos, acariciando-o, procurando seu olhar e falando com ele suavemente para tranqüilizá-lo, se possível no período da digestão.

Da cabeça aos pés

Agora que a criança recém-nascida foi "conquistada" pelo pediatra, é preciso observá-la atentamente, sobretudo a pele, e examiná-la em detalhes da cabeça aos pés.

A pele
No primeiro dia, a pele está recoberta com uma camada esbranquiçada, o *vernix caseoso*, especialmente abundante na região das dobras. Ela seca e desaparece naturalmente num prazo de 24 horas se o bebê tomar banho antes.

O *exame do recém-nascido*

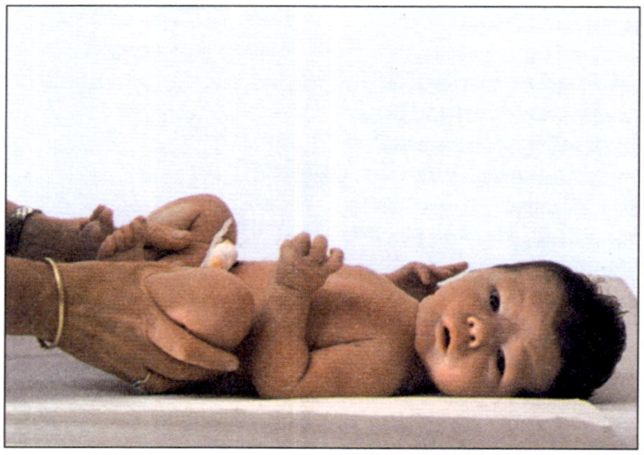

O *exame dos quadris* △
Quando a extremidade superior do fêmur, o osso da coxa, está mal posicionada em relação aos quadris, fala-se em luxação. E quanto antes for identificada, mais fácil será o tratamento. Se o exame clínico deixar qualquer dúvida, o pediatra pede um ultra-som ou, conforme o caso, uma radiografia dos quadris a partir dos 4 meses.

O *teste da marcha* ▽
Se o recém-nascido for erguido pelas axilas, um pouco inclinado para a frente, com os pés apoiados na cama, ele tenta dar alguns passos que o fazem avançar. Trata-se de um dos reflexos primários nos bebês nascidos dentro do prazo normal.
Em geral, esse reflexo espetacular desaparece ao longo de cinco ou seis semanas.

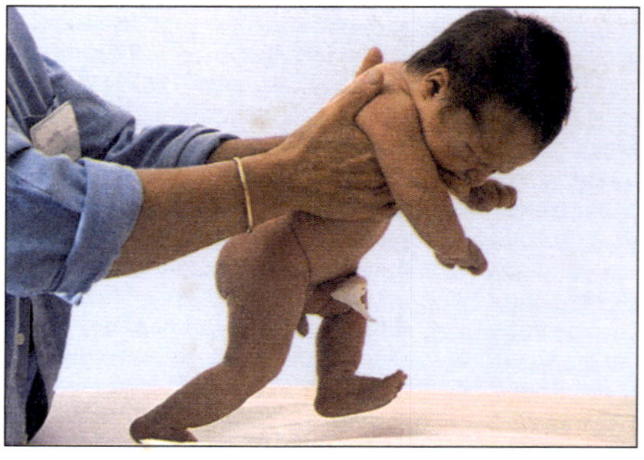

A pele do recém-nascido é lisa e macia, mas quase sempre parece bem avermelhada. As mãos e os pés podem estar um pouco violáceos e secos, ainda enrugados devido à longa estada no líquido amniótico. Um ou dois dias após o nascimento, a pele se descasca em pequenos fragmentos. Massageie o bebê com um óleo mineral (próprio para bebês) para que a pele volte a ficar macia.

Freqüentemente, pode-se ver também uma lanugem fina e escura, chamada lanugo, mais na região dos ombros, das costas, dos membros e das orelhas, que desaparece a partir da segunda semana.

Às vezes, o nariz e o queixo estão recobertos com pequenos grânulos esbranquiçados do tamanho de cabeças de alfinete, chamados milium. Formados por acumulação sebácea, eles desaparecem espontaneamente em algumas semanas.

Cerca de 10% dos recém-nascidos apresentam uma ou várias manchas vermelhas de origem vascular, chamadas hemangiomas. De maneira geral, os hemangiomas granulados e de cor vermelho-escura aumentam de tamanho ao longo dos primeiros meses, desaparecendo espontaneamente depois de 1 a 3 anos. Os hemangiomas plano (dilatação dos vasos superficiais da pele), situados nas pálpebras, na base do nariz e na região central do rosto ou da nuca, desaparecem em alguns meses. Somente os outros hemangiomas planos, situados no resto do corpo, persistem a vida toda.

Nos bebês originários da região mediterrânea ou da Ásia, também se observa às vezes uma mancha azulada na região lombar, que pode ser grande, mas desaparece em alguns meses.

O corpo do recém-nascido também pode apresentar eritemas tóxicos, que são pequenos pontos brancos numa base vermelha, uma erupção benigna que desaparece em poucos dias. O pediatra pode identificar outros tipos de erupção de origem infecciosa, que, às vezes, são tratados com antibióticos.

A cabeça, o tronco e o abdome

A cabeça dos recém-nascidos pode ter formas variadas, pois os ossos do crânio são muito maleáveis e ainda não estão completamente soldados. Depois de uma cesariana, o crânio parece redondo

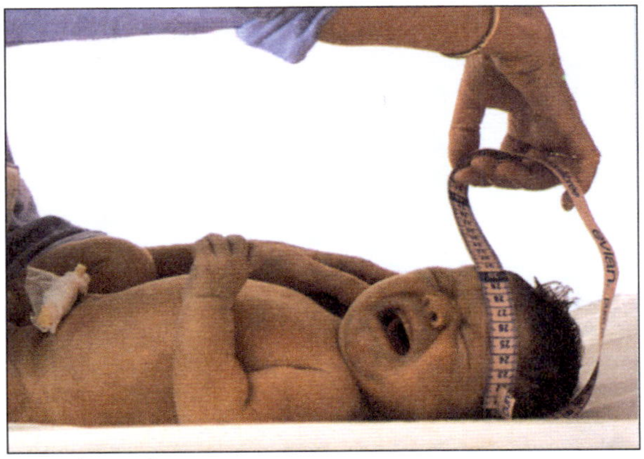

A medição do perímetro cefálico △

As outras medições praticadas durante o primeiro exame dizem respeito à circunferência da caixa torácica e da cabeça. Em média, o perímetro cefálico de um recém-nascido é de 35 cm. É preciso lembrar que não existe um perímetro "normal", mas apenas uma média estatística. Para acompanhar o crescimento, todos esses elementos são levados em conta no traçado das curvas.

O peso e a altura ▽

Logo depois do nascimento, o bebê é pesado e medido com cuidado. Podem ocorrer variações grandes de peso (de 2,5 a 4,5 kg), conforme o bebê e dependendo do fato de ser menino ou menina, mas a altura varia menos de um recém-nascido para outro: de 48 a 52 cm. O mais importante é que o peso e a altura da criança estejam dentro da média estatística.

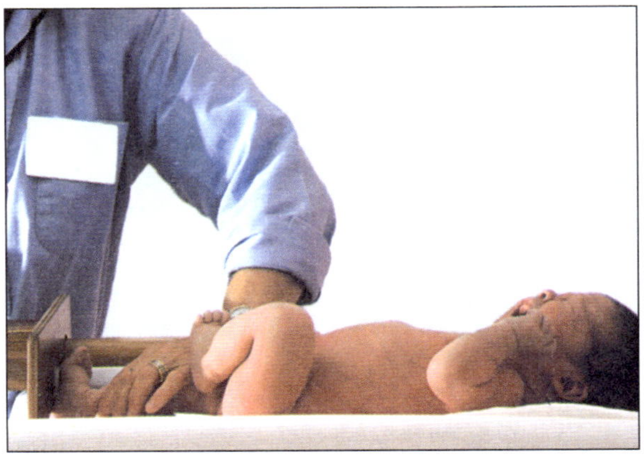

e simétrico. Já com o nascimento em posição normal, de cabeça para baixo, o crânio é mais alongado, de formato quase oval. Não se preocupe se o bebê tiver cabeça assimétrica ou um "galo" no momento do parto: tudo voltará ao normal em poucos dias.

O pediatra examina com cuidado as orelhas, o nariz, os olhos, a boca e o pescoço do bebê. Em seguida, ausculta o coração e os pulmões, apalpa o abdome e verifica o estado do cordão umbilical. Depois da ligadura com uma pequena pinça, o cordão fica com um aspecto branco e gelatinoso, exibindo o orifício das três veias umbilicais.

As fontanelas

Na face posterior e no alto da cabeça do recém-nascido, encontram-se duas membranas cartilaginosas chamadas "fontanelas", que separam os ossos do crânio ainda não soldados por ocasião do nascimento.
Nem sempre a fontanela posterior é palpável.
A fontanela anterior tem a forma de um losango e tamanho variável (em média, 2 cm de lado).
Quando o bebê chora, a fontanela vibra ou se estira.
Não tenha medo, essas membranas são resistentes e se ossificam num período que vai de 6 a 24 meses.

Os órgãos genitais

Os órgãos genitais externos parecem grandes demais. O menino tem o escroto inchado e o prepúcio (extremidade da pele que recobre o pênis) geralmente fechado; é inútil tentar arregaçá-lo. Nessa fase, o pediatra apalpa atentamente o bebê, para verificar se os testículos desceram para o escroto. Nos primeiros dias, a menina tem os pequenos lábios e o clitóris bem salientes e inchados, mas os grandes lábios, ainda pouco desenvolvidos, não recobrem a vulva.

Privado repentinamente dos hormônios sexuais da mãe, o recém-nascido experimenta com freqüência, ao longo dos primeiros dias, o que se costuma chamar de "crise genital". No menino, ela pode provocar ereções, e na menina perdas vaginais esbranquiçadas, até mesmo algumas gotas de sangue. Não se espante se o bebê, menina ou menino, tiver os mamilos inchados, às vezes com um corrimento leitoso. O inchaço das mamas só é preocupante quando um abscesso parece estar se formando (infecção, febre).

Os membros

Apalpando a clavícula, o pediatra tenta descobrir uma possível fratura. Ela pode ocorrer em bebês muito grandes, depois de um parto difícil, mas não é um problema grave, e a calcificação é espontânea e rápida.

Na região dos membros inferiores, ele verifica se não existem deformações causadas pela posição das pernas no útero antes do nascimento e sobretudo uma luxação congênita dos quadris. Geralmente, algumas manipulações suaves de um fisioterapeuta bastam para corrigir essas pequenas deformações, como o pé voltado para dentro (*metatarsus varus*) ou a tíbia arqueada. No caso de luxação dos quadris, é preciso engessar o bebê com as pernas afastadas (em abdução), a fim de recolocar a extremidade superior do fêmur na articulação dos quadris.

O exame neurológico

Esse exame, que dá uma idéia da maturidade neurológica da criança, leva em conta a data em que ocorreu o parto e o número de horas ou dias transcorridos depois do nascimento.

O tônus passivo e o tônus ativo

Quando o recém-nascido está em posição "fetal", com os braços e as pernas dobrados (veja a foto à p. 204), a flexão dos segmentos de seus membros, uns em relação aos outros, indica a tônus chamado "passivo".

Quando ele é colocado de pé, sustentado pelas axilas e bem apoiado na planta dos pés, o fato de movimentar vigorosamente as pernas, endireitando em seguida a cabeça e o pescoço, sinaliza um bom tônus ativo. A mesma coisa vale quando o bebê consegue manter a cabeça ereta sem ajuda de um adulto, por alguns segundos, quando está deitado e é posto sentado.

Os reflexos primários

Um certo número de reações automáticas indicam o bom estado neurológico do recém-nascido. Esses reflexos, chamados arcaicos ou primários, desaparecem ao longo dos primeiros meses depois do nascimento.

- *Reflexos de sucção e deglutição e reflexo dos pontos cardeais.* São reflexos que fazem com que a criança possa se alimentar. A capacidade de mamar, que é evidente no recém-nascido, é acompanhada por um movimento de "fuçar" ou procurar o alvo, que é a mama materna, e uma capacidade de orientar a boca à direita e à esquerda, para cima ou para baixo. Quando se toca um dos cantos da boca do bebê, seus lábios se voltam nessa direção.
- *O reflexo de preensão.* Quando alguém põe os dedos nas palmas da mão

de um bebê, ele os agarra com tanta força que é possível erguê-lo no ar por alguns instantes.

• *O reflexo de Moro.* Quando se segura o bebê na posição horizontal e solta-se bruscamente sua cabeça, ele afasta os braços e os dedos, começando a chorar, e em seguida volta a juntar os braços em posição de abraço.

• *A marcha automática.* Se o bebê ficar de pé, apoiado pelas axilas, sobre uma superfície plana, ele se ergue e avança para a frente.

Os sentidos já estão em alerta

Desde o momento em que nasce, o bebê enxerga aquilo que se encontra a 30 centímetros de seus olhos (ainda não é capaz de focalizar) e reage às diferenças de luz, assim como aos objetos brilhantes ou vermelhos.

Também é sensível aos ruídos, aos odores (rapidamente, aprende a reconhecer o de sua mãe), aos sabores (consegue distinguir entre doce, salgado, ácido e amargo, mas prefere o doce) e aos contatos físicos, especialmente a maneira com que é tocado.

No momento da refeição, no peito ou na mamadeira, todos os sentidos do bebê são solicitados: o gosto, o olfato, a audição, a visão, o tato. Isso também costuma acontecer no momento do banho. Nesses instantes em que ele está bem desperto, aproveite para acariciá-lo e massageá-lo longamente.

A "motricidade liberada"

Nos últimos anos, várias equipes de pediatras (como as dos doutores Barry Brazelton, em Boston, EUA, e Albert Grenier e Amiel-Tison, na França etc.) realizaram pesquisas que comprovam as surpreendentes capacidades do recém-nascido, sua competência motora e sua capacidade de trocas sensoriais e afetivas.

Quando alguém apóia sua cabeça de maneira bem estável, conversa com ele calmamente e o acaricia com suavidade, o recém-nascido se acalma e começa a revelar o que se chama "motricidade liberada". Ele consegue se manter sentado, estender as mãos e levantar-se; alguns esboçam um sorriso, outros fazem caretas, alguns até mostram a língua! Seja qual for a reação, o recém-nascido solicita um relacionamento e um diálogo.

Talvez o pediatra não tenha tempo para travar esse relacionamento com o bebê, ou talvez a criança, sonolenta e esfomeada, não mostre disposição para isso. Porém, quando você achar um momento favorável, segure a criança com firmeza à sua frente, sustentando-lhe a nuca com uma das mãos e segurando sua mãozinha com a outra, a fim de acalmá-la. Tente captar sua atenção, e você vai descobrir o prazer de uma comunicação intensa com ela.

EU GOSTARIA DE SABER

Meu bebê recém-nascido tem os mamilos inchados. O que eu devo fazer?

• Não toque neles. O sintoma deve desaparecer em poucos dias. Isso se deve à privação repentina dos hormônios sexuais da mãe que sofre o recém-nascido (menina ou menino), e essa privação provoca o que se costuma chamar de "crise genital" durante os primeiros dias de vida. O inchaço das glândulas mamárias só é alarmante quando um abscesso parece ter-se formado (infecção, febre).

A cabeça dele é deformada. Vai ficar assim?

• A cabeça de um recém-nascido é volumosa em relação ao restante do seu corpo. Durante um parto clássico, de cabeça para baixo, o crânio sofre fortes pressões, e pode acontecer que o recém-nascido tenha a cabeça "ovalada", às vezes com uma saliência serossanguínea na região que se apresentou primeiro. A saliência desaparece em poucos dias, e a cabeça terá forma redonda em algumas semanas.

Quais são o peso e a altura média de um recém-nascido?

• Um recém-nascido pesa cerca de 3 quilos, mede aproximadamente 50 cm, e a circunferência de sua cabeça, que também é medida após o nascimento, é de 35 cm (veja à p. 204). Esses números são médias estatísticas, que não afetam o desenvolvimento futuro do bebê. Ao longo dos cinco primeiros dias, ele perde até 10% de seu peso inicial ao nascer, antes de começar a engordar novamente.

As primeiras mamadas

Se você for amamentar ou dar mamadeira, os primeiros dias na maternidade são uma boa ocasião para se familiarizar com os procedimentos que terá de adotar mais tarde, em casa.

Supondo que possa, você vai amamentar. No último mês de gravidez, suas mamas foram preparadas para o tratamento que as espera: a sucção constante e enérgica de um bebê. Se for alimentá-lo com mamadeira, não se preocupe: existem leites artificiais adaptados para as necessidades dos bebês.

O *início do aleitamento*

Para preparar a amamentação (veja à p. 187), você fortificou e hidratou a pele dos mamilos e suas aréolas antes do nascimento. E, durante a amamentação, pode continuar o tratamento, com um creme inodoro, que seja absorvido rapidamente pela pele para não incomodar o bebê. Além disso, você praticou massagens para habituar o mamilo aos estímulos que ele vai experimentar durante as mamadas. A princípio suaves e circulares, as massagens serão progressivamente mais enérgicas, até provocarem um fluxo transparente, amarelado e viscoso chamado "colostro". Substância rica em albumina e vitaminas que precede a saída do leite propriamente dito, o colostro fornece à criança alimentos

As *primeiras mamadas*

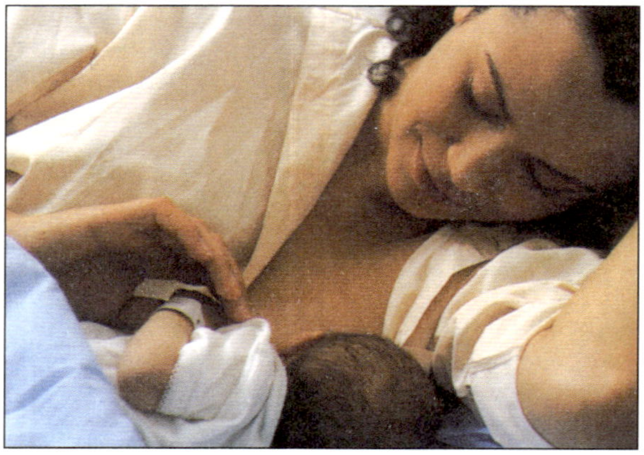

Os primeiros dias △
Levar a criança ao peito é mais fácil quando ela não está chorando. Caso contrário, é preciso consolá-la e conversar com ela. Sempre acaricie o bebê antes de cada mamada. Dê-lhe o peito assim que ele reclamar. Para isso, deite-se de lado, com o bebê deitado diante de você na altura do mamilo. Estimulado pelo contato do mamilo contra sua boca, o bebê mama instintivamente.

Dando o peito ▽
Nos dias seguintes, sente-se confortavelmente. Ajude o bebê a abranger com a boca o conjunto do mamilo e da aréola. Fique atenta para deixar o nariz dele bem livre.

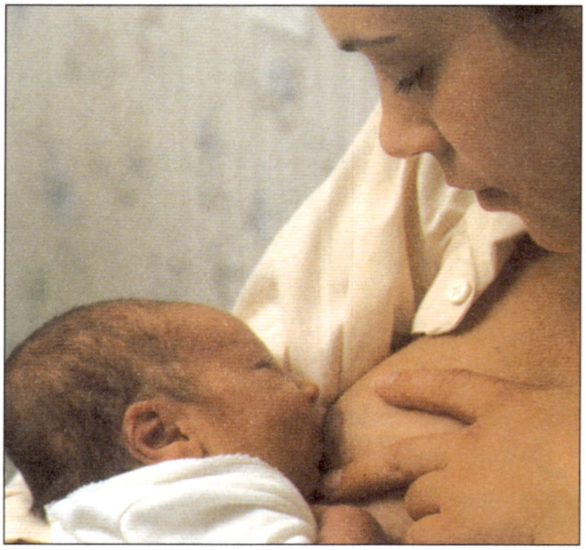

muito nutritivos. Além disso, contém anticorpos e proporciona ao recém-nascido mecanismos de defesa contra os riscos de infecção. O colostro também é um laxante que favorece a eliminação do mecônio — as primeiras fezes que a criança deve expulsar logo depois do nascimento.

Dando o peito

Não existe contra-indicação para a amamentação precoce, caso você tenha sofrido anestesia peridural ou geral. A interação existente entre as glândulas mamárias e o útero faz com que a sucção do bebê nos primeiros dias provoque contrações uterinas doloridas, que permitem um retorno rápido ao volume normal do útero e, portanto, duram pouco tempo. Quanto mais filhos a mulher já teve, mais fortes são essas contrações.

Durante as primeiras mamadas, é preciso verificar se o bebê está ingerindo bem o colostro. Isso acontece quando você vê o movimento de sucção da boca e sente o estiramento do mamilo. As primeiras sucções não provocam a chegada imediata do colostro à boca do bebê. De certa forma, ele tem de "pôr a bomba para funcionar". Depois de alguns instantes, o ruído e o ritmo da deglutição indicam que ele está mamando bem.

O recém-nascido não mama por muito tempo. Ele se cansa depressa e fica mordiscando o mamilo. Então, é melhor deixá-lo descansar e oferecer-lhe o peito novamente alguns minutos mais tarde. Durante as pausas, verifique a presença do colostro apertando o mamilo entre o polegar e o indicador. Quando o fluxo acabar, ofereça a outra mama; se o colostro for pouco abundante, alterne as duas mamas durante cada mamada.

A descida do leite ("apojadura")

Em geral, o leite propriamente dito aparece 72 horas após o nascimento, sob a influência de um hormônio chamado prolactina. Nesse período, a produção de leite é tão grande que às vezes

As boas condições da mamada

O aleitamento não deve ser um sofrimento. Nesse sentido, a serenidade da mãe é decisiva, pois garante um bom fluxo de leite. A qualquer momento, você pode interromper o aleitamento, mas lembre-se de que isso será mais difícil depois da descida do leite ("apojadura").

Dê o peito à criança assim que ela reclamar, ou seja, a cada 2 ou 3 horas (de seis a oito vezes num período de 24 horas).

O aleitamento, "conforme a demanda" adapta-se às necessidades do bebê, respeita seu sono e seu ritmo pessoal. Instale-se confortavelmente, num ambiente calmo.

Procure se descontrair conversando com delicadeza com o bebê. A voz da mãe o tranqüiliza. Não tenha pressa.

Entre as mamadas, não comprima os seios em sutiãs muito apertados.

As primeiras mamadeiras

Na maternidade, caso você não possa amamentar, as mamadeiras são preparadas sem que você tenha de se preocupar com isso.

Depois de voltar para casa, siga as recomendações do pediatra, que vai receitar o leite mais adequado para seu bebê. As mamadeiras permitem variar o consumo pela maneira com que são dadas ao bebê.

A cada interrupção, faça com que a criança solte um arroto, colocando-a em posição vertical, com a cabeça um pouco inclinada para trás. Quando ela terminar de mamar, é melhor trocar a fralda, pois ela pode ter feito cocô. Espere 15 minutos antes de deitá-la novamente.

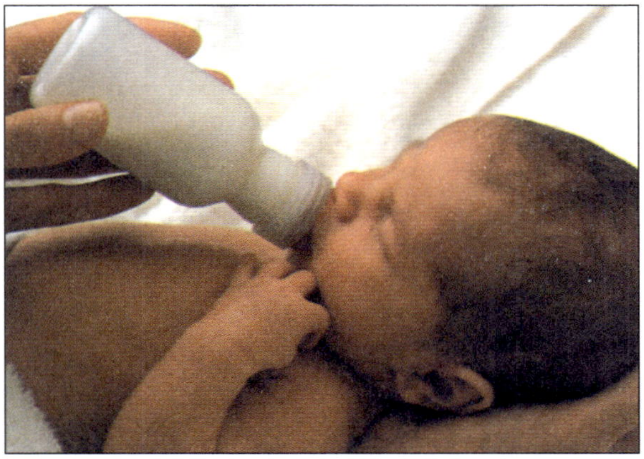

Como dar a mamadeira △

Instale-se confortavelmente, com as costas reclinadas, num ambiente calmo: o bebê tem de sentir que a mãe está descontraída. Pegue-o nos braços, com a cabeça um pouco para trás e o rosto voltado para você. Ofereça a mamadeira com suavidade, sem esperar que ele comece a mamar imediatamente.

Ele precisa de algum tempo. Se mamar depressa demais, interrompa-o para evitar o risco de engasgos. Se adormecer, tire a mamadeira de sua boca.

ultrapassa as necessidades da criança.
• *As mamas.* Elas ficam doloridas e tensas entre as mamadas. Para aliviar esse problema, coloque bicos de silicone no sutiã, pois eles permitem o escoamento do excesso de leite. Enquanto a produção de leite for suficiente para a criança, às vezes uma das mamas não é utilizada na mesma mamada. É normal que escorra leite da mama que está sendo usada.

Se você tiver leite em excesso, entre em contato com o centro de assistência aos lactentes de sua região. Entre as mamadas, se sua pele estiver irritada ou ressecada, massageie os mamilos delicadamente, em movimentos circulares, com um creme hidratante.

• *A posição.* Sente-se confortavelmente na cama ou numa poltrona, com as costas eretas, apoiadas em almofadas, os joelhos um pouco erguidos, o busto ligeiramente inclinado para a frente. Segure o bebê em um braço, com o corpo voltado para você, em posição quase vertical (se possível, também apoiado no braço da poltrona) e com a boca na altura do mamilo.

• *O ritmo.* A sucção deve ser lenta, regular e prolongada. Nesse período, as mamadas podem durar até uma hora. Aproveite as pausas para fazer com que o bebê arrote — para isso, segure-o em posição vertical. Até se adaptar ao ritmo de cinco a oito mamadas a cada 24 horas, o bebê adormece antes de mamar suficientemente, o que aumenta o número de mamadas. No início, a duração das mamadas e os horários são variáveis. Oscilando de 5 minutos em cada mama no primeiro dia, até 1 hora, as mamadas vão se estabilizar mais tarde, quando você voltar para casa, numa duração de cerca de 15 minutos.

Introduzindo a mamadeira

Se você for alimentar seu bebê com mamadeira, dê a ele o leite recomendado pelo pediatra da maternidade. Se, depois de alguns dias, esse leite não for bem aceito, é preciso oferecer outro, mais adequado.

A partir do primeiro dia, ofereça as mamadeiras conforme a demanda do bebê em vez de seguir horários rígidos. Mesmo quando ele tem um bom reflexo de sucção, lembre-se de que vai precisar de alguns dias de aprendizado para encontrar seu ritmo.

Portanto, as primeiras mamadeiras são irregulares, tanto do ponto de vista do horário como da quantidade. Alguns bebês mamam 10 gramas a cada mamadeira, enquanto outros chegam a mamar até 40 gramas.

Em média, você deve dar a ele de seis a sete mamadeiras por dia; as quantidades aumentam pouco a pouco, conforme o apetite da criança e os conselhos do médico.

EU GOSTARIA DE SABER

O bebê fica mal alimentado quando não é amamentado?
• Psicologicamente, é a qualidade da presença da mãe que cria um vínculo. Os leites artificiais fornecem ao bebê os nutrientes essenciais para seu crescimento, mas o leite materno é sempre melhor.

Ele precisa mamar logo que nascer?
• As reservas que o bebê possui ao nascer são bastante reduzidas, e a mãe deve logo lhe oferecer o peito ou a mamadeira.
De modo geral, a primeira mamada deve acontecer a partir da 6ª hora de vida.

Como aumentar a produção de leite?
• O melhor tratamento é o repouso, a amamentação freqüente e uma grande ingestão de líquidos.

Preciso despertar o bebê para mamar?
• Se ele estiver dormindo, espere um pouco para acordá-lo. Geralmente, ele será despertado pela fome. Por outro lado, nos primeiros dias, ele costuma adormecer antes de mamar uma quantidade suficiente. Mesmo que o bebê absorva o essencial de sua mamada nos primeiros 5 minutos, é aconselhável encorajá-lo a mamar mais um pouco.

É preciso pesar o bebê depois de cada mamada?
• Não. Durante a mamada, o bebê consome tudo o que precisa.
De volta para casa, no entanto, você deve controlar o peso dele regularmente (por exemplo, pese-o uma vez por semana durante os 2 ou 3 primeiros meses) para certificar-se de que ele está engordando.

O acompanhamento médico na maternidade

Durante os dias passados na maternidade, médicos e enfermeiras ajudam você a superar o choque do nascimento e a travar contato com seu bebê. Além disso, eles se certificam das perfeitas condições de saúde da criança.

O recém-nascido precisa de alguns dias para se acostumar com o novo ambiente, a vida ao lar livre e a alimentação pela boca. Por esse motivo, ele é acompanhado com muito cuidado. Além disso, são realizados vários exames para diagnosticar eventuais doenças congênitas, cujo tratamento é mais fácil no início.

Por outro lado, os bebês que nascem de parto prematuro e sofrem de algumas deficiências precisam de assistência e cuidados específicos. Confrontados com um nascimento difícil, os pais, por sua vez, devem apelar para a equipe médica, a fim de se adaptarem aos problemas para os quais, às vezes, não estão preparados.

O *acompanhamento dos primeiros dias*

Nos primeiros dias de vida, a criança terá acompanhamento especial por parte dos pediatras e da equipe médica. Os primeiros exames são realizados muito rapidamente: as condições cardíacas, respiratórias, musculares, dos reflexos e da cor (veja à p. 169) são avaliadas no primeiro, no quinto e no décimo minuto de vida.

A partir daí, é gerado um índice, chamado Apgar, que mede as condições gerais de saúde do recém-nascido; é um direito de toda mãe receber um documento com esse índice. A evolução do peso, a observação das fezes e os exames de sangue permitem confirmar essas condições.

O peso
Ao longo dos cinco primeiros dias, o recém-nascido perde geralmente até 10% de seu peso ao nascer (350 gramas, por exemplo, para um bebê de 3,5 quilos). Isso se deve a três razões principais: ele elimina os excessos de água (edemas) presentes no nascimento, seus rins ainda são imaturos e a urina não tem concentração suficiente e, por fim, sua carência energética aumenta consideravelmente, ao passo que o consumo de calorias, no início, é pequeno para fazê-lo crescer. Depois, por volta do sexto dia, seu peso volta a aumentar, em média 30 gramas por dia. E, normalmente, depois de 8 a 15 dias, ele recupera o peso que tinha ao nascer.

As fezes
É fundamental observar as fezes no acompanhamento do recém-nascido, e por isso elas recebem atenção especial. Nos dois primeiros dias, são esverdeadas, quase prestas e grudentas: é o mecônio, um composto de bílis e muco. A partir do 3º dia, as fezes ficam mais claras, de um amarelo-ouro, e grumosas, às vezes líquidas, quase sempre presentes durante as mamadas, se o bebê for amamentado no peito; se ele for alimentado com mamadeira, as fezes são eliminadas de uma a três vezes por dia ao longo das primeiras semanas.

A glicemia
Durante as primeiras horas, a taxa de açúcar no sangue da criança, ou glicemia, é verificada geralmente duas ou três vezes. Para realizar esse controle,

O apetite

O interesse e o empenho que a criança manifesta pela alimentação são indícios de sua boa saúde.
Se você amamentar, a enfermeira vai lhe mostrar como dar o peito corretamente (veja à p. 174). Se oferecer cada mama à criança por 10 minutos, ela vai consumir por iniciativa própria a quantidade de que precisa. Em geral, isso basta e não é preciso oferecer leite complementar, a não ser que ela seja realmente muito magra, frágil ou prematura, sempre por indicação médica.
Se a criança for alimentada com mamadeira, deixe-a mamar "conforme a demanda", de acordo com suas necessidades.

basta espetar muito levemente o calcanhar da criança, a fim de recolher uma pequena gota de sangue numa tira de papel reativo especial. Quando o bebê é prematuro, com peso abaixo do normal ou, ao contrário, com excesso de peso e mãe diabética, esse exame continua a ser praticado de maneira sistemática e prolongada, para se ter certeza de que a criança não sofre de hipoglicemia.

Testes de triagem

A estada na maternidade é uma ocasião para a triagem de certas doenças congênitas raras, mas com conseqüências graves quando não são tratadas rapidamente.

Que doenças são levadas em conta?
Exames sistemáticos são realizados para a triagem da fenilcetonúria, que afeta uma criança em cada 9 mil nascimentos, e do hipotireoidismo, que afeta uma em cada 3.800.

- **A fenilcetonúria.** Esta doença se deve a uma deficiência enzimática que provoca distúrbio do metabolismo e pode levar a uma degradação progressiva do cérebro e ao retardamento mental. O sangue das crianças afetadas tem uma taxa anormalmente alta de um ácido amínico chamado fenilalanina, pois não dispõe das enzimas necessárias para transformar a fenilalanina. Esta, não-metabolizada, se acumula então no organismo e torna-se tóxica, sobretudo para o cérebro. Para medir a taxa de fenilalanina contida no sangue, basta uma coleta de sangue (teste de Guthrie, ou do pezinho). Um regime alimentar adequado previne sua evolução. Mais tarde, é preciso esclarecer as meninas afetadas pela fenilcetonúria, pois terão de seguir um regime especial quando engravidarem.
- **O hipotireoidismo.** Esta doença se deve à carência de hormônios fabricados pela tireóide, por causa da ausência dessa glândula ou seu mau funcionamento. Pode provocar atraso no crescimento e retardamento mental.
A administração de hormônios tireóideos em forma de gotas permite o desenvolvimento normal da criança, do ponto de vista físico e intelectual. Em algumas regiões, outras triagens são praticadas, como as de doenças hereditárias da hemoglobina ou a mucovicidose.

Como identificá-las?
O teste de Guthrie, ou do pezinho, é realizado na maternidade, quando o bebê tem cinco dias de idade. A enfermeira espeta o calcanhar do bebê e recolhe algumas gotas de sangue num papel reativo especial, que é enviado ao laboratório para análise.
A mesma coleta também serve para medir a taxa do hormônio que intervém no funcionamento da tireóide: é o hormônio que intervém no funcionamento da tireóide: é o hormônio secretado pela hipófise e que comanda a produção tireóidea (TSH), cujo aumento sinaliza um distúrbio.
No caso de resultado positivo ou duvidoso, o centro de triagem entra em contato rapidamente com a família para o controle da taxa, para efetuar o tratamento adequado o mais rápido possível.

A coloração da pele
Nos dois ou três primeiros dias depois do nascimento, pode surgir uma cor amarelada na pele e nas conjuntivas do bebê: é o que se chama de "icterícia fisiológica do recém-nascido" . Devido ao aumento dos pigmentos biliares (bilirrubina) no sangue, essa forma comum de icterícia afeta de 20% a 30% dos recém-nascidos na data prevista, e de 70% a 90% dos prematuros. Depois de progredir até o 4º ou 5º dia, ela diminui progressivamente, até desaparecer em uma ou duas semanas.

Essa espécie de icterícia — muito diferente da provocada por uma incompatibilidade do fator Rh (veja à p. 51) — resulta simplesmente do fato de que o organismo do recém-nascido ainda não dispõe de enzimas para transformar a bilirrubina em resíduos que possam ser eliminados. No entanto, bastam alguns dias para que o fígado dele comece a fabricar essas enzimas. Enquanto isso, o importante é verificar se a taxa de bilirrubina não aumentou demais. As complicações são extremamente raras, pelo menos nas crianças que nascem dentro do prazo, mas podem ser graves — e isso justifica o acompanhamento.

Quando o bebê fica com uma cor muito amarela, realiza-se um exame de sangue para verificar a taxa de bilirrubina. Se a taxa estiver próxima do valor crítico, acima do qual pode haver riscos, a criança recebe um tratamento de fototerapia. Para isso, ela é colocada nua sob lâmpadas ultravioleta que emitem uma luz azul, facilitando a eliminação de bilirrubina. Hoje em dia, a maioria das maternidades está equipada para esse tratamento, que não obriga a mãe a se separar da criança e não oferece riscos, sob a condição de proteger os olhos do bebê com uma venda e dar-lhe água suficiente.

O *caso de nascimentos difíceis*

O nascimento de uma criança traz felicidade, mas pode tornar uma prova difícil quando ela nasce cedo demais, pequena demais ou doente. Então, nada acontece como estava previsto. Freqüentemente, o bebê tem de ser separado da mãe. As primeiras trocas são perturbadas, e o vínculo inicial entre a criança e seus pais pode ser prejudicado.

Para superar essas dificuldades, é muito importante que os pais conversem com os membros da equipe encarregada de cuidar da criança, para obter explicações claras, honestas e precisas.

Os bebês prematuros

O parto prematuro pode acontecer de maneira totalmente repentina e imprevista, ou depois de semanas de luta contra os riscos de um nascimento precoce (veja à p. 63).

• *As causas da prematuridade.* Entre as causas conhecidas, existem as de natureza local — malformação do útero, abertura do colo uterino, placenta prévia —, enquanto outras são mais genéricas, como uma infecção contraída pela mãe (infecções causadas pelos estreptococos B, tal como a listeriose). Uma gravidez múltipla também pode terminar em parto prematuro. Além disso, as circunstâncias exteriores devem ser levadas em conta: um choque abdominal que provoque contrações uterinas pode levar ao parto prematuro, assim como a exaustão física, ou seja, trabalho realizado em condições difíceis, longos trajetos cotidianos, trabalhos domésticos excessivamente pesados etc. (veja à p. 112).

A prevenção mais eficaz dos partos prematuros consiste num melhor atendimento pré-natal das futuras mães e num esforço para limitar as causas do cansaço físico. Porém, nada disso modifica o fato de que, em cerca de metade dos casos, é impossível descobrir a causa exata da prematuridade.

• *O estado da criança prematura.* O aspecto do recém-nascido prematuro varia bastante, conforme seu estágio de desenvolvimento. Quanto mais cedo ele nasce, menores são seu peso e altura e maior é a desproporção entre o volume da cabeça e o resto do corpo. Os membros são franzinos, e a rede de veias é visível sob a pele fina e rosada. Ele gesticula pouco, seu tônus ainda é fraco, sua respiração é rápida e irregular, em geral entrecortada.

Quando a criança nasce entre 34 e 37 semanas de gravidez, pesa mais de 2 quilos e não apresenta risco especial, algumas maternidades facilitam a permanência do bebê perto da mãe, com acompanhamento especial. Dessa forma, o recém-nascido pode ser amamentado e continuar seu desenvolvimento na proximidade física e afetiva da mãe, praticamente sem ruptura.

Quando, ao contrário, a criança nasce antes de 34 ou 35 semanas de gravidez, pesa menos de 2 quilos, sofre um parto especialmente complicado, tem dificuldades para respirar, corre o risco de se alimentar mal ou sofrer uma infecção, ela vai permanecer hospitalizada. É então que se configura, tanto para ela como para os pais, o problema da separação.

A incubadora

As funções essenciais de uma criança prematura ainda não atingiram a maturidade. Conforme o seu estado, o médico decide se ela pode ficar por algumas horas na incubadora da maternidade onde nasceu ou se deve ser transferida para um hospital especializado no tratamento de crianças prematuras. Na incubadora, sob temperatura e umidade constantes, assim como nas melhores condições de higiene possível, a criança dispõe de aparelhos que a ajudam a respirar e alimentar-se. É essencial que seus tecidos e seu cérebro sejam suficientemente oxigenados, e que ela seja alimentada por sonda nasogástrica, ou mesmo por via intravenosa, se não tolerar a alimentação por via oral.

O tempo de hospitalização de uma criança prematura é muito variável. Pode durar de alguns dias a algumas semanas, conforme a evolução de seu peso, a qualidade de sua respiração, sua tolerância à alimentação, a ocorrência ou não de episódios infecciosos etc. Na maioria dos casos, tudo termina bem e a criança, de início na incubadora, passa depois para um berço e se desenvolve até atingir autonomia funcional e peso que justifiquem sua ida para casa.

A separação

Quando o nascimento ocorre antes da data prevista e o bebê pequeno e frágil, tão diferente do que ele imaginavam,

ANTES DE VOLTAR PARA CASA

Quando se tratar do primeiro filho, observe bem de que maneira as enfermeiras e os pediatras lidam com ele. Para se sentir mais à vontade quando estiver em casa com seu bebê, peça conselho e faça todas as perguntas que lhe passarem pela cabeça:

– em que posição o bebê deve dormir?
– como trocar a fralda e dar banho nele?
– é preciso acordá-lo para a alimentação?
– como controlar seu peso e sua temperatura

precisa ser hospitalizado, os pais têm de lidar com sentimentos de preocupação, frustração e culpa. Por esse motivo, é importante que os pais visitem sempre a criança. De início, será sem dúvida o pai, e em seguida a mãe, assim que tiver condições. Se o tempo de hospitalização for mais longo, é preciso que os dois se organizem — e procurem ajuda se necessário. Manter a freqüência e a qualidade dessas visitas também é essencial para o bebê, que precisa ser estimulado pelas relações afetivas a fim de se desenvolver da melhor maneira.

Quando, depois de um período mais ou menos longo, chegar o momento tão esperado da ida para casa, talvez os pais se sintam um pouco desamparados, um pouco inquietos com um bebê ainda tão pequeno que motivou tantas preocupações. Portanto, não espere que ele obtenha alta para fazer perguntas sobre todos os cuidados que recebeu, a fim de preparar o retorno e encarar o futuro próximo com serenidade e confiança

Depois disso, a visita regular ao pediatra permite acompanhar a evolu-ção do recém-nascido e tranqüilizar os pais, para que não encarem seu bebê como uma criança frágil. Se ela nasceu prematura, procure não compará-la a outras crianças maiores ou mais "adiantadas" para sua idade. Acostume-se com o ritmo dela, para acompanhá-la em seus progressos.

O que é um bebê prematuro

Graças aos progressos da neonatalogia, o limite de viabilidade de uma criança prematura foi recuado mais ainda, mas antes da 26ª semana (5 meses e meio) as chances de sobrevivência são mínimas. Quando a criança nasce depois dos 8 meses, já não é considerada prematura. São chamadas "prematuras" as crianças nascidas antes de completar a 37ª semana. Nos países ocidentais, isso ocorre em 5 a 6% dos casos.

As deficiências

Hoje em dia, contanto que tenham acesso a tratamento intensivo, crianças muito prematuras sobrevivem e conseguem recuperar seu atraso. Alguns meses ou alguns anos mais tarde, elas não apresentam nenhum sinal do problema. São tão vigorosas quanto as crianças nascidas no tempo certo.

Excepcionalmente, uma criança pode nascer com uma deficiência das funções motoras ou sensoriais. Nascida de parto prematuro, pode sofrer de graves complicações infecciosas, respiratórias ou neurológicas, que causam seqüelas como deficiências motoras e neuropsíquicas, deficiência de visão ou audição etc. De 4% a 6% das crianças prematuras sofrem deficiências inevitáveis. Se a evolução apresentar complicações, o acompanhamento regular é ainda mais importante. Os problemas devem ser identificados o mais cedo possível para se iniciar a reeducação apropriada e dar o máximo de chances ao bebê.

O médico não pode impedir o choque e o sofrimento dos pais ao descobrirem que talvez a criança seja deficiente, mas pode ajudá-los a entender o que está acontecendo e lhes dar conselhos para que enfrentem as dificuldades e se organizem. Seja como for, lembre-se de que o bebê tem imensa capacidade de recuperação e adaptação, e aquilo que parece alarmante em certa fase da vida pode evoluir mais tarde de maneira favorável.

? EU GOSTARIA DE SABER

Nos primeiros dias, meu bebê teve icterícia. Isso é grave?

• No 2º ou 3º dia de vida, os bebês, mesmo os nascidos na data prevista, podem ser afetados por uma icterícia comum, a icterícia fisiológica.
Seu fígado ainda não é capaz de eliminar totalmente a bilirrubina, pigmento tóxico dissolvido na bílis e que se espalha no sangue, tingindo de amarelo a pele e o branco dos olhos do bebê. Então, é preciso medir a taxa de bilirrubina. Se for muito elevada, a criança segue um tratamento de raios ultravioleta (fototerapia).
De modo geral, a icterícia desaparece em uma ou duas semanas, sem complicações posteriores.
Quanto a icterícia se manifesta, é essencial controlar a cor das fezes e da urina. Se as fezes forem claras e a urina for muito escura, pode se tratar de uma anomalia das vias hepáticas e biliares, o que exige um acompanhamento urgente e especializado.

Como se relacionar com um bebê na incubadora?

• Para que o relacionamento entre os pais e a criança seja o mais próximo possível, a equipe encarregada permite visitas cotidianas, e até várias vezes por dia, assim como a doação de leite materno (coletado pela bomba) para o bebê.
Aproxime-se do bebê para que ele veja você.
Converse com ele e peça licença para tocá-lo pelas aberturas da incubadora, mesmo quando ele estiver ligado a aparelhos de controle ou assistência.
Com certeza, vai ser bom para os dois.

A *mãe após o parto*

Aproveite os dias que você passar na maternidade para se familiarizar com a criança e descansar. De volta *para casa, poupe suas energias.* Amamentando *ou não, procure se alimentar corretamente.* Seu *organismo vai precisar de alguns meses para se recuperar.*

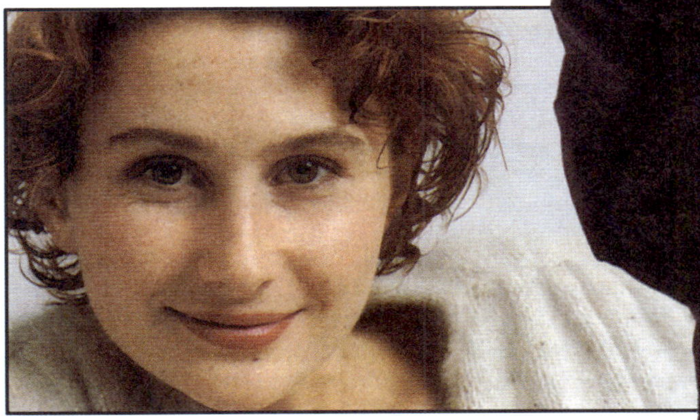

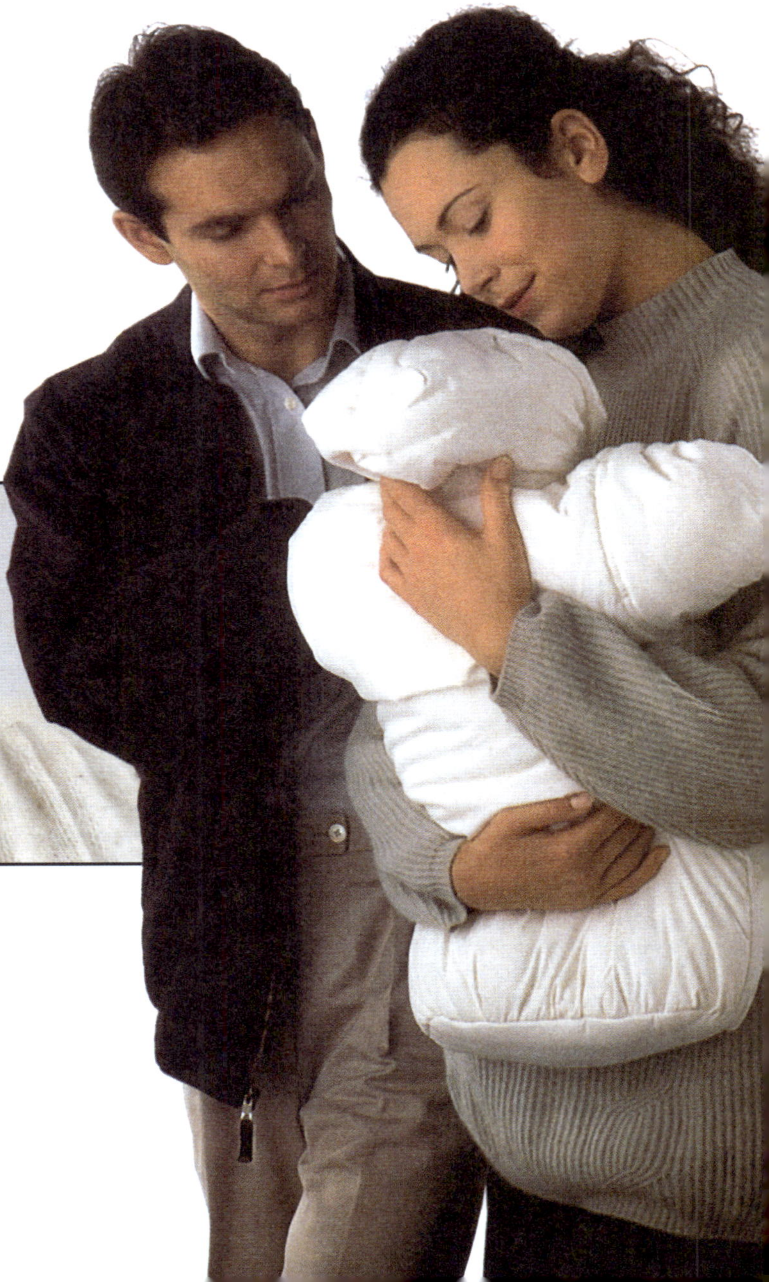

Os *primeiros dias na maternidade*

Em média, você permanece dois ou três dias na maternidade após um parto normal, e de três a quatro dias após uma cesariana. Depois disso, você volta para casa com o bebê e organiza pouco a pouco a nova em família.

Repouso, uma prioridade

Com certeza, você se sente mais cansada depois do parto. A estada na maternidade dura em média de 2 a 3 dias. Descanse! Se puder, planeje as visitas dos familiares e amigos que desejam vê-la e ao bebê.
E aproveite os poucos dias de trégua para se familiarizar com seu filho.

Nas horas que se seguem ao nascimento, a euforia é acompanhada por um grande cansaço: você acaba de passar por uma prova física extenuante. Esse estado pode ser agravado por uma anemia, por causa da perda de sangue durante o parto. Da primeira vez, não se levante sem ajuda, mas um dia depois do parto por vias naturais (ou via baixa), você já pode caminhar à vontade no quarto. Seu organismo precisa de seis a oito semanas para recuperar o equilíbrio; é o período chamado "pós-parto, que termina com o reaparecimento da menstruação. Com certeza essa primeira menstruação será mais abundante e mais longa do que habitualmente; depois de alguns meses, os ciclos voltam a ser regulares.

O *retorno do útero à normalidade*

O útero começa a retomar seu volume normal a partir das primeiras horas após o parto; costuma-se falar em "involução". A mucosa que envolvia o ovo é eliminada pouco a pouco, e a parede do útero se cicatriza. Ocorrem alguns sangramentos, chamados "lóquios", mais abundantes do que a menstruação; eles ficam mais claros e terminam depois de aproximadamente duas semanas, mas podem durar até a volta da menstruação.

Contrações doloridas, chamadas cólicas agudas, podem ocorrer após o parto. Devem-se à retração do útero e desaparecem em cerca de 48 horas. Mais fortes e mais doloridas nas mulheres que já tiveram partos anteriores, elas aumentam com o número de partos. Também são mais fortes se for amamentar, e ocorrem no momento das mamadas (veja à p. 175).

A *descida do leite* (*"apojadura"*)

Depois do parto, o organismo da mãe se prepara para a amamentação. Assim que a placenta é expulsa, a glândula hipofisária secreta um hormônio chamado prolactina, que dá início à produção de leite. Ao amamentar, você deve dar o peito à criança nas primeiras horas de vida, a fim de estimular a hipófise e a descida do leite. Nas primeiras 48 horas, um líquido amarelado, rico em vitaminas e albumina, escorre dos seios. É o colostro, um verdadeiro laxante para criança, que assim pode esvaziar o intestino do mecônio que ainda contém. O colostro é substituído pelo leite por volta do 3º dia. A descida do leite se anuncia pelo endurecimento e inchaço das mamas, às vezes acompanhados por um pequeno acesso de febre.

Se você não puder amamentar, o médico vai receitar um tratamento para inibir a produção de leite. Você poderá envolver os seios em faixas, mas essa é uma solução desconfortável. Use um bom sutiã e beba menos líquido: o consumo de água aumenta a produção de leite.

Depois de uma episiotomia

Caso você tenha sofrido uma episiotomia, talvez sinta pontadas ou dores na região da sutura. Além da higiene com água e sabonete de glicerina, que deve ser praticada durante uma semana a cada vez que você urinar, use um secador de cabelos durante alguns minutos para secá-la e para acelerar a cicatrização. Os fios serão retirados por volta do 4º ou 5º dia, mas se você sentir desconforto, sente-se sobre um círculo de borracha ou uma pequena bóia. Se a dor da episiotomia persistir depois de três ou quatros meses, consulte um médico. A episiotomia pode ser "retocada" cirurgicamente, e de modo algum deve causar sofrimento.

Os esforços do "puxo", praticados durante o parto, podem provocar a formação de hemorróidas doloridas. O médico receita, então, um tratamento local (pomada anti-hemorróidas) ou genérico (antiinflamatórios). A aplicação local de gelo pode causar alívio real, mas momentâneo. Talvez você também esteja constipada. Apesar de seus receios, é melhor não esperar mais de dois dias para evacuar. Os esforços do "puxo" não podem reabrir uma cicatriz de episiotomia. A constipação desaparece com laxantes suaves e exercícios apropriados, associados a um regime alimentar que favoreça o trânsito intestinal.

Depois de uma cesariana

Como qualquer cirurgia, a cesariana pode causar fadiga. Se ela ocorrer sob anestesia peridural, as conseqüências imediatas são menos desagradáveis, e você pode ver a criança logo depois. Se houver necessidade de anestesia geral, no dia seguinte você poderá sentir um pouco de tontura e enjôo, e receberá um remédio para tratá-los que age até o fim do efeito da anestesia aproximadamente 48 horas.

Em geral, você vai ficar internada cerca de três dias após o parto. No dia seguinte à operação, levante-se para evitar complicações venosas, e a partir do segundo dia já estará se movimentando quase normalmente. É preciso esperar de 12 a 24 horas para tomar banho. Os fios são retirados entre o 7º e o 15º dias, e em pouco tempo você recupera a liberdade de movimentos. O trânsito intestinal demora um pouco mais para voltar ao normal do que no caso de parto por vias normais. O médico receita analgésicos para as contrações e dores na região da cicatriz. A cesariana não atrapalha a amamentação. De resto, o corpo da mãe reage como após um parto normal. Mas não se esqueça de repousar bastante em casa.

O MELHOR ANTICONCEPCIONAL DEPOIS DO PARTO

Se você se sentir bem, talvez queira retomar rapidamente sua vida amorosa. Mas não se esqueça de que a fadiga e os pequenos incidentes do pós-parto nem sempre favorecem as relações sexuais nos primeiros tempos. Outra coisa importante é pensar num método anticoncepcional. Para quem não amamentar, a menstruação reaparece num prazo de seis a oito semanas. As mulheres que amamentam demoram mais a menstruar, pois a amamentação bloqueia o funcionamento dos ovários (mas não é de maneira alguma um método anticoncepcional). A ausência de menstruação não significa que você não esteja fértil. Uma ovulação pode ocorrer 25 dias após o parto. Para evitar uma nova gravidez em seguida, pense num anticoncepcional provisório a partir da volta da maternidade até a retomada da menstruação. Depois disso, se não estiver satisfeita, mude o método anticoncepcional, mas consulte o médico.

Métodos anticoncepcionais não-recomendáveis

Imediatamente após o parto, é preciso evitar:

– O DIU que pode provocar rejeição e só deve ser implantado dois meses depois do parto;

– o método das temperaturas e o método Billings, que só são viáveis quando ocorrer a primeira menstruação;

– o diafragma, que deve ser adaptado, mais tarde, à nova anatomia da mãe.

Métodos anticoncepcionais recomendáveis

Além do preservativo masculino, a mulher pode adotar:

– espermicidas sob forma de cremes, óvulos ou esponjas, que devem ser colocados 10 minutos antes da relação; é preciso evitar a higiene íntima 2 horas antes e depois, para não destruir a ação dos espermicidas;

– a pílula progestativa microdosada, que pode ser utilizada dez dias após o parto mesmo quando a mãe está amamentando, pois é compatível com o aleitamento. Porém, seu uso é restrito (tem de ser tomada em horários fixos) e pode causar pequenos sangramentos.

Por outro lado, a possibilidade de hipercoagulação do sangue, que persiste por cerca de três semanas após o parto, torna impossível o uso de pílulas de dosagem mais forte.

De qualquer forma, não se esqueça de que o preservativo masculino é sempre recomendável por prevenir contra AIDS e outras doenças sexualmente transmissíveis (DSTs). Faça sexo seguro!

De volta para casa

A perspectiva da volta para casa com a criança é fonte de alegria, mas você ainda se sente cansada e talvez um pouco preocupada, longe do ambiente seguro da maternidade. Tudo vai dar certo, mas você precisa se organizar para poder descansar.

O QUE É O RETORNO DA MENSTRUAÇÃO?

É a retomada dos ciclos menstruais normais. Em geral, a primeira menstruação é mais abundante do que as habituais. Se você não estiver amamentando, o retorno da menstruação se dá em média entre 6 e 8 semanas após o parto. A ausência da mentruação só é considerada anormal a partir de 3 meses para quem não estiver amamentando. Se você amamentar, a menstruação demora um pouco mais para retornar, pois a lactação bloqueia o funcionamento dos ovários. Geralmente, isso acontece em torno de 4 meses após o parto e, excepcionalmente, depois do 6º mês.

Os órgãos só voltam totalmente ao seu lugar depois de seis semanas, e o organismo leva alguns meses para se recuperar do cansaço causado pela gravidez e pelo parto. O mais importante é poupar as energias. Caso você já tenha outros filhos, peça ajuda ao pai, aos avós, a uma amiga etc. Faça pausas durante o dia e, se possível, durma um pouco depois do almoço. Não se afobe com as tarefas domésticas que se acumularam durante sua ausência; pense em você mesma, em sua alimentação, e não carregue objetos pesados (é muito ruim para as costas e o períneo). Assim que for possível, faça passeios curtos. O bebê vai impor um novo ritmo à sua vida, por isso, você deve procurar ter alguns momentos de liberdade. Só faça ginástica com a autorização do médico, e evite massagens no abdome nos primeiros tempos. Se estiver amamentando, espere o final da amamentação para retomar uma atividade esportiva; se não estiver amamentação, tenha paciência e espere até o retorno da menstruação.

Um período de readaptação necessária

Na maternidade, você pode tomar banho um dia depois do parto. O fim dos lóquios pode ser considerado um sinal de que o colo do útero está bem fechado. Além disso, a mulheres lactantes devem adotar cuidados especiais com a mamas, que são ensinados na maternidade (veja à p. 187).

Voltando ao peso normal

Você perde cerca de 6 quilos durante o parto e nos dias seguintes. Vai precisar de um pouco mais de tempo para perder os quilos restantes, mas não tente precipitar as coisas. Com uma alimentação variada e equilibrada, rica em cálcio e sem excesso de calorias, você recupera o seu peso normal ao longo do primeiro ano após o parto (veja à p. 195). As mulheres que amamentam precisam de uma reserva de energia de alguns quilos. Emagrecer, neste caso, aumenta o cansaço físico e isso é perigoso para a saúde. Aliás, a própria amamentação já provoca um emagrecimento espontâneo, obrigando a mãe a seguir uma dieta reforçada (veja à p. 190).

Perdendo a barriga

Os músculos abdominais precisam ser tonificados, pois a pele e os músculos foram distendidos durante a gravidez. Mas leva algum tempo para recuperar o tônus normal. Acima de tudo, não se apresse e siga os conselhos do médico e do fisioterapeuta. Você pode retomar as sessões de ginástica assim que o médico liberar. Os músculo abdominais se enrijecem espontaneamente, mas, antes disso, o períneo, que sustenta todo o aparelho urogenital, deve recuperar a elasticidade e o tônus (veja à p. 194).

Exercícios

A equipe obstetra recomendará alguns exercícios para você durante esse período de descanso e recuperação. Eles serão ainda mais importantes se seu parto for cesariana. As caminhadas são sempre recomendadas, não importa o tipo de parto, pois estimulam a circulação em todo o corpo. No começo, talvez você sinta um pouco de dor, por isso vá devagar e não exagere nos movimentos. Espreguiçar-se de manhã, à noite e ao longo do dia também é bom para a circulação. Os exercícios de contração e relaxamento dos músculos do períneo atuam contra a retenção ou incontinência urinária. Fique atenta ao sangramento vaginal: se ele aumentar após qualquer exercício, deite-se e relaxe um pouco. Se não diminuir, contate um médico ou uma enfermeira.

Retomando as relações sexuais
O equilíbrio hormonal tem de ser restabelecido; a ausência de estrógenos, que dura até o retorno da menstruação ou enquanto você estiver amamentando, provoca um ressecamento temporário da vagina, que pode tornar as relações doloridas (nesse caso, é bom usar um gel lubrificante).

No parto, a vagina se distende muito, e a mucosa pode ter se dilacerado; talvez restem alguns fios de sutura na vagina e no períneo, que são reabsorvidos espontaneamente, mas os que fecham a incisão (episiotomia), às vezes não-reabsorvíveis, têm de ser retirados cinco ou seis dias após o parto. Uma cicatriz de episiotomia pode causar dores ou incômodo; é mais prudente esperar a cicatrização completa, que pode durar algumas semanas, para retomar as relações sexuais.

Os *pequenos incidentes*

É nos 15 primeiros dias que você vai se sentir mais desorientada, longe da segurança da maternidade. Duas semanas após o parto, talvez você tenha um corrimento de sangue um pouco maior: é o pequeno retorno da menstruação. Ele dura dois ou três dias e não deve causar preocupação.

Se os lóquios se tornarem malcheirosos, é preciso consultar o médico: sangramentos abundantes e diários são anormais e podem indicar uma infecção da mucosa uterina (endometrite). Eventualmente, você pode sentir cólicas durante as mamadas, mas, em geral, elas desaparecem na maternidade (sobre eventuais dificuldades relacionadas ao aleitamento e aos problemas das mamas, veja à p. 187).

Constipação
A constipação que pode tê-la incomodado logo depois do parto deve desaparecer com a retomada da alimentação habitual. Coma alimentos ricos em fibras (pães integrais), verduras (espinafre, alface) e ameixas (cruas ou cozidas). As hemorróidas, freqüentemente associadas à constipação, levam mais tempo para ser reabsorvidas, e em alguns casos é necessário um tratamento local que será receitado pelo médico.

Problemas urinários
Comuns principalmente depois de um parto difícil, os problemas urinários costumam ser passageiros. Se houver perda de urina, comece a praticar a reeducação do períneo (veja o quadro abaixo). Não deixe que ela se transforme em uma incontinência urinária, mesmo que seja pequena.

Resolvendo os pequenos problemas

Ao voltar da maternidade, considere-se convalescente durante, no mínimo, dois meses. Poupe suas energia e planeje seu conforto. Recuperar a forma física exige organização.

Dores nas pernas e nas costas
Massagear as pernas e as costas — pense também nos exercícios praticados durante a gravidez (veja à p. 108) — pode ser um verdadeiro alívio após o parto, mas evite massagear o abdome.
Os músculos e a pele ainda estão muito distendidos e é inútil tentar enrijecê-los com massagens vigorosas, pois talvez não seja possível recuperar um abdome liso.

A fragilidade do períneo
Quando você carrega pesos muito grandes, não prejudica apenas suas costas. Uma vez que os músculos abdominais estão fracos, é o períneo, já fragilizado, que sofre o desgaste. Por isso, não carregue sacolas cheias de compras ou cestos pesados demais; deixe isso para quem pode fazê-lo. Quando levar o bebê no *baby bag* (tipo canguru), coloque-o no alto, quase entre as mamas, não sobre o abdome. Não levante nenhum peso sem contrair ao mesmo tempo os músculos abdominais e o períneo.

Problemas urinários
Depois da anestesia peridural, pode ser que a bexiga não se esvazie espontaneamente.
Essa retenção passageira de urina desaparece depois de alguns dias.
Além dessa dificuldade, você talvez tenha perdas de urina incontroláveis durante um esforço (riso, tosse, espirro).
Isso costuma acontecer depois de um parto longo e difícil.
Às vezes, a incontinência urinária aparece no final da gravidez, e mesmo depois de um parto sem problemas.
Na maternidade, você vai aprender exercícios apropriados.
Converse sobre isso com o médico, ele vai indicar uma reeducação perineal conduzida por um fisioterapeuta.

Vertigem e mal-estar
Você pode sentir vertigens, sobretudo quando se levanta da cama. Em primeiro lugar, não se levante bruscamente. Será que não se trata de uma anemia? Modifique sua alimentação (veja à p. 196) e consulte o médico, que vai receitar um suplemento de ferro.

Precauções e cicatrizes
• *Se você teve uma episiotomia,* continue realizando uma higiene rigorosa da mesma forma que praticou na maternidade. O incômodo na região da cicatriz deve diminuir e desaparecer rapidamente. Evite tecidos sintéticos. Abstenha-se de relações sexuais enquanto a cicatriz continuar sensível.
• *Se você fez cesariana,* a cicatriz pode apresentar secreção após a remoção dos fios. Limpe-a com água e sabonete de glicerina e proteja-a com um curativo seco durante alguns dias. A cicatriz pode formar uma prega no início, mas desincha com o tempo. Não se preocupe se a região ao redor da cicatriz ficar insensível: aos poucos, a pele recupera a sensibilidade.

As complicações eventuais

As complicações são principalmente de ordem infecciosa (endometrite, infecção urinária) ou trombo-embólica (flebite e embolia pulmonar). Elas podem ocorrer nos primeiros 15 dias após o parto; portanto, fique atenta durante esse período.

Leve a sério qualquer elevação de temperatura que não seja causada pela descida do leite. Você deve medir a temperatura (por via retal) pelo menos nos casos seguintes: sangramento, estado febril, dores na região do abdome, da pélvis, das pernas e das mamas. Se tiver febre, consulte o médico, para que ele determine a causa. Pode se tratar de uma infecção do endométrio (mucosa uterina) ou de uma infecção urinária. Um abscesso numa das mamas também provoca temperatura elevada e deve ser tratado cirurgicamente (sobre outros problemas ligados ao aleitamento, veja à p. 187). Um abscesso também pode se formar na região da cicatriz de uma cesariana ou episiotomia, provocando febre. Se necessário, o médico pedirá exames complementares e receitará um tratamento adequado. Em alguns casos, uma breve hospitalização pode ser necessária.

A obstrução das veias, ou flebite, acontece com mais freqüência nos cinco primeiros dias após o parto, e é determinada e tratada na maternidade. Depois disso, se houver dor persistente numa das pernas, procure o médico sem demora.

EU GOSTARIA DE SABER

Como fazer para perder os quilos em excesso?
• Se você amamentar, precisa de mais calorias, portanto, não é o momento de começar uma dieta. Se não estiver amamentando, evite a dieta da mesma forma, pois ela pode agravar o estado de fadiga. É melhor começar reduzindo o consumo de açúcar, manteiga, molhos, frios etc. Procure ter uma alimentação variada, com carne, ovos, peixe, queijo, legumes e frutas.
A forma física vai voltar naturalmente, se você tiver paciência de esperar alguns meses.

Desde o nascimento, estou transpirando muito. Isso é normal?
• Durante a gravidez, certa quantidade de água se acumula no organismo. Ela será eliminada pela urina e também pela pele.
Talvez você transpire depois do parto, sobretudo à noite. Não se preocupe, isso passa logo.

A partir de quando posso praticar ginástica?
• Antes de tentar enrijecer os músculos abdominais, é essencial recuperar o tônus dos músculos do períneo. Por esse motivo, comece rapidamente, já na maternidade, os exercícios de manutenção do períneo. Além dos exercícios da preparação pré-natal (veja à p. 131), você terá sessões de reeducação perineal conduzidas por um fisioterapeuta especializado. Dois meses após o parto, pode começar a fazer ginástica para enrijecer o abdome (veja à p. 197).

Para você amamentar

Você decidiu amamentar seu filho. Na maternidade, vai aprender quase tudo sobre o assunto. Ao voltar para casa, precisa cuidar de suas mamas e alimentar-se corretamente.

Cerca de uma semana depois da descida do leite ("apojadura"), sua produção se regulariza conforme as necessidades do bebê. As mamas ficam menos tensas e sensíveis, a duração das mamadas é menor; a cada vez, a criança esvazia completamente uma mama e às vezes também a outra.

As *mamas e o aleitamento*

Mas pode ser que você depare com alguns problemas. As melhores precauções são o repouso, uma alimentação equilibrada e cuidados especiais com as mamas. Às vezes, as dificuldades são psicológicas, ligadas à ambivalência do desejo de amamentar presente em algumas mulheres, que, por razões pessoais, rejeitam a idéia de maneira mais ou menos consciente. Elas também fazem objeções puramente "técnicas", que podem ser remediadas facilmente. O aleitamento em si não prejudica as mamas, mas a mulher lactante deve tomar cuidado para não engordar muito e tem de usar sutiãs apropriados. Mais tarde, a ginástica ajudará a recuperar o tônus muscular das mamas.

Cuidados com as mamas

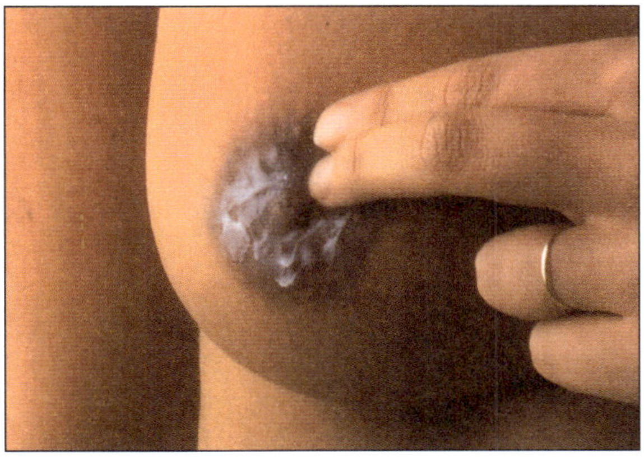

Preservação dos *mamilos* △
Para preparar o aleitamento, você tratou com cremes hidrantes a pele dos mamilos e as aréolas antes do nascimento (veja à p. 174). Continue o tratamento entre cada mamada, ou pelo menos uma vez por dia, depois do banho matinal. Utilize um creme inodoro, que seja rapidamente absorvido pela pele: ele não incomoda o bebê.

Preparação dos *mamilos* ▽
Se os mamilos estiverem sensíveis, pouco salientes ou mesmo umbilicados (voltados para dentro), ou o bebê não conseguir prendê-los na boca corretamente, massageie-os e estique-os um pouco antes de cada mamada, para que fiquem salientes. Durante a massagem, o leite começa a escorrer, o que também facilita a mamada.

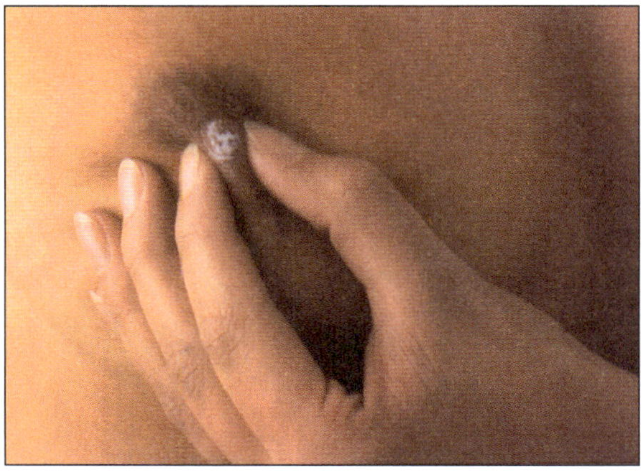

Campanha pela amamentação
Por maior que seja a boa vontade da mãe, a quantidade de leite varia; algumas mulheres têm muito leite, outras não têm leite suficiente em certos momentos do dia. De qualquer forma, o leite materno deve ser sempre utilizado. A Organização Mundial da Saúde (OMS) recomenda que ele seja a principal fonte de alimento para o bebê durante os seis primeiros meses de vida — apenas em último caso deve-se substituí-lo pela mamadeira. O leite que você produz naturalmente em seu corpo oferece todos os nutrientes de que seu filho precisa, e ainda contém propriedades exclusivas que o protegem contra doenças graves como diarréia, pneumonia, asma e infecções.

Infelizmente, o tempo médio de amamentação no Brasil é de menos de 24 dias, e isso é determinante para a taxa de mortalidade infantil: se a parcela de mães que adotam o aleitamento materno até os seis meses aumentasse, essa taxa certamente diminuiria — no mundo, o aleitamento materno poderia diminuí-la em 66% nos casos de diarréia e 50% nos de doenças respiratórias. Por isso, tanto os governos municipais, estaduais e federal quanto instituições e organizações não-governamentais (ONGs) promovem campanhas pela amamentação, que ainda protege a mulher contra os cânceres de mama e de ovário.

A interrupção do aleitamento deve ser progressiva, com a introdução gradual da mamadeira e, depois, de outros alimentos e líquidos. Beba menos líquido durante os três ou quatro dias ao fim dessa fase de transição para evitar a secreção da glândula mamária. Quando não são mais estimuladas pela sucção da criança, as mamas secam em poucos dias; caso contrário, procure o médico.

Mamilos umbilicados ou pouco salientes
Se os mamilos estiverem voltados para dentro ou pouco salientes, o bebê terá algumas dificuldades para mamar no início. Além da preparação já mencionada (veja à p. 187), os bicos de silicone, colocados dentro do sutiã no final da gravi-

Para facilitar o aleitamento

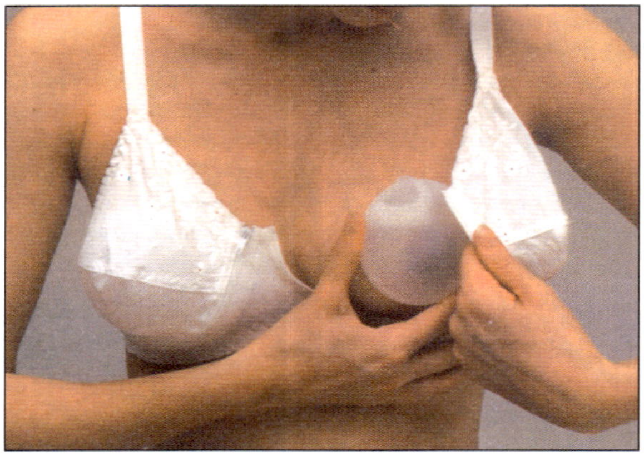

◁ ***O uso do bico de silicone***
Para prevenir o entupimento das mamas, depois da descida do leite, use sempre o bico de silicone entre as mamadas. E também o use para recolher o excesso, quando o leite escorrer naturalmente das mamas.

Massagem do seio ▽
Depois da descida do leite, massageie a parte superior das mamas, durante as mamadas, com pequenos movimentos circulares, para fazer desaparecer os "calombos"que aí se formam.

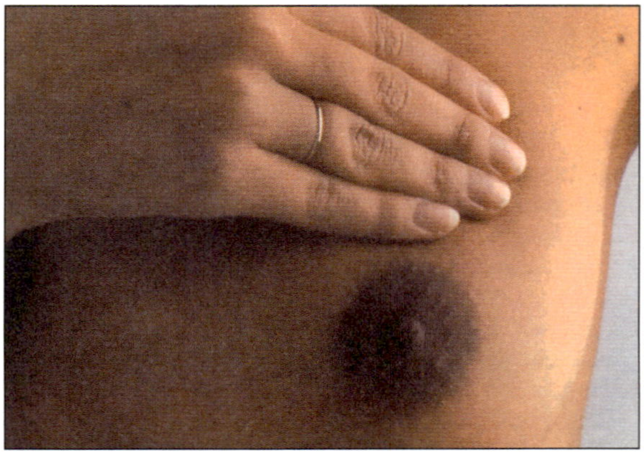

A coleta do leite ▷
Se você recolher leite de uma mama na qual o bebê não tenha mamado, guarde-o numa mamadeira esterilizada.
O leite não deve ficar mais de 30 minutos no bico de silicone, que também deve estar limpo e esterilizado.

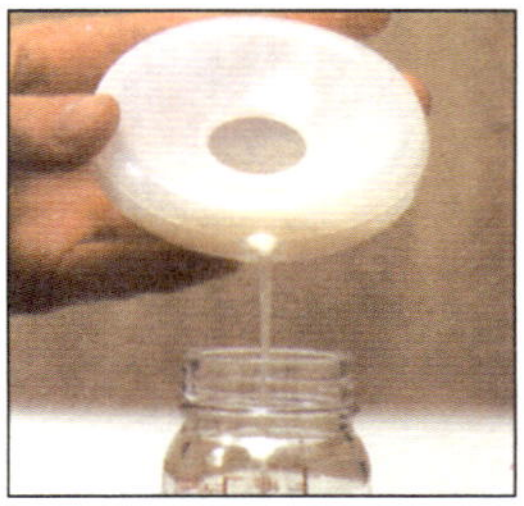

dez, favorecem a saliência dos mamilos. São encontrados em farmácias e, colocados sobre a aréola das mamas, têm o efeito de uma ventosa, prolongando os mamilos para que se adaptem melhor à boca do bebê.

Hipersensibilidade dos mamilos
Às vezes, os mamilos ficam bastante doloridos, principalmente no início da amamentação. Esse desconforto, em geral, é causado pelo bebê, que não consegue abranger com a boca o conjunto do mamilo e da aréola. Ajude-o a mamar corretamente. Se a sucção for rápida demais, segure de leve o queixo do bebê, para que ele mame mais devagar. De modo geral, a hipersensibilidade diminui ao longo da aprendizagem da mãe e da criança. Se persistir, use bicos de silicone ou substitua algumas mamadas pela mamadeira.

Rachaduras
Este termo desagradável designa na verdade uma irritação superficial da pele dos mamilos. São causadas pela má posição do bebê: ele só alcança a ponta do mamilo e fica mascando-a por muito tempo sem absorver nada. Mais severa, a irritação pode sangrar ligeiramente. Nesse caso, interrompa o aleitamento até a cicatrização completa, lembrando-se sempre de secar as lesões e de tratar a pele com creme hidrante. Os bicos de silicone são muito úteis nessa situação.

Engurgitamento mamário
Ele se deve a uma afluência excessiva de leite. Nos dois ou três dias que antecedem a descida do leite, você dá o peito ao bebê, às vezes até na sala de parto, e ele mama instintivamente. A princípio, essa ação "mecânica" é suficiente para esvaziar as mamas. Porém, se o bebê não conseguir esvaziá-la, use, além dos bicos de silicone, uma bomba (manual ou elétrica) para retirar o excesso. Se o leite sair com dificuldade, massagens suaves, duchas e blusas ou pulôveres quentes ajudam muito. Em caso de febre, o médico pode receitar aspirina. Não se preocupe, o engurgitamento é temporário.

Bomba para retirada do leite

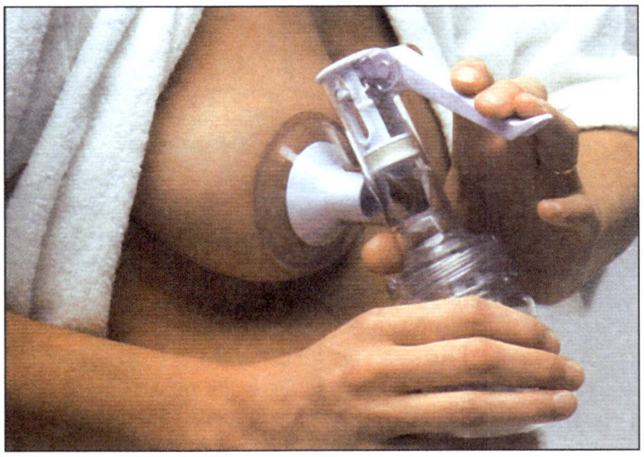

Bomba manual △
Quando o bebê não consegue mamar corretamente (mamilos umbilicados, bebê muito frágil etc.), utilize a bomba manual para retirar todo o leite de que a criança precisa.
A coleta na mamadeira deve ser feita em condições de higiene rigorosas, e o leite só pode ser conservado por 24 horas na geladeira.
Use o mesmo procedimento se tiver necessidade de se ausentar por algumas horas.

Bomba elétrica ▽
Mesmo quando o bebê é prematuro ou está hospitalizado, pode mamar o leite da mãe graças ao uso de uma bomba elétrica.
Desde os primeiros dias após o nascimento, estimule a descida do leite usando-a de três a quatro vezes por dia. Depois da descida do leite, tente esvaziar completamente as duas mamas, de cinco a seis vezes por dia.

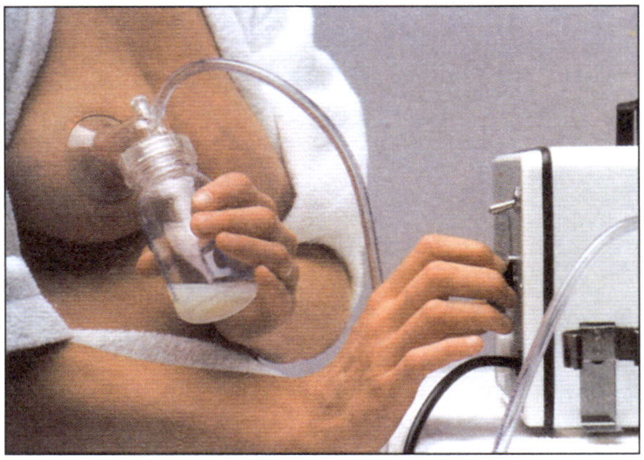

Cuidado com a fadiga

Algumas doenças (por exemplo, hipertensão severa ou doença cardíaca) obrigam o uso de medicamentos incompatíveis com a amamentação, pois passam para o leite materno. Sempre peça conselho ao médico. A dieta adequada para a mulher lactante não é apenas alimentar. A fadiga é o fator que oferece mais riscos para que o leite seque. Por isso, evite desgastes físicos, durma o maior tempo possível, caminhe todos os dias, leve uma vida calma e descanse, pois você se sentirá muito mais cansada agora do que antes do parto. Se possível, deite-se por 15 minutos antes e depois de cada mamada, sobretudo no início.

Mastite
Trata-se de uma inflamação da glândula mamária durante o aleitamento. Ela se caracteriza por uma zona vermelha e dolorida na mama, e geralmente é acompanhada de febre, que pode chegar a 39,5°C. A mastite pode ocorrer a qualquer momento. O tratamento receitado pelo médico elimina o problema em dois ou três dias. O aleitamento pode continuar na outra mama.

Abscesso mamário
É um tipo de infecção que se manifesta por meio de febre, dores na mama e embaixo do braço. É necessário um tratamento rápido (às vezes até cirúrgico), mas o abscesso da mama é raro.

O *que comer quando se está amamentando?*

A alimentação de uma mulher lactante deve ser variada e equilibrada. Portanto, depois do nascimento, a alimentação permanece a mesma do final da gravidez, mas deve incluir uma quantidade maior de laticínios — cerca de um litro de leite por dia, ou produtos equivalentes. As necessidades da mãe aumentam devido à secreção de leite. Outras recomendações são: beber bastante líquido, evitar o álcool, o café e o tabaco e, principalmente, descansar.

Calorias a mais e cálcio
Para produzir a quantidade de leite de que o bebê precisa (meio litro por dia, a partir do 15º dia), a dieta da mãe deve aumentar em cerca de 500 calorias por dia. Elas serão fornecidas basicamente pelos laticínios, que também contêm o cálcio e o fósforo necessários para o crescimento do bebê. O leite pode ser consumido puro ou batido, em forma de iogurtes ou queijos variados, ou usado em molhos, acompanhamentos e cremes.

Escolha derivados do leite fáceis de digerir e variados, ovos, peixe e carne para as proteínas, frutas e legumes para as vitaminas e sais minerais, e alimentos que contêm amido (batatas, cereais, pão) para a vitamina B. Divida os alimentos entre as três refeições principais, o lanche da manhã e o da tarde. Coma uma fruta em cada refeição. Não abuse das frutas cítricas que, consumidas em excesso, podem ter efeito laxante. A cada refeição, você pode consumir meia porção de verduras e de alimentos que contêm amido.

Água em grande quantidade
A cerveja sem álcool tem a reputação, nem sempre merecida, de favorecer a secreção de leite, mas não custa tentar. Bebidas maltadas, com aroma de cacau, café ou anis podem ser eficazes. Mas é sobretudo a água que aumenta a produção de leite — aliás, o leite é composto de 90% de água.

Beba pelo menos dois litros de líquido por dia, principalmente água e leite (desnatado, se você tiver medo de engordar) e, para variar, sopa de legumes, chás ou café descafeinado. Tenha um copo de água por perto durante as mamadas, para matar a sede ou eliminar a sensação de secura na boca.

Substâncias que você deve evitar
Durante os primeiros 15 dias de amamentação, coma com moderação leguminosas, brócolis, ervilhas e repolho, pois esses alimentos podem atrapalhar a digestão do bebê. O gosto de alho-poró, aspargos, repolho, alho, cebola, aipo e pimentão — alimentos que nem sempre você digere totalmente — pode passar para o leite e incomodar o bebê. O excesso de laranjas, cerejas, ameixas e uvas pode lhe causar diarréias. Depois das duas primeiras semanas, você pode comer de tudo, moderando o consumo de alimentos que possam incomodar o bebê.

Durante todo o período de aleitamento, não tome nenhum remédio sem prescrição médica. Alguns deles podem secar o leite. Em vez de usar laxante, coma verduras e frutas, cozidas ou cruas. Os tranqüilizantes, soníferos e remédios contra a dor (analgésicos), passam para o leite, assim como o álcool e o tabaco. A nicotina pode causar cólica, hiperexcitação, choro e dificuldades respiratórias no bebê. Chás e cafés fortes devem ser evitados pelos mesmos motivos.

A visita pós-parto

A visita pós-parto é obrigatória no segundo mês após o nascimento do bebê. Mas se você tiver algum problema durante esse período, não espere até o segundo mês. Procure o médico imediatamente.

No exame pós-parto faz-se um balanço dos eventuais problemas ou anomalias que se manifestaram durante a gravidez e o parto, para prevenir complicações posteriores. Consiste em um exame ginecológico completo e da discussão de um método anticoncepcional.

Um balanço necessário

O médico examina as informações prévias sobre a evolução da gravidez, do parto e do pós-parto, e sobre a saúde do bebê. Orienta o exame em função dos antecedentes médicos da mãe (veja à p. 48) e verifica sistematicamente, além do peso e da pressão arterial, o estado das seguintes estruturas:

• *As mamas.* Se você não estiver amamentando, o exame das mamas é semelhante ao de qualquer consulta ginecológica. Caso contrário, o médico examina os mamilos e ajuda a resolver qualquer problema ligado ao aleitamento (veja à p. 188).

• *O abdome.* Freqüentemente, a pele do abdome fica um pouco distendida e os músculos abdominais, nesse momento, ainda não recuperaram a tonicidade. No caso de uma cesariana, o médico verifica a cicatriz.

• *O períneo.* O médico examina a cicatriz da episiotomia, caso tenha sido feita, e efetua um toque vaginal para verificar a elasticidade dos músculos do períneo.

• *O conjunto dos orgãos modificados pela gravidez.* Este exame, realizado por meio do espéculo (veja à p. 49), permite verificar o aspecto da mucosa da vagina e do colo do útero. Se os últimos esfregaços cérvico-vaginais feitos pelo médico forem antigos, ele realizará novas coletas. Comunique qualquer perda de urina, mesmo ocasional (ao tossir, dar risadas etc). Se o médico identificar uma anomalia, vai receitar sessões de reeducação períneo-abdominal (veja à p. 194). Praticando o toque vaginal e apalpando o abdome, ele também verifica se o útero recuperou o volume normal e voltou ao seu lugar.

Exames complementares e precauções

Não existem exames laboratoriais de rotina depois da visita pós-parto, mas a taxa de açúcar e albumina na urina costuma ser verificada por uma questão de precaução.

Se você ainda na foi vacinada contra a rubéola, deve tomar a vacina agora. Mas lembre-se: você não deve estar grávida no momento da vacinação, que exige o uso de um anticoncepcional um mês antes e dois meses depois.

Caso sua gravidez tenha apresentado complicações, o médico fará um balanço delas durante a visita pós-parto, pedirá exames complementares necessários e poderá encaminhá-la para um especialista. A hipertensão arterial, o diabetes de gravidez, o nascimento de uma criança com peso abaixo do normal e as infecções urinárias persistentes são outros problemas que devem ser verificados.

Depois do exame pós-parto, você pode escolher um novo método anticoncepcional ou retomar o habitual.

Uma nova gravidez depois de uma cesariana

Se você teve parto por cesariana, talvez esteja se perguntando quando poderá engravidar novamente e como será o próximo parto. Na falta de dados científicos precisos, a maioria dos médicos aconselha a espera de um ano antes de uma nova gravidez.
Se a causa da primeira cesariana persistir — por exemplo, bacia estreita demais —, o mais provável é que tenha uma nova cesariana. Mas se as dimensões da bacia permitirem o parto por vias naturais, a cesariana não é obrigatória, e você pode contar com os benefícios da anestesia peridural.

A vida cotidiana

Depois do nascimento do bebê, você vai precisar de algum tempo para lidar com a nova situação familiar serenamente, adotar outro ritmo de sono e retomar a vida conjugal harmoniosa.

UMA FAMÍLIA

A vida anterior do casal, que se comportava como dois namorados, é coisa do passado. Talvez você tenha encarado a necessidade de se voltar para a criança como uma ruptura do casal. Talvez você não saiba como se "dividir" entre o marido e o bebê.
Se este não for seu primeiro filho, também será preciso enfrentar o ciúme dos mais velhos.
A verdade é que, daqui para a frente, todos têm de assumir um lugar novo na família. Faça o possível para não se encerrar no papel de mãe.
Preserve momentos de descontração para você e de intimidade com o companheiro.
Isso contribui para sua maturidade e a de toda a família.

Nos dias seguintes ao parto, talvez você se sinta mais vulnerável e sujeita a certas variações de humor. Depois da intensa alegria do nascimento, surgem lágrimas, dúvidas, dificuldades de conciliar a imagem do bebê ideal com a criança que veio ao mundo e de retomar a vida afetiva. O cansaço físico causado pela gravidez e pelo parto, o sono interrompido para alimentar a criança, o acúmulo de pequenos problemas de saúde, as mudanças hormonais, a perturbação emocional provocada pelo nascimento etc. podem ser responsáveis por esse estado.

Idéias melancólicas

Essa pequena depressão, chamada *baby blues*, é muito comum e não deve ser confundida com a verdadeira depressão (chamada "depressão pós-parto") que ocorre excepcionalmente após o nascimento. Pode durar alguns dias, no máximo algumas semanas. Não fique trancada em casa e não se feche para o mundo exterior. Converse com seu companheiro, seus parentes, suas amigas. Se o acesso de melancolia ocorrer na maternidade, converse sobre isso com o médico ou com as enfermeiras. Se precisar, recorra a um psicólogo.

O difícil retorno à realidade
O período pós-parto, principalmente quando se trata do primeiro filho, pode se encarado por algumas mulheres como uma perda de luto. O estágio de plenitude da gravidez, no qual a futura mãe e a criança formam um todo, terminou. As atenções que a mãe recebeu durante nove meses se concentram agora no bebê — e este nem sempre corresponde exatamente à criança imaginada nos sonhos da mãe. É um bebê bem real, que exige cuidados dia e noite. A expectativa de uma mãe ideal revela na verdade uma mulher cansada, sobrecarregada de novas responsabilidades e preocupações: "E se eu não for uma boa mãe? Tenho condições de proteger meu bebê contra os perigos? Como evitar que ele sofra?".

A comunicação com o bebê
Como todo ser humano, o bebê experimenta amor, alegria, prazer, mas também angústia, sofrimento, cólera e até ódio. É a presença e o carinho da mãe que lhe permitem conciliar esses sentimentos contraditórios. Por enquanto, ele se exprime sobretudo pelas lágrimas: você tem de aprender a identificar quando ele sente fome, sede ou dor, e como regular seu sono. Ele também chora porque "sabe" que esse é o meio mais seguro de chamar você. A alternância entre sua presença e sua ausência vai ajudá-lo a ser mais autônomo. Uma criança que fica o tempo todo nos braços da mãe não tem muito o que desejar; no entanto, é justamente o desejo que contribui para construir a personalidade.

Mas você também tem o direito de exprimir seus "humores". O bebê machuca você ao mamar, incomoda seu repouso, solicita sua atenção o tempo todo, e às vezes você se sente nervosa diante dele. Não se preocupe, é um sentimento muito comum, uma mistura de agressividade e amor que todo ser humano experimenta em certos momentos com relação aos parentes próximos. Quase sempre, essa fragilidade psicológica se resolve por si mesma, à medida que você transpõe várias etapas: está deixando sua própria infância, abandonando o *status* de filha para se tornar mãe. Essa evolução não é apenas uma questão de vontade: é um "trabalho" que pode ser demorado, secreto e muito pessoal.

Se o *baby blues* se prolongar

Se, depois de várias semanas, você ainda se sentir apática, vir as coisas pelo pior lado, qualquer atividade a aborrecer, se julgar incapaz ou tiver perdido a auto-estima, precisa reagir para evitar que a depressão se instale. Lembre-se de que seu médico ou ginecologista pode ajudá-la ou encaminhá-la para um psicólogo. Cerca de 15% das mulheres sofrem da depressão pós-parto, e um agravante é que elas raramente procuram ajuda. Para superar o *baby blues*, que é bem compreensível nos primeiros tempos, conte também com o bebê: a simples presença dele pode lhe trazer conforto emocional.

O sono de cada um

O bebê pode ou não dormir no quarto dos pais, mas o sono deles vai depender bastante do sono do recém-nascido. Eles acordam ao menor ruído, vigiam os menores movimentos do bebê, verificam várias vezes por noite se ele está respirando bem, saem correndo quando ele começa a chorar...

Na verdade, as intervenções noturnas de pais ansiosos demais podem impedir o bebê de encontrar seu próprio ritmo de sono, que não é o mesmo dos adultos (veja à p. 218). Talvez ele chore ao passar de um estágio de sono profundo para um estágio de sono leve. Talvez se agite ao adormecer. Seja como for, quando você lhe dá o peito, cambaleando de sono, ele volta a dormir tranqüilamente e você trata de voltar para a cama — dessa vez, sem se obrigar a trocar a fralda.

Se ele for alimentado com mamadeira, deixe pronta uma garrafa térmica com água morna antes de ir deitar, para que tenha apenas de acrescentar o leite em pó no último minuto. Talvez o pai se levante no seu lugar, deixando-a dormir, e aproveite para ter um momento de intimidade com a criança. A vida a três não é algo que se possa improvisar. A angústia é inevitável para quase todos os pais.

Com o tempo, você aprende a resolver as dificuldades e a lidar na medida certa com as exigências da criança. Tenha confiança, seja paciente e você se surpreenderá ao perceber que é capaz de reconhecer os diferentes sinais que o bebê lhe dirige, dia e noite.

Recuperando o desejo

De alguns anos para cá, os casais são encorajados a continuar sua vida sexual durante a gravidez e retomá-la pouco depois do nascimento. No entanto, é normal que depois do parto você precise de algum tempo — algumas semanas ou meses — para voltar a manter relações sexuais.
Nem sempre é fácil retomar a sexualidade normal, ainda que não imediatamente harmoniosa.

Compreender a dificuldade

Depois do nascimento, a mulher tem uma queda do desejo sexual e, às vezes, ela também ocorre no homem. Além dos fatores fisiológicos, nem sempre é fácil identificar as causas profundas, pois as dores e os problemas físicos do pós-parto servem muitas vezes como pretexto.
Quando a sexualidade do casal não era muito satisfatória antes da gravidez, quando um conflito latente está perturbando as relações afetivas, quando existe o medo de uma nova gravidez, as relações sexuais ficam delicadas ou podem ser rejeitadas pela mulher ou pelo homem.
Um parto longo e doloroso pode provocar a associação entre vagina e dor, levando a mulher a recusar a penetração. Algumas delas, que tiveram anestesia peridural ou parto por cesariana, não associam vagina e dor e não manifestam preocupação. Para outras, a perda momentânea das sensações durante a peridural ou cesariana pode causar um desinteresse passageiro pela área genital do corpo.

Reaprender a amar

Às vezes, o casal tem dificuldade para distinguir entre a imagem da mãe e a da mulher.
Esta pode também se considerar menos atraente e se convencer de que seu companheiro pensa da mesma maneira. Por sua vez, o pai muitas vezes se sente excluído da relação mãe-filho e acha que sua mulher dá atenção exclusiva à criança; o prazer sexual, então, parece algo culpável.
Muitas jovens mães também ficam surpresas e incomodadas por sentir excitação durante mamadas. Algumas, ao contrário, sentem um prazer novo e mais maduro depois do primeiro parto.
Poucos casais esperam o retorno da menstruação para retomar a vida sexual, embora grande parte das mulheres constate um enfraquecimento do desejo sexual nos dois ou três primeiros meses após o parto.
Não se obrigue a uma retomada muito rápida das relações sexuais; esse encontro também é uma questão de atenção recíproca.

Recuperando a forma

Gravidez e parto: seu corpo se transformou bastante. Ele merece toda a sua atenção. Continue a cuidar bem dele para ajudá-lo a ficar bonito novamente, recuperando a forma dentro da normalidade, sem muito desgaste e sem pressa.

Repouso acima de tudo

Antes de pensar em ginástica e em dieta, pense em repouso.
É uma etapa primordial da reconciliação com seu corpo. Se puder, durma depois do almoço junto com o bebê. O sono noturno será bastante interrompido durante algumas semanas, por isso não se desgaste sem necessidade.

Depois do nascimento, o mais importante é repousar e, como já foi dito, reeducação é útil para todas as mulheres, principalmente para aquelas que tiveram, durante a gravidez, perdas incontroláveis de urina em situações de esforço (risos, tosse, espirro), e para aquelas cuja passagem da criança foi demorada e difícil.

Agora, dois ou três meses depois do parto, você se sente melhor. As idéias negras desapareceram, assim como uma boa parte do cansaço após o nascimento. Além disso, pouco a pouco você se adaptou ao novo ritmo de vida imposto pela presença do bebê. Agora, você sente vontade de se ocupar mais com você mesma; mas lembre-se: acima de tudo, é preciso ter paciência.

Retome a sua forma progressivamente

Depois do parto, você com certeza ficará impaciente para recuperar o corpo que tinha antes da gravidez. Um pouco de ginástica e, por que não, sessões de massagem ou até mesmo de talassoterapia (tratamento por banhos de mar ou com água do mar) ajudam a recuperar totalmente a forma. Mas não se apresse demais. Não comece a fazer ginástica antes dos dois meses, pois os exercícios abdominais clássicos — bem tentadores para enrijecer o abdome — podem atrapalhar a reeducação do períneo, que é mais crucial (veja adiante).

Para a talassoterapia, espere também dois ou três meses após o parto e, se estiver amamentando, evite-a, pois os mamilos fragilizados pelo aleitamento podem sofrer em contato com a água salgada. Como esse tipo de tratamento em clínicas é uma atividade cara e pouco difundida no Brasil, e no entanto o nosso litoral é muito extenso, você pode optar por ir à praia quando puder e desfrutar de saudáveis banhos de mar, cuja água é famosa por suas virtudes.

Optar por massagens também é uma boa alternativa. A drenagem linfática que impulsiona a circulação do líquido linfático (rico em gorduras) e do sangue, é muito útil no tratamento da celulite. Outras opções você encontra adiante.

Reeducando o períneo

Durante a gravidez, você descobriu a existência — e a importância — do períneo, o "suporte muscular" da bacia. O peso que ele suportou durante a gravidez e o esforço no trabalho de parto provocam o relaxamento dos músculos e a incontinência urinária em muitas mulheres. Por isso, é essencial reeducar os músculos relaxados do períneo, aprendendo a contraí-los e tonificá-los.

Aprendendo a tonificar o períneo
Você pode começar os exercícios assim que os sangramentos terminarem, ou quando a episiotomia estiver cicatrizada e indolor (isso leva em média de duas a três semanas). Deitada de costas, com as pernas dobradas e afastadas, os pés bem apoiados no chão, faça um esforço como se estivesse reprimindo uma vontade forte de fazer xixi. Se não conseguir localizar o períneo, veja se ele endurece tocando-o com a ponta do indicador, ou verifique a eficácia do exercício com um

espelho. Relaxe bem a região do abdome durante os exercícios: você deve contrair o períneo sem, ao mesmo tempo, contrair o abdome, as nádegas ou as coxas.

Antes da volta para casa, o médico ou a enfermeira obstetra verificam o seu períneo e lhe dão conselhos úteis sobre a maneira de praticar esse exercício. Em casa, tente praticá-lo ao menos três vezes por dia, num total de vinte contrações por vez. Comece com contrações rápidas e repetidas, depois tente manter o ânus e a vagina bem apertados por no mínimo 5 segundos, fazendo longas pausas de relaxamento entre duas contrações para evitar o cansaço muscular. Assim que estiver dominando esses exercícios, habitue-se a fazê-los de pé, sentada, caminhando ou durante as atividades habituais da vida cotidiana.

Procurando ajuda se necessário
Durante a consulta pós-parto, cerca de seis a oito semanas após o parto, o médico receita uma reeducação perineal conduzida por uma enfermeira ou um fisioterapeuta especializado, se necessário. Essa reeducação pode se realizar por estimulação elétrica ou sob a forma de sessões de *biofeedback* muscular.

• *A estimulação elétrica.* Este método consiste em introduzir na vagina uma sonda que emite corrente elétrica de intensidade variável, provocando uma contração reflexa da base pélvica. Não se preocupe, a técnica é totalmente indolor. Pode ser indicada no início da reeducação, pois permite à mulher tomar consciência da musculatura perineal para aprender a contrair o períneo voluntariamente.

• *O biofeedback muscular.* Este método consiste em introduzir uma sonda na vagina e, em seguida, comprimir as nádegas como se estivesse evitando urinar; ao mesmo tempo, seu esforço é visualizado numa tela em forma de coluna luminosa, o que permite avaliar a intensidade da atividade muscular e ajuda a controlá-la. É um recurso excelente para se conscientizar da alternância entre contração e relaxamento dos músculos do períneo.

Recuperando a forma

Com um pouco de paciência, você vai recuperar a sua forma. É preciso algum tempo, afinal seu peso aumentou durante nove meses — agora, aceite o mesmo prazo para que ele diminua. Durante o parto, você perdeu cerca de seis quilos. Ao voltar para casa, continua perdendo água e, até que o útero retorne ao seu peso inicial, você perde mais dois ou três quilos. Em seguida, é preciso esperar o retorno da menstruação para começar uma dieta. Se você estiver amamentando, perderá peso mais rapidamente. Ao todo, é preciso esperar pelo menos seis meses para voltar ao peso ideal.

Emagrecendo com inteligência
Lembre-se de que seu corpo precisa de forças para enfrentar as tarefas e os cuidados exigidos por um recém-nascido. Por isso, precisa respeitar algumas regras, ditadas pelo bom senso e confirmadas por nutricionistas. Não pule nenhuma refeição, sobretudo o café da manhã. Almoce e jante sem pressa, faça refeições equilibradas, sem excesso de gordura ou açúcar. Se puder, faça um pequeno lanche à tarde. As refeições têm de ocorrer nos horários normais, para que você não fique beliscando fora de hora. Coma de tudo (carne, peixe, ovos, laticínios, verduras, frutas, alimentos que contêm amido etc). Não se esqueça de beber muita água, principalmente entre as refeições.

Cuidado com a anemia!
Muitas mulheres sofrem de anemia após o parto. Trata-se de uma carência de ferro, proteínas e ácido fólico (que intervém na formação e maturação dos glóbulos vermelhos). É fácil evitá-la, se souber quais os alimentos que contêm essas substâncias (veja página seguinte). O médico também pode receitar um suplemento de ferro e ácido fólico durante um mês ou mais.

Combatendo a incontinência urinária

O primeiro exercício, chamado tradicionalmente de "interromper o xixi", consiste, como seu nome indica, em interromper o jato de urina. O contrário do que se pensa, basta fazê-lo uma vez, no início da micção. Em seguida, você deve esvaziar bem a bexiga, para evitar risco de infecção urinária. Pratique este exercício duas ou três vezes por dia, durante algumas semanas. Não se preocupe se não conseguir interromper totalmente o jato nos dois primeiros meses, isso é normal.

Voltando a cuidar do corpo

Com ou sem dieta, você sempre acaba voltando ao seu peso "normal". Em geral, um ano depois do parto você perde os quilos que estão a mais. Não se esqueça também de que a maternidade modifica seu corpo, que nunca mais será exatamente o mesmo, sem que isso o impeça de voltar a ser esbelto, ágil e firme.

Os cabelos

Durante a gravidez, a queda normal dos cabelos é interrompida por causa das modificações hormonais. Não se preocupe se de repente voltarem a cair bastante. É como se recuperasse o atraso: a queda não será maior do que se tivesse ocorrido regularmente ao longo de toda a gravidez. Mesmo assim, massageie o couro cabeludo por alguns minutos todo dia, para estimular sua irrigação. Se os cabelos continuarem a cair depois de vários meses, consulte um dermatologista.

A pele

Não existe tratamento para acelerar o desaparecimento da "máscara da gravidez", que pode levar alguns meses, ou atenuar a coloração excessiva das aréolas das mamas. A linha marrom que se forma no abdome desaparece dois ou três meses depois do parto, quando os hormônios especialmente ativos durante a gravidez perdem aos poucos sua influência. Do sol, continue a proteger sua pele com um protetor solar de fator máximo.

As mamas

Com ou sem aleitamento, demora algum tempo para que as mamas recuperem a firmeza, simplesmente porque o excesso de peso provocado pela gravidez leva à distensão dos músculos que as sustentam. Geralmente, o contorno firme das mamas volta com a retomada do ciclo hormonal. Para tonificá-la, use jatos de água fria depois da ducha ou do banho diário. Você também pode utilizar produtos de beleza específicos para as mamas, vendidos em farmácias ou perfumarias.

Faça regularmente alguns movimentos simples (veja às p. 197-198). Assim que você retomar as atividades esportivas — depois do retorno da menstruação ou depois de desmamar a criança —, lembre-se de que a natação e o tênis são excelentes para as mamas.

O abdome

Nas semanas que se seguem ao parto, o abdome ainda estará saliente. O útero precisa de algum tempo para voltar ao tamanho anterior. Antes da gravidez, pesava cerca de 50 gramas, mas um pouco antes do parto chegou a pesar um quilo a mais!

Por estar flácido, é absolutamente necessário tonificar o abdome para não conservar uma rodilha cutânea persistente (um "pneu"). Mas antes de retomar a verdadeira ginástica, depois do retorno da menstruação ou depois de desmamar a criança, comece com movimentos mais suaves. Deitada de barriga

---

Conheça os alimentos

Para combater a anemia depois do parto, lembre-se de incluir nas refeições alimentos ricos em proteínas, magnésio, ferro e ácido fólico. O ferro de origem animal é absorvido muito mais facilmente do que o de origem vegetal, e portanto é muito mais eficaz. Além disso, a vitamna C estimula essa absorção.

Que alimentos contêm magnésio?

- Leite, amêndoas, castanhas, feijão (branco, preto ou carioquinha), ervilha, grão-de-bico e beterraba)

Que alimentos contêm ferro?

- Produtos de origem animal: miúdos (fígado, rins, coração, chouriço), peixes, frutos do mar (ostras, mariscos, camarões, vieiras), carnes (vaca, olelha, cabrito, vitela, porco, coelho, peru, ganso, pato, frango), ovos e leite enriquecido com ferro.
- Produtos de origem vegetal: leguminosas (grão-de-bico, ervilhas, feijão branco, favas, lentilhas), frutas oleaginosas (pistache, nozes, avelãs, amêndoas, amendoim), farinha e biscoitos de soja.

Que alimentos contêm ácido fólico?

- Fígado, espinafre, verduras, amêndoas, amendoim, repolho, beterraba, alcachofra, abacate, endívia, pimentão, laranja, queijos moles ou com bolor verde (roquefort e gorgonzola), ovos, arroz, sêmola de trigo e bananas. Como o ácido fólico é destruído pelo calor, coma esses alimentos crus ou evite o cozimento prolongado.

Que alimentos contêm vitamina C?

- Frutas cruas: laranja, grapefruit, limão, kiwi, groselha, morango, mamão papaia, acerola, maracujá.
- Legumes e verduras: salsinha, pimentão, couve-flor, couve-de-bruchelas, repolho-roxo, couve, espinafre e agrião crus.

Bicicleta clássica

Este exercício, muito simples, ajuda a tonificar a musculação do abdome. Deitada de costa, cruze os dedos atrás da nuca e levante ligeiramente a cabeça.

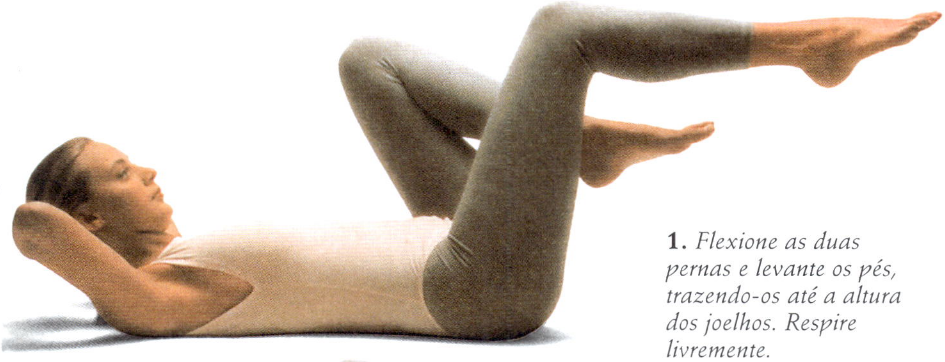

1. *Flexione as duas pernas e levante os pés, trazendo-os até a altura dos joelhos. Respire livremente.*

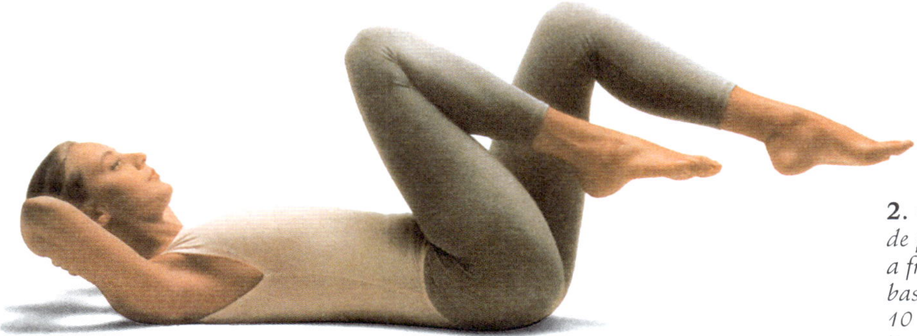

2. *Comece um movimento de pedalagem para a frente. Não se esforce: basta uma série de 10 movimentos. Em seguida, pedale para trás.*

Bicicleta na vertical

Este exercício favorece a circulação sanguínea nas pernas e ao mesmo tempo reforça a musculatura do abdome. Deitada de costas, flexione as pernas. Levante os pés e posicione-os acima da cabeça, como se quisesse dar uma cambalhota para trás, tirando a região lombar do chão. Mantenha as costas erguidas, com as duas mãos apoiadas na altura dos rins.

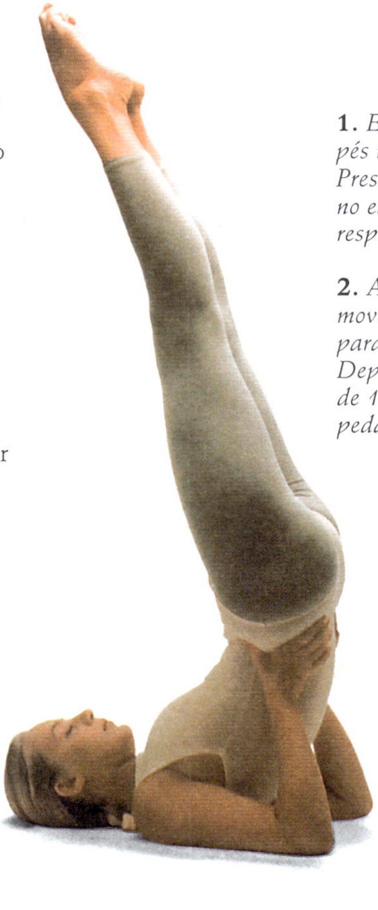

1. *Estique a ponta dos pés na direção vertical. Preste atenção no equilíbrio e procure respirar livremente.*

2. *Agora, comece um movimento de pedalagem para a frente. Depois de uma série de 10 movimentos, pedale para trás.*

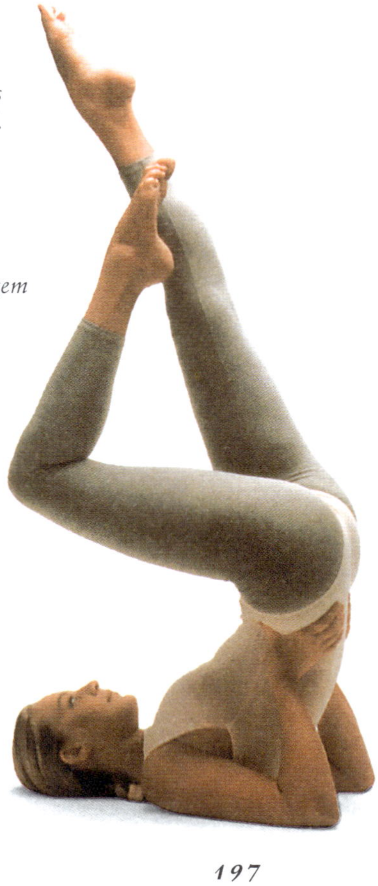

ALONGAMENTO
Este exercício deve ser praticado regularmente mas sem exagero, e favorece a agilidade do corpo. Faça o movimento 10 vezes seguidas.

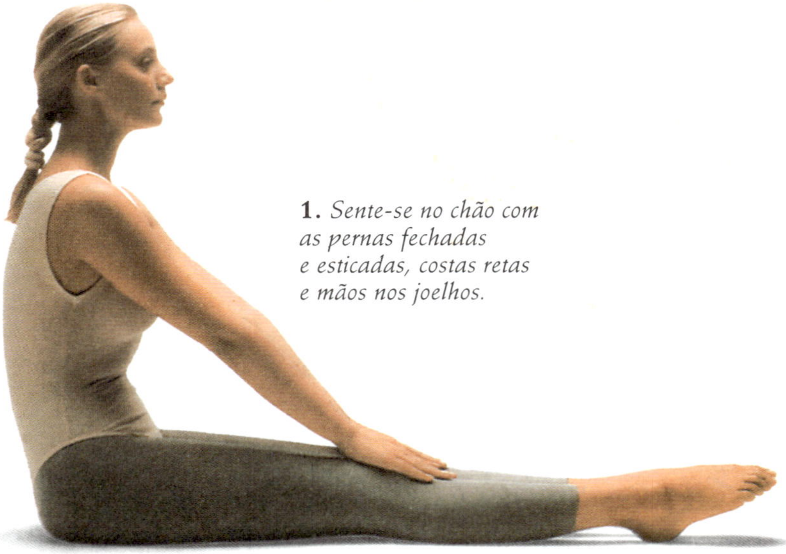

1. Sente-se no chão com as pernas fechadas e esticadas, costas retas e mãos nos joelhos.

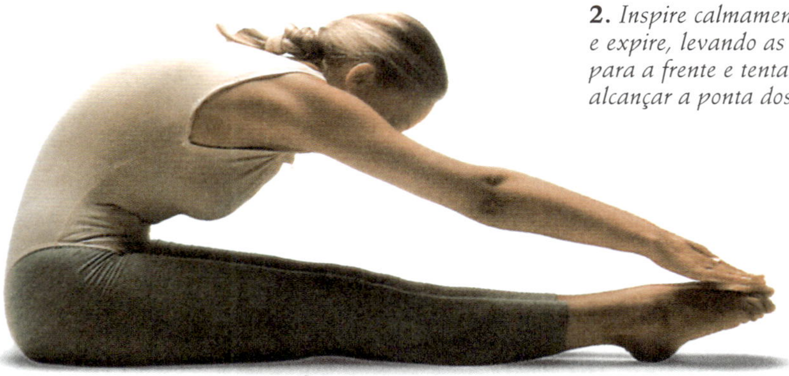

2. Inspire calmamente e expire, levando as mãos para a frente e tentando alcançar a ponta dos pés.

ENRIJECIMENTO DAS MAMAS
Este exercício simples, que deve ser repetido pelo menos 10 vezes seguidas, ajuda na recuperação do tônus muscular e firmeza das mamas.

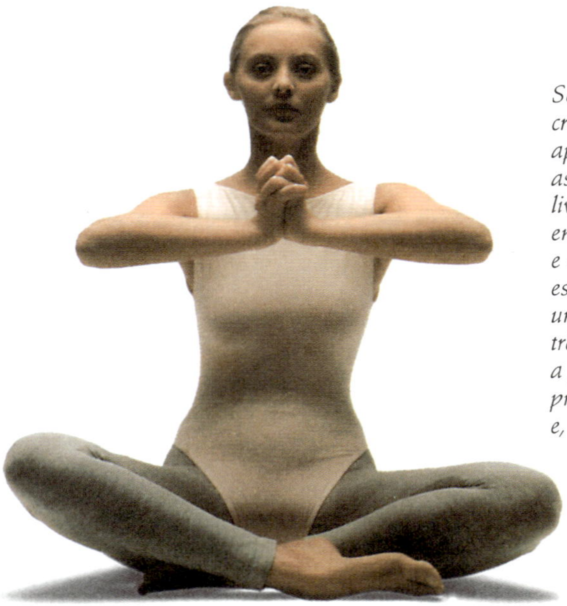

Sente-se com as pernas cruzadas, as nádegas apoiadas numa almofada, as costas eretas. Respire livremente. Junte as mãos, entrecruzando os dedos e erguendo-as à altura do esterno. Aperte as palmas uma contra a outra durante três minutos, depois relaxe a pressão. De novo, faça pressão com as duas mãos e, em seguida, relaxe.

para baixo, apoiada nos cotovelos e com o busto erguido, faça todos os dias pequenos batimentos das pernas. Durante o dia, contraia e depois relaxe o abdome e as nádegas, quantas vezes for possível. Evite também ficar muito tempo em posição curvada.

A celulite

Se você tem tendência para a celulite, talvez constate um agravamento depois do parto. Ela pode ser causada pela gravidez propriamente dita ou por problemas circulatórios. Tente tratá-la com cremes especiais vendidos nas farmácias e perfumarias. Massageando as zonas atingidas, você ativa a circulação sanguínea, o que deve levar à diminuição da celulite, assim como alguns exercícios de "pedalagem" para tonificar a região do abdome. Caso isso não resolva, você pode experimentar as técnicas que já existem.

• *Mesoterapia.* Este tratamento consiste em aplicar microinjeções (realizadas simultaneamente com agulhas de 4 a 6 mm, graças a um microinjetor) nas coxas, no ventre e na face internas dos joelhos e tornozelos.

• *Ionizações e eletroterapia.* Estes tratamentos permitem realizar uma drenagem elétrica com eletrodos colocados nos pés, tornozelos, panturrilhas, joelhos, nas partes baixa e alta das coxas.

• *Aspiração.* Este método conjuga mesoterapia e aspiração das gorduras, graças a uma solução isotônica destinada a dissolver as células gordurosas, ou adipócitos, da região glútea.

• *Eletrolipoforese.* Trata-se de uma drenagem das células com a ajuda de duas agulhas introduzidas sob a pele, atravessadas por correntes elétricas diferentes.

Os exercícios indicados

Você está se recuperando e não pode praticar exercícios físicos pesados logo após o parto. Para retomar seu ritmo de antes da gravidez, é bom ir aos poucos. Assim como durante a gestação, exercícios de hidroginástica são bastante recomendados após o parto por serem suaves, relaxantes e terapêuticos, ajudando seu corpo a se reacostumar aos movimentos após o repouso dos três meses iniciais do pós parto.

Dentre os exercícios fora da água, o tai-chi-chuan e a ioga são boa alternativas por não exigirem grande esforço físico, e ambos seguem filosofias similares. O tai-chi-chuan é uma técnica de origem chinesa que trabalha com capacidades que envolvem corpo e mente agregados, como concentração e relaxamento. Baseia-se no princípio de que cada movimento que realizamos — seja nos exercícios, seja na própria vida — deve ser ao mesmo tempo firme e suave. Há inclusive uma variação do tai-chi-chuan realizada na água.

A ioga segue princípios similares e dedica-se em grande parte a educar a respiração, que de acordo com sua filosofia determina não só o funcionamento do nosso corpo mas também nossa maneira de agir perante a vida. Também utiliza exercícios de concentração, equilíbrio, alongamento, musculatura e relaxamento.

Seja qual for o exercício que você escolher, procure sempre a orientação de profissionais.

RECORRENDO À CIRURGIA ESTÉTICA

Se, depois de vários meses, você não estiver satisfeita com o aspecto de algumas partes do corpo e isso a incomodar muito, pode, é claro, recorrer à cirurgia estética. No entanto, se pretender ter outros filhos, é mais prudente esperar antes de sofrer uma intervenção.

Não se esqueça de que toda cirurgia envolve riscos. Portanto, escolha um especialista com boas referências. Antes de operar, faça uma pausa para a reflexão e consulte, se necessário, um segundo cirurgião.

Peça explicações concretas sobre os limites da técnica e as eventuais imperfeições do resultado, pois muitas vezes as seqüelas são definitivas. Com essas precauções, a cirurgia estética pode ser de fato útil em vários casos.

• **Lipoaspiração.** Esta técnica permite retirar o tecido gorduroso excedente de uma parte localizada do corpo, com aspiração por meio de uma cânula. Ela exige, entretanto, uma pele de ótima qualidade.

• **Plástica abdominal.**
Às vezes associada à lipoaspiração, essa intervenção permite atenuar o aspecto antiestético de algumas estrias pelo esticamento da pele. É praticada sobretudo para corrigir a "diástase" (lesões musculares causadas pelo afastamento excessivo dos músculos do abdome durante a gravidez), ou para retirar a rodilha de gordura (o "pneu") que às vezes subsiste no ventre após o parto.

• **Plástica mamária.** Permite realçar as mamas, caso tenham perdido sua retração elástica. Os resultados costumam ser bons, mas as cicatrizes são consideráveis.

CAPÍTULO

3

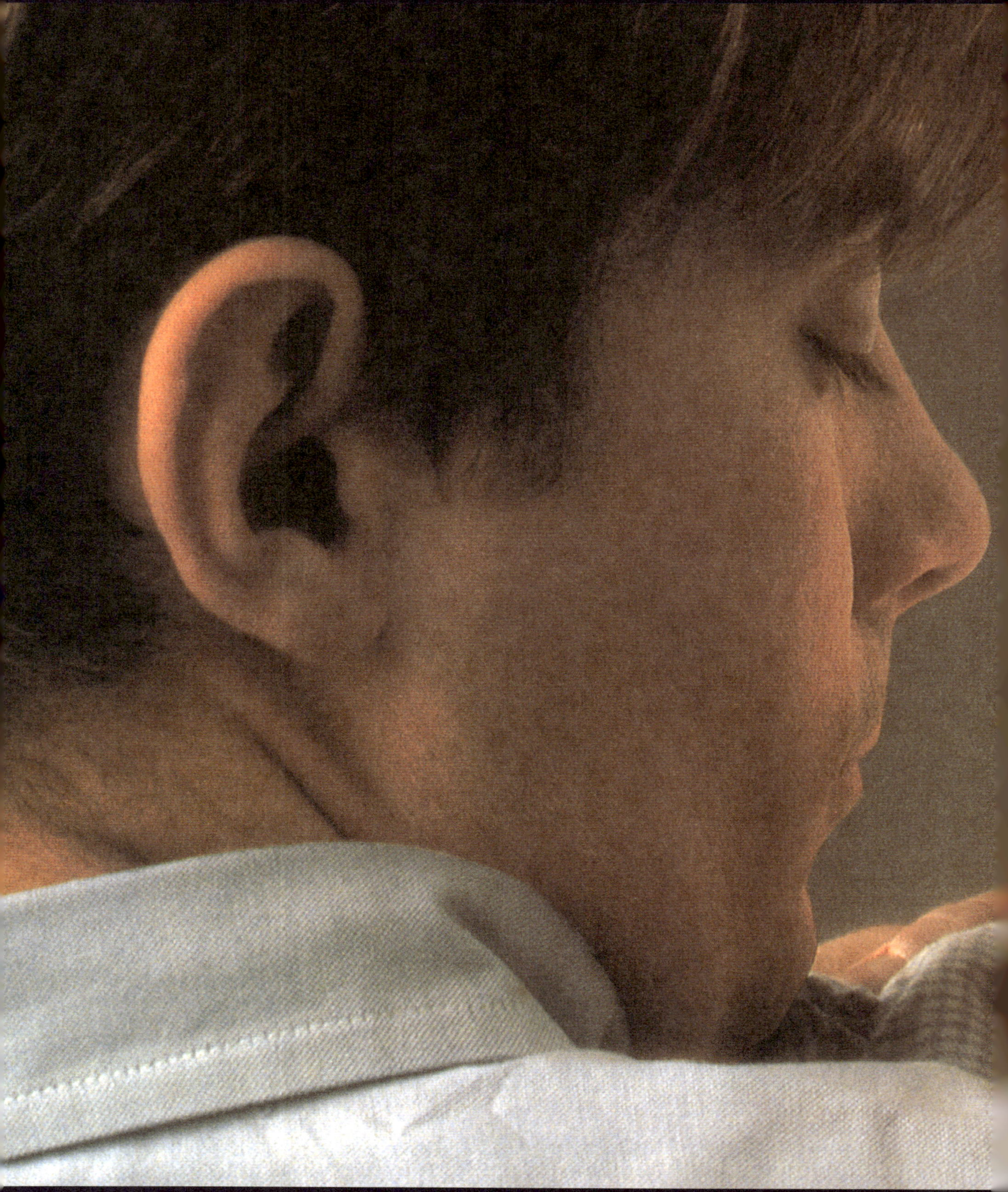

O *bebê até* 4 *meses*

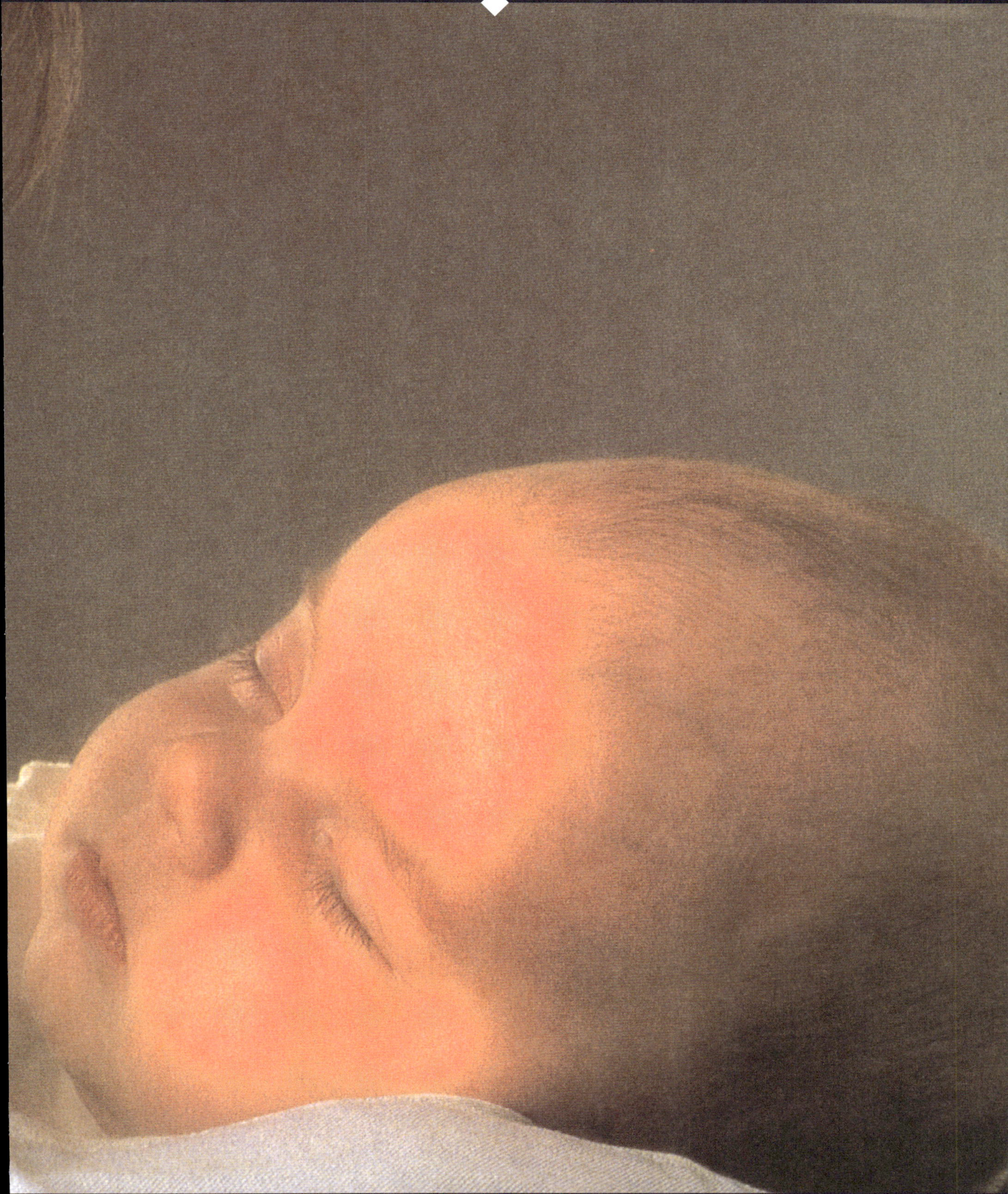

O *bebê até* 4 *meses*

O *bebê* *até* 4 *meses*

Aprender a amamentar ou a dar mamadeira, cuidar da higiene e das necessidade específicas do bebê, respeitar seu ritmo de sono, preservar seu bem-estar e sua saúde: os pais ficarão bem ocupados nos primeiros meses.
O bebê, por sua vez, se adapta e desperta para o mundo ao seu redor...

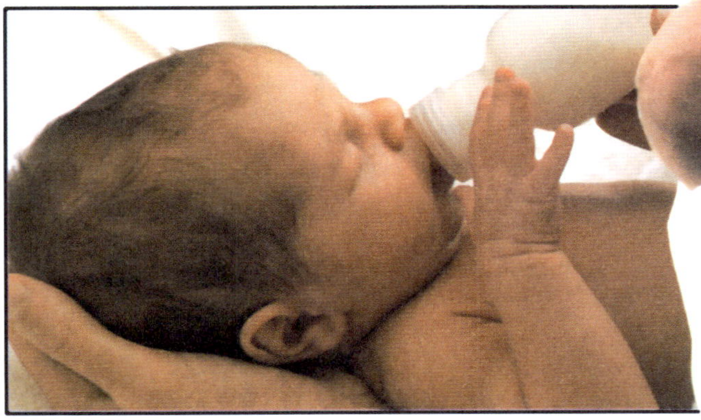

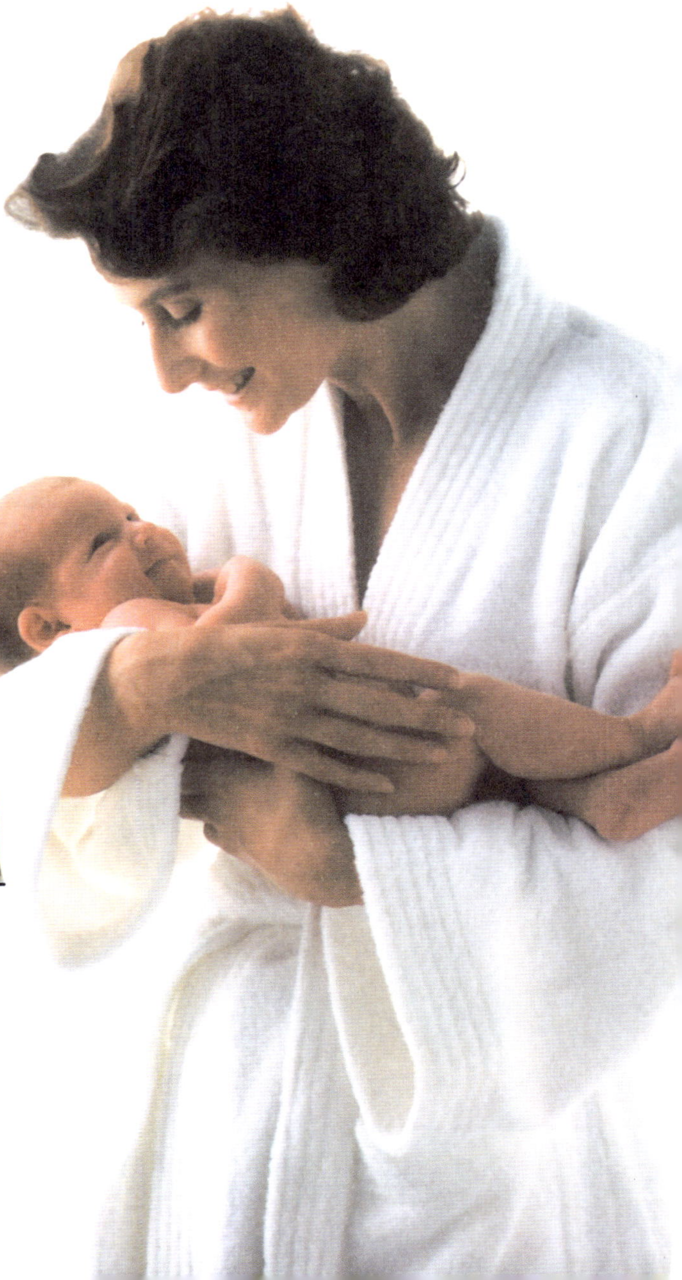

O *bebê de* 10 *dias*

As refeições

O reflexo de sucção e deglutição faz com que o recém-nascido consiga mamar com sucesso desde o nascimento.
As mamadas matam sua fome e lhe proporcionam bem-estar.
Com 10 dias de vida, ele mama de cinco a oito vezes a cada 24 horas.

Os movimentos

Para dormir, o recém-nascido flexiona os braços e as pernas, e vira a cabeça de lado.
Fecha as mãos, deixando os polegares voltados para dentro.
Sentado, ele não consegue firmar a cabeça, mas pode erguê-la se for amparado nos braços.
O recém-nascido reage agarrando firmemente o dedo de um adulto que toca sua palma (o reflexo de "agarrar").
Em pé, ele esboça alguns passos apoiando-se nos calcanhares (marcha automática).
Quando sua cabeça é solta para trás, ele abre os braços e os dedos (reflexo de Moro).

O sono

A vida do recém-nascido é marcada pela mamadas e por longos períodos de sono.
Ele dorme bastante, em média 16 horas a cada 24, em turnos de três ou quatro horas.
Não faz distinção entre o dia e a noite. Durante algumas fases da vigília, ele se agita e chora facilmente, exprimindo assim uma sensação desagradável (fome, desconforto, dor). Em outros momentos, fica calmo, com os olhos vivos e brilhantes, muito atento.

Os sentidos

Quando está desperto e calmo, o recém-nascido observa.
É atraído pela forma dos rostos e pelas expressões faciais.
Vê nitidamente objetos situados a 30 cm de seus olhos. Já tem paladar e olfato.
É sensível aos carinhos.
Reconhece a mãe e o pai pela voz, pelo odor e pelas carícias.

Tamanho	M	50 cm (47-54)
	F	49,4 cm (46-54)
Peso	M	3,4 kg (2,5-4,5)
	F	3,3 kg (2,5-4,4)
Perímetro cefálico		35 cm (32-37)

Nota: Estes dados são válidos para 95% das crianças.

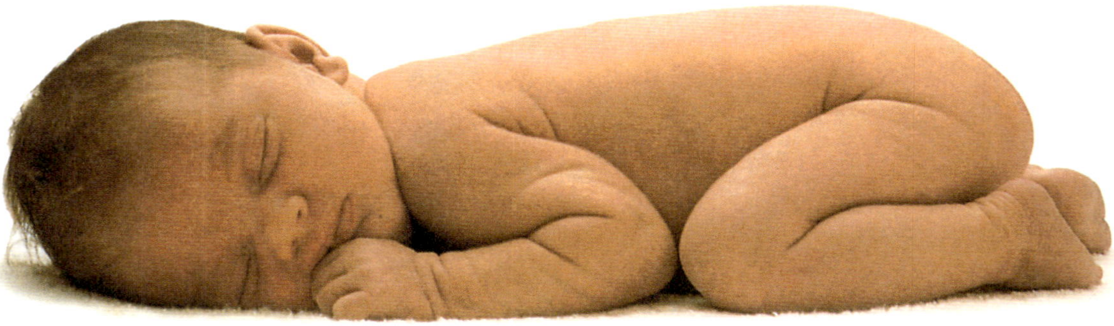

O *bebê de* 1 *mês*

AS REFEIÇÕES

O bebê mama em média seis vezes a cada 24 horas, sendo uma ou duas vezes à noite. Os horários das mamadas são mais regulares. Aos poucos, a mamada noturna vai sendo adiada para a parte da manhã. A quantidade de leite absorvida varia conforme o momento.

OS MOVIMENTOS

Para dormir, os braços e as pernas ainda ficam flexionados. Deitado de bruços, ele consegue virar o rosto de lado. Perde o reflexo da marcha automática, mas continua agarrando o dedo que toca sua palma. A mão só começa a se abrir por volta dos dois meses.

O SONO

O bebê começa a distinguir o dia da noite. O período de sono noturno se prolonga. Durante o dia, os períodos de vigília calma são mais longos. Ele chora todos os dias na mesma hora, de noite, sem que nada possa acalmá-lo. Esse choro, que costuma ser atribuído a cólicas, se relaciona mais a um mal-estar transitório que ocorre no estabelecimento de ritmos de vigília e sono, e não tanto à fome ou às dores abdominais de verdade.

OS SENTIDOS

O bebê examina os rostos com interesse e começa a seguir os objetos com os olhos. Ele se esforça para produzir sons e emite os primeiros balbucios. Todos os sentidos se aguçam e se enriquecem com novas experiências. As trocas visuais e afetivas entre o bebê e seus pais levam aos primeiros sorrisos dirigidos e intencionais.

Tamanho	M	53,2 cm (49-57)
	F	52,4 cm (48-57)
Peso	M	4,0 kg (3,0-5,0)
	F	3,8 kg (2,9-4,9)
Perímetro cefálico		37 cm (34-39,5)

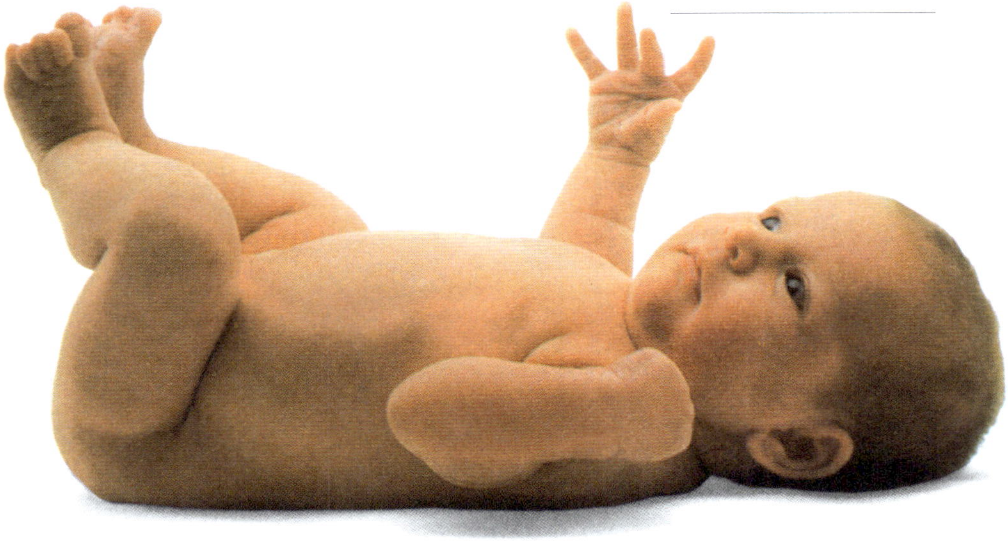

O *bebê de* 4 *meses*

As refeições

O bebê faz quatro refeições por dia, às vezes cinco. O leite ainda constitui a base de sua alimentação. Se não houver risco de alergia, pode começar a comer cereais. Vai descobrir as frutas e os legumes cozidos e misturados em pequenas quantidades. Esta nova consistência pode ser apreciada em pequenas colheradas.

Os movimentos

O bebê consegue firmar bem a cabeça e virá-la em várias direções. Deitado de bruços, ele ergue a cabeça e se apóia nos antebraços. Para dormir, estica os braços e as pernas. Em pé, ele se apóia nas pernas. Começa a usar suas mãos, que já ficam abertas. Segura os objetos entre o dedo mínimo e a margem externa da palma. Salvo a sucção, todos os reflexos primários (reflexo de "agarrar", marcha automática, reflexo de Moro) do recém-nascido desapareceram.

O sono

O bebê consegue dormir a noite inteira sem acordar. A qualidade de seu sono muda, e ele cai facilmente num sono profundo. Acalma-se chupando o polegar ou os outros dedos, e assim encontra conforto para tornar a adormecer sozinho. As crises de choro inexplicáveis são cada vez mais raras.

Os sentidos

O bebê observa o mundo à sua volta. Segue os objetos com os olhos, de alto a baixo e pelos lados. Quando escuta um ruído, vira o rosto e olha em direção à fonte sonora. Balbucia e cantarola baixinho. Já consegue brincar com um tabuleiro de bolinhas. Agarra um objeto, segue-o com os olhos e depois leva-o à boca. Brinca com as mãos.

Tamanho	M	62,5 cm (57-68)
	F	61 cm (56-66)
Peso	M	6,5 kg (5,2-7,8)
	F	6,0 kg (4,8-7,3)
Perímetro cefálico		41 cm (38-44)

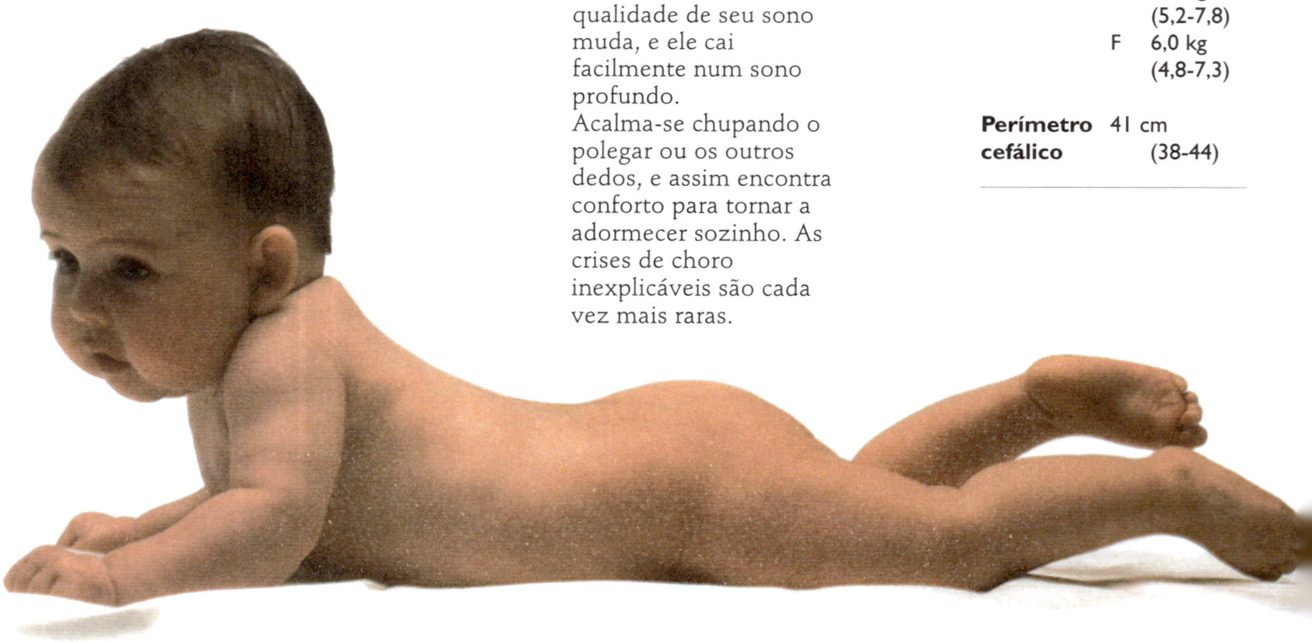

O recém-nascido desperta

O bebê chegou. Talvez ele durma tranqüilamente entre as mamadas. Talvez chore sem parar, apesar dos seus esforços para acalmá-lo — mas não se deixe levar pela preocupação.

Durante as primeiras semanas com a criança, os pais podem experimentar sentimentos diversos. Cansados, preocupados, alguns têm a impressão de que nunca vão conseguir criar seu bebê. Outros se espantam com o fato de que o recém-nascido dê tão pouco trabalho. As reações da maioria dos pais se situam entre esses dois extremos. Todas são compreensíveis.

Do *nascimento ao 1º mês*

Os recém-nascidos têm a pele rosada, mais ou menos escura. No corpo, têm uma lanugem discreta, e muitas vezes têm cabelos. Sua posição costumeira é de braços cruzados sobre o peito e coxas dobradas sobre o ventre.

A fome é uma sensação nova, que o bebê descobre assim que o cordão umbilical é cortado. Na sala de parto, ele já é capaz de se arrastar sobre o abdome da mãe para se aproximar da mama. A busca de alimento favorece seus primeiros "aprendizados". A repetição regular das mamadas, num clima de afeição mútua, dá ao bebê uma sensação de bem-estar. Satisfazendo suas necessidades, você lhe oferece uma imagem acolhedora do mundo. Essas primeiras experiências vitais lhe dão aos poucos o sentimento de existir.

A adaptação dos sentidos

Os recém-nascidos dormem bastante, mas existem variações consideráveis entre os "grandes dorminhocos" (20 horas a cada 24) e os "pequenos dorminhocos" (14 horas a cada 24). O sono agitado representa de 50% a 60% do sono total; é provável que favoreça o desenvolvimento das faculdades de aprendizagem e memória. Quando está desperto e calmo, o bebê revela uma capacidade surpreendente de atenção e trocas, e consegue responder aos estímulos: sorrisos, palavras, carinhos etc. A audição, o paladar e o tato já começaram a se desenvolver antes do nascimento. Ao ar livre, o recém-nascido descobre novas sensações. Ele abre os olhos, vê os rostos e observa-os. Aprecia o prazer de mexer-se, esticar-se, gesticular e até rastejar. Mas também experimenta o peso, o vazio e o desconforto.

A ausência de reação visual durante os primeiros dias não é motivo de preocupação. O recém-nascido tem de se encontrar num estágio de vigília favorável; ora, alguns bebês estão cansados devido ao nascimento, outros têm as pálpebras inchadas, e outros são mais sensíveis à voz e às carícias.

Do 1º *ao* 4º *mês*

Com um mês de vida, o recém-nascido se torna uma criança de peito, mudança de etapa que corresponde a uma transformação real. Fisicamente, ele está diferente; sua pele é mais pálida, às vezes, cor de mármore; pode apresentar até alguns botões de acne de lactente. Os cabelos escasseiam nas regiões da cabeça que sofrem atrito. Ele parece mais forte, as coxas e bochechas começam a ficar mais cheias.

Ao cabo de algumas semanas, o número de mamadas diminui. As refeições noturnas desaparecem, e os pais voltam a ter noites mais calmas. Durante algum tempo, o bebê ainda reclama uma quinta mamada no início da noite, mas geralmente ele se adapta sozinho a um ritmo de quatro ou cinco refeições antes dos quatro meses de vida.

Como segurar um recém-nascido?

Alguma das posições nas quais um recém-nascido se sente bem são descritas abaixo. A posição de "segurança de base" consiste em colocar uma mão sob as nádegas e outra por trás das costas, para evitar o estiramento da nuca e dos braços. Segurando-o assim, você lhe transmite calor e a firmeza de seu apoio, favorecendo ao mesmo tempo uma troca visual. O recém-nascido também gosta de se aninhar no oco dos braços colocados em círculo. Gosta de ser embalado. Às vezes, prefere deitar-se nos braços da mãe de barriga para baixo. Para variar, mantenha-o de pé contra você segurando sua cabeça, para que ele possa olhar por cima dos seus ombros.

A alimentação

Quantas mamadas são necessárias, e com que intervalo de tempo? Pelo peito ou via mamadeira, a alimentação tem papel fundamental no desenvolvimento do bebê. Mamar também pode ser uma fonte de prazer, que estreita o vínculo com a mãe.

Mamar e dormir

No início, raramente o bebê dorme mais de três horas seguidas. Quando acorda, sente fome, tanto de dia como à noite — é entre o 1º e o 4º mês de vida que aprende a distinguir o dia da noite. Deixe passar ao menos duas horas entre cada mamada para que ele tenha tempo de digerir a mamada anterior e sinta fome de novo. Aumente a quantidade de leite do início da noite e a reduza aos poucos quanto mais tarde da noite for (mas não deixe o bebê passar mais de quatro horas sem se alimentar).
As mamadas, em número de seis a oito a cada 24 horas durante o primeiro mês, passam para cinco, depois para quatro.
Não é raro que uma criança com três meses de vida se adapte espontaneamente a um ritmo de quatro refeições. Aos quatro meses, o bebê dorme, em princípio, uma noite inteira e consegue se alimentar nos mesmos horários que seus pais.

Para os pais, alimentar corretamente o bebê é uma preocupação básica, acompanhada de um cuidado especial com os vários distúrbios que a criança pode sofrer em seus primeiros meses de vida. O crescimento do bebê é então extraordinariamente rápido, mas suas funções digestivas não lhe permitem absorver outro tipo de alimento que não seja o leite e, uma vez que ele não tem reservas, sua alimentação tem de incluir todas as substâncias necessárias. A composição do leite materno — que se conhece muito melhor hoje em dia — permite especificar as necessidades alimentares do lactente e fabricar leites de substituição adaptados. Proteínas, lipídios, carboidratos, água, ferro, cálcio, magnésio, sódio e vitaminas contidas no leite constituem a dieta da criança do peito. Vitamina D, ferro e flúor também podem ser receitados adicionalmente.

Mamar não é apenas uma necessidade vital para a criança, mas também um prazer. as sensações se concentram nesse terreno em que os odores, os sabores, as descobertas, os progressos e o jogo predominam, daí ser importante introduzir aos poucos legumes e outros alimentos na dieta do bebê.

A *alimentação no peito*

As gostas de líquido amarelo, denso e viscoso que o bebê mamou desde o nascimento, antes da descida do leite, são chamadas "colostro", um alimento rico em imunoglobulinas, ou anticorpos. Mesmo quando o bebê não é amamentado desde o nascimento, a descida do leite quase sempre ocorre depois do parto. As secreções das mamas aumentam por volta do 3° dia, e sua composição se modifica: o colostro se transforma em leite, mais claro e mais rico em lactose e substâncias gordurosas. No 10º dia, ele é claro e de sabor adocicado.

Por outro lado, ao mamar, o bebê estimula o útero da mãe a voltar ao normal, pois existe um elo estreito entre as glândulas mamárias e o útero. O aleitamento não prejudica as mamas, mas lembre-se de usar sutiãs de boa qualidade e não se esqueça dos exercícios que, depois do desmame, ajudam as mamas a recuperar a firmeza anterior à gravidez.

O leite materno

O leite materno é adequado ao bebê, que o digere muito bem. O ferro que contém é facilmente assimilado pelo organismo da criança. Sempre na temperatura ideal, ele é econômico e não exige preparação. Asséptico, fornece ainda à criança os anticorpos contra várias infecções e reduz muito o risco de diarréia, otites, rinofaringites etc. Alergias e intolerâncias são raras.

O leite se adapta às necessidades da criança durante cada mamada e ao longo de todo o aleitamento. De cor clara, rico em água e lactose no início de cada mamada, ele engrossa depois, e a quantidade de substâncias gordurosas se torna quatro vezes maior. Por esse motivo, é preferível oferecer primeiro uma mama e em seguida a outra, no início do período de aleitamento, se a criança não estiver saciada ou se a mãe tiver pouco leite.

A composição do leite muda conforme as mulheres, varia de um dia para o outro e até mesmo ao longo do dia. Assim o teor de gorduras se eleva entre 6 e 10 horas da manhã, e durante o dia é maior do que à noite.

A mamada

Descanse 15 minutos antes da mamada e, se possível, 15 minutos depois. Antes de começar, instale-se confortavelmente num local tranqüilo onde o bebê se sinta em segurança. Você pode se sentar na cama, com as costas bem eretas, o braço que sustenta a criança apoiado em almofadas, ou numa cadeira baixa, com as costas apoiadas no espaldar, os pés num banquinho, o bebê sobre os joelhos, se necessário numa almofada, para que ele fique em posição mais elevada.

Para tirar o bebê do peito, introduza seu dedo mínimo no canto de sua boquinha para que entre ar, interrompendo, assim a sucção, ou deslize um dedo pela comissura dos lábios. Você não deve sentir desconforto durante a mamada. Se isto ocorrer, recomece o processo.

Depois da mamada, segure a criança bem ereta, para que ela possa arrotar, e não se preocupe se ela regurgitar um pouco de leite. Você pode trocá-la depois, sem movimentá-la muito.

Quantas mamadas? Por quanto tempo? Em que horários?

Na maternidade, você amamentou a criança por 5 minutos a partir do 2° dia. No início, o número de mamadas é fixado pelo próprio bebê, e você lhe dá o peito "conforme a demanda".

Dê as duas mamas enquanto a secreção de leite não se estabilizar (são necessários cerca de 15 dias para que ela se torne regular). Faça com que a criança "esvazie" a primeira mama antes de passar para a segunda. Quando ela se saciar numa única mama, dê-lhe a outra na mamada seguinte. A criança fica saciada quando adormece pacificamente. A mama se distende quando é "esvaziada", o que pode levar de 10 a 20 minutos.

Os horários das mamadas logo se tornam mais regulares. Calcule um intervalo

Dando o peito

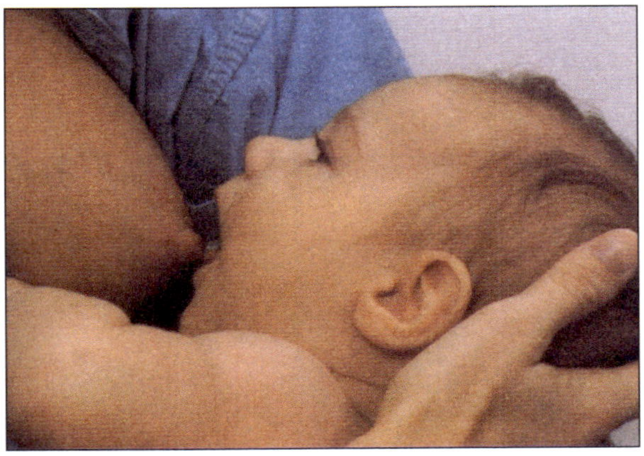

A posição correta △
Segure a criança quase ereta, com o corpo inteiramente voltado para você e apóie a cabeça dela com a mão. O principal é colocar, sem desconforto para você, o rosto do bebê na altura do peito , com a boca perto do mamilo. Ele procura o seio instintivamente, mas ajude-o se houver dificuldades. Pressione a mama para facilitar a saída do leite.

O bebê bem instalado ▽
O bebê deve abranger com a boca todo o mamilo e quase toda a aréola. Deixe sempre o nariz dele bem livre durante a mamada.

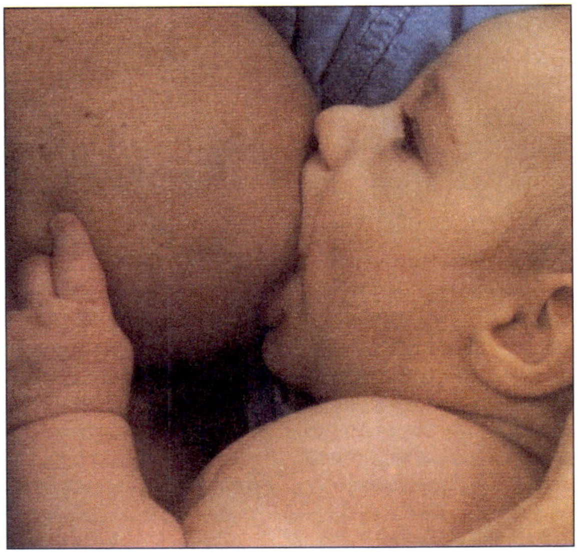

de duas ou três horas. A freqüência é variável conforme a criança (de quatro a oito mamadas por dia). O apetite do bebê pode variar de um dia para o outro, e até de uma mamada para a outra. Fique tranqüila, ele mama a quantidade de que precisa e você não deve se preocupar com isso. Não é preciso pesá-lo antes e depois da mamada, basta pesá-lo um vez por semana, nas mesmas condições, para controlar seu crescimento.

A *alimentação na mamadeira*

Durante as primeiras semanas, geralmente é a mãe que dá a mamadeira, mas o pai também pode fazê-lo. No primeiro mês, consulte o pediatra para confirmar que a dieta alimentar praticada na maternidade convém à criança. Se, depois de algumas mamadeiras, o leite já não for bem aceito, ele vai indicar outro leite mais adequado.

Nunca force a criança a terminar a mamadeira. Se ela se recusar durante 15 minutos, com certeza é porque não está com fome.

Leites para bebês
Os leites próprios para bebês de 4 a 6 meses são elaborados a partir do leite de vaca transformado para se adaptar à fisiologia da criança, e geralmente são comercializados em forma de leite em pó. Não contêm os anticorpos do leite materno, que impedem as infecções. Sua composição está sujeita a controle rigoroso. Existe grande variedade deles (disponíveis em supermercados ou farmácias) e o pediatra indica aquele que é o mais apropriado à criança.

Respeite as quantidades e proporções de água e leite em pó. De preferência, use água mineral engarrafada, de fonte sem flúor, com baixo teor mineral: é a mais apropriada para bebês.

Você pode esquentar a água num aquecedor de mamadeiras, no banho-maria ou no forno de microondas — este último não é perigoso, mas esquenta depressa. Sempre verifique a temperatura do leite: quente demais, ele pode queimar a criança.

Dando a *mamadeira*

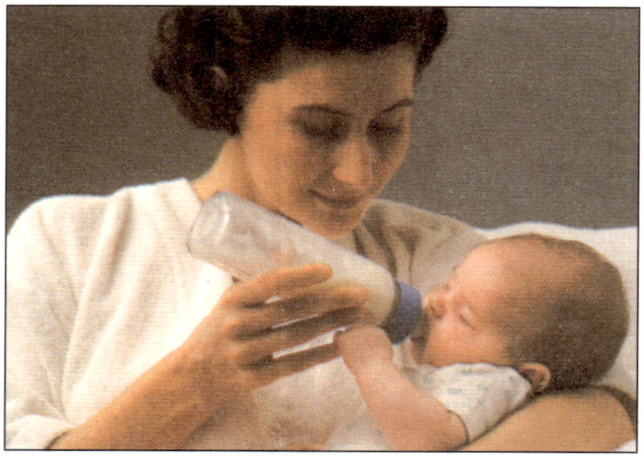

A posição correta △
Instale a criança sobre seus joelhos, em posição semivertical, nem deitada nem ereta demais. Apóie o braço que a sustenta numa almofada ou no braço da poltrona na qual estiver sentada. Segure a mamadeira inclinada para que o bico fique sempre cheio de leite e o bebê não engula ar. As bolhas que sobem na mamadeira provam que o bebê está mamando bem. Deixe livre os braços do bebê para que ele possa apalpar e descobrir a mamadeira.

Cuidado com o bico ▽
Se o bico afundar, desenrosque a tampa ligeiramente e deixe entrar um pouco de ar. O nariz do bebê deve ficar livre, para que ele respire à vontade.

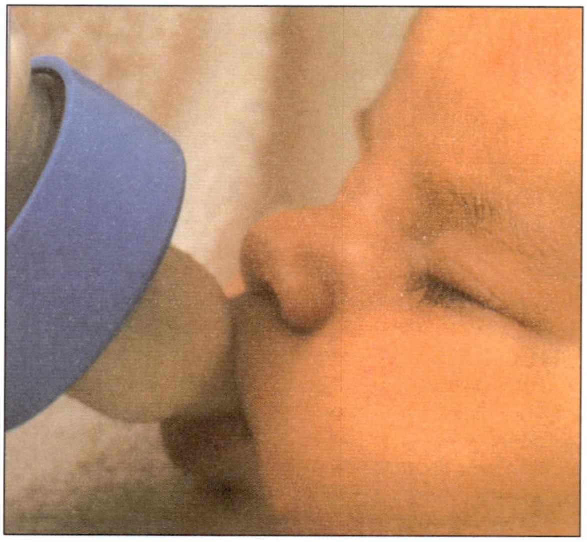

Cuidados com o bebê

Para seu bem-estar e saúde, o bebê deve estar sempre limpo. Os cuidados de higiene são momentos privilegiados de contato e brincadeira. Para se sentir bem, o bebê também precisa de roupas que lhe dêem liberdade de movimentos.

O bebê se suja depressa. Por isso, uma higiene cuidadosa é necessária todos os dias. O ritual do banho logo se torna habitual. Esta também é uma ocasião para que os pais vejam o bebê nu e verifiquem se está tudo bem. Praticando os cuidados especiais da região genital, do cordão umbilical e do rosto, os pais ajudam a prevenir os pequenos males que podem afetar a pele sensível do bebê. Conversando com ele, acariciando-o, brincando com ele, criam um momento muito prazeroso, de intimidade e descoberta do corpo, antes que o bebê se encontre vestido novamente.
Além disso, por razões de higiene mas também de conforto, a fralda tem de ser trocada com freqüência.

O banho diário

Na primeira hora após o nascimento, a criança é banhada na maternidade, às vezes perante o pai, se ele estiver presente no parto. Ao contrário do que

Cuidados com o cordão umbilical

Desinfetando o umbigo ▷
Todo dia, até a queda do "coto umbilical", aplique álcool a 70% com um cotonete, e depois um antisséptico com a outra extremidade do cotonete.

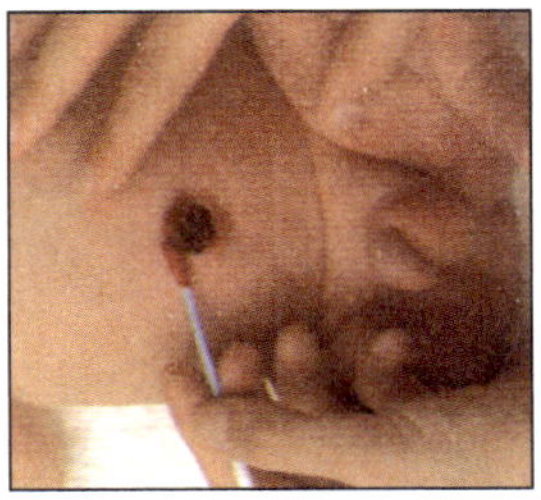

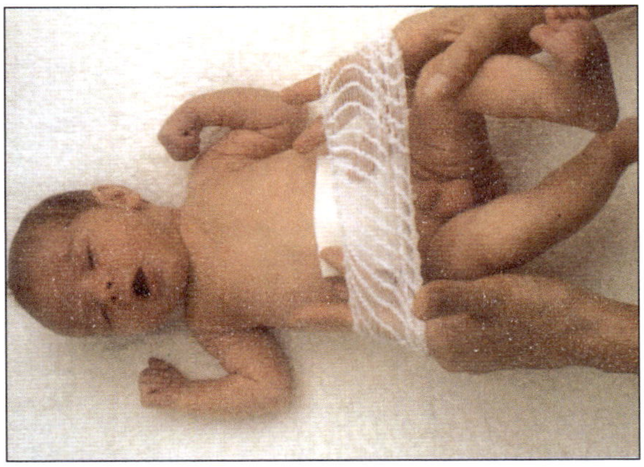

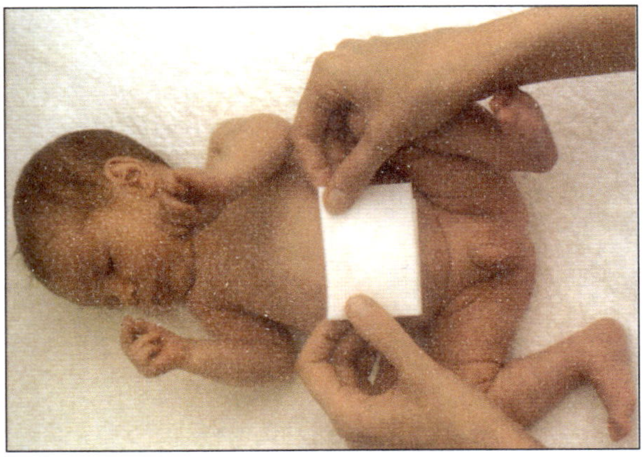

◁ Pondo a compressa
Recubra a coto já desinfetado com uma compressa esterilizada. Se preferir, depois de lavar o umbigo com água e secá-lo, aplique o produto antisséptico na própria compressa

Para fixar △ a compressa
Fixe a compressa com uma rede elástica, juntamente com a fralda. Troque-a toda vez que trocar a fralda. Não é necessário usar faixa umbilical.

ainda se pensava há alguns anos, a presença do cordão umbilical não-cicatrizado não é um impedimento ao banho.

Assim, o recém-nascido reencontra o ambiente aquático em que viveu durante seu desenvolvimento no útero materno. Depois que voltar para casa, deve tomar um banho por dia.

Quando dar o banho?
A qualquer momento, mas é melhor manter uma regularidade nos horários do dia, pois isso inspira segurança e ajuda o bebê a adquirir referências. Para que o banho seja agradável, escolha um momento em que o bebê não esteja com fome nem irritado. Não o lave após a mamada, pois ele pode regurgitar o leite.

Antes de começar a dar-lhe banho, aqueça bem o banheiro ou o quarto do bebê (entre 22 e 25°C), pois ele se resfria facilmente.

O que é necessário?
Antes de tirar o bebê do berço, prepare todo o material necessário para o banho e a saída dele: tenha tudo à mão. Não deixe o bebê sozinho sobre o trocador, nem mesmo por um segundo. Lembre-se de que, na falta de um trocador, um pequeno colchão especial recoberto com toalha felpuda é suficiente. A banheira do bebê tampouco é indispensável. Se você tiver uma banheira normal em casa, existem pequenas cadeiras dobráveis e reguláveis que aderem ao fundo da banheira.

Você vai precisar do seguinte: sabonete neutro ou gel líquido hipoalergênico, toalha felpuda ou roupão, esponja macia, escova de cabelo, fralda, roupas de baixo de algodão, roupas limpas. Para os cuidados especiais: compressas, algodão, cotonetes, rede elástica, soro fisiológico e antisséptico local.

Como fazer?
Encha a banheira de água e depois verifique a temperatura com as costas da mãe ou o antebraço, ou com um termômetro de banho, antes de mergulhar o bebê nela. A água deve estar morna (37°C). Coloque o bebê no trocador,

Dando banho no bebê

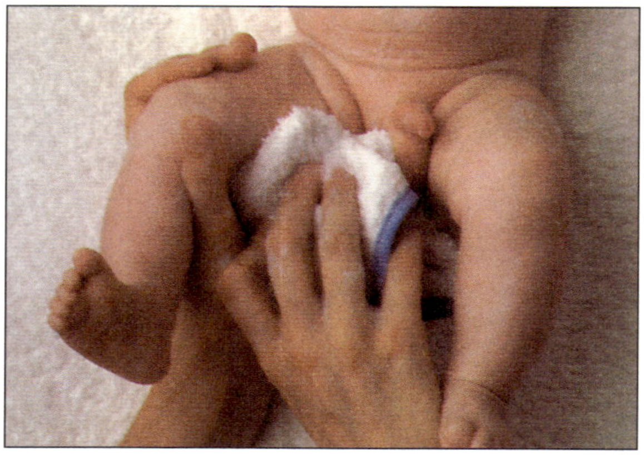

Limpe primeiro o bumbum △
Depois de tirar a roupa do bebê, limpe primeiro o bumbum, para não sujar a água do banho. Para isso, use as bordas da fralda, depois pegue um pano ou toalhinha macia reservada para este fim . Molhe-os na água morna e utilize sabonete de glicerina ou outro produto que não cause alergia.

Ensaboando o bebê ▽
Ensaboe o bebê com uma toalhinha macia, uma luva de banho ou com a mão. Comece pela barriga: é mais agradável para o bebê. Limpe bem as dobras do corpo e os órgãos genitais. Não esqueça o couro cabeludo. Não tenha medo de ensaboar a cabeça, pois a massagem, que previne a formação de crostas, não prejudica as fontanelas (a "moleira" do bebê).

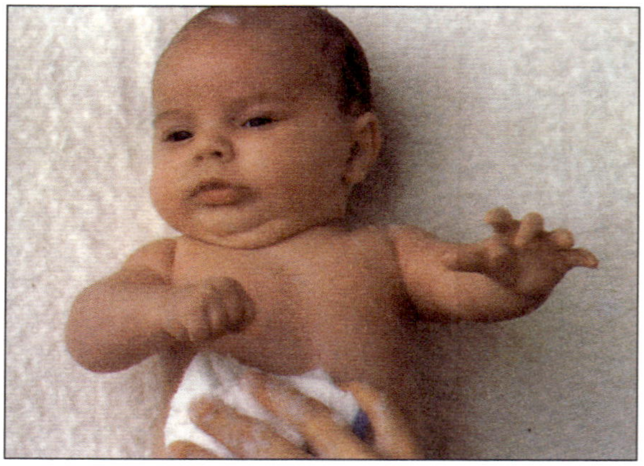

depois tire toda a roupa e limpe o bumbum para não sujar a água (veja o texto "Higiene da região genital" à p. 216). Em seguida, ensaboe o bebê da cabeça aos pés no trocador, com a mão ou uma luva de banho, limpando bem a dobras e os órgãos genitais, sem esquecer a cabeça. Não tenha medo de ensaboá-la, pois a massagem no couro cabeludo previne a formação de crostas. Depois, mergulhe-o na água, devagar e com cuidado, para enxaguá-lo acompanhando esses gestos com palavras carinhosas. Apóie com o braço a cabeça do bebê, colocando a mão sob a axila dele.

Você também pode começar mergulhando-o na banheira, com as mesmas precauções, para ensaboá-lo aos poucos na água. Nos primeiros dias, isso pode parecer mais difícil. Quando o bebê estiver a acostumado ao banho, vire-o de barriga para baixo, segurando-o sob o peito. Na água, ele se descontrai depressa. Quando estiver maior, deixe-o brincar um pouco, mas sem parar de vigiá-lo. Nesse momento, mesmo que o telefone toque ou que alguém a chame, nunca deixe o bebê sozinho no banho, mesmo com pouca água.

Como é a saída do banho?
Assim como a entrada na água, a saída é um momento delicado. Antes de segurar o bebê, enxágüe primeiro suas próprias mãos, para que ele não escorregue. Ao tirá-lo da água, o mais importante é que não se resfrie. Envolva-o imediatamente numa toalha e comece secando a cabeça, cobrindo-a com a toalha ou com um tecido macio (algodão, de preferência). Não se esqueça de secar bem atrás das orelhas e as dobras do pescoço. Faça a mesma coisa com as pernas, os braços, o bumbum e as axilas.

Cuidados especiais

Aproveite o banho para tomar alguns cuidados especiais em diversas partes do corpo do bebê: bumbum, órgãos genitais e couro cabeludo.

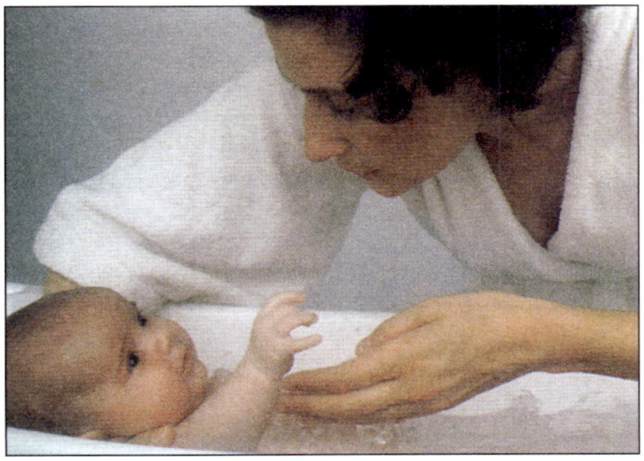

Na banheira △
Apóie com o braço a cabeça o bebê, colocando a mão sob a axila dele e segurando o ombro com firmeza. Mergulhe-o delicadamente na água. Com a outra mão, enxágüe-o enquanto conversa com ele, para acalmá-lo. Na água, o bebê relaxa aos poucos e brinca à vontade. Depois de alguns dias, quando ele se acostumar ao banho, você pode colocá-lo de barriga para baixo, segurando-o com a mão sob o peito dele, para que a cabeça fique totalmente fora da água.

Depois do banho ▽
Quando você tirar o bebê da água, coloque-o imediatamente sobre uma toalha seca ou um roupão de banho e cubra-o para que ele não se resfrie. Agora, seque-o apenas com o contato da toalha, sem esfregar. Comece pela cabeça, depois seque bem todas as dobras, as axilas, a virilha, o bumbum e a parte de trás dos joelhos.

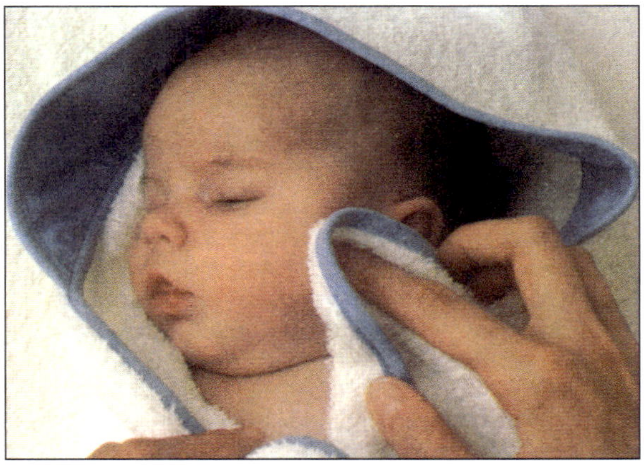

Quando o bebê estiver bem seco e aquecido, esperneando de prazer no trocador, cuide de seu coto umbilical (todos os dias, até que ele caia), depois coloque a fralda e vista-o, antes de começar os cuidados com o rosto.

O bumbum

Mesmo antes do banho, troque a fralda com freqüência (quatro a seis vezes por dia). O ideal é limpar o bumbum com uma esponja macia reservada para este fim, água morna e sabonete neutro, secando-o bem em seguida. Se ocorrer uma irritação (eritema ou assadura), aplique uma pomada cicatrizante nas lesões antes de consultar um pediatra.

Em caso de irritação forte, deixe o bumbum descoberto sempre que possível e use fraldas de algodão hidrófilo, colocadas diretamente num culote de algodão, sem contato com plástico.

Os órgãos genitais

Os órgãos genitais do bebê devem merecer atenção especial, pois são muito sensíveis às irritações.

• *Na menina.* A vulva pode ser afetada por secreções. É preciso ensaboá-la e enxaguá-la de frente para trás, limpando bem as dobras.

• *Na menino.* Para limpar a glande, é preciso arregaçar a pele (o prepúcio), ou seja, puxá-la delicadamente para trás, colocando-a de volta com cuidado depois da limpeza. Essa manipulação pode ser difícil, e não é indispensável.

Não tenha medo, o bebê ficará limpo mesmo sem a higiene da glande. Riscos de infecção por causa de um prepúcio muito apertado (fimose) só pode ocorrer depois de vários meses. Só é preciso verificar se existe vermelhidão, calor ou inchaço fora do comum, sintomas de uma possível inflamação.

O couro cabeludo

Para prevenir a formação de "crostas de leite", por causa da secreção de sebo, massageie todos os dias a cabeça do bebê, nos três ou quatro primeiros meses, com um sabonete neutro, e enxágüe com muita água. Não tenha medo de tocar nas fontanelas (a "moleira"): elas

Cuidados com o rosto

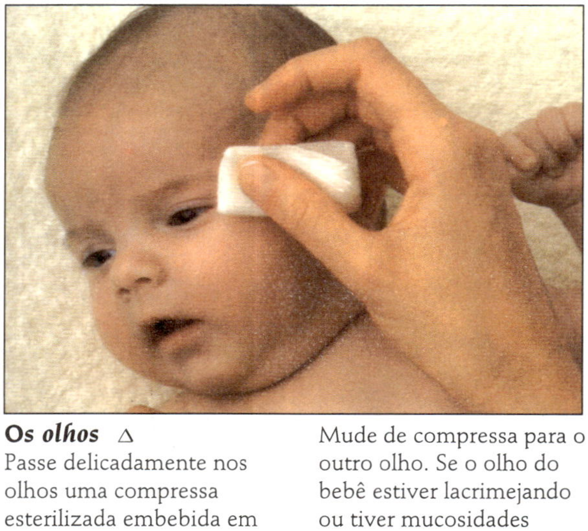

Os *olhos* △

Passe delicadamente nos olhos uma compressa esterilizada embebida em água mineral ou soro fisiológico, começando pelo ângulo interno do olho (onde fica a glândula lacrimal), perto do nariz, até o ângulo externo. Mude de compressa para o outro olho. Se o olho do bebê estiver lacrimejando ou tiver mucosidades amareladas que colam as pálpebras,. consulte o pediatra. Os olhos do bebê são frágeis — evite espirros de água durante o banho.

As *orelhas* ▽

Faça uma mecha com um chumaço de algodão embebido em água mineral. Vire a cabeça do bebê de lado e limpe o pavilhão da orelha, incluindo todas as dobras. Limpe só a entrada do ouvido pois, se você insistir, pode comprimir o cerume em direção ao tímpano, causando a formação de um tampão. Use outro chumaço de algodão para a outra orelha.

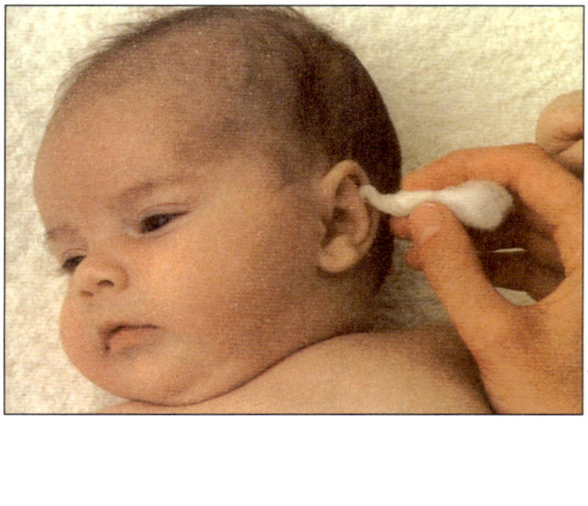

são macias, mas sólidas. Depois disso, você pode utilizar um xampu neutro, especial para bebês, duas ou três vezes por semana.

Se as crostas se formarem, passe nelas vaselina ou um óleo mineral para bebês à noite, lave e enxágüe na manhã seguinte. Assim, elas amolecem e caem. Algumas gotas de colônia para bebês (sem álcool) na cabeça completam a higiene, mas não são necessárias.

O coto umbilical

No nascimento, o cordão umbilical é cortado a alguns centímetros do corpo. Graças aos cuidados da mãe, o coto que resta deve secar e cair espontaneamente antes do 10º dia. Se não cair por si mesmo depois de 15 dias, se ficar vermelho, escorrendo um líquido com odor desagradável ou se um botão se formar, consulte o pediatra.

Depois da queda do coto, pode sobrar uma pequena hérnia que faz saltar o umbigo. Ela desaparece com o tempo — é inútil tentar reduzi-la comprimindo o umbigo do bebê.

O rosto

Um algodão embebido em água é suficiente para limpar o rosto do bebê. Não se esqueça dos locais escondidos: as dobras do pescoço e a parte de trás das orelhas, onde surgem com freqüência pequenas lesões úmidas, cobertas de crostas, que cicatrizam bem depressa com um antisséptico. Esses locais têm de ser lavados regularmente e secados com cuidado.

A pele delicada do bebê

A pele do bebê é hipersensível. Para evitar irritações e infecções, observe algumas regras básicas de higiene: a pele deve estar sempre limpa e bem hidratada e os atritos por causa das fraldas ou de roupas muito apertadas devem ser evitados. Apesar desses cuidados, algumas afecções podem surgir, justificando uma consulta médica.

• *O eritema, ou assadura.* Trata-se de uma irritação freqüente no bebê, devido essencialmente à agressão da urina, das fezes e da flora bacteriana nas nádegas. Se, apesar das precauções (supressão de todos os produtos alergênicos e uso de

A UNHAS

Antes de um mês, se as unhas do bebê ficarem longas, afiadas e não se quebrarem espontaneamente, você pode cortá-las com muito cuidado. Use tesouras especiais de pontas arredondadas. Antes disso, limpe a extremidade dos dedos e a tesoura a com uma solução antisséptica. Não deixe as unhas curtas demais, nem muito próximas da polpa dos dedos. Se, apesar disso, o bebê se arranhar, proteja as mãos dele com luvas folgadas de algodão, que têm mesmo essa finalidade.

Normalmente, o nariz se mantém limpo graças aos minúsculos pêlos que o recobrem por dentro e afastam a pó e as mucosidades em direção ao orifício das narinas. Então, bastam um ou dois espirros para expulsá-los. No entanto, se o ar estiver seco, pequenas crostas podem se formar e incomodar o recém-nascido, pois ele não sabe respirar pela boca durante as primeiras semanas. Retire as crostas com uma mecha de algodão e soro fisiológico. Lembre-se de fazer isso antes das refeições, para que o bebê respire bem durante a mamada.

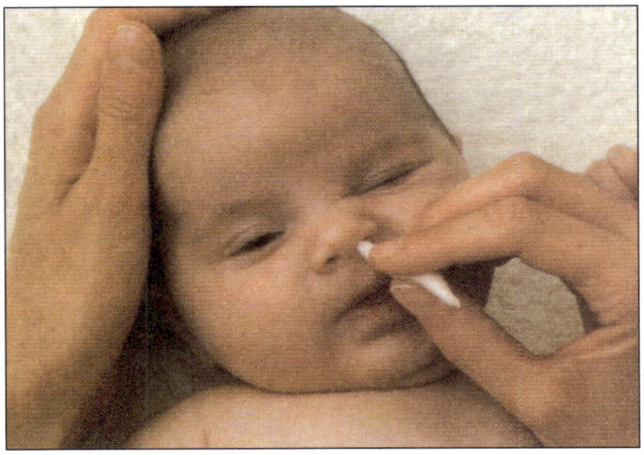

O *nariz* △

Faça uma mecha de algodão embebido em soro fisiológico e passe a extremidade suavemente na entrada das narinas, mas não a coloque muito dentro.

Para umedecer a mucosa nasal, pingue algumas gotas de soro fisiológico em cada narina.

fraldas de algodão hidrófilo), escorrer líquido das lesões, procure logo o pediatra.

• *O eczema do bebê.* Raro antes do 3º mês, ele se localiza quase sempre no rosto (exceto no nariz e no queixo) e atrás das orelhas, e pode afetar também as dobras das articulações, o polegar e os mamilos. A pele fica vermelha em alguns locais, surgem pequenas lesões secas e a criança sente coceira. É preciso consultar o pediatra.

• *A acne do bebê.* Aqueles pontinhos brancos com fundo vermelho aparecem com bastante freqüência, em pequenos surtos, no rosto e no peito, a partir da 4ª semana. Podem persistir durante algumas semanas. Nenhum tratamento é necessário, além da higiene habitual.

Trocando e vestindo o bebê

Depois do banho e de todos os cuidados necessários, com o bebê limpo e seco, é o momento de colocar a fralda e vesti-lo. As roupas não devem ser apenas bonitas, pois é importante que o bebê tenha liberdade de movimentos e possa espernear à vontade. Ele não deve sentir frio nem calor, pois sua capacidade de regulação térmica ainda é insuficiente para que consiga se adaptar a mudanças bruscas de temperatura. A temperatura ambiente deve se situar em torno de 22°C.

As fraldas

As fraldas descartáveis são a solução mais prática. O tamanho deve ser adequado ao peso da criança (leia as indicações a este respeito nos pacotes de fraldas).

Se o bebê se mostrar alérgico às fraldas comuns, você pode utilizar fraldas especiais de algodão hidrófilo, à venda em farmácias.

Não cubra o umbigo enquanto ele não cicatrizar; para isso, dobre o alto da fralda sob o umbigo, antes de colar as fitas adesivas laterais. Aperte só o suficiente para evitar que haja vazamento. Sem contar o momento do banho, troque o bebê com freqüência, de quatro a seis

Higiene da região genital

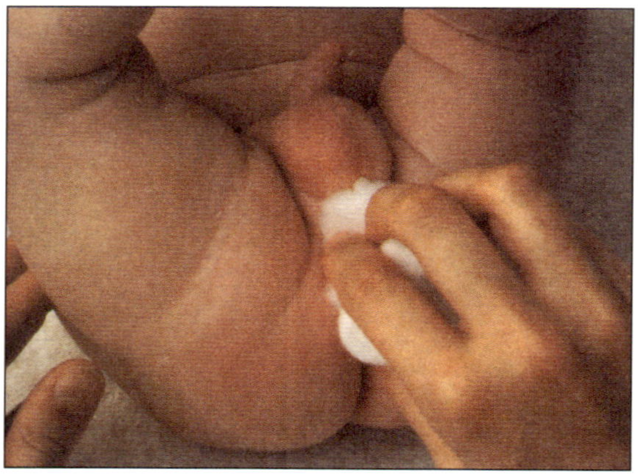

◁ **No menino**
Deite o bebê de costas e, com uma mão, levante as pernas dele. Com a outra, limpe as nádegas e as coxas com algodão, até retirar toda a sujeira. Ensaboe e enxágüe bem, usando outro chumaço de algodão.

Na menina ▽
Levante as pernas com uma mão e, com a outra, limpe as nádegas com algodão. Passe-o em todas as dobras, entre os lábios, sempre de frente para trás. Seque bem.

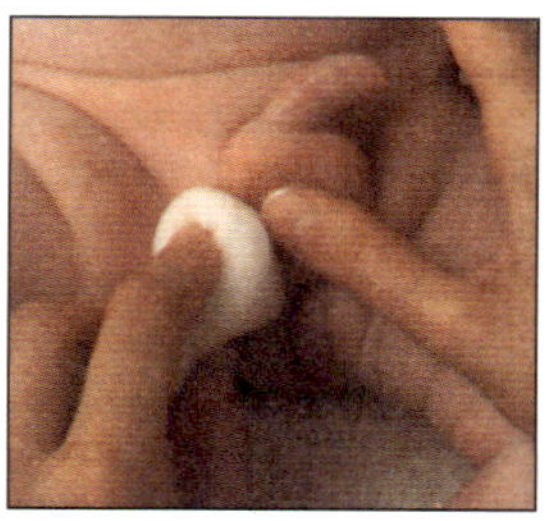

Limpando a região genital
No trocador ou mesmo durante o banho, ensaboe e depois enxágüe o prepúcio. Não tente expor à força a glande. Seque com algodão.

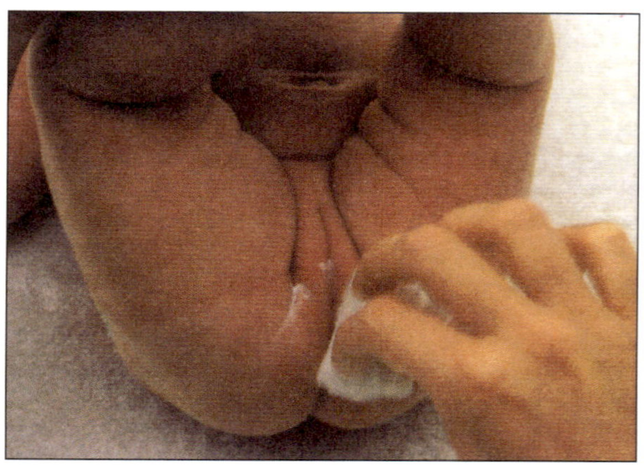

vezes por dia, de preferência depois das refeições ou sempre que ele manifestar incômodo chorando. Assim que você sentir um "cheirinho" suspeito, não espere o incômodo e o choro para trocar a fralda.

As roupas
Escolha entre as feitas com lã ou malha de algodão, levando em conta a estação do ano em que o bebê vai nascer e o clima da sua região. Tenha em mente que não vale a pena comprar muitas peças do tamanho RN (recém-nascido), pois logo o bebê cresce e as roupas ficam pequenas.

As roupas devem ser práticas e folgadas, principalmente na gola e nos punhos. É importante que você troque o bebê com facilidade, sem que ele tenha tempo de ser resfriar.

Tome cuidado para que a barriga do bebê não fique descoberta e para que as roupas de baixo não saltem para fora. Os *bodies*, ou roupinhas de uma só peça, fechados nas entrepernas, evitam esse inconveniente. Não vista o bebê com roupas muito quentes dentro de casa.

De início, evite roupas que se enfiam pela cabeça, pois os recém-nascidos não gostam delas. Evite também os alfinetes de segurança para fixar as roupas, pois eles podem se abrir ou incomodar, ou fitas e enfeites que possam se enrolar no pescoço da criança. Rendas e babados em excesso, lãs felpudas ou sintéticas e tecidos de poliéster não são recomendáveis, pois podem irritar a pele do bebê e causar desconforto.

Para abotoar roupas fechadas por trás, coloque o bebê de barriga para baixo. Dê preferência a itens práticos, com velcro, fáceis de abrir e fechar.

Ao limpar as roupas do bebê, não é preciso esterilizá-las. Lave as peças apenas com sabão de coco. Não use amaciantes nem *sprays* que facilitem a passagem da roupa, pois a maioria desses produtos contém substâncias que causam alergias.

Trocando a fralda

Colocação da fralda ▽
O bebê está deitado de costas no trocador. Você já limpou a região genital (veja o texto ao lado). Levante as nádegas e deslize metade da fralda por baixo delas.

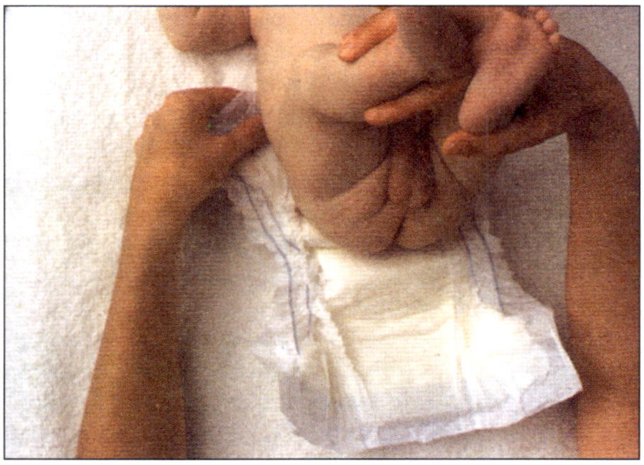

Dobra ▷
Dobre para cima a metade da fralda que sobrou entre as pernas. Se o umbigo ainda não cicatrizou, dobre o alto da fralda sob o umbigo.

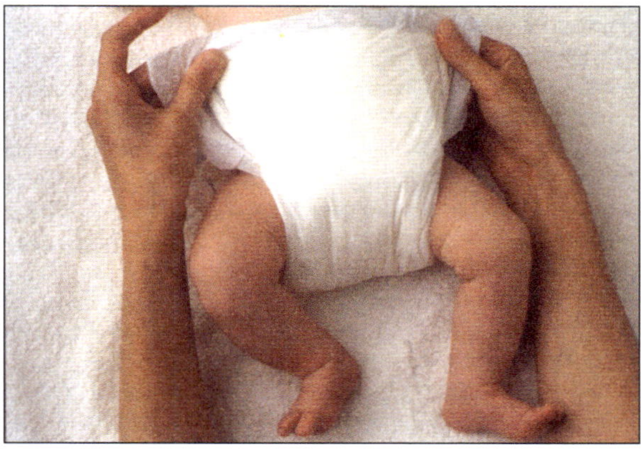

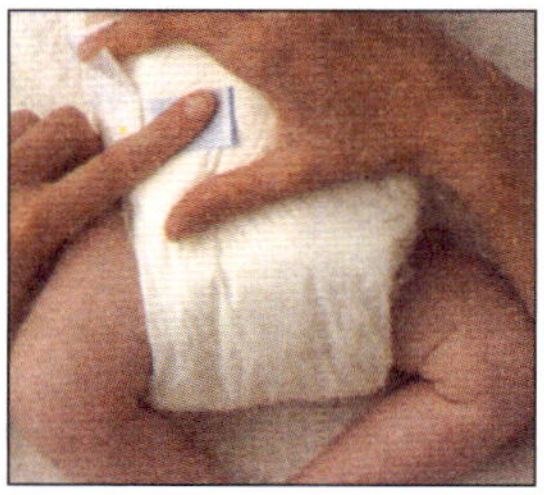

◁ **Para fechar**
Fixe bem as duas partes da fralda com as fitas adesivas, para evitar vazamento pelos lados, mas não aperte muito.

O sono

Para o bebê, dormir é sua função essencial. A qualidade de seu sono afeta diretamente sua saúde e desenvolvimento. Para os pais, saber reconhecer seu ritmo e flutuações contribui para o equilíbrio familiar e, portanto, para o bem-estar da criança.

Deixe-o dormir

É inútil tentar "educar" o sono de um recém-nascido — ele tem de encontrar seu ritmo sozinho. E isso leva meses! Não perturbe os ciclos de sono do bebê. Tente não confundir os períodos de vigília e os de "sono ativo paradoxal", nos quais o bebê parece agitado, abre os olhos, sorri ou choraminga enquanto dorme.
Não o pegue nos braços, achando que ele quer a mãe, pois vai demorar mais para ele voltar a dormir. Espere por reações mais concretas.
Em pouco tempo, você aprenderá a diferença entre uma coisa e outra.
Quando ele chora, dê uma olhada para ter certeza de que tudo está bem, mas resista ao desejo de carregá-lo e alimentá-lo. Assim, você evita um círculo vicioso de excitação e superalimentação que poderia perturbar mais ainda o sono do bebê.

Durante o sono, o bebê continua seu desenvolvimento, tanto físico como no nível das funções cerebrais. O hormônio do crescimento é secretado durante os períodos de sono tranqüilo. Nos períodos de sono paradoxal (veja à p. 219: "Os seis estágios de vigília do recém-nascido"), suas primeiras experiências, tudo aquilo que ele aprende quando está desperto, inscrevem-se em sua memória. Por esse motivo, é essencial respeitar seu ritmo de sono, criando ao redor dele um clima afetivo e sereno. O bebê precisa de carinho e afeto, mas também de firmeza. Por exemplo, se ainda não for hora de mamar, o bebê pode chorar um pouco no berço, sem que os pais se precipitem para acudi-lo e pegá-lo nos braços. Ele mesmo tem de aprender a organizar seu sono. É com essa condição que você vai ajudá-lo a conquistar sua autonomia e seu equilíbrio.

O primeiro mês: ouvindo o recém-nascido

O recém-nascido precisa se adaptar a um ambiente sonoro, visual e afetivo que ele descobre um pouco mais a cada dia, dentro dos limites de seu ritmo biológico e de suas funções naturais — o sono e a fome, uma sensação nova para o bebê, que deixou de ser alimentado exclusivamente pelo cordão umbilical.

Respeite o sono do bebê
O recém-nascido dorme bastante: de 14 a 20 horas por dia, mais da metade delas em sono paradoxal. Durante as primeiras semanas, ele não distingue o dia da noite. Acorda chorando quando sente fome, em geral a cada três ou quatro horas. Tente não contrariar o sono dele. Ele vai se adaptar mais depressa aprendendo naturalmente a alternar os períodos de vigília e sono. Cabe aos pais tentar seguir o ritmo do bebê, ou seja, dormir e descansar quando ele dorme. O ambiente que o cerca deve ser calmo, não de silêncio total, mas sem ruídos fortes (aspirador de pó, portas que batem etc.). Aproveite seus períodos de vigília para dar-lhe o peito ou a mamadeira, cuidar dele, fazer-lhe carícias e sair com ele.

Acalme o bebê
Você pode ajudar a criança em sua adaptação à vida nova transmitindo-lhe uma sensação de segurança.
• *Providencie um berço confortável.* O bebê gosta de reconhecer a cor, o cheiro e a forma do seu berço. Coloque nele alguns objetos que se tornarão parte de seu universo familiar: alguns bichos de pelúcia, um móbile etc.
• *Evite trocar o berço.* Se tiver de instalar o bebê em outro quarto para preservar sua tranqüilidade, leve-o junto com berço para que ele conserve seus pontos de referência. Se você for viajar no fim de semana ou em férias, leve o berço dobrável com o qual ele já está acostumado.
• **Segure-o nos braços depois da mamada.** Deitado sobre você ou encolhido no braços do pai, o bebê reencontra as vozes, os cheiros e os gestos que o acalmam. Porém, cuidado para não confundir carinho e sono, pois o me-

lhor é que o bebê aprenda a adormecer sozinho no berço.

Deixe o bebê chorar
Às vezes, o bebê só adormece depois de chorar um pouco. Deixe-o chorar, pois este é seu jeito de encontrar o sono. É claro que você deve verificar se não há nada errado, se ele não sente calor e se está bem limpo. Mas não o pegue nos braços depressa demais. Se o choro persistir, ponha uma mão sobre ele para acalmá-lo, murmurando algumas palavras ou uma canção de ninar, mas não o estimule demais, para que ele acabe adormecendo. Nunca o leve para sua cama durante a noite, pois pode ser que você durma antes de colocá-lo novamente no berço e, sem querer, acabe por machucá-lo.

De 1 a 4 meses: a normalização do sono

Aos poucos, o bebê aprende a distinguir o dia da noite. Fica mais tempo desperto de dia e dorme mais à noite. Mas esse período de adaptação, depois do qual se estabelece um sono do tipo adulto, não exclui algumas dificuldades, sobretudo no fim do dia.

Alternância entre o dia e a noite
Para acompanhar o bebê nesse aprendizado do ritmo dia/noite, aqui vão alguns conselhos que devem facilitar uma adaptação gradativa.

• *Diferença entre as mamadas do dia e da noite.* Desde os primeiros dias, pratique rituais diferentes com o bebê. De dia, ele é estimulado pelos ruídos cotidianos, as vozes, a música. De noite, tudo deve se acalmar: diminua a luz, não fale muito com ele, não o faça sorrir e coloque-o imediatamente no berço após o arroto. Depois da última mamada do dia, crie boas condições para o sono da noite: troque a fralda, vista seu pijama, deite-o e apague a luz. Aos poucos, ele vai entender a diferença.

• *Espaçamento das mamadas.* Pouco a pouco, diminua o número de mamadas noturnas, modificando a quantidade de leite. A partir do 2º ou 3º mês, quando o bebê pesa cerca de 5 quilos, suas reservas são suficientes para passar a noite sem ser alimentado. Quando ele chorar, não se precipite para pegá-lo nos braços, dar-lhe o peito ou a mamadeira. Deixe-o chorar um pouquinho. talvez não esteja realmente desperto ou ainda não esteja chupando o polegar. Espere até que ele volte a dormir. Se o choro persistir, acalme-o em silêncio e no escuro, sem pegá-lo nos braços. Até quatro meses, o bebê nem sempre consegue dormir noites inteiras de nove ou dez horas. Tente responder às exigências dele com carinho, mas também com firmeza.

• *Não deixe o bebê dormir com você ou perto de você.* Principalmente depois do primeiro mês, é melhor que o bebê tenha seu quarto, ou pelo menos seu cantinho. Se a casa for pequena, instale um biombo, ou leve o berço à noite para a

Os seis estágios de vigília do recém-nascido

No adulto, o sono é um encadeamento de vários ciclos que abrangem dois grandes períodos: o sono lento (ou calmo) e o sono paradoxal, assim chamado porque existe uma aparente contradição entre o estágio de sono e a animação do corpo da pessoa adormecida: rosto expressivo, movimentos oculares desordenados, pulso e respiração rápidos, atividade elétrica do cérebro mais intensa (é o período dos sonhos).
Do sono ao despertar, o recém-nascido pode se encontrar num dos seis "estágios de vigília" abaixo. Conhecer esses estágios ajuda os pais a entender melhor as reações do bebê e respeitar suas necessidades.

• **Estágio 1: sono tranqüilo profundo.** O bebê dorme de punhos fechados, sem agitação aparente, mas os músculos são contraídos leve e continuamente. O hormônio do crescimento é secretado durante este período.

• **Estágio 2: sono ativo paradoxal.** O bebê parece agitado, com rosto expressivo (sorrisos, crispação), seus olhos se mexem sob as pálpebras entreabertas, os pés ou as mãos fazem pequenos movimentos, sua respiração é irregular, com pausas de até 15 segundos. Ele dá a impressão de que pode acordar a qualquer momento.

• **Estágio 3: sonolência.** O bebê está num estágio provisório de torpor. Evite pegá-lo nos braços ou conversar neste momento, pois ele poderia acordar.

• **Estágios 4: vigília tranqüila.** O bebê está tranqüilo, atento ao ambiente ao redor, mexe-se pouco mas é capaz de "responder" à mãe, imitando um sorriso ou um gesto.

• **Estágio 5: vigília ativa.** O bebê tem muito tônus muscular, está quase agitado, mexe braços e pernas. Dá a impressão de que pode se irritar facilmente.

• **Estágio 6: vigília agitada.** O bebê se irrita, geme, chora e, apesar dos esforços da mãe, não consegue se acalmar. Durante as primeiras semanas, esses períodos são mais freqüentes e mais longos que os de vigília ou sono tranqüilo depois diminuem e desaparecem por volta do 3° mês.

cozinha ou o banheiro. Se o bebê dormir perto da mãe, vai perceber que ela está à espreita de seus menores movimentos e desejos, e terá mais dificuldade para organizar seu sono sozinho.

O choro no fim do dia

Entre a 2ª e a 10ª semana, com um máximo de intensidade por volta da 6ª semana, geralmente na caída da noite, entre 17 e 23 horas, o bebê começa a chorar e contorcer-se, dando mostras de grande mal-estar. No entanto, ele está limpo, mamou bastante, arrotou, não sente calor demais... É a "angústia da caída da noite". Não se preocupe. Esse estágio é freqüente e passageiro, e corresponde a um período de vigília agitada, que desaparece por volta do 3º mês. O bebê, que não encontra outra maneira de descarregar a tensão acumulada durante o dia, faz uma espécie de "desabafo". Mas tudo isso não passa de uma dificuldade de adaptação aos ritmos do dia e da noite.

• *Tente reagir com calma e paciência.* Essas crises de choro diário são de duração variável, mas às vezes levam mais de duas horas. São um verdadeiro teste para você e sua família, mas procure ficar calma, caso contrário o bebê perceberá sua angústia e seu choro aumentará. Você poderá consolá-lo: embale-o nos braços, sob luz fraca, sem falar com ele. Porém não use este recurso com muita freqüência, caso contrário, ele vai associar o choro à obtenção de carinhos.

• *Não use soníferos.* Não existem medicamentos eficazes para os distúrbios do sono do bebê; além disso, eles podem comprometer o desenvolvimento do cérebro.

• *Não aja como se o bebê tivesse cólicas.* As dores abdominais que ocorrem de maneira mais irregular durante o dia não bastam para explicar o choro noturno. Outro erro seria interpretá-lo como um sinal de fome. Não tente alimentar o bebê para acalmá-lo. Trata-o com calma, esperando que ele encontre seu ritmo.

Como deitar o bebê?

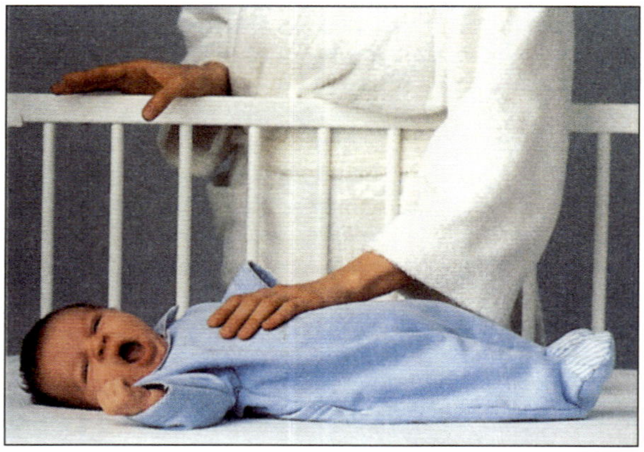

De costas △

Atualmente, recomenda-se deitar o bebê de costas. Os riscos de hipertermia (febre muito alta, perigosa para a criança) parecem menores nessa posição.
Com o rosto livre, sua oxigenação é melhor.
A superfície da pele em contato com o ar é maior, ele consegue se movimentar com maior facilidade, e os riscos de que as roupas de cama tapem o nariz ou a boca desaparecem.

De lado ▽

Você pode deitar o bebê de lado. Providencie uma guarnição enrolando uma cobertura ou proteja o berço com bordas acolchoadas. O bebê deve dormir num colchão firme, sem travesseiro, sem lençol nem colcha. A posição de barriga para baixo se recomenda raramente, só sob prescrição médica, quando o bebê sofre de regurgitação freqüente.

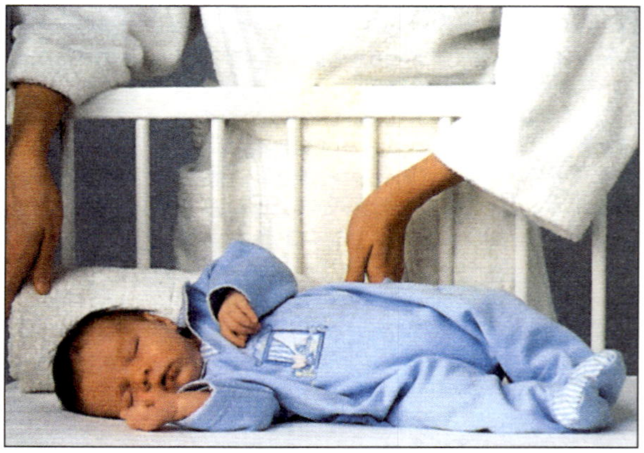

CAPÍTULO 4

Guia médico

Dicionário de termos médicos

Este dicionário explica a evolução da gravidez e do parto, os exames recomendados para a gestante e as doenças específicas da gravidez.

As palavras em negrito são explicadas em verbete próprio neste dicionário.
As palavras depois de VEJA remetem a verbetes que também podem ser consultados.

A

Aborto espontâneo

O aborto espontâneo é uma interrupção da gravidez antes do seu término, na qual o feto pode ser considerado viável, com acompanhamento adequado. A Organização Mundial de Saúde preconiza, em função dos progressos da reanimação neonatal, que o aborto espontâneo seja definido como a expulsão de um feto de menos de 500 gramas ou antes de 4 meses e meio de gravidez (22 semanas de amenorréia).

■ Geralmente, as **metrorragias** (como são chamados os sangramentos pela vagina que ocorrem fora do período da menstruação) ou as contrações na região da **pequena bacia** são os primeiros sintomas de aborto espontâneo. No entanto, estes sangramentos nem sempre são sinônimos de aborto espontâneo: trata-se de um distúrbio freqüente durante o 1º trimestre de gravidez, que afeta 25% das mulheres. Na maioria dos casos, a gravidez prossegue sem problemas, apesar de sua ocorrência.

■ **Aborto espontâneo do 1º trimestre.** Nesse período, o aborto é muito freqüente, da ordem de 15% a 20%. Na grande maioria dos casos, sua causa é uma anomalia ocorrida durante a **fecundação**, causando uma aberração nos **cromossomos** do feto que inviabiliza o seu desenvolvimento. Trata-se, portanto, de um mecanismo de seleção natural, cuja causa não reside numa anomalia da mãe, nem numa anomalia do pai. O aborto espontâneo do 1º trimestre não exige um exame especial, a não ser em caso de três abortos consecutivos. A atividade física não é o fator responsável, pois esse tipo de aborto acontece inevitavelmente. Portanto, a paciente não deve se acusar de não ter ficado em repouso de maneira preventiva.

■ **Aborto espontâneo do 2º trimestre.** É muito mais raro (cerca de 0,5% dos casos), quase sempre provocado por uma infecção ou por uma abertura anormal do **colo do útero**. A prevenção consiste na **cerclagem** do colo em caso de abertura, ou na administração de antibióticos em caso de infecção.

Abscesso mamário

O abscesso da mama é uma afecção geralmente sem gravidade, que ocorre com mais freqüência no início do aleitamento. É causado pela infecção de um dos canais que conduzem o leite para o mamilo (canais galactóforos) por uma bactéria que penetra por uma fenda do mamilo e se prolifera, criando um abscesso.

■ Manifesta-se por febre alta, que aumenta progressivamente, estado de fadiga e mal-estar e dores localizadas na mama atingida. Esta fica anormalmente vermelha e quente, apresentando uma zona dura em face do abscesso.

O abscesso da mama é uma contra-indicação temporária para o aleitamento. No início, pode-se tentar um tratamento médico à base de antibióticos, mas geralmente o tratamento é cirúrgico, e consiste na drenagem do abscesso por meio de uma incisão.

Aconselhamento genético

Avaliação do risco de ocorrência de doença genética numa criança que está para nascer. O casal que deseja ter filhos, mas que teme ou corre o risco de transmitir-lhes doenças, pode recorrer ao aconselhamento genético.

■ O aconselhamento genético tenta fornecer aos pais a informação mais objetiva possível sobre os riscos envolvidos.

Conforme a complexidade do problema, ele se baseia numa colaboração multidisciplinar entre diferentes médicos: geneticista, obstetra, ultra-sonografia, além de pediatras, às vezes até cirurgiões pediátricos, que dão opinião abalizada sobre o acompanhamento do bebê depois do nascimento.

Um exame de triagem pré-natal (**biópsia do trofoblasto, amniocentese** etc.) pode ser necessário. Além disso, o aconselhamento genético avalia os riscos de reincidência da doença genética numa gravidez posterior.

Seja como for, cabe aos pais refletir bem antes de decidir pelo aconselhamento genético, pois o aborto no Brasil não é permitido em caso de eventual malformação congênita do feto.

VEJA: INTERRUPÇÃO MÉDICA DA GRAVIDEZ.

Acupuntura

Medicina tradicional chinesa, pode ser indicada durante a gravidez, sobretudo como preparação para o parto.

■ Consiste na estimulação de pontos energéticos por meio de agulhas aplicadas em diferentes locais do corpo. O objetivo é restabelecer o equilíbrio energético.

A acupuntura pode ser empregada ao longo da gravidez para combater vários males, como dores lombares, dor ciática, obstrução nasal etc.

Na **preparação para o parto**, as sessões, conduzidas por um acupunturista profissional, têm início no 3º trimestre de gravidez.

Por fim, existe outra indicação da acupuntura em obstetrícia: a supressão da dor durante o parto. Esta técnica é muito pouco utilizada no Brasil.

AIDS

A AIDS, ou síndrome de imunodeficiência adquirida, é causada pelo vírus da imunodeficiência humana, o HIV, cuja característica é infectar as células do sistema imunológico.

■ A presença de anticorpos no sangue, detectada pelas técnicas imunológicas (teste Western Blot), significa que o vírus está presente no organismo (ao passo que, em praticamente todas as outras doenças infecciosas, a presença de anticorpos significa que o agente patogênico foi eliminado, garantindo proteção contra uma nova contaminação). É isso o que define a soropositividade em relação ao HIV. Pode existir uma fase de latência de vários anos entre a contaminação e os primeiros sintomas da doença.

Esta se manifesta por infecções bacterianas, virais ou parasitárias, de maneira inabitual ou repetida e com ataques múltiplos (pulmões, tubo digestivo, cérebro), que revelam um déficit imunológico. Na atual ausência de tratamento curativo, o prognóstico dessa afecção é grave, tanto para a criança como para o adulto.

O vírus HIV pode ser transmitido ao feto pela mãe soropositiva no final da gravidez ou durante o parto. Se não houver acompanhamento médico, o risco é da ordem de 20% a 30% e varia em função do estágio da doença. Alguns protocolos terapêuticos foram propostos para diminuir o risco de transmissão ao feto. Eles se mostraram eficazes, mas não eliminam completamente o risco (3%).

Quando nasce um bebê de mãe soropositiva, são necessários alguns exames (detecção da presença do vírus por cultura ou busca direta de seu genoma) para determinar se a criança foi ou não contaminada. Se preciso, inicia-se um tratamento antiviral rapidamente. A criança é sempre soropositiva ao nascer, mesmo quando não é portadora do vírus, pois todos os anticorpos da mãe lhe são transmitidos, inclusive os anticorpos dirigidos contra o HIV.

A transmissão do HIV pelo leite materno também é possível. Por esse motivo, o aleitamento materno é contra-indicado quando a mãe é soropositiva.

Albuminúria

A presença de albumina na urina, ou albuminúria, é anormal e significa geralmente um distúrbio na função de filtro dos rins.
Na gestante, pode ser sintoma de uma complicação da gravidez, a pré-eclâmpsia ou toxemia gravídica, como também de uma infecção urinária.

■ Nenhum sintoma identifica a albuminúria, mas ela pode ser facilmente detectada por meio de exames específicos da urina. Na gestante, esse exame é obrigatório e realizado a cada consulta. Em caso de albuminúria, o médico procura outros distúrbios que possam evocar a pré-eclâmpsia: hipertensão arterial e retenção de água nos tecidos (edemas).

VEJA: EXAME DE URINA

Álcool

Bebidas alcoólicas devem ser evitadas durante a gravidez e o aleitamento. O álcool ingerido pela gestante passa rapidamente para o seu sangue. Ele não é filtrado pela placenta e penetra no sangue do feto. Durante o aleitamento, o álcool passa para o leite.

■ O consumo de álcool durante a gravidez e o aleitamento não é totalmente proibido. Você pode se permitir um copo de vinho de vez em quando e uma taça de champanha em ocasiões importantes. No entanto, abstenha-se de bebidas fortes e não consuma bebidas alcoólicas nos três primeiros meses de gravidez.

O consumo excessivo de álcool durante a gravidez causa no feto uma síndrome chamada alcoolismo fetal, que reúne um conjunto de anomalias: **retardo de crescimento intra-uterino**, bebê com uma fácies (aspecto) particulares (cabeça pequena, queixo retraído, curvatura muito pronunciada do nariz etc.) e sofrendo de retardamento mental. Graças à informação e ao acompanhamento pré-natal, essa síndrome é rara hoje em dia.

Aleitamento

É o período no qual o bebê é apenas, e depois principalmente, alimentado com leite. Vai do nascimento à idade de 4 a 12 meses em média. Faz-se uma distinção entre o aleitamento materno, na qual a criança é alimentada no peito, e o aleitamento artificial, no qual a criança é alimentada por mamadeira, com leite derivado do leite de vaca.

■ **Aleitamento materno**. O leite da mãe é o alimento mais adequado à criança. É o único alimento que garante uma proteção imunológica do recém-nascido contra doenças respiratórias, digestivas alérgicas. A lactação é preparada desde o início da gravidez, por meio de uma modificação das células mamárias. A fase secretória começa já no 3º mês de gravidez e pode resultar, mesmo antes do nascimento, em pequenos escoamentos de leite, que são perfeitamente normais. A verdadeira lactação só tem início depois do parto com a "descida do leite" (apojadura), que ocorre em média no terceiro dia. Sua continuidade depende de sucções repetidas e freqüentes do mamilo.

A primeira secreção se chama colostro. É um líquido amarelado, rico em imunoglobulinas protetoras. Depois de 48 horas, começa a produção de leite propriamente dito. Este é rico em água (90%) e em lactose (açúcar), e contém ainda lipídios e oligoelementos (ferro, cálcio) que a criança assimila facilmente.

A primeira mamada deve ocorrer o mais cedo possível após o parto (nas primeiras horas de vida), pois a criança vai se alimentar "conforme a demanda", mas o ideal é fazer com que as mamadas durem de 15 a 20 minutos, com um intervalo de no mínimo duas horas. O número de mamadas varia em função da criança, seu peso, sua idade e a quantidade de leite produzida, ou seja, uma média de seis a oito mamadas a cada 24 horas. Para favorecer o aleitamento, a jovem mãe deve respeitar algumas regras de higiene e de vida simples: repouso suficiente e alimentação equilibrada, rica em água, proteína e cálcio.

O aleitamento materno favorece o contato entre a mãe e a criança. Também provoca contrações uterinas que facilitam o retorno do útero ao tamanho normal.

■ **Aleitamento artificial.** O leite utilizado é preparado para se parecer o mais possível com o leite materno. Existem leites para a primeira idade (de 0 a 4 meses), também chamados "leites da criança de peito", e leites para a segunda idade (de 4 a 12 meses), ou "leites de prosseguimento". Sua composição varia para se adequar ao crescimento da criança. O número de mamadeiras e a quantidade de leite também variam em função do peso e da idade da criança.

Dois métodos podem ser propostos às mulheres que não desejam amamentar. Eles permitem inibir a lactação antes da descida do leite por meio do uso de medicamentos (**agonistas dopaminérgicos**), que começa até 72 horas depois do nascimento e continua durante 21 dias, ou do enfaixamento dos seios, a não-estimulação dos mamilos e a diminuição da ingestão de líquidos por 3 ou 4 dias depois do parto.

VEJA : DESMAME

Alimentação durante a gravidez

A alimentação de uma gestante deve ser equilibrada, de maneira a fornecer vitaminas, cálcio e proteínas em quantidades suficientes. Lembre-se de que a gravidez não é uma ocasião para "comer em dobro": o feto se vale das reservas alimentares da mãe, e depois do parto será mais difícil perder os quilos supérfluos. Além disso, alguns alimentos e combinações alimentares não são aconselháveis, para evitar doenças perigosas para você e seu bebê.

■ As vitaminas, sobretudo a vitamina C, são fornecidas pelas frutas e legumes frescos, o cálcio pelos laticínios, as proteínas pela carne e o peixe, o ferro pela carne. No caso de uma alimentação equilibrada e se não houver carência, os suplementos sistemáticos, com exceção da vitamina D, não são recomendáveis.

Em caso de não-imunização contra **toxoplasmose**, é aconselhável lavar cuidadosamente os legumes e frutas cruas e cozinhar bem a carne. É fundamental que você evite contato com gatos.

A prevenção da **hepatite** viral A (já existe uma vacina contra essa doença) não obriga a eliminação dos frutos do mar da alimentação.

Por fim, a prevenção do risco de **listeriose** passa por uma alimentação que evita os produtos à base de leite cru (queijos), carnes embutidas etc. Essa doença se deve a uma bactéria de origem animal que resiste ao frio.

VEJA: SUPLEMENTOS ALIMENTARES DURANTE A GRAVIDEZ

Altura uterina

Exame clínico que consiste em medir, com uma fita métrica, a distância que separa a margem superior do púbis até o fundo do útero da gestante. Permite confirmar que o feto se desenvolve normalmente em peso e em tamanho.

■ A altura uterina aumenta à medida que a gravidez avança. Em termos aproximados, até o 7° mês é igual ao número de meses de gravidez multiplicado por 4, e depois aumenta 2 cm por mês nos dois últimos meses, até atingir entre 32 e 36 cm.

Essa medição permite avaliar o tamanho do feto e a quantidade de **líquido amniótico**, mas não é muito confiável por causa de fatores como obesidade, presença de fibromas no útero, gravidez gemelar etc.

VEJA: CRESCIMENTO DO FETO.

Amenorréia

Amenorréia significa ausência de menstruação. Fala-se em amenorréia primária quando a paciente nunca teve menstruação, e em amenorréia secundária quando a menstruação parou há, pelo menos, três meses.

■ **Amenorréia primária**. No Brasil, as mulheres têm sua primeira menstruação (ou menarca) em média por volta dos 13 anos de idade, mas a ausência de menstruação só é considerada anormal depois dos 18 anos. Suas causas podem ser um simples retardamento pubertário, que se resolve por si mesmo, ou uma malformação congênita dos órgãos genitais: ausência de útero e ovários (síndrome de Turner), ausência de vagina ou membranas vaginais, hímen imperfurado. A ausência de menstruação também pode ser causada por uma doença da hipófise ou das glândulas supra-renais. Conforme o caso, o tratamento dessas causas pode ser médico ou cirúrgico.

■ **Amenorréia secundária.** É muito mais freqüente do que a amenorréia primária, e pode ter causas muito diferentes. A primeira é o início de uma gravidez; portanto, o **teste de gravidez** é um dos primeiros exames em caso de ausência de menstruação.

Depois de um parto (ou aborto espontâneo) e se não houver aleitamento, o retorno da menstruação ocorre normalmente em seis a oito semanas. Após três a cinco meses, a ausência de menstruação é anormal. Em caso de aleitamento, é mais difícil prever a data do retorno da menstruação; geralmente, a amenorréia é considerada anormal depois de cinco meses.

Fora do contexto da gravidez, a amenorréia secundária pode estar ligada a uma afecção do útero (**sinequias uterinas**), do hipotálamo ou da hipófise, ou à interrupção de um anticoncepcional por via oral (neste caso, ela costuma ser passageira). Também pode ser acompanhada por uma perda de peso considerável.

A menopausa também acarreta uma interrupção da menstruação, e, em geral, é assim considerada a partir de um ano de amenorréia.

Amniocentese

A amniocentese é um exame pré-natal que permite coletar uma amostra do líquido amniótico que envolve o feto, para análise em laboratório. Em geral, é realizada para estudar os cromossomos do feto. No Brasil, é indicada às mulheres com mais de 38 anos, para identificação de uma eventual trissomia 21 (síndrome de Down), anomalia cujo risco aumenta com a idade da mãe. Também é indicada em caso de antecedente de anomalias genéticas ou cromossômicas dos pais ou de um filho nascido anteriormente.

■ A amniocentese é realizada por punção na cavidade uterina da gestante. Efetua-se exame e a partir do 4º mês de gravidez (após 16 semanas de amenorréia) sob controle de ultra-som, o que permite determinar a idade do feto, sua posição e a posição da placenta. A punção não é dolorosa e, em geral, é realizada sem anestesia local, pois esta última também exigiria uma injeção. O procedimento tem de ser acompanhado por precauções de assepsia (ausência de germes microbianos) para evitar os riscos de infecção. O exame é realizado sem hospitalização, dura apenas alguns minutos e só exige algumas horas de repouso em seguida, por causa das pequenas contrações que pode provocar.

O principal perigo da amniocentese é o **aborto espontâneo** por rutura das membranas. Mesmo tendo sido realizado corretamente, essa complicação ocorre em 0,5% a 1% dos casos, uma porcentagem que tem de ser levada em conta.

A análise do líquido amniótico permite realizar um **cariótipo**, e assim identificar anomalias cromossômicas como a trissomia 21 ou outras doenças graves. A amniocentese é recomendável se você tiver 38 anos ou mais, em caso de anomalias detectadas por **ultra-som** e/ou em função do exame de sangue, pois a dosagem de marcadores séricos (a fetonoteína, estriol) poderia levar à suposição de uma trissomia.

Após o 4° mês de gravidez (20ª semana de amenorréia), a amniocentese pode ser indicada para verificar uma incompatibilidade dos grupos sanguíneos entre a mãe e o feto (risco de **doença hemolítica do recém-nascido**). Ela permite calcular a taxa de bilirrubina (que reflete a intensidade da incompatibilidade) e decidir sobre o tratamento a seguir. Em outros casos, permite avaliar a maturação pulmonar do feto.

VEJA: DIAGNÓSTICO PRÉ-NATAL, INCOMPATIBILIDADE DO FATOR TH.

Amnioscopia

É um exame pré-natal realizado no final da gravidez para visualizar a cor do líquido amniótico e detectar uma eventual emissão prematura de fezes pelo feto. Consiste na introdução de um tubo no orifício do colo do útero até o contato das membranas.

■ A amnioscopia pode ser utilizada no acompanhamento do final da gravidez. Seu objetivo é detectar a presença de um líquido de cor esverdeada, chamado **mecônio**, que indica a emissão prematura das primeiras fezes da criança, e constitui um sinal de estresse ou **sofrimento fetal**. É um exame pouco confiável, e para ser praticado exige que o colo do útero já esteja dilatado. Por esse motivo, algumas equipes obstétricas já o abandonaram em benefício de outros meios de acompanhamento como a estimativa da quantidade de líquido amniótico pelo ultra-som ou a monitoração do ritmo cardíaco do feto, ou dopplervelocimetria fetal.

Anemia

Os glóbulos vermelhos são produzidos pela medula óssea. Seu constituinte principal é a hemoglobina, pigmento que contém ferro, garante o transporte do oxigênio dos pulmões para os tecidos e dá ao sangue sua cor vermelha. A anemia é uma diminuição da taxa de hemoglobina no sangue. Nas gestantes, sua principal causa é a carência de ferro.

■ Durante a gravidez, o limite abaixo do qual se fala em anemia não corresponde aos 12 gramas por decilitro tomados como referência para a não-gestante. Durante o período de gestação, um fenômeno perfeitamente normal, chamado hemodiluição, é responsável por uma diminuição desse valor para 10 ou 11 gramas por decilitro.

Em geral, a anemia provoca fadiga excessiva, palidez da pele e das mucosas — especialmente visível nas conjuntivas, membranas que recobrem o interior das pálpebras —, falta de fôlego e aceleração do ritmo cardíaco.

Durante a gravidez, a causa mais freqüente de anemia é um defeito de síntese causado por uma carência de ferro (ou carência marcial), principal constituinte de hemoglobina. Na mulher, as reserva de ferro costumam ser baixas por causa da perda de sangue mensal por ocasião da **menstruação**. Durante a gestação, as necessidades de ferro aumentam, portanto, a gravidez pode desestabilizar um equilíbrio que já era precário e revelar uma anemia latente. A prevenção desse tipo de carência consiste numa alimentação equilibrada. Os alimentos ricos em ferro são essencialmente a carne vermelha, mas também o peixe e, em menor escala, espinafre e lentilhas. Em caso de carência marcial, o tratamento consiste na ingestão prolongada de ferro.

Uma anemia por defeito de produção também pode estar relacionada com a carência de ácido fólico, ou vitamina B_9 (vitamina presente na carne de fígado, laticínios, verduras etc). O tratamento consiste no suplemento medicamentoso de ácido fólico.

Por fim, na gestante, a anemia causada por perda excessiva de sangue pode ocorrer depois do parto (hemorragia ocorrida durante o **delivramento**). Se não for severa demais, é tratada por ingestão de ferro e ácido fólico. A transfusão é reservada para hemorragias consideráveis.

VEJA: ALIMENTAÇÃO DURANTE A GRAVIDEZ, SUPLEMENTOS ALIMENTARES DURANTE A GRAVIDEZ.

Anestesia

Suspensão total ou parcial da sensibilidade e, eventualmente, da consciência. A anestesia local é limitada a uma zona do corpo; a anestesia loco-regional, a uma região; a anestesia geral afeta a totalidade do corpo.

■ Vários tipos de anestesia podem ser empregados durante o parto. Atualmente, a mais difundida é a **peridural**.

Se o parto ocorrer por vias naturais e não houver peridural, o obstetra pode recorrer a uma anestesia local dos nervos pudendos, para aliviar a paciente no caso da saída do bebê se dar por meio de fórceps. Uma anestesia local da pele e das mucosas pode ser realizada quando há fissura superficial do **períneo** ou durante a sutura de uma **episiotomia**.

Quando a cesariana é programada antes do trabalho de parto, ou decidida sem que haja urgência extrema, várias equipes médicas privilegiam a **raquianestesia**, procedimento semelhante à peridural, mas durante o qual a solução anestésica é injetada de uma só vez no líquido cefalorraquiano, sob a medula espinhal.

Em caso de contra-indicação e/ou de urgência, a anestesia geral é o único recurso.

Anexos

São as estruturas (âmnio, córion, cordão umbilical, placenta) cuja função é garantir as relações entre o feto e a mãe durante a gravidez.

■ O âmnio é uma membrana fina que reveste o interior da cavidade na qual se encontra o feto e se enche de líquido amniótico durante gravidez. Também recobre o cordão umbilical e a placenta, é reforçado por outra membrana, o córion, colada à mucosa do útero.

Anticoncepção pós-parto

Os ovários podem retomar a produção de óvulos a partir do 25º dia depois do parto; portanto, uma nova gravidez é possível antes do retorno da menstruação. Por esse motivo, o ideal é escolher um método anticoncepcional antes de deixar a maternidade, mesmo que você esteja amamentando; o aleitamento retarda teoricamente a ovulação, mas não é um método confiável. Vários métodos podem ser levados em consideração, em função dos hábitos do casal, as contra-indicações médicas e o fato de a mãe amamentar ou não.

■ O momento de retomada das relações sexuais é muito variável de um casal para outro e depende sobretudo do tipo de parto e da intensidade da fadiga que costuma ocorrer durante o **pós-parto**.

■ **Métodos preconizados depois do parto.** Em primeiro lugar, é o preservativo masculino, sendo que o emprego de um lubrificante pode facilitar as relações sexuais. Também podem ser usados espermicidas locais (óvulos), cujo efeito lubrificante facilita as relações. Eles devem ser aplicados no fundo da vagina cerca de 10 minutos antes da relação, e qualquer higiene íntima deve ser evitada duas horas antes ou depois (pois há o risco de anular a ação dos espermicidas).

Os anticoncepcionais orais também podem ser usados depois do parto. Os clássicos (pílulas compostas de estrógenos e de progesterona) são contra-indicados para quem está amamentando; esse tipo de tratamento anticoncepcional deve ter início cerca de três semanas depois do parto (e não antes, para não aumentar o risco de **flebite**) e antes do retorno da menstruação, se não houver contra-indicação. Por outro lado, as micropílulas (unicamente à base de progestagenos) não são contra-indicadas em caso de aleitamento; o tratamento tem início dez dias depois do parto. Essas micropílulas devem ser tomadas todos os dias no mesmo horário, sem interrupção entre as cartelas; os inconvenientes são a limitação de horário (um atraso de algumas horas as torna inativas) e a ocorrência de pequenos sangramentos intermitentes.

Por fim, o DIU pode ser um bom método para as mulheres que já tiveram, em princípio, a quantidade de crianças desejada, e que têm um parceiro fixo (pois um dos principais inconvenientes do DIU é o risco infeccioso que ele acarreta). Entretanto, não é um anticoncepcional do pós-parto imediato, pois um prazo de dois meses tem de ser observado entre o parto e a colocação do DIU.

■ **Métodos desaconselháveis depois do parto.** São os diafragmas e outros preservativos femininos, pois a vagina e o colo do útero, no qual são aplicados, ainda não recuperaram a forma original. Poresse motivo, a medição da curva de temperatura, inviável antes da primeira ovulação, também é desaconselhável depois do parto.

No Brasil, a esterilização por ligadura das tubas uterinas (ou trompas de Falópio) só pode ser realizada se uma futura gravidez representar risco de vida, mas mesmo assim, a mulher precisa ter dois filhos e mais de 21 anos de idade.

VEJA: SEXUALIDADE DURANTE E DEPOIS DA GRAVIDEZ.

Apgar, índice de

O índice de Apgar permite avaliar de maneira rápida a vitalidade e o estado de saúde do recém-nascido, nos minutos que se seguem ao nascimento. Esse exame é conhecido pelo nome de sua autora, a pediatra norte-americana Virginia Apgar.

■ O índice de Apgar avalia cinco parâmetros: o ritmo cardíaco, a capacidade respiratória, a coloração da pele do bebê (rosada ou azulada, em caso de **cianose**), seu tônus muscular e suas respostas aos estímulos. Cada parâmetro recebe uma cotação de 0 a 2.

Um total de 10 pontos significa que o recém-nascido goza de saúde excelente. Uma cotação abaixo de 7 indica dificuldades de adaptação que precisam de tratamento imediato: desobstrução das vias respiratórias, ventilação, oxigenação. O índice é calculado 1 minuto após o nascimento da criança e depois aos 5 minutos e aos 10 minutos, permitindo julgar se uma reanimação mais intensiva é ou não necessária.

VEJA: INCUBADORA, PREMATURIDADE.

Apresentação

Posição na qual o feto se apresenta durante o parto. Na grande maioria dos casos (entre 95% e 96%), os bebês nascem de cabeça para baixo.

■ Existem várias possibilidades de apresentação pela cabeça por causa da posição: apresentação do topo (pelo crânio), do rosto ou da testa. A apresentação do topo é a mais freqüente: quase sempre, a criança nasce com o rosto para baixo (dirigido para o ânus materno).

As outras apresentações possíveis são a invertida (pelo bumbum, de 3% a 4% dos nascimentos) e, muito mais raramente, a apresentação pelo ombro. Esta última exige sistematicamente o parto por cesariana, pois a criança fica em posição transversal e não consegue ultrapassar a **bacia óssea da mãe**.

Ardor estomacal

VEJA: REFLUXO GASTROESOFAGICO.

Aumento de peso do bebê

Aumento de peso do bebê é, junto com o crescimento do tamanho e do perímetro da cabeça, um dos principais indicadores de seu desenvolvimento. Por esse motivo, as consultas médicas mensais, nos primeiros 6 meses de vida, são muito importantes.

■ Em cada consulta, o pediatra pesa o bebê e anota o resultado num gráfico que forma uma curva. Também verifica se o crescimento está sendo regular e se o peso está situado dentro da média.

Aumento de peso durante a gravidez

Em média, a gestante ganha 1 quilo por mês nos 7 primeiros meses de gravidez, e, em seguida, 2 quilos por mês até o parto. Ao longo de uma gravidez normal, o aumento de peso total varia de 10 a 18 quilos, com uma média de 12 quilos.

■ Esses números são aproximados Muitas vezes, o aumento de peso não é linear (1 quilo por mês), evoluindo num ritmo cada vez mais intenso de um mês para o outro. Além disso, não acontece da mesma maneira para todas as mulheres. Depende da alimentação e também da fisiologia de cada pessoa. Mulheres com excesso de peso no início da gravidez têm tendência a engordar menos do que uma paciente magra, ou que acaba de sair de uma dieta emagrecedora.

Para evitar o excesso de peso, a **alimentação durante a gravidez** deve ser variada e equilibrada. É inútil "comer por dois", se as necessidades do bebê forem satisfeitas e o excedente ficar para a mãe. As conseqüências do excesso de peso durante a gravidez são o desconforto, dores nas costas e nas pernas, dificuldade para se locomover e o risco de um parto difícil (bacia mais estreita por causa do excesso de gordura).

É totalmente possível adotar uma dieta emagrecedora durante a gravidez com a condição de que ela seja equilibrada e não provoque carência alimentar. De maneira geral, deve-se limitar a ingestão de alguns alimentos como frutas, bebidas doces, sobremesas e queijos com alto teor de gordura.

Quando a gestante apresenta excesso de peso, o médico verifica se ele não é causado por retenção de água, o que pode exigir exames médicos e acompanhamento específico. Se o excesso de peso for gerado por uma alimentação desequilibrada, aconselha-se uma consulta com o nutricionista, o que ajuda a corrigir os erros de dieta que levam a gestante a engordar demais.

VEJA: EMAGRECER DEPOIS DO PARTO, DORES NAS COSTAS.

B

Baby blues

Cerca de 60% das gestantes enfrentam uma depressão leve entre o 3º e o 9º dia após o parto. É o chamado baby blues, *ou "síndrome do 3º dia", que pode ser de intensidade variável e afeta com mais freqüência as mulheres que acabam de dar à luz seu primeiro bebê.*

■ O *baby blues* se manifesta por meio de ansiedade, humor extremamente instável, fadiga pronunciada e a sensação de não ter condições de ser uma boa mãe e de ser incapaz de cuidar da criança.

Não é uma doença. De um lado, sua origem se deve a fatores físicos: a grande perturbação hormonal ocorrida durante o **pós-parto** e a fadiga real dos primeiros dias após o parto e a fadiga real dos primeiros dias após o parto. De outro lado, estão os fatores psicológicos: a sensação de perda com relação à gravidez e à criança imaginária, e o trabalho de identificação no novo papel de mãe diante da criança.

Durante a manifestação desses sintomas, a nova mãe precisa ser tranqüilizada pela equipe médica e pelo ambiente familiar em suas novas funções. O tratamento medicamentoso não se justifica. Geralmente um apoio psicológico e prático (as tarefas da vida cotidiana são assumidas por um terceiro), de modo que a nova mãe possa descansar, é suficiente para que a depressão desapareça antes do 10° dia. Consulte o seu médico se os problemas persistirem depois disso ou se surgirem distúrbios do sono (insônia, pesadelos).

Em alguns casos, um estado depressivo mais prolongado pode se seguir ao *baby blues*. A nova mãe sente fadiga persistente, irritabilidade e ansiedade, acusando-se de não cuidar bem do bebê ou cuidar dele sem prazer. Esse fenômeno é mais freqüente nas mulheres com menos de 20 anos ou mais de 40, quando a gravidez foi involuntária, quando existem dificuldades de relacionamento entre a parturiente e sua própria mãe, ou quando o *baby blues* foi muito intenso. Neste caso, o risco de os problemas persistirem é maior, e o acompanhamento médico é necessário.

VEJA: DEPRESSÃO.

Bacia óssea

A bacia é uma cintura óssea situada abaixo do abdome, que sustenta a coluna vertebral e à qual estão ligados os membros inferiores. Durante a gravidez, o feto se desenvolve no útero, acima da bacia óssea.

■ Ela é formada pelo sacro e pelo cóccix por trás, e pelos ossos ilíacos dos lados e na frente. Delimita uma larga cavidade em forma de funil, na qual se distinguem a grande bacia (parte inferior do abdome) e a **pequena bacia** (onde se localizam a bexiga e os órgãos genitais internos). Em geral, a bacia feminina é mais dilatada do que a do homem, o que a torna apropriada para a maternidade.

VEJA : RADIOPELVIMETRIA

Bactérias

As bactérias são seres vivos formados por uma única célula, e só são visíveis ao microscópio. Autônomas, elas podem proliferar em ambientes variados, ao contrário dos vírus, que precisam invadir uma célula para se desenvolver.

■ As bactérias provocam infecções locais ou gerais, mas também podem ser benéficas (por exemplo, as bactérias que vivem no intestino e contribuem para a digestão dos alimentos).

O organismo humano com boa saúde possui um sistema de defesa imunológica que o protegem contra as bactérias infecciosas. Os antibióticos permitem lutar contra a maioria dela, levando à cura das infecções quando o diagnóstico é estabelecido a tempo. Além disso, realizadas preventivamente, as vacinas permitem evitar algumas dessas infecções.

VEJA : DOENÇAS INFECCIOSAS DURANTE A GRAVIDEZ.

Biópsia do trofoblasto

Este exame consiste na coleta de uma amostra do trofoblasto (tecido que dá origem à placenta), para análise em laboratório. É, junto com a amniocentese e a punção do sangue fetal, um dos três exames que permitem analisar os cromossomos do feto e identificar uma eventual anomalia cromossômica. Também permite a identificação de algumas doenças genéticas e do sexo do bebê.

■ A biópsia do trofoblasto é realizada com monitoração por ultrasom e pode ser praticada a partir de dois meses de gravidez (11-12) semanas de amenorréia). Duas técnicas são possíveis: a coleta através do abdome, por meio de uma agulha de grosso calibre, ou pela vagina. O procedimento só dura alguns minutos. Como se trata de uma coleta de tecido, e não de líquido (como na amniocentese), pode ser necessária uma anestesia local na região da punção.

Sua vantagem é ser realizada num estágio precoce da gravidez. Além disso, os resultados da análise são rapidamente conhecidos. No entanto, existe o risco de provocar um **aborto espontâneo** (da ordem de 2% a 3%), muito mais elevado do que o da aminiocentese (risco de 0,5% a 1%). Por esse motivo, a técnica é reservada para algumas situações específicas: casos em que uma coleta em quantidade é indispensável para análise (como na identificação de algumas doenças genéticas); casos em que a rapidez da resposta é condicionada por uma situação de alto risco (identificação de uma doença hereditária, por exemplo, a miopatia, que só pode afetar crianças do sexo masculino).

VEJA: CARIÓTIPO, DOENÇA HEREDITÁRIA.

Bolsa-d'água

Espaço repleto do líquido amniótico que envolve o feto. Desempenha papel essencial na proteção do feto contra traumatismos. Ela se rompe espontaneamente durante o trabalho de parto, mas às vezes também mais cedo, logo no início das contrações. Nesse caso, vá imediatamente para a maternidade.

■ Em geral, a bolsa-d'água se rompe espontaneamente quando a dilatação do colo do útero atinge de 2 a 5 cm. É uma ruptura indolor e que se manifesta por um escoamento de líquido pela vagina. O escoamento pode ser lento, ou então o líquido jorrar inesperadamente. Às vezes, a bolsa-d'água não se rompe quando a dilatação do colo do útero atinge 5 cm e a cabeça do feto já está bem encaixada nas vias maternas. Neste caso, o obstetra rompe as membranas com um instrumento durante uma das contrações.

Quando a ruptura da bolsa-d'água ocorre antes dos oito meses de gravidez, a paciente é hospitalizada e mantida sob observação por causa das complicações possíveis (infecções, risco de parto prematuro), que às vezes exigem a indução do parto.

Bossa serossanguínea

No caso de parto pela cabeça, os bebês muitas vezes nascem com uma bossa no alto do crânio, que deforma seu couro cabeludo. Trata-se de uma afecção freqüente, que desaparece espontaneamente em alguns dias.

■ Durante o parto, a cabeça do bebê se amolda aos ossos da bacia da mãe. Depois de algum tempo, essa pressão provoca o aparecimento de um acúmulo de sangue e serosidades n alto do crânio do bebê, dando à sua cabeça um aspecto oblongo.

O tamanho de uma bossa serossanguínea pode ser impressionante, mas ela não tem conseqüências e desaparece espontaneamente num prazo de 24 a 48 horas. Nenhum tratamento é necessário.

Evidentemente, esta bossa não se forma quando o parto se dá com o bebê em posição invertida ou quando se faz cesariana.

VEJA : APRESENTAÇÃO

C

Cãibra

É a contração dolorida, intensa e prolongada, de um músculo. Cerca de 15% a 30% das mulheres sofrem de cãibras durante a gravidez.

■ Nas gestantes, as cãibras se localizam nas panturrilhas (barriga da perna) e costumam ocorrer à noite. Normalmente, desaparecem sozinhas quando a mulher estica a perna e massageia a zona dolorida, mas uma dor mais ou menos intensa pode persistir até mesmo por várias horas.

Sua causa ainda é pouco conhecida. Provavelmente, se devem a uma carência de magnésio e/ou cálcio e a uma insuficiência venosa. Pode ser sugerido um tratamento, mas ele não se mostra eficaz para todas as pacientes. Consiste na ingestão de magnésio e cálcio em doses receitadas pelo médico, por tempo variável em função do resultado.

Cálcio:

VEJA: SUPLEMENTOS ALIMENTARES DURANTE A GRAVIDEZ

Canto pré-natal

Método de preparação para o nascimento que utiliza o canto como recurso para a comunicação com a criança e o trabalho com a respiração. Pode complementar um método mais clássico de preparação para o parto.

■ O feto percebe a voz da mãe, primeiro por condução óssea e depois, a partir do 5º mês, pelos ouvidos, que se tornam funcionais. O canto ajuda a mulher a preparar seu corpo para o parto: trabalho de respiração, tonicidade dos músculos abdominais, oscilação da bacia, trabalho do períneo. Por outro lado, permite extravasar angústias, exprimir sentimento e inquietações. Geralmente, as sessões continuam depois do nascimento.

Carboidratos

Um carboidrato, ou açúcar, é uma substância composta de carbono, hidrogênio e oxigênio. É encontrado principalmente nos vegetais. Junto com os lipídios e proteínas, os carboidratos são um dos três elementos essenciais encontrados na alimentação.

■ As necessidades de carboidratos de um adulto são de aproximadamente 5 g por kg de peso por dia; eles devem representar de 50% a 55% do total de calorias consumido diariamente. Existem dois tipos de carboidratos: os carboidratos simples, também chamados de açúcares rápidos, que têm sabor açucarado e estão presentes sobretudo nas frutas, geléias, bombons, tortas etc.; e os carboidratos complexos, ou açúcares lentos, representados pelo amido (constituinte principal dos alimentos feculentos, raízes e tubérculos) e pelo glicogênio (presente no fígado dos animais). Numa alimentação equilibrada, é aconselhável o consumo de uma quantidade composta de 1/3 de carboidratos simples e 2/3 de carboidratos complexos.

Cariótipo

O cariótipo é um exame que consiste em realizar por fotografia a classificação dos cromossomos de uma pessoa, a partir de uma coleta de células (sangue, tecido, líquido amniótico). Esse exame permite identificar diversas anomalias na estrutura ou no número de cromossomos.

■ Durante a assistência pré-natal, o cariótipo é indicado quando se suspeita de anomalia no feto. O exame também é recomendado para gestantes de mais de 38 anos, para identificação da **trissomia 21** ou síndrome de Down (quando existem três cromossomos, em vez de dois, no par de número 21), anomalia cuja freqüência aumenta com a idade da mãe. A coleta pode ser feita por meio de **biópsia do trofoblasto** e **amniocentese**, por exemplo. A escolha depende do estágio da gravidez e de cada caso.

Não existe tratamento para as anomalias cromossômicas. Por esse motivo, a amniocentese é recomendável se você engravidar aos 38 anos de idade ou mais, ou se um membro de sua família sofre de doença relacionada com anomalia cromossômica, e você corre o risco de transmiti-la ao feto.

VEJA: DOENÇA HEREDITÁRIA, TRANSMISSÃO GENÉTICA.

Cefalematoma

Alguns bebês, sobretudo quando o parto é difícil, nascem com um acúmulo de sangue no interior de um dos ossos da abóbada craniana, o que causa uma bossa no crânio. É o cefalematoma, afecção benigna na grande maioria dos casos, que acaba desaparecendo por si mesma.

■ Trata-se de um acidente relativamente comum, que também pode ocorrer depois de um parto normal, e até de um nascimento por **cesariana**. É diagnosticado algumas horas depois do nascimento: a bossa se situa na abóbada craniana, bem limitada pelas suturas ósseas, e aumenta progressivamente até atingir o tamanho máximo por volta do 10° dia. O cefalematoma costuma se localizar num dos lados do crânio.

Quando não é manifestação de uma lesão subjacente de maior gravidade (fratura do crânio, hematoma intracerebral), o cefalomatoma é um acidente benigno, que desaparece sem deixar seqüelas. A reabsorção do sangue contido na bossa pode provocar **icterícia**, o que exige acompanhamento específico. Em casos raros, pode persistir uma calcificação definitiva da bossa.

Nenhum tratamento é necessário nesse caso, além da administração de analgésicos se o bebê sentir dores.

Cerclagem

Ato cirúrgico praticado na gestante, destinado a evitar um eventual parto prematuro. A cerclagem consiste em costurar o colo do útero, depois de anestesiar a paciente, com um fio (ou ligadura), amarrando-o firmemente para impedir a abertura do colo.

■ A cerclagem é praticada aos três meses de gravidez (15 semanas de amenorréia), às vezes mais tarde. A intervenção ocorre sob anestesia geral no centro cirúrgico. Ela permite evitar abertura prematura do colo uterino, conduzindo ao parto prematuro.

A cerclagem pode ser realizada para fins preventivos, caso haja antecedente de parto muito prematuro do tipo mecânico (isto é, independentemente de qualquer causa infecciosa), ou quando há modificações do colo desde o início da gravidez (colo encurtado, aberto etc.). Um caso específico justifica freqüentemente a cerclagem preventiva: é o das mulheres cujas mães foram tratadas com Diestilbestrol® durante a gravidez.

Em caso de cerclagem, o acompanhamento pré-natal é idêntico ao de uma gravidez normal. No entanto, aconselha-se mais repouso e interrupção precoce da atividade profissional. Normalmente, a gestante não sente o fio da cerclagem. Quando o risco de prematuridade for afastado (no início do 9° mês), retira-se o fio. Essa retirada é feita pela vagina, durante uma consulta médica. Não é necessário anestesia.

Cervicite

Infecção do colo do útero. Trata-se de uma afecção freqüente, quase sempre benigna, que se manifesta por perdas vaginais.

■ As cervicites são tratadas no local com óvulos vaginais, salvo quando ligadas a endometrite (infecção das tubas uterinas ou trompas de falópio.

VEJA: LEUCORRÉIA.

Cesariana

A cesariana é uma intervenção cirúrgica que visa retirar o bebê do útero por meio de uma incisão horizontal feita no abdome logo acima do púbis. Ela é praticada sob anestesia geral ou peridural. Neste último caso, a paciente fica consciente durante a operação.

■ Hoje em dia, a abertura do útero é efetuada no nível do segmento inferior (região menos expressa que aparece na junção do útero e do colo do útero a partir do 3° trimestre de gravidez, sob o efeito da distensão uterina e das contrações fisiológicas), o que preserva a possibilidade de se fazerem outras cesarianas e, portanto, não exclui uma nova gravidez.

Aconselha-se a cesariana quando o útero apresenta malformação, é frágil ou tem cicatrizes por causa de outras cesarianas, quando a bacia da mãe é estreita demais para a passagem do bebê etc.

A decisão de realizar uma cesariana também pode ser tomada pouco antes ou durante o trabalho de parto, por razões diversas: a criança vai nascer antes do prazo (sofre de retardo do crescimento ou é prematura) e o parto por vias normais poderia provocar um traumatismo por causa de sua fragilidade; o parto se prolonga sem que o trabalho seja eficaz; o bebê se apresenta em posição invertida e o trabalho de parto não progride normalmente; o bebê manifesta sofrimento revelado por monitoração, antes que o colo esteja completamente dilatado

VEJA: ULTRA-SOM

Choque obstétrico

Insuficiência circulatória aguda que pode ocorrer na gestante, durante a gravidez ou no pós-parto. Trata-se de uma complicação grave, mas rara, devido aos progressos na assistência pré-natal e no acompanhamento clínico da gravidez, assim como a possibilidade de partos menos demorados.

■ Atualmente, os casos de choque obstétrico decorrem em geral de uma hemorragia aguda que sobrevém durante o delivramento (saída da placenta e das membranas após o nascimento da criança), provocando uma queda da pressão arterial, entre outros efeitos.

Em obstetrícia, o choque também pode ser de origem infecciosa. Essa causa se tornou mais rara com a utilização de antibióticos, mas ainda se mantém com os abortos clandestinos, principal fonte de choques infecciosos.

O tratamento consiste acima de tudo em eliminar a causa (hemorragia, foco infeccioso) e combater com urgência as conseqüências por meio de reanimação, liberação das vias respiratórias, administração de oxigênio, uso de sonda, transfusão etc.

Choro do recém-nascido

O primeiro choro do recém-nascido é um sinal de sua adaptação à vida fora do útero.

■ O recém-nascido experimenta o abandono do útero por meio de sensações variadas — frio, sensações táteis — que provocam, graças a um reflexo nervoso, a abertura da glote e uma contração violenta dos músculos responsáveis pela inspiração. Cria-se assim uma forte depressão no tórax, levando à entrada de ar na árvore respiratória: é a primeira inspiração. Ocorre em seguida a primeira expiração, no momento em que a glote está parcialmente fechada: é o primeiro grito.

A ausência de choro no nascimento não é necessariamente anormal. Pode indicar, por exemplo, que a criança nasceu dormindo por causa de uma anestesia que a mãe tenha recebido. Na maioria dos casos, a estimulação manual ou a ventilação por máscara são suficientes para provocar o primeiro choro.

Cianose

A cianose é a coloração cinza-azulada, mais ou menos intensa, da pele e das mucosas. No recém-nascido, pode indicar dificuldade para respirar ou ser sintoma de malformação cardíaca, que impede o organismo de se oxigenar corretamente.

■ Os bebês cianóticos ao nascer (antigamente, falava-se em "crianças azuis") são imediatamente examinados na sala de parto e, se necessário, transferidos para uma unidade de terapia intensiva ou reanimação neonatal.

Mais tarde, a cianose costuma se limitar às mãos ou aos pés. Pode sinalizar um início de infecção ou simplesmente o fato de que a criança está com frio. Fale sobre a cianose com o médico ou a enfermeira, que vão verificar a temperatura do bebê, seu estado geral e sua respiração.

Ciclo menstrual

Período compreendido entre o primeiro dia da menstruação e o primeiro dia da menstruação seguinte. Os ciclos menstruais são interrompidos durante a gravidez.

■ O ciclo menstrual dura em média 28 dias, mas pode ser mais curto ou mais longo (de 21 a 35 dias) em função de variações individuais. Nas meninas, no início da puberdade, costumam ser irregulares, depois se normalizam até a menopausa, quando voltam a ser irregulares, antes de desaparecer.

Para estudar o ciclo menstrual, o primeiro exame efetuado é a medição da temperatura: mede-se a temperatura todo dia, de manhã, antes de se levantar, durante dois ou três ciclos, e registra-se o resultado em papel quadriculado. A curva obtida reproduz a qualidade do ciclo e a existência de uma **ovulação**, normalmente marcada por uma elevação de temperatura acima de 37°C no meio do ciclo.

Cistite

Trata-se de uma inflamação da mucosa da bexiga, em geral causada por uma infecção por bactéria. A gravidez favorece o aparecimento de cistites por causa da estagnação de urina na bexiga sob efeito da progesterona. Como forma de prevenção, as gestantes devem beber água em abundância e urinar com freqüência.

■ A identificação de uma eventual cistite durante a gravidez é importante, pois essa afecção pode provocar **contrações** e levar ao parto prematuro.

Ela se manifesta por um desejo maior de urinar, ardor urinário e micções de pequeno volume. Quando esses sintomas são acompanhados por febre ou dores lombares, podem sugerir uma complicação, a **pielonefrite**. Por outro lado, o simples desejo de urinar com freqüência é perfeitamente normal nas gestantes e não indica uma doença.

Para confirmar o diagnóstico de cistite, é necessário realizar um exame citobacteriológico de urina. Este pode confirmar a infecção, evidenciando a presença de um germe patogênico em quantidade significativa, assim como glóbulos brancos, normalmente ausentes da urina. Os germes mais freqüentes são o *Escherichia coli* e o *Proteus mirabilis*.

Algumas infecções urinárias acarretam poucos sintomas, o que as torna menos perigosas. Por esse motivo, na consulta mensal à qual se submetem as gestantes, realiza-se um exame de urina para detectar uma eventual infecção silenciosa.

O tratamento da cistite reside na administração de antibióticos adequados para o combate aos germens, e que comprovaram sua inocuidade para o feto. Um controle da urina é realizado 48 horas após o tratamento, para confirmar a cura. No caso de cistites repetidas, pode ser receitado um exame de urina mensal e sistemático.

VEJA: EXAME DE URINA.

Cloasma

VEJA: MÁSCARA DA GRAVIDEZ.

Coleta das vilosidades coriais

VEJA: BIÓPSIA DO TROFOBLASTO.

Colo do útero

É a parte inferior do útero. Termina em saliência no fundo da vagina e sua continuação pelo istmo e o corpo uterino.

■ O colo do útero mede de 3 a 4 cm de comprimento e apresenta dois orifícios, o externo e o interno, que permanecem fechados; sua consistência é firme e elástica.

■ **O colo do útero durante a gravidez.** Durante os dois primeiros trimestres, ele continua alongado, fechado e de consistência firme. Durante o 3º trimestre, começa a encurtar e abrir-se. Modificações precoces e consideráveis podem levar a um temor de parto prematuro, justificando o repouso e uma eventual hospitalização. No início do parto, o colo do útero diminui de tamanho e o orifício interno se abre; essa modificação, associada às **contrações** uterinas dolorosas e regulares, marca o início do **trabalho de parto**. Durante este último, o colo, sob o efeito das contrações e da descida da cabeça do feto, perde progressivamente sua forma alongada e se retrai. O orifício interno se abre até atingir 10 cm, permitindo a passagem da cabeça do bebê.

Colostro

O colostro, líquido espesso e amarelado, é o primeiro leite secretado pelas glândulas mamárias depois do parto.

■ Secretado nas horas seguintes ao nascimento, o colostro tem um fraco teor de açúcar e lipídios. Assim como o leite, ele fornece ao recém-nascido fatores de defesa insubstituíveis, protegendo-o contra numerosas infecções. Contém imunoglobulinas A, anticorpos de proteção da mucosa digestiva, e linfócitos B e T, que contribuem para a defesa da mucosa do intestino.

Outros elementos, como o *Lactobacilus bifidus* (presente sobretudo no tubo digestivo), favorecem a implantação da flora intestinal e contribuem para a boa digestão (com **bactérias** saprófitas), diminuindo assim o risco de gastroenterite no bebê.

Em algumas horas, o colostro é substituído pelo leite, cuja composição se modifica progressivamente durante as duas semanas seguintes.

VEJA: ALEITAMENTO, DESMAME.

Concepção

VEJA: FECUNDAÇÃO.

Congênita, doença

Fala-se em doença congênita para designar qualquer doença que afete uma criança desde seu nascimento, seja qual for a afecção de que ela padeça.

■ **Malformações congênitas.** São alterações na morfologia de um órgão, de um tecido ou de um membro, causadas por uma anomalia de sua formação durante os dois ou três primeiros meses de gravidez.

■ **Deformações congênitas.** Alterações de uma parte do corpo causadas pela ação, durante a gravidez, de forças mecânicas anormais num tecido normal. Assim, uma posição desfavorável do feto no útero durante a gravidez pode provocar uma alteração morfológica de seu tórax ou de seus pés.

■ **Afecções genéticas congênitas.** Causadas pela modificação do patrimônio genético do feto durante as primeiras divisões celulares do ovo (trissomia 21, por exemplo), ou pela transmissão de um gene mutante por um dos pais ou por ambos.

■ **Afecções congênitas causadas pelo ambiente do feto durante a gravidez.** Resultam das conseqüências para o feto de várias doenças da mãe: infecções (rubéola, toxoplasmose), intoxicação (álcool, medicamentos, antiepilépticos, anticoagulantes, anticancerígenos). Algumas dessas afecções provocam malformações.

VEJA: DOENÇA HEREDITÁRIA.

Consangüinidade

O elo de consangüinidade une as pessoas que têm em comum pelo menos um parente por parte de pai ou mãe.

■ Uma criança que resultou da união entre um homem e uma mulher consangüíneos está mais exposta ao risco de malformação congênita. O elo de parentesco entre os pais aumenta a taxa de transmissão de anomalias genéticas.

VEJA: TRANSMISSÃO GENÉTICA.

Constipação

Uma constipação leve é bastante normal durante a gravidez. Pode provocar dores abdominais passageiras e o surgimento de hemorróidas, ou o agravamento de hemorróidas já existentes.

■ A constipação se manifesta pela menor freqüência das fezes e por uma modificação de sua consistência: fezes mais duras e secas. Não existe uma norma para a freqüência de emissão de fezes. Só uma modificação com relação ao estado anterior pode fazer você supor que está constipada.

O tratamento da constipação é antes de tudo preventivo: ter uma alimentação rica em fibras, frutas e legumes frescos, beber bastante líquido ao longo de todo o dia, manter uma atividade física (caminhada, natação) regular.

Em caso de constipação rebelde ou prolongada, especialmente se estiver associada a **hemorróidas**, o médico pode receitar um laxante à base de óleo de parafina, inofensivo para o bebê. Tratamentos locais devem ser usados com prudência, pois podem irritar o ânus e o reto.

A constipação costuma ser motivo de angústia para as futuras mães, que temem evacuar durante o parto. Ora, trata-se de um fenômeno comum e relativamente inevitável, que a enfermeira e o obstetra conhecem bem. Portanto, é inútil tomar laxantes antes de ir para a maternidade.

VEJA: ALIMENTAÇÃO DURANTE A GRAVIDEZ.

Contração

É a retração involuntária das fibras musculares do útero. Esta retração, que tem início num local variável e se propaga para os locais vizinhos, cria uma força motriz que permite a dilatação do colo do útero, e em seguida o parto.

■ Existem dois tipos de contração: as contrações indolores, irregulares e pouco numerosas, que ocorrem a partir do 7º mês de gravidez e continuam até a data prevista para o parto, e as contrações dolorosas, repetidas e regulares, que indicam o início do **trabalho de parto** e a iminência do nascimento. É importante diferenciar bem as duas; as contrações indolores dos últimos meses de gravidez não devem ser motivo de alarme ou de ida para a maternidade às pressas, pois são absolutamente normais e não anunciam a proximidade do parto.

■ **Contrações dos últimos meses de gravidez.** Essas contrações, chamadas de Braxton-Hicks, aparecem com a distensão do útero; são contemporâneas de uma modificação do corpo do útero (formação, na parte inferior, de uma zona mais estreita chamada segmento inferior). Elas se caracterizam por um endurecimento breve, indolor e irregular da parede uterina, que pode ocorrer até dez vezes por dia. Contrações que não apresentem essas características (por exemplo dolorosas) e que venham a ocorrer antes do prazo exigem uma consulta com o obstetra, que vai avaliar o risco de parto prematuro.

■ **Contrações do parto.** Ocorrem ao final do prazo previsto para o parto. São contrações, dolorosas, repetidas, regulares (a cada 5 ou 10 minutos), sendo que cada uma dura de dois a três minutos, e não desaparecem quando a paciente está descansando. É necessário ir para a maternidade.

Cordão umbilical

O cordão umbilical liga o feto à placenta e, portanto, à mãe. Consiste em duas artérias e uma veia envolvidas por uma geléia,e mede de 40 a 60 cm. Permite ao feto receber os nutrientes e o oxigênio necessários para seu crescimento e eliminar os detritos e o gás carbônico.

■ Quando a criança nasce, seu cordão é pinçado e em seguida cortado a 2 ou 3 cm da parede abdominal. O "coto umbilical" resseca e cai 5 ou 10 dias depois, deixando aparecer o umbigo.

Você tem de limpar suavemente o coto com álcool a 70%, depois protegê-lo com uma compressa de gaze esterilizada. A compressa é mantida com uma pequena rede especial, trocada todo dia. Em caso de umidade ou sangramento, consulte o médico.

■ **Pequena ressumação (umidade).** Limpe bem o umbigo da criança com um algodão embebido em álcool a 70%. A persistência da umidade pode resultar de um granuloma de cicatrização (excrescência carnosa), sobre o qual o médico vai aplicar nitrato de prata.

■ **Sangramento.** É provocado excepcionalmente pela queda do coto, e pode revelar um distúrbio da coagulação sanguínea. Geralmente, o sangramento se deve a uma infecção (onfalite). Neste caso, o coto não resseca e deixa escoar um pus malcheiroso e amarelado. O médico receita então um tratamento antibiótico para evitar uma infecção a partir dos vasos umbilicais (abscesso ou peritonite).

Crescimento do feto

Durante a gravidez, vários exames são feitos regularmente para verificar se o crescimento do feto é normal.

■ A avaliação do crescimento se baseia no exame clínico, sobretudo com a medição da altura uterina, e no ultra-som. A estimativa do crescimento fetal é calculada em percentuais e projetada em curvas-padrão. Quando os números são superiores à média, verifica-se se a mãe foi afetada pelo diabetes gestacional. Em caso de retardo de crescimento do bebê, faz-se um exame doppler dos vasos que irrigam o útero e a placenta para determinar a causa.

Cromossomos

Os cromossomos são corpúsculos que aparecem no núcleo da célula durante a divisão celular. Contém todo o código genético de um indivíduo, presente em cada uma de suas células.

■ São formados por uma cadeia dupla de ácido desoxirribonucléico (DNA), suporte molecular dos genes. A espécie humana possui 46 deles, agrupados em pares. No interior dos 23 pares de cromossomos, um deles determina o sexo genético. Trata-se do 23° par, que consiste nos cromossomos sexuais X e Y, ou gonossomos: XY para os meninos, XX para as meninas.

Podem ser estudados em laboratório numa amostra de sangue. Uma classificação chamada cariótipo é estabelecida por par e por tamanho (de 1 a 22), além de XX e XY.

As anomalias cromossômicas afetam o número e a estrutura dos cromossomos contidos nas células de um indivíduo. Cerca de 2/3 dos **abortos espontâneos** se explicam por uma anomalia desse tipo. As anomalias cromossômicas das crianças viáveis (formas aneladas, bastonetes quebrados ou longos demais) podem ter diferentes repercussões no desenvolvimento delas. Em caso de excesso, a criança é afetada pela trissomia; a mais freqüente é a trissomia 21 (ou síndrome de Down), que afeta o 21° par.

A **amniocentese** praticada durante a gravidez permite identificar anomalias cromossômicas do feto e tomar as medidas necessárias.

VEJA: DIAGNÓSTICO PRÉ-NATAL, TRANSMISSÃO GENÉTICA.

D

Data do parto

Antes da era do ultra-som, o término da gravidez era calculado em função da data do primeiro dia da última menstruação e calculado em semanas de amenorréia, isto é, semanas de ausência de menstruação. Este hábito permaneceu, e os obstetras ainda falam em semanas de amenorréia. Antes do nascimento, a data fixada para o parto é puramente teórica; costuma ser arbitrariamente fixada em 41 semanas de amenorréia, ou, 287 dias depois da data da última menstruação.

■ Num **ciclo menstrual** de 28 dias, a fecundação tem lugar 14 dias depois do início da menstruação; portanto, é preciso subtrair duas semanas do número total de semanas de amenorréia, para obter a duração real da gravidez. Mas o cálculo se complica quando o início da gravidez, determinado, por exemplo, pelo **ultra-som**, não corresponde à data da última menstruação da paciente. Então, o obstetra acrescenta arbitrariamente 14 dias ao número de semanas de gravidez para respeitar a tradição das semanas de amenorréia.

Antes de 37 semanas de amenorréia, fala-se em **prematuridade**, e depois de 42 semanas, em pós-datismo do prazo (data a partir da qual deve-se adotar um acompanhamento especial). Os nascimentos considerados "dentro do prazo" se distribuem entre as duas datas, com um pico de freqüência situado em 40,5 semanas de amenorréia. No entanto, esse sistema não deve ocultar as várias imprecisões que acarreta: a duração média da gravidez é de 287 dias, com variação de 10 dias para mais ou para menos, aos quais se somam cerca de 4 a 7 dias (precisão máxima para determinar a data da fecundação).

Delivramento

O delivramento é a expulsão da placenta e das membranas, depois do nascimento da criança. Ele costuma ocorrer na primeira meia hora após o parto.

■ Depois do nascimento do bebê, as contrações uterinas retornam. Sob sua influência, a placenta se descola do útero e é expulsa pela vagina, seja por causa dos esforços da mãe, seja graças à pressão exercida pela enfermeira ou pelo obstetra no fundo do útero. Então, a integridade da placenta e das membranas é verificada cuidadosamente, para garantir que o útero vazio possa se retrair sem obstáculos. Os sangramentos, que tinham aumentado, se reduzem a um nível mínimo.

Em caso de sangramentos intensos antes do delivramento ou do não descolamento da placenta depois de 30 minutos, o médico pratica um delivramento artificial: sob anestesia loco-regional (**peridural**) ou geral, o obstetra introduz a mão na vagina e depois no útero, a fim de descolar a placenta e extraí-la. Esse procedimento é seguido pela revisão uterina: a mão é reintroduzida no útero para explorar todas as suas faces e confirmar se está completamente vazio.

Dentes e gravidez

A gravidez é um período de fragilidade para os dentes e gengivas. Estes devem merecer toda a sua atenção, inclusive porque os tratamentos dentários não são de forma alguma contra-indicados nas gestantes, mesmo os que exigem anestesia local ou radiografia de contato. Por outro lado, o benefício do flúor durante a gravidez não foi demonstrado.

■ A fragilização bucodentária se deve às perturbações hormonais durante a gravidez, responsáveis pela modificação da vascularização das gengivas e acidez da saliva, e pela queda da imunidade típica desse período.

A partir do 3º mês de gravidez, as gengivas sangram facilmente ao menor contato, ficam mais vermelhas e sensíveis. Às vezes, pequenos tumores benignos, chamados epúlides, surgem entre dois dentes. Os dentes também ficam mais sensíveis; a gravidez não provoca cáries, mas acelera a evolução de cáries preexistentes.

Por isso, é muito importante manter uma boa higiene buco-dentária durante toda a gravidez. Uma visita mensal ao dentista, a partir do 2º trimestre, permite detectar e tratar precocemente qualquer anomalia.

Dependência química e gravidez

Os efeitos das drogas sobre a gravidez e o feto não são inteiramente conhecidos. Quando a gestante consome drogas, a criança nasce num estado gravíssimo de mal-estar, manifestando também os sintomas da privação.

■ **Heroína.** Aumenta a possibilidade de parto prematuro e retardo de crescimento intra-uterino. A síndrome de abstinência na criança nascida de mãe dependente de heroína é grave e exige a prescrição de drogas de substituição para a criança.

■ **Cocaína.** Seu consumo pode aumentar a possibilidade de aborto espontâneo e hematoma retroplacentário.

■ **Maconha.** Aparentemente, tem pouco efeito sobre a gravidez e a criança. Seus prejuízos são semelhantes aos do tabaco.

■ **LSD.** Pode elevar a taxa de malformações nos membros do feto, quando a mãe consome a droga nos primeiros meses de gravidez.

■ **Medicamentos psicotrópicos.** A síndrome de abstinência pode ocorrer em caso de uso regular de medicamentos que agem sobre o psiquismo. Ao nascer, a criança parece sonolenta, mas depois apresenta um estado grave de agitação.

Além desses vários efeitos, o acompanhamento pré-natal de pacientes dependentes químicas costuma ser difícil, pois em alguns casos elas se recusam a consultar um médico. Além disso, algumas afecções ligadas à dependência química podem piorar o quadro: AIDS, hepatite B ou C, desnutrição. Um bom acompanhamento pré-natal, mesmo nesse contexto, pode evitar várias complicações para a mãe e a criança.

VEJA: DIAGNÓSTICO PRÉ-NATAL.

Depressão

Estado psicológico caracterizado por uma tristeza anormal, associada a uma desvalorização de si mesmo, uma visão negativa do mundo exterior, uma fadiga intensa e distúrbios do sono e do apetite. De 11% a 17% das mulheres passam por episódios depressivos durante a gravidez. Em geral, eles ocorrem no início da gestação e são passageiros.

■ A depressão se caracteriza por angústias freqüentes com relação ao parto e ao futuro bebê. A paciente sente muito cansaço e sofre de vários distúrbios, e por isso vai mais vezes ao médico. É mais freqüente nas mulheres com menos de 20 anos, nos casos de gravidez indesejada ou mal-aceita pela mulher ou seu companheiro.

Uma depressão forte ocorrida durante a gravidez pode ser a evolução de um distúrbio psiquiátrico preexistente (doença maníaco-depressiva, por exemplo), ou a primeira manifestação desse distúrbio. Mas deve-se tomar cuidado para não encarar como anormais todos os pequenos problemas psicológicos que ocorrem durante a gravidez. Esse estado acarreta mudanças físicas, sociais, familiares e psicológicas consideráveis, diante das quais cada mulher reage de maneira diferente.

Por outro lado, logo depois do parto, os estados depressivos passageiros (fala-se neste caso em *baby blues*) são freqüentes.

VEJA: SINTOMAS DA GRAVIDEZ.

Descolamento prematuro da placenta

VEJA: HEMATOMA RETROPLACENTÁRIO.

Desejos

A gestante pode sentir desejos alimentares atípicos e novos. Na tradição popular, acreditava-se que desejos não satisfeitos provocavam manchas na pele do recém-nascido (por isso, essas manchas eram chamadas "desejos"), mas é claro que isso não passa de uma crença.

■ O 1° trimestre de gravidez é um período marcado por náuseas e modificações do apetite. As náuseas se devem às mudanças hormonais, que também criam uma modificação do paladar, e portanto do gosto por determinados alimentos.

No final da gravidez, a causa dos desejos costuma ser psicológica: eles têm origem na necessidade da futura mãe de se sentir amada e de atrair a atenção para si.

VEJA: SINTOMAS DA GRAVIDEZ.

Desmame

Para interromper a amamentação, basta diminuir progressivamente o número de mamadas, substituindo-as por mamadeiras (aleitamento misto). Assim, a secreção láctea diminui e acaba desaparecendo.

■ O estabelecimento da melhor época para desmamar depende do desejo da mãe e de suas possibilidades (retomada das atividades profissionais etc.). Geralmente, o desmame começa a acontecer 2 meses e meio depois do parto, ou no final da licença-maternidade.

Diabetes

O diabetes, ou diabetes mellitus, *é uma afecção caracterizada pela elevação anormal da taxa de açúcar no sangue (hiperglicemia). Essa elevação resulta da insuficiência ou secreção inadequada de insulina (hormônio necessário para o metabolismo do açúcar) pelo pâncreas.*

■ Duas situações são possíveis: a das mulheres já afetadas pelo diabetes antes da gravidez e a das mulheres nas quais o diabetes se manifesta durante a gravidez. No segundo caso, fala-se em diabetes gestacional. Preexistente ou não, o diabetes tem de ser obrigatoriamente tratado na gestante. A glicose, ao contrário da insulina, atravessa a placenta. Portanto, o feto está sujeito às flutuações de glicemia da mãe, o que o expõe a várias afecções, principalmente o hidrâmnio (excesso de líquido amniótico) e o excesso de peso, que pode levar a um parto difícil (distocia) e à necessidade de uma cesariana. Além disso, ao nascer, a criança é brutalmente privada desse excesso de açúcar e pode sofrer uma hipoglicemia (queda da taxa de açúcar no sangue), às vezes grave. Os bebês nascidos de mães diabéticas, tratadas incorretamente, podem sofrer atraso de sua maturação pulmonar, o que os expõe a uma insuficiência respiratória no nascimento.

■ **Diabetes preexistente à gravidez.** Quer se trate ou não de um diabetes insulino-dependente (isto é, que necessita ou não de uma injeção diária de insulina), é essencial que as mulheres diabéticas confirmem, antes de conceber uma criança, se o diabetes está equilibrado, pois uma taxa de glicose materna muito elevada no momento da concepção pode causar malfor-mação no feto. Além disso, durante toda a gravidez, elas devem passar por um acompanhamento rigoroso. Os medicamentos hipoglicemiantes (que fazem baixar a taxa de açúcar no sangue), usados no tratamento do diabetes não-insulino-dependente, são contra-indicados para as gestantes. Se necessário, devem ser substituídos durante a gravidez pela injeção regular de insulina.

■ **Diabetes gestacional.** Seus principais fatores de risco são a obesidade, a idade materna superior a 35 anos, antecedentes familiares de diabetes e antecedentes de partos de bebês grandes (peso superior a 4 quilos ao nascer).

O diabetes gestacional tem relação com as modificações fisiológicas da gravidez, que provocam uma deficiência da taxa de açúcar no sangue pela insulina materna.

Pode ser identificado pelo exame de sangue (medição da taxa de glicemia em jejum, e em seguida após a absorção de uma quantidade determinada de açúcar), realizado entre o 5º e o 6º mês de gravidez (de 24 a 28 semanas de amenorréia).

Essa triagem é importante, pois é possível tratar o diabetes e assim prevenir as complicações que ele acarreta. O tratamento consiste em seguir um regime alimentar adequado (alimentação equilibrada e pobre em açúcar, refeições espaçadas ao longo do dia). A administração temporária de insulina pode ser necessária.

O diabetes gestacional pode retornar numa outra gravidez. Além disso, ele aumenta o risco de a gestante desenvolver um diabetes depois da gravidez.

Diagnóstico pré-natal

Consiste em identificar anomalias congênitas antes do nascimento da criança. Assim, o médico tem condições de tratar o feto durante a gravidez ou cuidar da criança com conhecimento de causa logo depois do parto, e sobretudo evitar o nascimento de uma criança que sofreria de doença incurável. As possibilidades de tratamento intra-uterino ainda são restritas.

■ O diagnóstico pré-natal pode ser recomendável em vários casos: quando os membros da família da mãe (pais, irmãos, irmãs) já geraram uma criança com grave anomalia genética, ou quando a mãe tem mais de 38 anos, pois nesse caso os riscos de anomalias cromossômicas que causam deficiências graves são mais elevados.

Quando, ao longo da gravidez, o médico constata um crescimento anormal do feto, o diagnóstico pré-natal lhe permite identificar alguns distúrbios, tais como anomalias do coração ou dos rins, a **doença hemolítica**, que se deve a uma incompatibilidade sanguínea entre a mãe e o feto etc. Assim, mãe e criança podem receber tratamento durante a gravidez.

Existem várias técnicas para realizar o diagnóstico pré-natal.

A coleta de vilosidades coriais, efetuada na futura placenta a partir do 2º mês de gravidez (10 semanas de amenorréia), permite estudar o **cariótipo** do feto. Ela é recomendável quando existe suspeita de doença fetal. O resultado é sempre bem rápido.

A **amniocentese** é uma coleta de líquido amniótico efetuada sob acompanhamento de **ultra-som** a partir de 4 meses de gravidez (16 semanas de amenorréia). Também permite estudar o cariótipo do feto e identificar algumas afecções congênitas por meio da dosagem de substâncias químicas precisas.

A análise direta do sangue do feto já é possível pela punção direta do **cordão umbilical** no útero, sob controle de **ultra-som**. Permite estudar o cariótipo e vários fatores de coagulação. Alguns anticorpos, cuja presença pode indicar ataques infecciosos, também são detectados graças a esse exame.

Por fim, o ultra-som se tornou indispensável para acompanhar o desenvolvimento do feto e identificar eventuais anomalias morfológicas.

O recurso se tornou tão comum nos últimos anos que, para as mães de hoje, é praticamente impossível imaginar que, apenas três décadas atrás, não se podia saber com antecedência nem o sexo nem os problemas do bebê.

VEJA: CONSANGÜIDADE, ENGENHARIA GENÉTICA, TRANSMISSÃO GENÉTICA.

Diestilbestrol®

Estrógeno de síntese receitado às gestantes entre os anos 1950 e 1975, para prevenir o risco de aborto espontâneo e tratar hemorragias da gravidez. Depois de 1975, esse medicamento foi estritamente proibido para gestantes, pois constatou-se que ele podia provocar várias malformações nos órgãos genitais do bebê.

■ Nas meninas, a exposição ao Diestilbestrol® durante a gravidez de sua mãe pode provocar câncer na vagina (que se manifesta na idade adulta) e malformações uterinas (corpo, tubas uterinas ou trompas de Falópio, colo) responsáveis, quando elas decidem engravidar, por uma incidência maior de **esterilidade**, abortos espontâneos precoces ou tardios, parto prematuro e **gravidez extra-uterina**. Para os meninos, os riscos são menores, mas existe incidência maior de esterilidade e anomalias na posição dos testículos.

Em alguns casos, a exposição ao Diestilbestrol® é conhecida pelas pacientes, que foram informadas a esse respeito por suas mães; em outros, ela é identificada durante a consulta médica, na qual se constatam malformações genitais típicas dessa exposição. Um acompanhamento especial é necessário para um eventual câncer na vagina ou no colo do útero.

Durante a gravidez, um primeiro exame precoce pode revelar a necessidade de uma **cerclagem** preventiva. Um ultra-som precoce permite eliminar o diagnóstico de gravidez extra-uterina.

Durante toda a gestação, evita-se o parto prematuro por meio do acompanhamento constante e pela interrupção precoce do trabalho, pois a futura mãe precisa e deve ter repouso intensivo.

Essa patologia deve desaparecer por volta do ano de 2020, pois as mulheres potencialmente expostas ao Diestilbestrol® (ou seja, nascidas até 1976) já não estarão em idade normal de engravidar.

Dismaturidade

VEJA: RETARDO DE CRESCIMENTO INTRA-UTERINO.

Distocia

Qualquer dificuldade que se oponha à evolução normal do parto, tanto da parte da mãe como da criança.

■ As causas da distocia são variadas e múltiplas. A dificuldade pode estar ligada à mãe, envolvendo a bacia (fala-se então em distocia óssea), as **contrações** uterinas e a dilatação do **colo do útero** (distocia funcional). Também pode ter relação com o feto: bebê grande demais, apresentação que complica sua saída do útero.

Quando a dificuldade não pode ser contornada recorrendo-se a instrumentos, como fórceps, que facilitam o nascimento, a cesariana se faz necessária.

Doença hemolítica do recém-nascido

Doença do recém-nascido provocada pela destruição de seus glóbulos vermelhos durante a vida intra-uterina, por causa da incompatibilidade sanguínea entre ele e a mãe. Trata-se de uma afecção muito rara hoje em dia, pois é evitada pelos exames de sangue feitos pelas gestantes. Caso contrário, o bebê tem de receber transfusão de sangue ao nascer ou durante a gravidez.

■ A doença hemolítica ocorre geralmente em caso de incompatibilidade do fator Rh, antagonismo entre o sangue do feto e o da mãe, quando ela pertence ao grupo *Rhesus* negativo (Rh^-) e o feto é *Rhesus* positivo (Rh^+). Uma vez que esses dois grupos sanguíneos são incompatíveis, a mãe produz anticorpos que destroem os glóbulos vermelhos do feto. Mas os anticorpos de outros grupos sanguíneos também podem contribuir para esta doença. Na falta de tratamento, o bebê nasce com excesso de bilirrubina livre (resultante da degradação tóxica de seus glóbulos vermelhos), o que acarreta icterícia e pode causar lesões irreversíveis no cérebro.

Se, apesar de todas as precauções habituais (injeção preventiva de gamaglobulinas caso o sangue da mãe tenha entrado em contato com o de uma criança R^+, por exemplo, durante um parto anterior), os anticorpos anti-Rh^- forem detectados no sangue da gestante, faz-se um exame de sangue para quantificá-los e avaliar o risco de complicações em função do prazo da gravidez. O feto é examinado por meio de ultra-som a fim de se detectar o mais rápido possível qualquer anomalia decorrente de anemia: difusão de líquido ao redor do coração, edema generalizado etc. Em alguns casos, a amniocentese avalia o risco ao medir a taxa de bilirrubina no líquido amniótico puncionado.

Com essas informações, decide-se ou não pela transfusão de sangue no bebê, depois de nascer ou no útero: a substituição de grande parte de seu sangue (fala-se neste caso em exsanguinotransfusão) permite curá-lo, corrigindo a anemia e eliminando a bilirrubina de seu sangue.

Em caso de transfusão intra-uterina, o sangue transfundido é Rh^- (para evitar que os anticorpos maternos destruam os glóbulos vermelhos novos). A injeção é praticada no cordão umbilical, sob controle de ultra-som, e pode ser repetida várias vezes antes do parto.

Doença hereditária

O DNA, elemento responsável pela hereditariedade em cada uma de nossas células, consiste em segmentos chamados genes. Cada gene corresponde a uma característica hereditária (a cor dos olhos, por exemplo). Às vezes, um gene sofre uma mutação, isto é, uma alteração da informação que contém, provocando uma doença. Ora, o gene mutante é, como todos os demais genes, transmissível de geração para geração. Assim, a doença causada por ele é hereditária.

■ A transmissão de doenças hereditárias obedece às leis da genética. Algumas doenças só se manifestam quando a criança herda o gene por ela responsável do pai e da mãe (doenças recessivas), outras se manifestam mesmo que só um dos pais tenha transmitido o gene (doenças dominantes), outras ainda estão ligadas aos cromossomos sexuais (doenças ligadas ao cromossomo X).

Até hoje, mais de 5 mil doenças hereditárias foram identificadas.

VEJA: ACONSELHAMENTO GENÉTICO.

Doenças infecciosas durante a gravidez

Na gravidez, as perturbações hormonais favorecem algumas infecções, sobretudo as infecções urinárias (cistite, pielonefrite) e vaginais (em geral, micoses).

■ Essas infecções têm de ser obrigatoriamente identificadas e tratadas. Algumas são benignas, mas outras podem ter sérias conseqüências para a gravidez (risco de parto prematuro ou infecção do recém-nascido durante o parto).

Algumas infecções devem ser evitadas a todo custo durante a gravidez; são elas: a rubéola, a listeriose e a toxoplasmose. Quase não afetam a mãe, mas podem ser graves para a criança (conforme o caso, apresentam risco de malformação, infecção grave, morte intra-uterina, aborto espontâneo ou parto prematuro). Por fim, algumas infecções virais podem ser combatidas pela vacinação do bebê ao nascer, quando a mãe é portadora da doença. É o caso da hepatite B, cuja identificação é obrigatória durante a gravidez. Por outro lado, ainda não existe uma técnica que elimine totalmente o risco de contaminação do bebê quando sua mãe é portadora do vírus da AIDS.

VEJA: HERPES GENITAL, LEUCORRÉIA, HIV.

Doppler

É um exame que utiliza, assim como a ultra-sonografia, a propriedade dos ultra-sons, e que permite calcular a velocidade dos fluxos (velocidade da circulação do sangue no interior de um vaso sanguíneo, por exemplo). Pode ser empregado como complemento da da ultra-sonografia no acompanhamento pré-natal.

■ Existem vários tipos de doppler: o colorido ou *energy* permite visualizar fluxos rápidos como o sangue em circulação, mas também fluxos respiratórios ou as micções do feto. O doppler contínuo ou pulsátil permite quantificar o fluxo vascular.

Por volta de 5 meses de gravidez (24 semanas de amenorréia), um doppler das artérias do útero pode ser realizado quando a gestante apresenta, em seu histórico médico, antecedente de retardo de crescimento intra-uterino do feto, e nas mulheres que sofrem de **hipertensão** para verificar se a vascularização desse órgão é satisfatória. Outras indicações em obstetrícia: o doppler do cordão umbilical, utilizado para descobrir a causa de um retardo de crescimento do feto; o doppler cerebral, que permite definir o grau de risco corrido pelo feto em caso de retardo de crescimento.

Dor ciática

Dor provocada pela compressão de um nervo, que começa no alto de uma das nádegas e se irradia pela perna inteira ou em parte dela, ao longo do trajeto do nervo ciático.

■ Nas gestantes, as dores ciáticas se devem a uma saliência do disco intervertebral (hérnia de disco) ou a uma alteração da articulação entre a última vértebra lombar e a primeira vértebra sacra. Essas modificações são favorecidas pela gravidez, de um lado por causa da impregnação hormonal, que torna os ligamentos interver-tebrais mais extensíveis, e de outro por causa da oscilação da bacia e maior arqueamento das costas, que têm relação com o crescimento do útero para a frente. As dores são mais freqüentes no final da gravidez e podem ser agravadas pelo excesso de peso e por antecedentes de dores ciáticas ou lombares.

A dor pode ser moderada (neste caso, ocorre depois de certos movimentos, torções da bacia e mudanças de posição) ou muito aguda, dificultando qualquer movimento e até mesmo impedindo a paciente de dormir.

O tratamento é bastante limitado durante a gravidez, pois os medicamentos antiinflamatórios são contra-indicados. Acima de tudo, ele consiste na prevenção: limitar o aumento de peso corporal, evitar o porte de objetos pesados, levantar pesos só com as pernas bem flexionadas (sobretudo para erguer uma criança pequena), praticar natação regularmente e sentar-se na posição correta, com as costas bem eretas. Em caso de dor ciática, podem ser necessários o repouso (deite-se numa superfície dura, por exemplo, colocando uma tábua por baixo do colchão) e, eventualmente, a interrupção da atividade profissional durante a fase mais dolorida. Pode-se prescrever medicamentos analgésicos e, unicamente em caso de ciática grave, infiltrações locais de corticóides. Depois da fase aguda, sessões de fisioterapia e massagem podem ser prescritas, mas a prática de gestos manipulatórios (quiropatia) não é aconselhável. As dores ciáticas não são uma contra-indicação para a peridural.

Dores do parto

A percepção e expressão das dores do parto variam de uma mulher para outra, por razões individuais, mas também em função da origem cultural. Se é verdade que a dor tem uma realidade física, também inclui um componente psicológico, e por isso as mulheres não reagem da mesma maneira diante das dores do parto.

■ As dores começam com o **trabalho de parto** e coincidem com as **contrações**. Depois do encaixe do bebê no canal de parto, o desejo de empurrar (o "puxo") dá lugar a uma dor crescente causada pela descida da criança em direção à vagina e pela distensão do **períneo**. O nascimento do bebê é seguido pelo desaparecimento total da dor. Ela retorna, em menor escala, com a retomada das contrações que levam ao **delivramento** (expulsão da placenta). Depois do parto, outras contrações dolorosas, ou cólicas, permitem a evacuação dos **lóquios**; elas duram de 2 a 6 dias e são exacerbadas pela sucção dos mamilos durante as primeiras mamadas.

A maneira de lidar com as dores do parto tem relação com as técnicas de **preparação para o parto**: preparação clássica, **haptonomia**, ioga etc., mas também com as várias técnicas de analgesia (luta contra a dor): administração de medicamentos derivados da xilocaína, anestesia local dos nervos pudendos, **acupuntura** etc: Hoje em dia, a técnica de referência que permite eliminar as dores do parto é a anestesia **peridural**.

VEJA: ANESTESIA, RAQUIANESTESIA.

Dores nas costas

Afecção muito freqüente nas gestantes, sobretudo a partir do 2º trimestre, as dores nas costas são causadas por modificações musculares e ligamentárias decorrentes da gravidez. Depois do parto, elas desaparecem progressivamente.

■ A partir dos primeiros meses de gravidez, o aumento do volume do útero causa modificações na estática do corpo, com oscilação da bacia e dos ombros, e mudança do eixo de gravidade. Além disso, as perturbações hormonais da gravidez causam uma hiperlassidão dos ligamentos articulares da bacia e da coluna vertebral. Todos esses fatores contribuem para o aparecimento de dores nas costas.

As dores nas costas se manifestam principalmente no fim da tarde, depois de se ter ficado várias horas de pé. Afetam a região lombar (sensação de "dores nos rins") e, às vezes, aumentam quando a gestante se levanta ou se deita. Se elas se prolongarem até as nádegas e na perna até os artelhos, geralmente revelam a existência de uma **dor ciática**.

A característica bastante mecânica dessas dores (que desaparecem quando a paciente repousa e surgem no final da tarde) permite eliminar, durante uma consulta, a possibilidade de uma afecção dos rins (cólica nefrítica ou **pielonefrite**), que também pode causar dores na região lombar.

O tratamento é acima de tudo preventivo: manter uma postura correta (com as costas bem eretas), quando a gestante está de pé ou sentada, e só levantar pesos flexionando bem as pernas. Se possível, pratique natação regularmente, privilegiando o nado de costas, muito bom para prevenir dores nas costas durante a gravidez.

Em caso de dores intensas, que não desaparecem completamente quando você descansa, a prescrição de medicamentos contra a dor pode ser útil. No entanto, lembre-se de que os antiinflamatórios geralmente receitados contra este tipo de afecção são contra-indicados durante a gravidez. Sessões de fisioterapia, com massagens nas costas, também podem ajudar você a conviver com o problema.

E

Eclâmpsia

Complicação aguda da eclâmpsia que manifesta por convulsões repetidas, associadas ao coma, e que pode ser fatal para a mãe e a criança na falta de cuidados intensivos.

■ Quase sempre, a eclâmpsia é precedida pela pré-eclâmpsia, complicação da gravidez que associa **hipertensão arterial**, **albuminúria** (presença de albumina na urina) e edemas.

Os sintomas da iminência de uma eclâmpsia são dores de cabeça intensas e que não reagem aos tratamentos habituais, perturbação da visão (como se moscas estivessem voando diante dos olhos), zumbido nos ouvidos e dor na região do estômago. Geralmente, esses sintomas são associados a um agravamento da hipertensão e a vários sinais biológicos — situação que exige um nascimento muito rápido e medidas preventivas da eclâmpsia (administração de tratamento anti-convulsivo e hipotensor).

Emagrecer depois do parto

Depois do parto, a perda de peso é rápida. Os únicos quilos difíceis de perder são aqueles que decorrem de uma alimentação desequilibrada durante a gravidez.

■ No final da gravidez, o aumento de peso se distribui da seguinte maneira: o bebê (cerca de 3 kg), a placenta e as membranas (800 g), o líquido amniótico (1 kg), o aumento do volume do sangue (1 kg), do útero (1 kg), dos seios e outros tecidos (1 kg), perfazendo um total de cerca de 8 kg. Soma-se ainda um peso variável que corresponde à retenção de água nos tecidos (edema) e a uma eventual sobrecarga dos tecidos gordurosos.

Os únicos quilos difíceis de perder depois do parto são aqueles causados pelo excesso de gordura. Esse excesso de peso regride lentamente e, em geral, leva um ano para que se recupere o peso de antes da gravidez. Por isso, para evitar os quilos supérfluos é essencial comer apenas nos limites da fome (e não "comer por dois") durante a gravidez. Além disso, aconselha-se um intervalo de, pelo menos, um ano entre uma gravidez e outra.

VEJA: AUMENTO DE PESO DURANTE A GRAVIDEZ.

Embrião

É como o feto é chamado durante os dois primeiros meses de seu desenvolvimento no interior do útero (ou em proveta e depois no útero, no caso da fecundação in vitro*).*

■ O embrião corresponde ao estágio de desenvolvimento do futuro bebê que vai do ovo, isto é, do instante da **fecundação** até 10 semanas de amenorréia. Depois desse estágio, e até o término da gravidez, o futuro bebê é chamado de **feto**.

O embrião começa a se formar a partir da fecundação. O ovo fecundado sofre uma série de divisões, produzindo de início células idênticas entre si, depois, células que se dividem em dois grupos: as que formam o embrião e as que formam os anexos (a futura **placenta**, o **cordão umbilical** e a cavidade amniótica).

É no estágio do embrião que se formam, ao longo de transformações complexas, os órgãos do bebê. No final do 2º mês de gravidez, os órgãos já estão presentes, embora ainda não sejam funcionais. Os membros estão nitidamente formados, assim como os dedos da mão, ainda palmados; reentrâncias desenham os futuros artelhos. Os olhos se abrem, os pavilhões das orelhas são nítidos, o pescoço se destaca, os órgãos genitais externos já existem. O futuro bebê mede então de 20 a 30 mm.

Engenharia genética

É o ramo da biologia que estuda os genes e os cromossomos. Permite a identificação dos genes, suas estruturas e anomalias, para tratar certas doenças hereditárias ou de origem genética.

■ As técnicas de manipulação dos genes e dos cromossomos levaram à elaboração de algumas aplicações médicas.

■ **Hormônios de síntese.** Hoje em dia, a principal aplicação médica da engenharia genética é a produção de hormônios humanos (insulina, antigamente de origem animal, destinada aos diabéticos, e hormônio do crescimento, utilizado para tratar alguns casos de atraso do crescimento), e proteínas úteis contra algumas doenças, por exemplo o fator VIII administrado aos hemofílicos.

■ **Vacinas.** A engenharia genética permite também suprimir o risco de "doença vacinal", pela fabricação das partes do vírus que provocam a reação imunológica, mas são incapazes de transmitir a doença.

Nos próximos anos, pode ser que a engenharia genética consiga corrigir algumas anomalias dos genes humanos. Mas os problemas são múltiplos, tanto no plano técnico como no ético.

VEJA: CARIÓTIPO, TRANSMISSÃO GENÉTICA.

Engurgitamento mamário

É uma complicação freqüente e benigna do aleitamento. Ocorre, em geral, no início do aleitamento, e especialmente durante a descida do leite.

■ No início do aleitamento, o recém-nascido não mama com vigor suficiente. As mamas não são esvaziadas completamente e ficam duras, tensas e doloridas. Às vezes, a jovem mãe tem febre moderada (38°C). O tratamento consiste no esvaziamento correto das mamas (pressionando-as ao redor da aréola ou utilizando uma bomba para retirar o leite) e na aplicação de compressas locais.

Enxoval básico do bebê

Algumas roupinhas e acessórios, que formam o enxoval básico do bebê, são úteis durante a estada na maternidade. Certas maternidades se encarregam das roupas do recém-nascido; neste caso, informe-se antes sobre o que é preciso levar.

■ Para a sala de parto, providencie um conjunto de camisa pagãozinho e culote ou um *body* de algodão, um colete ou casaquinho quente de lã (seja qual for a temperatura ambiente, o recém-nascido se resfria muito depressa nas primeiras horas de vida), um par de meias ou sapatinhos, uma toalha felpuda e um pequeno cobertor quente.

Para a estada na maternidade: 4 a 6 conjuntos de camisa pagãozi-nho e culote ou *bodies* de algodão, 4 a 6 pijamas, 2 coletes ou casaquinhos quentes, 2 ou 3 pares de meias ou sapatinhos, 5 ou 6 babadores, 4 a 6 fraldas quadradas de algodão, 2 a 4 toalhas de limpeza, roupas para sair. Lembre-se também de um meio de transporte para o bebê: cesto, "bebê conforto" etc.

Episiotomia

A episiotomia é uma intervenção cirúrgica praticada durante o parto, que consiste em secionar a mucosa da vagina e os músculos superficiais do períneo. Ela permite aumentar o orifício da vulva, facilitando assim a saída do feto e prevenindo o risco de ruptura do períneo.

■ Trata-se de uma intervenção comum, que permite evitar rupturas graves do períneo e do esfíncter do ânus. Suas indicações mais freqüentes são o nascimento de um bebê grande e a utilização de fórceps. Também pode ser praticada para facilitar a saída da criança em caso de prematuridade ou de sofrimento fetal que exija um nascimento rápido.

Após o delivramento, as regiões secionadas são novamente costuradas sob anestesia local ou peridural. Todas as episiotomias posteriores serão praticadas no mesmo local.

A cicatriz da episiotomia pode causar dores durante 2 a 7 dias. Em caso de utilização do fio de sutura não-reabsorvível, este deve ser retirado cerca de 5 dias depois da intervenção. Durante a cicatrização, os cuidados locais devem se limitar a uma higiene cuidadosa do períneo, com a precaução de secar bem a região (talvez usando um secador de cabelos). O ideal é que as relações sexuais só sejam retomadas depois da cicatrização completa da episiotomia (30 dias em média), e unicamente quando o desejo retornar. As primeiras relações podem ser doloridas, por isso é indispensável que o desejo esteja presente para evitar uma experiência ruim, que possa atrapalhar a volta do casal a uma vida normal.

VEJA: EXTRAÇÃO INSTRUMENTAL, SEXUALIDADE DURANTE E DEPOIS DA GRAVIDEZ.

Espermatozóide

Célula sexual masculina contida no sêmen, responsável pela fecundação do óvulo.

■ A produção de espermatozóides (espermatogênese) começa na puberdade e continua até a morte. Abrange várias etapas e ocorre nos tubos seminíferos dos testículos sob a ação da testosterona, o hormônio sexual masculino. Uma vez produzidos, os espermatozóides se encaminham para as vesículas seminais, de onde são expulsos durante a ejaculação, misturados ao líquido seminal sob a forma de esperma.

Cada ejaculação representa uma quantidade de esperma de 2 a 6 ml e contém entre 30 e 150 milhões de espermatozóides, dos quais apenas um será fecundante. Um espermatozóide sobrevive de 24 a 48 horas (às vezes, até 4 ou 5 dias) nas vias genitais femininas. Movimenta-se à velocidade de 3 mm por minuto ao encontro do óvulo, que ele fecunda numa das tubas uterinas (ou trompas de Falópio).

Esterilidade

Incapacidade de um casal de conceber uma criança. Fala-se também em infertilidade. Pode ocorrer num casal que já teve um ou vários filhos (esterilidade chamada "secundária") ou que nunca o teve (esterilidade "primária").

■ Só se pode falar em esterilidade na ausência de gravidez depois de dois anos de tentativas regulares. Essa definição é um pouco arbitrária, mas baseia-se no fato de que 80% dos casos de gravidez ocorrem espontaneamente num prazo de 18 meses. Portanto, considera-se que, depois de dois anos, as chances de ocorrer uma gravidez espontânea são pequenas, o que justifica os exames médicos para procurar a causa da esterilidade. No entanto, esse prazo de dois anos é flexível e pode ser encurtado em função da idade da mãe ou dos antecedentes do casal. Atualmente, o desejo de engravidar é cada vez mais tardio (idade materna mais elevada), e o prazo não deve penalizar o casal diminuindo as chances de sucesso da fertilização medicamente assistida, pois a queda da fecundidade, muito pequena antes dos 40 anos, se acelera nos anos seguintes.

As chances de concepção são de 25% a cada ciclo menstrual. Elas atingem o nível máximo no período que vai de 4 dias antes da ovulação a 2 dias depois dela, ou seja, teoricamente, do 10º ao 16º dia de um ciclo de 28 dias.

As causas da esterilidade são diversas e numerosas. Pode ter origem numa anomalia feminina (2/3 dos casos), masculina (1/3 dos casos) ou mista. Alguns casos ainda permanecem inexplicáveis.

A busca da causa da esterilidade é realizada em 4 níveis: sêmen, ovulação, vias genitais femininas e masculinas, assim como a incompatibilidade entre o sêmen e o meio genital feminino. Essa busca passa por uma conversa com o casal, que responde a um interrogatório, seu exame clínico e vários exames complementares. Um dos primeiros exames realizados é a curva de temperatura, que consiste em medir a temperatura retal da mulher durante três meses, cada manhã ao despertar e antes de qualquer esforço. Trata-se de um exame incômodo, mas fundamental para avaliar o estado da função ovulatória.

O tratamento da esterilidade avançou bastante com os progressos recentes da **laparoscopia**, dos medicamentos que provocam a ovulação e da fertilização medicamente assistida.

VEJA: FECUNDAÇÃO *IN VITRO*.

Estrias

Filetes longilíneos, mais ou menos largos, que aparecem na pele, provocados pela ruptura das fibras elásticas da derme. Ocorrem em cerca de 75% das gestantes, em geral a partir do 6° mês de gravidez.

■ Quase sempre, as estrias se localizam no abdome, nas nádegas, nos quadris, nas coxas e nos seios. Passam da cor violácea para o branco nacarado. São irreversíveis, mas tornam-se menos visíveis depois que cicatrizam e clareiam.

Seu aparecimento é mais freqüente nas mulheres de menos de 20 anos, nas mulheres de pele morena ou avermelhada, em caso de excesso de peso e durante a primeira gravidez.

Para evitar a sua formação, deve-se tomar cuidado com o aumento de peso durante a gravidez e hidratar bem a pele, massageando-a com uma luva de crina. A eficácia dos cremes antiestrias está longe de ser comprovada. Não existe tratamento curativo, pois os cremes à venda servem apenas para deixar a pele lisa e macia.

Exame de urina

Durante a gravidez, a futura mãe tem de se submeter obrigatoriamente, a cada consulta, a exames de urina. O exame consiste simplesmente em pôr a urina recém-coletada em contato com tiras de papel colorimétrico.

■ Hoje em dia, só a medição sistemática de proteínas na urina é preconizada. A presença de albumina, sobretudo no 3° trimestre de gravidez, pode sinalizar uma complicação, a **pré-eclâmpsia**. Entretanto, essa **albuminúria**, para indicar uma anomalia, tem de ser pronunciada; simples traços não sinalizam nenhuma afecção especial.

A medição de açúcares na urina (glicosúria) não tem interesse real, pois a excreção de açúcar (glicose) na urina é modificada durante a gravidez. Portanto, sua presença na urina não revela obrigatoriamente uma anomalia. Além disso, uma intolerância ao açúcar revelada durante a gravidez (**diabetes** gestacional) provoca picos variáveis no tempo. Portanto, a ausência de glicosúria não exclui um diagnóstico de diabetes.

Por outro lado, o acompanhamento sistemático de infecções urinárias (**cistite**) pelo exame de urina pode ser útil durante a gravidez. Trata-se, com efeito, de uma afecção que ocorre freqüentemente em gestantes, da qual elas nem sempre se dão conta.

VEJA: DOENÇAS INFECCIOSAS DURANTE A GRAVIDEZ, PIELONEFRITE.

Exames médicos da futura mãe

Vários exames clínicos e biológicos permitem confirmar que a gravidez e o desenvolvimento do feto transcorrem normalmente.

■ O objetivo dessas consultas é prevenir e informar, afinal, a gravidez não é uma doença. Durante cada consulta, o médico procura identificar eventuais anomalias da evolução da gravidez: **contrações**, febre, sangramentos, sinais de infecção urinária, perdas vaginais anormais etc. Verifica-se o peso e a pressão arterial da futura mãe, e sua urina é analisada para identificar traços eventuais de açúcar e albumina. O bom crescimento do bebê é verificado pela medição da altura uterina e pela auscultação dos batimentos cardíacos. Por fim, o colo do útero é examinado para prevenir uma ameaça de parto prematuro.

O primeiro exame, realizado antes do 4° mês, confirma o diagnóstico da gravidez. Nele, são colhidas as informações para identificar uma gravidez de risco.

Os exames biológicos solicitados durante essa consulta são a definição do grupo sanguíneo (sistema ABO e fator *Rhesus*), a busca de aglutininas irregulares (para averiguação de uma eventual incompatibilidade sanguínea entre a mãe e o bebê) e a sorologia da sífilis, da **rubéola** e da **toxoplasmose**. Se esta última for negativa, ela será repetida todos os meses. O exame de AIDS é altamente recomendável, mas não é obrigatório.

No exame do 6° mês, é realizada uma triagem da hepatite B; se for positiva, a criança será vacinada ao nascer. O controle das aglutininas irregulares também é praticado, assim como um hemograma completo que permite a identificação de anemia.

No último exame, o prognóstico do parto é estabelecido: posição da criança (que permite prever o tipo de **apresentação**) e exame clínico da bacia, confirmando se suas dimensões permitem um parto por vias naturais (ou exigem, ao contrário, um parto por cesariana). É realizada ainda a avaliação sanguínea, tendo em vista uma possível anestesia peridural.

VEJA: EXAME DE URINA, CISTITE, ULTRA-SOM, INCOMPATIBILIDADE DO FATOR RH, LEUCORRÉIA, AUMENTO DE PESO DURANTE A GRAVIDEZ.

Exames médicos do recém-nascido

VEJA: APGAR, ÍNDICE DE; TRIAGEM NEONATAL, REFLEXOS DO RECÉM-NASCIDO, TESTE DE GUTHRIE.

Exercício físico durante a gravidez

A atividade esportiva não é contra-indicada durante a gravidez normal, com exceção dos esportes de alto risco de traumatismo (esqui, esportes de combate, equitação etc.) ou que exigem esforço intenso (competição, maratona etc.).

■ Durante a gravidez, a natação, a caminhada, a ginástica etc. são encorajadas. Elas ajudam a manter o tônus muscular e limitam o aumento de peso. Além disso, as mulheres que praticam esportes recuperam mais depressa que as outras a forma física depois do parto. No entanto, a partir do 6º mês de gravidez (28 semanas de amenorréia), recomenda-se moderação nas práticas esportivas. Depois do parto, o esporte só deve ser retomado após uma reeducação abdomino-perineal adequada.

VEJA: AUMENTO DE PESO DURANTE A GRAVIDEZ, REEDUCAÇÃO DO PERÍNEO.

Expulsão

VEJA: PARTO.

Extração instrumental ou por fórceps

Durante o parto, o fórceps pode ser usado para facilitar a expulsão do feto. O recurso a uma extração instrumental é determinado pela necessidade de se abreviar o parto, facilitar o nascimento e até mesmo proteger o crânio e do feto, sobretudo em partos prematuros. Geralmente, o uso desse instrumento é acompanhado por uma episiotomia.

■ O fórceps é um instrumento metálico, que se parece com duas grandes colheres com a extremidade quase sempre côncava, colocadas de cada um dos lados da cabeça do bebê, com cabos articulados, permitindo assim uma extração que facilita o parto. Existem fórceps de cabos cruzados ou paralelos.

Possui a reputação injustificada de causar complicações e traumatismos, herança de um tempo em que seu uso era a única solução para a retirada da criança em caso de parto difícil, e o recurso à cesariana era mais delicado. Hoje em dia, seu emprego está sujeito a certas normas e em muitos casos ele permite evitar uma cesariana inútil.

F G

Fadiga

A fadiga é um estado de prostração causado pelo menor esforço e se caracteriza pela redução da atividade habitual. Muitas mulheres experimentam esse estado durante a gravidez. Às vezes, o médico tem dificuldade para avaliá-la, pois ela se manifesta de maneira diferente em cada pessoa.

■ Depois de eliminadas as razões médicas da fadiga (**febre**, **anemia**, **depressão** etc.), o médico deve tranqüilizar a paciente sobre o caráter passageiro desse estado durante a gravidez e ajudá-la a identificar e corrigir eventuais distúrbios do sono (**insônia**) que podem aumentar a fadiga. Às vezes, a interrupção da atividade profissional é necessária, mas ela deve ser prescrita com certo cuidado para não isolar a paciente e eternizar um estado quase sempre passageiro. Em caso de fadiga persistente, a ajuda psicológica adequada é útil para atravessar a fase difícil. A sensação de fadiga predomina no início da gravidez e no último trimestre, mas também está bastante presente no período pós-parto, durante o qual o apoio da família é realmente indispensável.

VEJA: SINTOMAS DA GRAVIDEZ, PÓS-PARTO.

Febre

Temperatura do corpo superior a 38°C. Fala-se também em hipertermia.

■ Para ser precisa, a medição da temperatura do corpo tem de ser feita por meio de termômetro introduzido no reto, e não sob a axila ou na boca.

A febre não é uma doença, e sim um sintoma de afecção cuja causa tem de ser procurada. Nas gestantes, verifica-se sobretudo a existência de uma infecção urinária ou uma **listeriose**, afecções que podem ter sérios efeitos sobre a gravidez e têm de ser combatidas por antibióticos.

A febre também atinge o feto, se persistir ou for muito elevada. Entre outras complicações, pode provocar uma taquicardia no feto e aumentar o risco de **aborto espontâneo** e de **prematuridade**. Por isso, as gestantes devem consultar o médico, pois só ele saberá avaliar o grau de urgência e tomar as medidas necessárias.

Fecundação

A fecundação, ou concepção, é a penetração de um **espermatozóide** *no* **óvulo**, *que leva à formação de um ovo (também chamado zigoto), célula única que reúne o patrimônio genético do pai e o da mãe.*

■ Em tese, a **ovulação** (isto é, a liberação do óvulo por um dos ovários) ocorre no 14º dia depois do início da **menstruação** (para um ciclo de 28 dias). O óvulo migra até o terço externo da tuba uterina (ou trompa de Falópio), onde se encontra com o espermatozóide fecundante. Criado, ovo continua sua progressão até o **útero**, onde se implanta depois de sete dias (fenômeno chamado nidação).

Fecundação *in vitro* (FIV)

Método de procriação medica-mente assistida, que consiste na coleta de um óvulo que é fecundado artificialmente em laboratório e em seguida implantado no útero da paciente.

■ Essa técnica complexa de tratamento da **esterilidade** só é praticada em centros especializados e autorizados, e quase sempre pressupõe um acompanhamento longo restritivo. Consiste no estímulo da **ovulação** com injeções de hormônios até a maturação de vários folículos (cavidades do ovário nas quais se desenvolve um óvulo). Esta fase é acompanhada por medições hormonais e exames de **ultra-som**.

Quando a maturação é satisfatória, a ovulação é induzida artificialmente com uma injeção intramuscular de hormônio coriônico gonadotrófico. Após 48 horas, os óvulos são retirados por punção, em geral por via endovaginal e sob controle de ultra-som. Por outro lado, o esperma é recolhido por masturbação. No laboratório, as células sexuais (óvulos e espermatozóides) são isoladas e fecundadas. Depois de 48 horas, os embriões (que nesse estágio têm de 2 a 4 células) resultantes da fecundação podem ser implantados na cavidade uterina por via vaginal. A paciente recebe então uma dose de progesterona para facilitar a implantação dos óvulos no útero. As chances de gravidez aumentam com o número de embriões reimplantados, mas o risco de gravidez múltipla e as complicações que isso subentende fazem com que a reimplantação seja limitada a dois ou três embriões.

A percentagem de êxito desta técnica está situada entre 25% e 30%. Os embriões que não tenham sido utilizados podem ser congelados, servindo para reimplantações posteriores.

Ferro

VEJA: ANEMIA, SUPLEMENTOS ALIMENTARES DURANTE A GRAVIDEZ.

Fertilização medicamente assistida

Conjunto de técnicas que permitem, em caso de esterilidade, provocar uma gravidez por meio de intervenção médica e não através de relações sexuais.

■ Existem várias técnicas de fertilização medicamente assistida: inseminação artificial, **fecundação *in vitro*** e injeção intracitoplásmica do espermatozóide, ou ICSI.

■ **Inseminação artificial.** Consiste em depositar o esperma no útero, seja na região do **colo uterino** ou diretamente no interior do **útero**.

O esperma pode ser do parceiro ou de um doador. A inseminação artificial com doador é utilizada em caso de esterilidade de origem masculina (ausência ou anomalia dos espermatozóides), ou quando o parceiro pode transmitir uma doença hereditária grave.

A inseminação do esperma do parceiro é utilizada em caso de qualidade insuficiente do esperma, um fator que pode ser corrigido depois da coleta. A inseminação artificial também pode ser proposta quando a causa da esterilidade está na região do colo do útero. O depósito do esperma diretamente no útero permite resolver a causa da infertilidade.

■ **Fecundação *in vitro* e ICSI.** A fecundação *in vitro* consiste na coleta de óvulos por meio de punção, depois de estimular o funcionamento dos ovários com tratamentos medicamentosos, e na fecundação dos óvulos em laboratório, colocando-os em contato com os espermatozóides. Por fim, os ovos são implantados no útero da paciente. A ICSI segue o mesmo princípio, mas, neste caso, o óvulo é, fecundado por microinjeção de um espermatozóide selecionado. Essas técnicas permitem resolver diversas causas de infertilidade, principalmente a de origem tubária (afecção incurável das tubas uterinas – as trompas de Falópio).

É preciso lembrar que as técnicas de fecundação *in vitro* e de ICSI são complexas e caras. O casal que faz essa opção deve entender que o sucesso não é garantido e que, às vezes, são necessárias várias tentativas.

Feto

O futuro bebê é chamado "feto" a partir do 3° mês de gravidez até o nascimento.

■ Esse estágio do desenvolvimento se segue ao do **embrião.** No início do estágio fetal, todos os órgãos do futuro bebê já existem. Os meses que vão transcorrer até o término da gestação são principalmente um período de maturação e crescimento.

■ **3º mês.** O fígado se desenvolve bastante, o intestino se prolonga, os rins funcionam e a urina começa a ser vertida no **líquido amniótico.** O rosto ganha forma: os lábios se desenham, os olhos se aproximam pouco a pouco do centro da face. Os primeiros ossos se formam. No final do 3º mês, o feto mede 12 cm e pesa 65 g.

■ **4º mês.** O feto abre e fecha os punhos. Aparentemente, o paladar logo se desenvolve, pois o feto engole o líquido amniótico e parece perceber alguns sabores, em especial os doces. O tato também se desenvolve cedo, e o feto sente quando o ventre materno é tocado; essa percepção é explorada pela **haptonomia.** Os primeiros cabelos começam a surgir. No final do 4º mês, o feto pesa cerca de 250g e mede 20cm.

■ **5º mês.** A multiplicação das células nervosas termina. A mãe sente os movimentos do feto. Ele começa a ficar recoberto por uma lanugem chamada lanugo. Suas unhas crescem. No final do 5º mês, ele pesa 650g e mede 30cm.

■ **6º mês.** O feto se movimenta bastante, e seus períodos de atividade se alternam com períodos de sono. Ele começa a reagir aos ruídos externos. Mede 35 cm e pesa 1 kg.

■ **7º mês.** O feto já consegue abrir os olhos. A visão existe potencialmente, e ele pode reagir a uma luz forte dirigida contra seu rosto através do abdome materno. Mede 40cm e pesa 1,5kg.

■ **8º mês.** Na maioria dos casos, o feto se posiciona de cabeça para baixo, na posição que terá no momento do parto. O lanugo cai aos poucos e é substituído por uma camada protetora gordurosa e esbranquiçada, o *vernix caseoso.* No final do 8° mês, o feto mede 45 cm e pesa 2,5 kg.

■ **9º mês.** Os pulmões do feto estão prontos para funcionar. O *vernix caseoso* se desprende e flutua no líquido amniótico. Os ossos do crânio ainda não estão soldados; os espaços que os separam, chamados fontanelas, só se ossificam depois do nascimento.

Ao nascer, o bebê mede cerca de 50 cm e pesa em média 3 kg. Nem todos os seus órgãos estão maduros, principalmente o cérebro, que continua a se desenvolver ao longo de vários anos.

Fetoscopia

Exame praticado na gestante, que permite a visualização do feto por meio de uma fibra ótica introduzida no útero. Esse exame foi em grande parte suplantado pelo ultra-som, e só é indicado em casos muito raros.

■ Atualmente, as únicas indicações da fetoscopia são algumas intervenções cirúrgicas, raras, realizadas no feto dentro do útero, ou o diagnóstico de doenças hereditárias da pele que exigem uma biópsia (coleta de tecido) cutânea. Em outros casos, o ultra-som é preferível, especialmente o ultra-som em três dimensões, técnica não-invasiva que permite uma visualização das malformações congênitas do rosto e das extremidades.

Fibras

VEJA: ALIMENTAÇÃO DURANTE A GRAVIDEZ, CONSTIPAÇÃO

Flebite

Formação de um coágulo de sangue no interior de uma veia, obstruindo o fluxo sanguíneo. A gravidez e o período pós-parto favorecem a ocorrência de flebite, sobretudo em caso de aleitamento prolongado, cesariana, gravidez múltipla, hemorragia durante a gravidez e antecedentes de flebite.

■ A prevenção (exame regular das panturrilhas no pós-parto para identificação de uma flebite incipiente) e o tratamento precoce das flebites são uma preocupação constante da obstetrícia. Trata-se de uma afecção relativamente benigna, mas que apresenta um risco grave: a migração do coágulo para a rede venosa dos pulmões, o que poderia levar a uma embolia pulmonar.

Nas gestantes, as flebites se localizam quase sempre numa das panturrilhas ("barriga da perna"). Elas se manifestam sob a forma de dores na panturrilha afetada, que fica tensa, às vezes, vermelha. Mais raramente, ocorrem numa das veias situadas num dos lados do útero. A veia afetada forma um cordão endurecido, que pode ser detectado num exame ginecológico. Nos dois casos, esses sintomas locais, de início discretos, se agravam progressivamente, acompanhados de uma aceleração do ritmo cardíaco, e às vezes de uma ligeira febre.

Em caso de suspeita de flebite, a paciente se submete a um ultra-som doppler nos membros inferiores para confirmar o diagnóstico, às vezes combinado com uma radiografia das veias da **pequena bacia** (flebocavografia). Se a flebite for confirmada, é necessário um acompanhamento médico cuidadoso para identificar qualquer sinal de embolia pulmonar: dores no tórax, dificuldade para respirar, tosse, angústia intensa. O tratamento consiste em administrar anticoagulantes, no início por injeções, em seguida por via oral após a gravidez. Esse tratamento é receitado sempre que houver alguma dúvida, mas pode ser interrompido assim que o risco de flebite for afastado.

Para prevenir as flebites, evite ficar deitada por muito tempo. Por esse motivo, as parturientes são encorajadas a deixar a cama e caminhar assim que for possível. Por outro lado, o uso de meias de compressão (ou meias elásticas) é aconselhável para as pacientes de risco (pessoas que tenham varizes ou antecedentes de flebite) nos dois últimos trimestres de gravidez e no 1° mês após o parto. Por fim, anticoagulantes são administrados como prevenção às mulheres que já sofreram parto por cesariana ou às do grupo de risco.

Fórceps

VEJA: EXTRAÇÃO INSTRUMENTAL.

Fototerapia

A fototerapia permite diminuir a intensidade da icterícia do recém-nascido, projetando sobre ele raios de luz branca, azul ou verde, de comprimento de onda bem definido.

■ A luz utilizada em fototerapia exerce uma ação química sobre as moléculas de bilirrubina presentes na pele. A energia fornecida por essa radiação luminosa modifica a estrutura da molécula e, tornando-a solúvel em água, permite sua eliminação por via urinária. Ao longo da exposição, a eficácia do tratamento é verificada medindo-se a taxa sanguínea de bilirrubina.

Geralmente, a criança assimila bem a fototerapia, que, no entanto, exige acompanhamento, pois a exposição dura muito tempo e as zonas expostas têm de ser mudadas regularmente. Muitas vezes, o recém-nascido é colocado numa **incubadora** para que sua temperatura seja mantida constante. É necessário proteger os olhos da criança dos raios ultravioleta com uma máscara opaca, que podem irritá-lo depois de algum tempo de exposição.

VEJA: ICTERÍCIA DO RECÉM-NASCIDO.

Gases intestinais

VEJA: CONSTIPAÇÃO, SINTOMAS DA GRAVIDEZ.

Gêmeos

Gêmeos são 2 crianças nascidas da mesma gravidez. Em todo o mundo, a gravidez gemelar acontece em 1 a cada 80 casos.

■ Os gêmeos podem provir de 2 ovos distintos (gêmeos não-idênticos) ou do mesmo ovo (gêmeos idênticos).

■ **Gêmeos não-idênticos.** Em cerca de 3/4 dos casos, as duas crianças provêm de dois óvulos, fecundados por dois espermatozóides diferentes. Esse fenômeno pode acontecer de maneira espontânea, ou em decorrência de tratamentos de indução da ovulação, propostos em casos de esterilidade ou hipofertilidade. Os ovos se desenvolvem com duas placentas, em duas bolsas amnióticas. A gravidez é chamada "dizigótica". Os dois fetos podem ou não ser do mesmo sexo e não têm mais semelhança genética do que crianças nascidas em casos sucessivos de gravidez.

■ **Gêmeos idênticos.** Nos demais casos, as duas crianças provêm de um único ovo que se dividiu num estágio precoce do desenvolvimento. Essa gravidez é chamada "monozigótica". As crianças têm obrigatoriamente o mesmo sexo e a mesma herança genética. Por causa do caráter precoce da divisão, elas podem ter uma placenta separada ou comum, e até inclusive dividir a mesma bolsa amniótica.

■ **Gravidez gemelar.** Apresenta mais riscos do que a gravidez simples, como **retardo de crescimento intra-uterino, prematuridade.** Por esse motivo, o acompanhamento pré-natal tem de ser mais cuidadoso.

A chegada de gêmeos numa família causa mais dificuldades que no caso de uma única criança. Por isso, providencie ajuda familiar e doméstica durante as primeiras semanas.

■ **Gêmeos não-idênticos ou idênticos?** Essa pergunta é muito comum antes do nascimento, mas nem sempre é fácil respondê-la. O **ultra-som** pode fornecer a resposta em duas situações: quando os gêmeos são de sexo diferente (neste caso, são obrigatoriamente gêmeos não-idênticos).

No entanto, a avaliação da pla-centa pode ser complicada, pois duas massas distintas podem se fundir durante a gravidez e levar a um falso diagnóstico de placenta única.

Só o exame da placenta depois do nascimento permite corrigir um eventual erro de avaliação. Depois do nascimento, um exame realizado a partir de uma amostra de sangue das duas crianças (fenótipo) permite uma suposição a respeito de gêmeos não-idênticos ou idênticos, mas sem certeza absoluta.

Tudo isso explica a dificuldade dos médicos para responder a essa pergunta, que, no entanto, parece elementar. Geralmente, só o tempo, pela semelhança entre as duas crianças, fornece a prova de que se trata ou não de gêmeos idênticos.

VEJA: GRAVIDEZ MÚLTIPLA.

Gene

Trata-se de cada um dos segmentos da molécula de DNA que determinam a expressão de uma característica (cor dos cabelos ou dos olhos, por exemplo).

■ A molécula de DNA contida em cada uma de nossas células inclui cerca de cem mil genes diferentes. Cada gene está situado num local bem específico dos **cromossomos**, chamado *locus*. Seu papel é condicionar a síntese de uma ou várias proteínas, garantindo a manifestação ou transmissão de determinada característica hereditária.

Genética

A genética é a ciência da hereditariedade. Nascida em meados do século XIX, ganhou impulso notável nos últimos anos, fazendo surgir uma grande esperança de triagem e cura das doenças genéticas.

■ Desde a década de 1970, a evolução nas técnicas de biologia molecular permite estudar em detalhes a molécula de DNA, que contém os **genes**. Atualmente, o conjunto dessas técnicas, chamado genética molecular, permite propor aos casais a triagem de uma anomalia genética no feto (**diagnóstico pré-natal**), no caso de algumas doenças cujo gene pôde ser isolado.

Os progressos da genética molecular justificam a esperança de que no futuro se poderá isolar a totalidade dos genes responsáveis por doenças genéticas. Então, será possível realizar o diagnóstico pré-natal de todas essas doenças e, quem sabe, obter sua cura definitiva substituindo em cada célula o gene alterado por sua cópia normal.

VEJA: ACONSELHAMENTO GENÉTICO, ENGENHARIA GENÉTICA.

Glicemia

Taxa de açúcar (glicose) no sangue.

■ A regulação da taxa sanguínea é garantida pelo equilíbrio entre diferentes hormônios, entre os quais a insulina, que diminui a glicemia. Essa regulação permite manter uma taxa constante de açúcar no sangue, apesar dás variações de ingestão (alimentação) e de gasto (esforço físico, por exemplo). Quando a taxa de glicose cai, fala-se em hipoglicemia, e, no caso inverso, fala-se em hiperglicemia, que é uma característica do **diabetes**.

As gestantes passam por um exame para triagem do diabetes gestacional: é a dosagem de glicemia, realizada em laboratório a partir de duas amostras de sangue, a primeira colhida em jejum e a segunda após a ingestão de certa quantidade de açúcar. Os valores normais desse exame são inferiores a 1 g/l em jejum e 1,45 g/l duas horas mais tarde.

Nas gestantes diabéticas, a glicemia deve ser acompanhada regularmente, e isso pode ser feito pelas próprias pacientes. Consiste em colher uma gota de sangue da ponta do dedo e colocá-la em contato com uma tira de papel reativo, introduzida num leitor que revela a glicemia. Se preciso, esse exame pode ser repetido várias vezes ao dia.

Gravidez extra-uterina

Depois da fecundação, o ovo continua sua migração antes de se implantar no útero no 7° dia. A implantação pode ser anormal, ocorrendo fora da cavidade uterina: é a gravidez extra-uterina, ou gravidez ectópica. A freqüência dos casos de gravidez extra-uterina é de cerca de 2%.

■ Em caso de gravidez extrauteriria, a implantação costuma ocorrer na região de uma das tubas uterinas (ou trompas de Falópio) em 90% dos casos.

Os fatores de risco que expõem a uma gravidez extra-uterina são principalmente as infecções nas tubas uterinas chamadas salpingite, multiplicando o risco por 6, o tabagismo (por 5), as intervenções cirúrgicas nas tubas, a **fertilização medicamente assistida** (por 2), a endometriose (presença de fragmentos da mucosa do útero fora de sua localização normal). Esse é um fenômeno em progressão nos países industrializados, por causa do aumento de doenças sexualmente transmissíveis e do recurso mais freqüente à fertilização.

Geralmente, a gravidez extra-uterina se manifesta por dores localizadas na **pequena bacia** e por **metrorragias** (sangramentos que ocorrem fora do período da menstruação). O diagnóstico se baseia no exame clínico, na dosagem sanguínea da taxa do **hormônio da gravidez** e no **ultra-som**.

A gravidez extra-uterina exige acompanhamento adequado. O perigo consiste no risco de hemorragia, por ruptura de vasos sob o efeito da evolução da gravidez. O órgão dentro do qual o embrião se desenvolve é inadequado, inextensível e acaba se rompendo, provocando uma hemorragia interna que pode ser fatal. O tratamento é, conforme o caso, cirúrgico ou médico. O tratamento cirúrgico (abertura da tuba uterina para retirada do ovo ou, nos casos mais graves, eliminação de uma parte da tuba) é realizado durante uma laparosco-pia. O tratamento médico, possí-vel em alguns casos, é baseado num medicamento quimiotóxico, o methotrexate; esse tratamento, que atua sobre as células de divisão rápida, permite a regressão e o desaparecimento da gravidez. Em alguns casos, a gravidez extra-uterina desaparece por si mesma, por meio do aborto espontâneo.

Gravidez múltipla

Desenvolvimento simultâneo de vários embriões no útero. O termo "gravidez múltipla" se refere aos gêmeos e também aos triplos (três fetos), aos quádruplos (quatro fetos) etc. O número desses casos de gravidez, freqüentes na Europa

(1 gravidez a cada 89), explodiu sob a influência da fertilização medicamente assistida.

■ Os fatores que a favorecem são o recurso à estimulação ovariana (administração de medicamentos que provocam a maturação de óvulos pelos ovários) e os antecedentes de gravidez múltipla na família.

A gravidez múltipla apresenta mais riscos do que as demais: risco mais elevado de **aborto espontâneo**, **prematuridade**, **eclâmpsia**, crianças que nascem com peso abaixo do normal etc. Por outro lado, quando existem mais de dois fetos, a gravidez pode ser socialmente difícil de suportar.

O alto risco e as dificuldades geradas pelos cuidados com os bebês depois do nascimento, os conflitos sociais e familiares gerados levam certos pais, em alguns casos (mulheres que esperam quatro bebês ou mais), a pensar na redução médica do número de embriões. No Brasil, esse procedimento só é permitido em caso de risco de morte para a mãe.

A gravidez múltipla exige um acompanhamento precoce (possível graças ao **ultra-som**) e adequado, uma assistência mais intensiva, repouso e interrupção precoce da atividade física. Em muitos casos, e para evitar qualquer acidente ao nascer, é sugerida a indução do parto um pouco antes da data prevista. Por outro lado, bebês gêmeos podem nascer perfeitamente por vias naturais.

Grupos sanguíneos

O sangue é composto de uma parte líquida, o plasma, e de células. Na superfície dessas células, existem substâncias chamadas antígenos, cujo papel é reagir quando elementos estranhos são introduzidos no organismo, formando anticorpos (reação imunitária). Existem muitas variedades de antígenos (cerca de vinte, só para os glóbulos vermelhos). Nem todas as pessoas têm sangue idêntico, pois os antígenos são diferentes de uma pessoa para a outra. Os vários antígenos que pertencem à mesma variedade são chamados de "grupo sanguíneo".

■ Os grupos sanguíneos têm de ser obrigatoriamente considerados em caso de transfusão (a incompatibilidade pode provocar afecções gravíssimas na pessoa que recebe o sangue), com base no sistema ABO e, em menor escala, no sistema *Rhesus*.

O sistema ABO leva em conta três antígenos presentes na superfície dos glóbulos vermelhos: A, B e AB. Algumas pessoas não são portadoras de nenhum desses antígenos e, por isso, pertencem ao grupo O. As pessoas cujo sangue pertence ao grupo AB podem receber sangue de todos os outros grupos, e por isso são chamadas "receptores universais". Por outro lado, as pessoas do grupo O só podem receber sangue do mesmo grupo, mas podem doar a qualquer outra pessoa, por isso, são chamadas "doadores universais".

O sistema *Rhesus* leva em conta cinco antígenos principais *D*, *C* e *c*, *E* e *e*. A presença do antígeno D é chamada de *Rhesus* positivo (Rh^+); quando ele está ausente, fala-se em *Rhesus* negativo (Rh^-).

VEJA: INCOMPATIBILIDADE DO FATOR RH, DOENÇA HEMOLÍTICA DO RECÉM-NASCIDO.

H

Haptonomia

A haptonomia é a ciência da vida afetiva que estuda os fenômenos ligados aos contatos nas relações humanas.

■ Na aplicação para o acompanhamento dos pais e filhos, a haptonomia permite estabelecer relações afetivas com o bebê no ventre materno, graças a um contato táctil específico.

As sessões são dirigidas por um especialista e têm início por volta do 5° mês de gravidez, a partir do momento em que a mãe sente os movimentos do bebê. O ritmo das sessões costuma ser de uma vez a cada três semanas.

A haptonomia não se limita à **preparação para o parto**. No entanto, com ela se aprende a reconhecer melhor a dor das **contrações** e do parto, mantendo o contato afetivo com o bebê. Além disso, solicita a participação ativa do pai durante toda a gravidez.

Hematoma retroplacentário

Descolamento prematuro da placenta devido a um acúmulo de sangue, ou hematoma. Este acidente grave, mas raro, afeta essencialmente mulheres com doença hipertensiva da gravidez, pré-eclâmpsia. Trata-se de uma urgência médica, que põe em jogo a vida da criança e comporta riscos de graves complicações para a mãe.

■ Além da pré-eclâmpsia, alguns fatores de risco podem gerar o hematoma retroplacentário, como um traumatismo abdominal grave (acidente de carro etc.). Às vezes, o descolamento acontece de maneira inesperada, sem nenhum sinal que o anuncie.

Em geral, este acidente ocorre ao longo do 3° trimestre de gravidez ou durante o parto. Ele se manifesta por perdas de sangue escuro, uma contração prolongada e dolorosa do útero e, nas formas mais graves, com uma alteração rápida do estado geral, com sensação de mal-estar, pressão baixa e angústia. Para a mãe, as complicações possíveis são uma hemorragia grave associada a distúrbios de coagulação do sangue, o que pode exigir grandes transfusões e, às vezes, até a retirada do útero. Por outro lado, o descolamento da placenta pelo coágulo de sangue priva o feto do fornecimento de sangue, o que põe sua vida em risco diretamente. Se ele estiver vivo, uma **cesariana** de urgência é geralmente necessária para salvá-lo. Caso contrário, a retirada da criança é realizada por vias naturais, se o estado da mãe o permitir.

O risco de reincidência deste acidente é de cerca de 10%, o que justifica um acompanhamento mais cuidadoso numa gravidez posterior. A hospitalização prolongada pode ser necessária, como também a **indução do parto** assim que o feto atingir um estágio suficiente de maturidade.

Hemorróidas

As hemorróidas, ou varizes nas veias situadas ao redor do ânus, são uma afecção muito freqüente durante a gravidez e o pós-parto. Benignas, mas às vezes muito incômodas e até dolorosas, podem ser combatidas respeitando-se algumas regras de higiene e de alimentação.

■ Vários fatores contribuem para o aparecimento de hemorróidas durante a gravidez: as modificações hormonais, que provocam a dilatação das veias, a **constipação**, muito freqüente durante esse período, e finalmente a pressão considerável exercida pelo bebê no interior do abdome.

As hemorróidas podem ser externas (ficam salientes na região do ânus) ou internas (situadas no canal anal). Muitas vezes, os sintomas evoluem por surtos. Eles vão de uma sensação de peso na região do ânus, acompanhada de comichões, até uma dor intensa provocada pela formação de um coágulo na veia (trombose) ou pela exteriorização da hemorróida (prolapso). Também podem ser acompanhadas por sangramentos pouco abundantes (retorragias) no momento de defecar. Durante o parto, é muito comum a criação ou o agravamento de hemorróidas preexistentes, que podem se associar a uma trombose no pós-parto.

Seu tratamento consiste em regras de higiene e alimentação (eliminação de alimentos picantes e bebidas alcoólicas, ingestão de alimentos que favorecem o trânsito intestinal) e inclui o combate à constipação. Tratamentos locais (pomadas e supositórios) atenuam a dor e podem ser associados a tônicos venosos administrados por via oral. Os tratamentos por esclerose ou ablação cirúrgica das hemorróidas são contra-indicados durante a gravidez. Essa solução pode ser considerada em caso de incômodo persistente por três meses depois do parto. Por outro lado, o tratamento cirúrgico da trombose hemorroidária é realizado com anestesia local, mesmo durante a gravidez.

VEJA: ALIMENTAÇÃO DURANTE A GRAVIDEZ.

Hepatite viral

Infecção do fígado de origem viral. A hepatite pode ser provocada por vários vírus diferentes: vírus da hepatite A, B, C, D e E. Os três últimos são os mais difundidos. Existem vacinas contra as hepatites A e B, que não são contra-indicadas durante a gravidez.

■ Seja qual for o vírus, a doença se apresenta sob a mesma forma. Pode passar totalmente despercebida ou manifestar-se por meio de fadiga, náuseas, dores nas articulações, comichões no corpo, associadas ou não a uma icterícia (coloração amarelada da pele e das mucosas).

■ **Hepatite A.** É uma doença benigna, que se contrai ingerindo água ou alimentos contaminados (legumes, frutos do mar). Não acarreta nenhum risco para o feto, mesmo quando a mãe adoece durante a gravidez.

■ **Hepatite B.** Mais grave do que a anterior, ela é contraída por via sanguínea (uso de seringas contaminadas, por exemplo), ou durante relações sexuais não-protegidas. Em cerca de 10% dos casos, pode se tornar crônica; além disso, 20% dos casos de hepatite crônica evoluem para uma degeneração lenta, mas grave, do fígado, a cirrose, que por sua vez pode evoluir para o câncer de fígado. Por outro lado, uma gestante portadora do vírus da hepatite B corre o risco de transmiti-lo à criança durante o parto ou o aleitamento. Por esse motivo, a triagem da hepatite B é obrigatória no 6° mês de gravidez. Se o teste for positivo, o bebê será vacinado ao nascer para ficar protegido contra uma possível contaminação. Vacinado, o bebê pode ser amamentado pela mãe.

■ **Hepatite C.** É contraída essencialmente por via sanguínea. Pode ser que exista risco de transmissão por via sexual e durante a gravidez, mas isso ainda não foi comprovado. Essa forma de hepatite apresenta um risco elevado de se tornar crônica, algo da ordem de 50%. Não existe maneira de proteger o feto contra a doença, se a mãe for portadora do vírus, nem de vaciná-lo. Em caso de exposição ao vírus durante a gravidez, o bebê é submetido ao nascer a um acompanhamento médico rigoroso. O aleitamento materno não parece contra-indicado.

Herpes genital

O herpes genital é uma doença sexualmente transmissível (DST), causada pelo vírus Herpes simplex, *que afeta principalmente os adultos e se manifesta por uma erupção dolorosa nos órgãos genitais. O risco de sua transmissão ao recém-nascido é grande.*

■ As gestantes afetadas pelo herpes genital devem ter acompanhamento médico especial. Quando há surto de herpes, o risco de contaminação da criança é elevado, seja por via sanguínea, se for primo-infecção herpética, ou pelas vias genitais, se houver reativação da doença durante a gravidez. Neste caso, o bebê é contaminado durante o parto, mas a contaminação também pode acontecer antes do nascimento. Em geral, o feto é protegido pelas membranas, que o isolam completamente, mas não é raro que elas se fissurem no final da gravidez, deixando de cumprir seu papel de barreira de proteção.

Essa contaminação expõe o recém-nascido a graves complicações. Por isso, é importante avisar o ginecologista sobre o menor incômodo (comichão ou ardores na região da vulva ou da vagina), mesmo se você achar que não sofre de herpes genital.

A triagem no final da gravidez (por coleta vaginal), o tratamento local ou (mais raramente) geral da mãe, a decisão de praticar uma cesariana e o tratamento do recém-nascido são discutidos pela equipe obstétrico-pediátrica antes do parto.

Hidrâmnio

Excesso de líquido amniótico. O principal risco do hidrâmnio, que pode ser detectado durante um exame clínico ou de ultra-som, é provocar parto prematuro. Por isso, esta anomalia exige um acompanhamento cuidadoso da gravidez.

■ Geralmente, o hidrâmnio se declara progressivamente ao longo da 2ª metade da gravidez. Ele se manifesta pelo volume excessivo do útero, uma tensão dolorida no abdome e dificuldades respiratórias.

A causa nem sempre é encontrada. Pode ter relação com a mãe (diabetes gestacional, gravidez múltipla) ou com o feto (deglutição perturbada por malformação, hérnia ou estreitamento localizado do aparelho digestivo etc.).

Além de uma vigilância maior da gravidez (medição regular da altura uterina e do perímetro umbilical, **ultra-som**), o tratamento se baseia no repouso e, em alguns casos, em punções do líquido amniótico.

Hipertensão arterial

Elevação anormal da pressão arterial, que pode ser permanente ou não. Durante a gravidez, considera-se anormal uma pressão arterial igual ou superior a 14/9 em repouso.

■ Devem-se distinguir dois casos: a hipertensão preexistente à gravidez e aquela que aparece durante a gravidez (hipertensão chamada "gravídica"). No primeiro caso, a hipertensão evolui independentemente da gravidez. O médico trata sobretudo de estabilizá-la com medicamentos que não representem perigo para o desenvolvimento do feto, sem tentar baixá-la obrigatoriamente para menos de 14/9.

No segundo caso, a hipertensão é uma doença provocada pela gravidez. Relaciona-se a uma anomalia da placenta que provoca o fornecimento insuficiente de sangue para o feto, como um fenômeno compensatório destinado a aumentar o consumo sanguíneo placentário. Em geral, a hipertensão gravídica se manifesta no 3° trimestre de gravidez, no contexto de uma **pré-eclâmpsia**. É associada à **albuminúria** (perda de albumina na urina) e a edemas nos membros inferiores, que provocam inchaço nas pernas, agravado quando a gestante fica muito tempo de pé ou quando o seu peso aumenta rapidamente. Neste caso, o tratamento consiste em não deixar a tensão arterial da mãe cair muito, evitando conseqüências para o feto, mas mantê-la sob controle a fim de prevenir complicações eventuais para a mãe.

Hipotensão ortostática

Queda brutal da tensão arterial quando uma pessoa que está deitada se levanta para ficar em pé. Este fenômeno, muito freqüente durante a gestação, não tem gravidade e não exige tratamento.

■ A hipotensão ortostática se manifesta pela sensação passageira de mal-estar, associada a um breve escurecimento da visão, sensação de vertigem e, eventualmente, um breve desmaio (síncope).

A pressão arterial é mais baixa nas gestantes do que nas demais mulheres, e as modificações hormonais da gravidez provocam uma dilatação considerável dos vasos sanguíneos na parte inferior do corpo. Isso explica a freqüência do fenômeno da hipotensão ortostática nas gestantes.

Se você sentir esse mal-estar repetidamente, só precisa tomar precauções para evitar uma queda: levante-se devagar e, se tiver varizes, use meias de compressão (meias elásticas).

Hipotrofia

VEJA: RETARDO DO CRESCIMENTO INTRA-UTERINO.

HIV

O vírus da imunodeficiência humana, responsável pela AIDS, faz parte de um grupo específico de vírus chamados "retrovírus". O HIV consegue converter a molécula de RNA, na qual está inscrito seu material genético, em molécula de DNA, que pode então integrar-se no genoma humano.

■ Os vírus atualmente identificados, o HIV 1 e o HIV 2, são transmitidos por via sexual, sanguínea e da mãe para a criança, no final da gravidez, durante o parto ou o aleitamento. O recém-nascido de mãe soropositiva (portadora do vírus) é sempre soropositivo durante cerca de 4 a 6 meses, pois recebe os anticorpos da mãe juntamente com as outras imunoglobulinas maternas. Depois disso, cerca de 20% dos bebês permanecem soropositivos, como resultado da infecção pelo HIV. Protocolos terapêuticos que incluem a cesariana sistemática e alguns medicamentos antivirais dados à mãe no final da gravidez ou durante o parto, e ao recém-nascido durante os primeiros dias de vida, diminuem significativamente o risco de transmissão do vírus. Em caso de soropositividade, o aleitamento materno é desaconselhável, pois o vírus pode passar para o leite.

O único meio de luta contra a epidemia provocada por esse vírus é preventivo (uso de preservativos, entre outros fatores), pois até hoje não existe tratamento eficaz para eliminar o vírus de um indivíduo contaminado.

Homeopatia

O tratamento homeopático consiste em administrar ao doente, em forma muito diluída, uma substância que se acredita ser capaz de provocar sintomas idênticos aos apresentados pelo doente.

■ A homeopatia visa estimular as reações de defesa do organismo. O princípio de base consiste em diminuir a quantidade da substância medicamentosa até chegar a doses infinitesimais. Os remédios homeopáticos se apresentam sob a forma líquida, diluídos em álcool, ou de glóbulos, que devem ser colocados sob a língua.

Durante a gravidez, algumas terapêuticas homeopáticas podem ser receitadas para tratar pequenos distúrbios como náuseas, insônia e ansiedade. No momento do nascimento, afirma-se que alguns tratamentos podem servir para relaxar o colo do útero, ajudando assim o trabalho de parto.

Hormônio da gravidez

Quando uma mulher está grávida, seu organismo começa imediatamente a fabricar um hormônio específico, chamado gonadotrópico coriônico (HCG). Ele começa a ser produzido dez dias depois da fecundação, de início pelo trofoblasto e em seguida pela placenta.

■ Na verdade, existem dois tipos de hormônio gonadotrópico, chamados respectivamente alfa e beta. É o segundo (beta HCG) que se procura identificar nos testes de gravidez.

O beta HCG pode ser detectado no sangue a partir do 9º dia depois da fecundação, portanto, antes do atraso da menstruação. Também é expelido na urina: um exame urinário de gravidez (para identificar este hormônio na urina) é possível a partir do atraso da menstruação. Sua concentração aumenta rapidamente no sangue, dobrando a cada 48 horas, para atingir o máximo entre a 10ª e a 12ª semana de gravidez. Em seguida, a concentração cai e se estabiliza até o nascimento do bebê, desaparecendo do sangue da mãe uma semana após o parto.

I J K L

Icterícia do recém-nascido

Nos dias que se seguem ao nascimento, a pele ou o branco dos olhos do recém-nascido podem ficar com uma cor amarela ou alaranjada.

■ Geralmente, trata-se de uma icterícia simples, transitória e sem gravidade. Mas a icterícia do recém-nascido também pode revelar incompatibilidade sanguínea entre o feto e a mãe, ou um problema mais geral. O exame da criança e os exames de sangue permitem determinar suas causas.

■ **Icterícia simples.** É isolada, sem febre nem problemas digestivos. As fezes têm cor normal. O exame do bebê não revela nenhuma anomalia. Esta icterícia simples do recém-nascido ocorre com mais freqüência nos **prematuros**.

É o aumento da taxa sanguínea de bilirrubina que provoca a cor alaranjada da pele. A bilirrubina é um pigmento biliar que provém da degradação normal da hemoglobina, causada pela renovação dos glóbulos vermelhos. Ela sofre uma transformação química no fígado, antes de ser eliminada pelo tubo digestivo. Às vezes, essa transformação não é suficientemente eficaz nas horas seguintes ao nascimento; o defeito é corrigido rapidamente, e a icterícia logo desaparece. Algumas sessões de fototerapia diminuem sua intensidade.

■ **Icterícia no leite da mãe.** Quando a icterícia persiste depois de uma semana, pode ser causada por outras afecções. Em caso de aleitamento materno, é possível que o leite da mãe contenha uma substância que diminui a atividade da enzima do fígado responsável pela eliminação da bilirrubina. Se o exame do bebê for normal e se o fato de aquecer o leite a 57°C durante 10 minutos causar uma diminuição da icterícia, esta é benigna e o aleitamento materno pode continuar. Senão, outras causas têm de ser procuradas.

VEJA: FOTOTERAPIA.

Idade da mãe

Número de anos transcorridos desde o nascimento da gestante.

■ É preciso distinguir a idade civil de uma mulher de sua idade fisiológica e sua maturidade. Esses três aspectos não se confundem obrigatoriamente.

A idade fisiológica corresponde à evolução do corpo da mulher que vai ser mãe. A queda da fecundidade e em seguida a menopausa não ocorrem na mesma idade para todas as mulheres, e algumas delas podem ter uma gravidez tardia mas espontânea depois dos 42 anos.

Da mesma forma, a idade intelectual para se tornar mãe não é sempre a mesma: mulheres muito jovens podem estar prontas para viver sua maternidade e criar seus filhos, enquanto outras mais velhas não. Os fatores culturais e a educação estão diretamente relacionados com essa situação.

Estatisticamente, mães muito jovens ou com mais de 40 anos correm um risco maior de sofrer diversas complicações durante a gravidez. Porém, na absoluta maioria dos casos, a gravidez com acompanhamento adequado se desenvolve normalmente.

■ Ser mãe antes dos 18 anos. Gestantes muito jovens correm um risco maior de desenvolver **pré-eclâmpsia**, ter parto prematuro ou esperar um bebê que apresente **retardo de crescimento intrauterino**, sobretudo quando têm menos de 15 anos. Isso se deve à imaturidade de seu organismo e ao seu modo de vida (tabaco, drogas, álcool etc.), além de uma eventual marginalização que poderia prejudicar a gravidez. A falta de informação é o primeiro obstáculo ao bom andamento da maternidade. A adolescente deve procurar ajuda com a equipe obstétrica ou abrigo numa instituição para jovens mães.

■ **Ser mãe depois dos 40 anos.** No Brasil, o número de mulheres que dão à luz depois dos 40 anos (principalmente, pela primeira vez) aumentou muito nos últimos anos. Os motivos são as modificações dos hábitos de vida e do desejo dos casais. Nessa idade, a gravidez apresenta risco maior de **trissomia** 21 (síndrome de Down). Por esse motivo, a gestante com 38 anos ou mais deve sempre fazer uma **amniocentese**. Os riscos de aborto espontâneo durante o primeiro trimestre são mais elevados, assim como os riscos de pré-eclâmpsia, **diabetes** gestacional, parto prematuro e retardo de crescimento intra-uterino. A associação fibroma-gravidez é freqüente, pois os fibromas são mais comuns nessa idade, no entanto, não constituem necessariamente um obstáculo à gravidez normal. No entanto, a taxa de **cesarianas** é maior nas mulheres de mais de 40 anos, e as complicações, sobretudo cardiovasculares (**flebite**, embolia pulmonar), ligadas a essa intervenção também são mais freqüentes.

Incompatibilidade do fator Rh

Antagonismo entre o sangue da gestante e o de seu feto. Ocorre quando o sangue da mãe pertence ao grupo Rhesus *negativo, e o da criança ao grupo* Rhesus *positivo. Pode causar no bebê uma forma grave de anemia chamada doença hemolítica do recém-nascido.*
Hoje em dia, graças aos exames de sangue obrigatórios que as gestantes têm de fazer, as conseqüências graves desta afecção são raras.

■ Os **grupos sanguíneos** mais importantes são o sistema ABO e o sistema *Rhesus*. Este último deve seu nome a um macaco da Ásia, *Macacus rhesus*, que serviu de cobaia no final da década de 1930. Abrange cinco antígenos principais, inclusive o D. As pessoas que possuem o antígeno D são chamadas *Rhesus* positivo (Rh^+); na ausência desse antígeno, fala-se em *Rhesus* negativo (Rh^-).

Quando uma mulher Rh⁻ está grávida de uma criança Rh⁺, o contato do sangue dela com a da criança provoca a formação de anticorpos anti-*Rhesus* na mãe. Normalmente, esse contato só ocorre no parto. Mas se essa mulher estiver esperando um segundo filho Rh⁺, seus anticorpos anti-*Rhesus* podem destruir os glóbulos vermelhos do feto, expondo-o à doença hemolítica do recém-nascido.

Sua prevenção se baseia em vá-rias precauções: respeito pela compatibilidade dos grupos sanguíneos doador-receptor em caso de transfusão numa mulher em idade de procriar, e injeção, para as mulheres Rh⁻, de anticorpos chamados gamaglobulinas cada vez que houver possibilidade de contato entre o sangue fetal e o materno: parto, aborto espontâneo, amniocentese, traumatismo abdominal etc.

O acompanhamento das gestantes inclui a confirmação de seu grupo sanguíneo, assim como o do pai da criança, pois para ser Rh⁺, um feto nascido de mãe Rh⁻ tem de ter um pai Rh⁺. A aparição de anticorpos é controlada por meio de um exame realizado em amostra de sangue, chamado controle de aglutininas irregulares, ou seja, um teste de Coombs indireto. Esse exame é obrigatório no início da gravidez, aos 6 meses de gravidez (28 semanas de amenorréia), e uma vez por mês durante o último trimestre de gravidez.

Incontinência urinária

Perdas involuntárias de urina, que geralmente acontecem durante um esforço (caminhada, tosse, espirro). Freqüente no final da gravidez, a incontinência urinária pode persistir depois do nascimento do bebê, tornando-se muito incômoda. Por isso, é importante a reeducação do perineo, que costuma ser indicada no pós-parto, pois este método permite tratar a incontinência ou preveni-la.

■ Mulheres com algumas especificidades anatômicas (má qualidade dos tecidos do **períneo**, por exemplo), que deram à luz um bebê muito grande (de mais de 4 kg), ou que tiveram parto difícil com utilização de **fórceps**, ou ruptura do períneo ficam muito expostas à incontinência urinária. Praticada logo no início do parto, a **episiotomia** pode diminuir o seu risco.

A prevenção consiste na prática de uma reeducação precoce do períneo. Quando as perdas de urina persistem depois de 10 a 20 sessões ou após 6 meses, um acompanhamento mais especializado deve ser discutido com o obstetra. Em alguns casos, é necessária uma intervenção cirúrgica.

Incubadora

A incubadora é um aparelho no qual os bebês prematuros ou de peso abaixo do normal são mantidos até crescer o suficiente para viver na casa dos pais e alimentar-se normalmente.

■ Esse aparelho tem a forma de uma grande caixa transparente. Nela, a temperatura do bebê é constante e se pode vigiá-lo; o ar é aquecido segundo suas necessidades (em geral por volta de 30°C) e umedecido; sua temperatura é medida por meio de uma sonda térmica colada em sua pele.

Quando nasce prematura-mente, o bebê é colocado numa incubadora, pois sua fragilidade o torna sujeito a infecções. Sua respiração e digestão, assim como a regulação de sua temperatura, ainda não têm condições reais de funcionar. Daí a necessidade de alimentá-lo por meio de sonda, oxigená-lo por ventilação e eventualmente projetar luz azul sobre ele (**fototerapia**), a fim de provocar uma degradação química da bilirrubina em caso de icterícia.

Indução do parto

Intervenção médica que consiste em induzir o parto artificialmente, seja por razões médicas (o parto é necessário em função do estado de saúde da mãe ou do bebê), seja por desejo da paciente (indução "por conveniência").

■ Existem várias técnicas de in-dução, mas os três métodos mais empregados são a amniotomia, que consiste em romper artificialmente a **bolsa-d'água**, a perfusão de ocitocina (hormônio que provoca **contrações**) e a aplicação local de prostaglandinas, que têm efeito de maturação no colo e podem induzir o início do **trabalho de parto**. Essas várias técnicas podem ser associadas.

A indução "por conveniência" só pode ser praticada quando se preenchem todos os requisitos para não causar mais complicações do que durante um parto espontâneo. O prazo deve ser adequado para evitar complicações respiratórias no bebê, e colo deve estar pronto para o parto (isto é, esvaecido e aberto), para evitar um risco maior de cesariana.

Infecções urinárias

VEJA: CISTITE, PIELONEFRITE.

Infecções vaginais

VEJA: LEUCORRÉIA.

Inseminação artificial

VEJA: FERTILIZAÇÃO MEDICAMENTE ASSISTIDA, ESTERILIDADE.

Insônia

Distúrbio do sono que leva o paciente a despertar durante a noite ou ter dificuldade para adormecer. Trata-se de um problema relativamente freqüente nas gestantes, sobretudo durante o último trimestre e no final da gravidez.

■ **Insônia no início da gravidez.** Ao longo do 1° trimestre, o sono pode ser agitado e entrecortado, e a gestante desperta várias vezes. Esses fenômenos são normais, causados em grande parte pela ansiedade e pela adaptação psicológica à gravidez. Se for possível, recupere o sono atrasado dormindo um pouco durante o dia, mas sem entrar num ciclo que levaria à inversão entre o dia e a noite.

■ **Insônia no final da gravidez.** É no final da gravidez que a insônia é mais comum. Pode ter várias causas: desejo freqüente de urinar, movimentos ativos e amplos do bebê, às vezes dolorosos, provocando o despertar, câibras noturnas, dificuldade para encontrar uma posição confortável associada a dores nas costas, mal-estar ao se deitar de costas, pesadelos. Esses distúrbios do sono não afetam a criança, que vive seu próprio ritmo.

Evite encarar a insônia como uma doença. O sono agitado pode ser compensado se você dormir um pouco durante o dia; uma posição correta, como ficar deitada de lado e com uma almofada estreita entre as pernas, pode ajudar a cair no sono; a prática de relaxamento nos cursos de preparação para o parto, e por fim a prescrição de alguns sedativos leves também podem ajudar. Tranqüilizantes ou soníferos devem ser reservados para casos muito específicos, pois apresentam riscos na proximidade do parto.

Interrupção médica da gravidez (IMG)

Quando a gravidez põe em risco a saúde da mãe, ou é fruto de um estupro, um aborto pode ser provocado com base na legislação vigente, ou seja, com autorização judicial e, naturalmente, com o consentimento da paciente.

■ No Brasil, a gravidez pode ser legalmente interrompida por esses motivos a qualquer momento. Porém, nos países em que a legislação permite a interrupção voluntária da gravidez, pode-se recorrer ao juiz antes de 12 semanas de amenorréia.

Uma assistência psicológica adequada, antes e depois da intervenção, é indispensável para ajudar os pais, que têm inteira responsabilidade sobre a decisão de interromper a gravidez. A equipe médica está lá para ajudá-los e acompanhá-los, não para julgar sua decisão.

Interrupção voluntária da gravidez (IVG)

Aborto provocado a pedido da paciente, para toda mulher que se considera em situação de aflição ou dificuldade. O termo "aborto" é reservado sobretudo para estes casos.

■ A legislação sobre a autorização do aborto e suas modalidades é variável em cada país. No Brasil, esse procedimento não é legal.

Ioga

Disciplina física e psicológica que visa estabelecer harmonia entre o corpo e o espírito. Pode ser utilizada na preparação para o parto.

■ As sessões se baseiam no relaxamento e na conscientização de seu próprio corpo e da respiração, por meio de várias posturas. São dirigidas por um professor de ioga e começam por volta do 7º mês, no ritmo de uma ou duas vezes por semana.

Além da preparação para o parto (técnicas de respiração, "puxo" e posicionamento da bacia), a ioga permite, graças à prática de várias posturas, aliviar diversos problemas da gestante: dores nas costas, dor ciática, desconforto durante o sono etc.

Pode ser praticada mesmo por mulheres que nunca o fizeram antes da gravidez.

Laparoscopia

Operação cirúrgica, realizada sob anestesia geral, que consiste em realizar uma exploração ou inter-venção no interior do abdome, depois de distender a cavidade abdominal insuflando-a com gás carbônico. Em ginecologia, a laparoscopia é utilizada sobretudo para tratar algumas formas de esterilidade e gravidez extra-uterina.

■ Quando a distensão foi obtida por meio de gás carbônico, um aparelho óptico (endoscópio) é introduzido por intermédio de uma pequena incisão feita sob o umbigo. O endoscópio permite que se vejam os órgãos internos e operá-los, se necessário, com incisões mínimas (de 5 a 12 mm), realizadas quase sempre acima do púbis.

Além do benefício estético desse tipo de intervenção (cicatrizes de tamanho muito pequeno), a laparoscopia permite abreviar o pós-operatório. A paciente se recupera mais rapidamente, evitam-se complicações infecciosas ou de fragilidade na região da parede abdominal, e diminuem-se os riscos de aderências.

Leite artificial e materno

VEJA: ALEITAMENTO, DESMAME.

Leucorréia

A leucorréia é qualquer corrimento não-sangrento pela vagina. Trata-se de motivo freqüente de consulta. Em alguns casos, caracteriza infecção genital, mas pode ser totalmente normal.

■ **Leucorréia normal (ou fisiológica).** É a eliminação de secreções normais da vagina e do colo do útero. Têm aspecto esbranquiçado, são inodoras e não causam nenhum sintoma. Durante a gravidez, podem se tornar muito abundantes por causa das modificações hormonais, que deixam a vagina mais ácida. Quando o exame clínico confirma seu caráter não-patológico, as leucorréias fisiológicas não exigem exame complementar nem tratamento.

■ **Leucorréia que indica infecção genital.** Nas gestantes, a infecção mais freqüente se deve a um fungo, o *Candida albicans*. É uma infecção benigna, sem conseqüências para o bebê, mas às vezes muito incômoda, que tende a se repetir, pois é favorecida pela modificação da acidez da vagina, típica da gravidez. Provoca corrimentos brancos e espessos que lembram o leite talhado, acompanhados por comichões intensas na região da vulva e da vagina, e eventualmente ardor urinário. A infecção por *Candida* *albicans* pode ser contraída através do parceiro ou, com mais freqüência, por auto-infestação, pois os fungos estão presentes em estado normal na flora do organismo. O tratamento consiste numa higiene íntima cuidadosa, com sabonete de glicerina e aplicação de antimicóticos locais (óvulos vaginais, cremes).

Outros germes podem causar leucorréias. Para determinar o tratamento adequado, é necessário fazer uma coleta das secreções vaginais. É a análise laboratorial dessa amostra que define a natureza da infecção. Durante a gravidez, a triagem e o tratamento de qualquer infecção vaginal são importantes. Algumas infecções podem deixar as membranas amnióticas mais fracas e até causar sua ruptura. Alguns germes, como o estreptococo B, têm de ser obrigatoriamente tratados para evitar a contaminação do bebê durante sua passagem pela vagina.

Linfangite

É uma das possíveis complicações do aleitamento. Consiste na inflamação de um canal linfático da mama.

■ A linfangite se manifesta por febre elevada (39°C), que surge inesperadamente, e por dores no seio associadas à vermelhidão localizada. É uma afecção benigna, que não é contra-indicação para o aleitamento. Trata-se a linfangite pela aplicação de cataplasmas locais e antiinflamatórios.

Lipídios

Substância contida nos ácidos graxos. O organismo se abastece de lipídios a partir das gorduras alimentares, mas também fabricando-os por si mesmo a partir dos carboidratos. Os lipídios são reservas energéticas sob a forma de triglicérides acumulados nas células gordurosas.

■ Os alimentos ricos em lipídios são as gorduras (manteiga, creme de leite, óleo), a carne e o peixe. Numa alimentação equilibrada, a quantidade de lipídios não deve exceder 35% do consumo energético total. Além disso, existem vários tipos de lipídios (ácidos graxos saturados, monoinsaturados ou poliinsaturados), que se diferenciam de acordo com sua composição química. Isso tem de ser levado em conta na alimentação; recomenda-se a variedade alimentar (consumo de vários tipos de gorduras).

VEJA: ALIMENTAÇÃO DURANTE A GRAVIDEZ.

Líquido amniótico

Líquido de cor clara que envolve o feto dentro do útero, no interior da bolsa constituída pelas membranas (bolsa-água) e pela placenta.

■ O líquido amniótico provém essencialmente da urina e das secreções broncopulmonares do feto, assim como dos **anexos** (membranas, placenta, cordão umbilical). Sua quantidade em relação ao volume do feto aumenta progressivamente ao longo da gravidez, para decair no 3º trimestre. Por esse motivo, o **ultra-som** do 2º trimestre é o que informa com mais precisão sobre a morfologia do feto. É o líquido (fundo negro na imagem) que permite a visualização do feto pelos ultra-sons. Em caso de ruptura das membranas muito antes do parto, o líquido amniótico escorre para fora e se renova, nem sempre em quantidade suficiente para dar continuidade à gestação.

Sua coleta (amniocentese) serve para analisar os cromossomos das células do feto e também pode fornecer informações sobre seu estado biológico ou sua maturação pulmonar.

Fala-se em **hidrâmnio** em caso de excesso de líquido amniótico, e em **oligoâmnio** em situação contrária. Em caso de **sofrimento fetal**, o líquido amniótico fica esverdeado por causa da emissão prematura do mecônio (primeiras fezes da criança). Neste caso, se as membranas ainda estiverem intactas e o colo do útero estiver aberto, pode-se verificar essa coloração por meio do exame chamado **amnioscopia**.

Listeriose

Doença infecciosa causada por um bacilo, o Listeria monocytogenes. *Trata-se de uma afecção benigna fora do contexto da gravidez. Na gestante, pode provocar um aborto espontâneo ou um parto prematuro, acompanhado de riscos infecciosos graves para a criança, e até mesmo a morte intra-uterina. No entanto, trata-se de uma doença rara, que afeta uma gestante em cada cem mil e pode ser tratada com antibióticos.*

■ Os sintomas da listeriose são muito variáveis: febre moderada, sinais que sugerem gripe, infecção urinária ou pulmonar, afecção abdominal, dores de cabeça acompanhadas de febre. A contaminação do feto ocorre pela passagem do germe através da placenta.

Seguem-se contrações e a interrupção da gravidez, seja sob a forma de aborto espontâneo tardio, seja por parto prematuro. O feto pode morrer no útero (um terço dos casos) ou nascer infectado, com risco de conseqüências graves (meningite, septicemia) capazes de causar a morte do bebê nos primeiros dias de vida.

Durante a gravidez, a possibilidade de listeriose é levada em conta quando a gestante sofre de febre inexplicável.

As graves conseqüências dessa doença justificam o uso sistemático de antibióticos para as gestantes que sofrem de febre, mesmo quando ela é aparentemente causada por um vírus.

O diagnóstico é confirmado pela verificação da existência do germe numa coleta sanguínea e, em seguida, pelo exame da placenta depois do parto.

■ **Prevenção da listeriose.** É essencial ao longo de toda a gravidez, embora se trate de doença rara. Consiste em observar algumas regras alimentares, pois a contaminação se faz essencialmente pelos alimentos: evite o consumo de leite cru ou produtos à base de leite cru; consuma de preferência salsichas e frios pré-embalados, não fatiados na hora; cozinhe cuidadosamente os alimentos crus de origem animal; lave bem os legumes crus e as ervas aromáticas; aqueça as sobras de alimentos e os pratos cozidos antes de consumi-los; conserve separadamente os alimentos crus e os cozidos; lave bem as mãos e os utensílios de cozinha depois de manipular alimentos crus; e limpe a geladeira regularmente. Além disso, se você estiver grávida e sentir febre, consulte sempre seu médico. Só ele pode receitar anti-térmicos.

Lóquios

É o escoamento pela vagina, durante o pós-parto, de fragmentos da mucosa uterina misturados com coágulos de sangue.

■ Os lóquios duram em média 15 dias (ou mais, em caso de cesariana) e são sangrentos durante os primeiros três dias, depois clareiam progressivamente.

Seu odor, que costuma ser um pouco forte, se deve à presença de sangue velho. O exame de sua quantidade e de seu aspecto é importante para a triagem de uma infecção uterina incipiente (endometrite do pós-parto).

Às vezes, por volta do 21° dia, as perdas podem tornar a aumentar, ficando mais sangrentas por quatro ou cinco dias. Esse fenômeno, chamado "pequeno retorno da menstruação", é perfeitamente normal.

M

Magnésio:

VEJA: SUPLEMENTOS ALIMENTARES DURANTE A GRAVIDEZ.

Mal-estar

Estado de desconforto que pode ir de um simples incômodo a um desmaio prolongado. O mal-estar é freqüente durante a gravidez e quase sempre benigno. No entanto, em caso de mal-estar intenso ou repetido, é necessário consultar um médico para descobrir sua causa.

■ No início da gravidez, um mal-estar intenso associado a dores no abdome pode ser sintoma de uma gravidez extrauterina ou de um aborto espontâneo.

Posteriormente, pode ser sintoma de afecções benignas e freqüentes durante a gravidez, como a **hipotensão ortostática** (queda da pressão quando a gestante, deitada ou sentada, se levanta bruscamente), hipoglicemia (queda da taxa de açúcar no sangue), **anemia** (neste caso, o mal-estar se manifesta quando a paciente faz algum esforço, associando-se à falta de fôlego e à aceleração do ritmo cardíaco).

No final da gravidez, não é raro que a gestante sinta mal-estar, deitada de costas. Sua origem é anatômica: nessa posição, o útero, que se tornou volumoso, comprime os grandes vasos (aorta e veia cava), dificultando o retorno do sangue para o coração. Para evitar o problema, é aconselhável que a gestante procure se deitar do lado esquerdo.

Além desses fenômenos específicos das gestantes, o mal-estar intenso pode estar relacionado a várias afecções preexistentes ou não à gravidez como epilepsia ou doença cardíaca, por exemplo.

Máscara da gravidez

Durante a gravidez, manchas de cor castanha mais ou menos escuras surgem com freqüência na pele. É a "máscara da gravidez" também chamada cloasma, que predomina na testa, no nariz e nas maçãs do rosto.

■ Essas manchas se devem à influência hormonal da gravidez, sobretudo no rosto, na linha mediana do ventre, nas aréolas dos seios ou em cicatrizes.

Seu tratamento é preventivo: não se exponha ao sol ou proteja-se usando um protetor de fator máximo, e evite a aplicação de cosméticos.

Essa pigmentação desaparece aos poucos depois do parto, mas pode reincidir na gravidez seguinte ou durante o uso de uma pílula anticoncepcional com forte dosagem de hormônios estrógenos.

Maternidade

Estabelecimento médico onde se realizam os partos.

■ Geralmente, a maternidade inclui um setor de consulta, um serviço de hospitalização para casos de gravidez patológica e para as parturientes, salas de parto (ou sala de trabalho) onde se realizam os partos, e um centro cirúrgico onde são feitas cesarianas. Os anexos da maternidade costumam ser uma unidade de ultra-som e um serviço de ginecologia. Os membros da equipe de uma maternidade são o **obstetra**, o **pediatra**, os enfermeiros e auxiliares de enfermaria.

VEJA: INCUBADORA, PREMATURIDADE.

Mecônio

São matérias fecais de cor esverdeada, produzidas pelo feto e normalmente expelidas nas primeiras 12 horas depois do nascimento.

■ Às vezes, o mecônio e expelido antes do parto, colorindo o líquido amniótico (normalmente de cor clara). Esse fenômeno é anormal e pode indicar sofrimento fetal. Há um risco de que o bebê inale esse líquido (chamado líquido meconial), o que pode causar crise respiratória por obstrução e inflamação de suas vias aéreas. Esse risco é evitado desobstruindo-se por aspiração as vias aéreas do recém-nascido imediatamente depois do nascimento. Em alguns casos, é necessário recorrer, durante o parto, a uma técnica chamada amnioinfusão, que consiste em diluir o líquido amniótico diretamente na cavidade uterina com um soro adequado.

Na situação inversa, um atraso na emissão do mecônio depois do nascimento pode indicar obstrução das vias digestivas, paralisia intestinal ou malformação.

VEJA: AMNIOSCOPIA.

Membranas

VEJA: BOLSA-D'AGUA

Menstruação

Escoamento periódico de sangue pela vagina, que ocorre da puberdade à menopausa, com exceção dos períodos de gravidez. Consiste na expulsão de fragmentos da mucosa do útero misturados com sangue. Ocorre durante a queda hormonal no fim do ciclo menstrual.

■ A primeira menstruação, ou menarca, começa em média com a idade de 13 anos. Sua freqüência média é de 28 dias, com sangramentos que duram de quatro a cinco dias. Sua ausência prolongada é chamada amenorréia, considerada um dos primeiros sintomas da gravidez.

Em caso de menstruação dolorosa, abundante e de sangramentos fora do período menstrual, fala-se respectivamente em dismenorréia, menorragia e metrorragia.

Metrorragia

Qualquer sangramento pela vagina fora do período da menstruação. Esses sangramentos são freqüentes no início da gravidez, e em cerca de 40% dos casos indicam aborto espontâneo precoce ou, muito mais raramente, gravidez extra-uterina.

■ Geralmente, as metrorragias são o primeiro sintoma da gravidez. Trata-se de um fenômeno muito comum, pois os sangramentos ocorrem em 25% dos casos durante o 1º trimestre de gravidez. Desses 25%, 13% se manifestam durante uma gravidez que evolui normalmente. Nesse caso, os sangramentos exigem apenas repouso e o acompanhamento pré-natal por ultra-som. Em 11,9% dos casos são manifestação de um aborto espontâneo precoce, e 0,1% de uma gravidez extra-uterina.

Quando os sangramentos ocorrem no 2º ou 3º trimestre de gravidez, é preciso consultar o médico com urgência. Nesse estágio, a metrorragia pode indicar anomalia da placenta (**placenta pré-via, hematoma retroplacentário**) ou do **colo do útero**.

Em caso de metrorragia, verifica-se o *Rhesus* sanguíneo da gestante. Quando o sangue é *Rhesus* negativo (Rh^-), ela recebe uma injeção de gamaglobulinas que evita uma possível formação de anticorpos, que pode ocorrer se o feto for *Rhesus* positivo (Rh^+). Essa situação pode provocar a **doença hemolitica do recém-nascido**.

Fora do início da gravidez, as metrorragias podem indicar alterações hormonais, um fibroma ou um pólipo localizado no útero.

Mola hidatiforme

Anomalia que pode ocorrer durante a fecundação e leva à degeneração do trofoblasto (tecido que dá origem à placenta), causando um tumor benigno na grande maioria dos casos. A gravidez (fala-se neste caso em "gravidez molar") não é viável, pois a mola hidatiforme impede o desenvolvimento do embrião e da bolsa amniótica.

■ A freqüência da gravidez molar é muito variável nas diferentes regiões do mundo: varia de cerca de um caso a cada 2 mil na França a um caso a cada 85 na Ásia. Essa anomalia é mais comum em mães muito jovens ou de idade mais avançada. Existe um risco de reincidência.

A mola hidatiforme se deve a uma anomalia cromossômica que ocorre durante a fecundação e impede o desenvolvimento normal do ovo. Os sintomas mais freqüentes são sangramentos (**metrorragias**) e vômitos intensos e rebeldes aos tratamentos. O exame da paciente revela que seu útero tem flacidez anormal e tamanho maior do que seria de esperar neste estágio teórico da gravidez. No exame de sangue, a taxa do **hormônio da gravidez** se mostra anormalmente alta. O diagnóstico é confirmado por ultra-som: a gravidez molar revela uma imagem típica, vesicular, e não há bolsa amniótica nem embrião.

O tratamento consiste em retirar o conteúdo do útero por curetagem e acompanhar o retorno à normalidade com exames de sangue para controle do hormônio da gravidez. A análise em laboratório do conteúdo uterino determina a natureza do tumor. Se for maligno (coriocarcinoma) ou em caso de mola persistente, é necessário um tratamento quimioterápico. O coriocarcinoma é muito sensível à quimioterapia, e por isso tem bom prognóstico.

Depois da gravidez molar, é possível uma gravidez normal. No entanto, o acompanhamento de uma mulher que já teve gravidez molar deve continuar por no mínimo um ano, para triagem de uma possível reincidência. A nova gravidez não é aconselhável durante esse período para não interferir no controle.

Monitoração

Os progressos da medicina e da tecnologia levaram à fabricação de uma série de aparelhos para acompanhar as principais funções do organismo. O termo monitoração, ou monitorização, derivado do inglês monitoring*, se refere a esses aparelhos, alguns dos quais são usados para vigiar as funções do bebê durante o parto, ou mais raramente durante a gravidez. A monitoração também é um dos principais recursos médicos nos centros de reanimação neonatal.*

■ Durante a gravidez e o parto, a monitoração é usada para acompanhar o ritmo cardíaco do feto. As informações são colhidas por meio de uma sonda de ultra-sons, colocada sobre o abdome da mãe, na altura do coração do feto. Durante o trabalho de parto e depois da ruptura das membranas, o exame é realizado com um eletrodo fixado no couro cabeludo do bebê. Os dados, colhidos por meio de um captador, são apresentados em papel sob a forma de um traçado. O aparelho registra instantaneamente as variações do ritmo cardíaco do feto, traduzindo-as em freqüências (batimentos do coração por minuto).

O interesse da monitoração é vigiar uma possível diminuição do ritmo cardíaco do bebê, pois ela pode revelar **sofrimento fetal**. Graças à monitoração, é possível detectá-la imediatamente e, se necessário, acelerar o nascimento da criança.

■ **Durante a gravidez.** A monitoração do ritmo cardíaco do feto permite vigiar o bem-estar do bebê, principalmente quando um **retardo de crescimento infra-uterino** é detectado, ou quando a mãe é portadora de uma doença que pode afetar o bebê (pré-eclâmpsia, doença imunológica etc.)

■ **Durante o parto.** A monitoração é usada sem interrupção para verificar se o bebê tolera bem as contrações e sua progressão no canal de parto. Geralmente, usa-se também a **tocografia** (registro das contrações uterinas).

■ **No recém-nascido.** Os centros de reanimação neonatal utilizam vários aparelhos de monitoração. Eles permitem, por exemplo, medir a temperatura do corpo do bebê para adaptar constantemente a temperatura da incubadora as suas necessidades, controlar a boa oxigenação de seu sangue (oxímetro de pulso), medir a pressão arterial etc. Além da segurança que esses aparelhos proporcionam, tanto para a detecção como para a prevenção, eles se distinguem pelo caráter não-invasivo: não exigem ruptura corporal nem causam dor, embora todos aqueles fios e aparelhos elétricos possam deixar os pais preocupados.

Em alguns casos (bebês que sofrem alterações do ritmo cardíaco, antecedentes de morte súbita do lactente), a monitoração pode ser realizada em domicílio, por meio de aparelhos pequenos.

Morte súbita do lactente

A morte súbita do lactente é uma das principais causas de mortalidade nas crianças com idade entre um mês e um ano. Graças a esforços preventivos, sobretudo na maneira de deitar a criança, sua freqüência vem diminuindo muito – embora chegue a cerca de 500 casos por ano na França, por exemplo.

■ Quase sempre esse drama ocorre durante o sono, no momento em que a criança sofre uma parada cardiorrespiratória reflexa. Hoje em dia, sua causa é determinada em cerca de 2/3 dos casos.

■ **Morte súbita do lactente.** Várias hipóteses, que não se excluem, são propostas para explicar a morte súbita do lactente. Uma delas, é uma apnéia (parada respiratória) ocorrida durante o sono, às vezes, num bebê prematuro ou portador de uma anomalia neurológica. Essa apnéia também pode resultar de uma hipertonia vagal, associada a um refluxo gastroesofágico. Nos lactentes de menos de 4 meses que não sabem respirar pela boca, a obstrução nasal ligada a uma infecção das vias respiratórias superiores pode provocar uma interrupção da respiração (o que justifica o tratamento local das rinites).

É importante determinar a causa da morte do lactente, pois isso permite orientar melhor o acompanhamento de uma gravidez posterior e tomar as medidas preventivas necessárias durante o primeiro ano de vida dos próximos filhos (tratamento sistemático do refluxo gastroesofágico, triagem e tratamento de hipertonia vagal).

■ **Morte súbita do lactente.** É a morte inesperada e inexplicável de um bebê que aparentemente gozava de boa saúde, sem que se pudesse determinar uma doença ou causa precisa (cerca de 1/3 dos casos).

■ **Apoio psicológico.** A assistência a uma família que acaba de sofrer o drama da morte súbita do lactente tem de ser prestada por equipes médicas especializadas. O apoio psicológico é fundamental, pois ajuda a ultrapassar este momento doloroso para os pais, que têm tendência a se culparem pelo fato, assim como para irmãos e irmãs.

■ **Prevenção.** Várias medidas de prevenção podem ser postas em prática para todos os lactentes:
– deite sempre o bebê de costas em colchão firme; nunca use colchão ou travesseiro moles demais;
– não cubra demais o bebê e evite os "ninhos de anjo", nos quais ele pode sentir excesso de calor;
– trate sistematicamente os refluxos gastroesofágicos;
– sempre consulte o médico no caso de ocorrer mal-estar do lactente (pausa respiratória, apnéia, mudança da cor da pele). Se diagnosticar a hipertonia vagal, o médico procurará determinar a causa e receitará um tratamento;
– sempre consulte rapidamente o médico quando o lactente tiver febre;
– nunca dê calmantes nem xaropes sem prescrição médica antes que o bebê tenha 1 ano. Além disso, nunca reutilize medicamentos receitados para uma doença anterior sem consultar o médico.

Movimentos do feto

São os movimentos do feto no interior do útero, que podem ou não ser percebidos pela mãe.

■ Os primeiros movimentos do feto aparecem a partir da 9ª semana de gravidez. Nesse estágio, eles não são perceptíveis, mas já podem ser vistos no **ultra-som**. Em geral, a mãe só começa a perceber os movimentos do feto por volta do 4° mês de gravidez (entre 20 a 22 semanas de amenorréia) para o primeiro filho, ou um pouco mais cedo (entre 18 e 20 semanas de amenorréia) para os filhos seguintes. Na verdade, a mãe só percebe 3/4 dos movimentos do bebê. Os movimentos do feto decorrentes de estímulos aparecem a partir do 4° mês de gravidez.

No 3° trimestre de gravidez, o feto se mexe aproximadamente a cada 45 minutos, principalmente à noite. Uma diminuição pronunciada dos movimentos deve alertar a mãe para que consulte um médico, sobretudo no final da gravidez.

Musicoterapia

Terapia baseada na música que pode contribuir para a preparação para o parto, seja sob a forma de peças musicais tocadas por vários instrumentos, favorecendo o relaxamento e a comunicação com a criança, seja durante as sessões de canto pré-natal.

■ Às vezes, a musicoterapia é combinada com outras técnicas de **preparação para o parto**, como a **sofrologia**. Em geral, as sessões são coletivas e podem ter início em qualquer estágio da gravidez, de acordo com o seu desejo. O pai e os outros filhos podem acompanhá-la.

N O P

Náuseas

As náuseas fazem parte dos distúrbios fisiológicos do início da gravidez e têm relação com o nível hormonal desse período. Muitas vezes, são acompanhadas de vômitos. Aparecem desde o atraso da menstruação e geralmente persistem até o final do 3° mês, às vezes até o final da gravidez.

■ Trata-se de um distúrbio benigno, apesar de muito incômodo. Às vezes, impedem algumas gestantes de se alimentarem normalmente, tornando necessária a internação. Se você sofre de náuseas, converse com o médico, pois o distúrbio pode ser corrigido com medicamentos antieméticos.

As náuseas são mais freqüentes em caso de gravidez múltipla. São provocadas por odores fortes, alguns alimentos, e também podem ocorrer de manhã ao despertar. Algumas gestantes não sentem náuseas, mas uma impressão de gosto ruim na boca, que é uma variante do mesmo fenômeno.

Muito mais raramente, náuseas intensas ou persistentes, acompanhadas de vômitos, podem ser indício de uma afecção relacionada ou não com a gravidez: **mola hidatiforme**, apendicite, gastrenterite etc.

Obstetra

Médico especialista que se dedica ao acompanhamento de gestantes e à prática de partos.

■ O obstetra não deve ser confundido com o ginecologista, médico que trata dos problemas relacionados aos órgãos genitais femininos e não realiza partos.

Na verdade, em muitos casos, os médicos especializados em acompanhamento pré-natal são ao mesmo tempo ginecologistas e obstetras.

Nas últimas décadas, a ginecologia-obstetrícia sofreu uma verdadeira revolução. Ela se beneficiou principalmente com os progressos da **ultra-sonografia**, da **laparoscopia** (exame endoscópico da cavidade abdominal insuflada) e também da **fertilização medicamente assistida**.

Obstetriz

Pessoa com formação profissional para acompanhar a gravidez, praticar partos e tratar das parturientes e recém-nascidos até um mês depois do nascimento. Para os partos, a obstetriz tem competências médicas mais limitadas do que as do obstetra. Pode praticá-los sozinha, mas não em caso de parto difícil.

■ A obstetriz não tem qualificação para realizar partos difíceis: uso de fórceps, cesariana, gê-meos, apresentação invertida. Por esse motivo, um obstetra está sempre de plantão nos centros hospitalares para intervir se for necessário. A função delas não se limita ao parto. Geralmente, dirigem os cursos de **preparação para o parto** e dão conselhos sobre o aleitamento. Algumas oferecem sessões de **reeducação do períneo**. Podem completar sua formação com um diploma de ultra-sonografia, que as habilita a realizar ultra-sons durante o acompanhamento pré-natal.

Oligoâmnio

Anomalia da gravidez, caracteri-zada por uma quantidade insufi-ciente de líquido amniótico em determinado estágio da gravidez.

■ Durante a consulta médica, pode surgir uma suspeita de oligoâmnio quando o útero é menor do que seria de se esperar naquele estágio da gravidez e o feto se movimenta pouco. O diagnóstico é confirmado por meio do ultra-som.

O oligoâmnio pode indicar malformação dos rins ou do sistema urinário do feto, que o impede de urinar normalmente. Também pode indicar **sofrimento fetal** ou ter relação com uma ruptura prematura das membranas.

Também pode ocorrer quando o tempo de gravidez é ultrapassado. Nesse caso, não existe retardo de crescimento, mas a anomalia pode revelar um início de sofrimento fetal que torna necessária a indução do parto. Por isso, a previsão da diminuição do líquido amniótico é um elemento **muito importante** do acompanhamento no final da gravidez.

Por outro lado, é normal que a quantidade de líquido amniótico diminua proporcionalmente ao crescimento do feto no final da gravidez. Além disso, sempre existe um pouco menos de líquido amniótico quando o bebê é menor.

Ovário

Os ovários, em número de dois, são as glândulas genitais femininas que, juntamente com as tubas uterinas (ou trompas de Falópio) e o útero, formam o aparelho genital interno da mulher.

■ Os ovários estão situados sob as tubas uterinas (ou trompas de Falópio), de cada um dos lados do útero. Cumprem duas funções: contêm os folículos, pequenas vesículas onde os ovócitos se transformam em **óvulos** (os ovários liberam um óvulo por mês, entre a puberdade e a menopausa), e fabricam os hormônios sexuais femininos, os estrógenos e a progesterona.

Ovulação

Liberação pelo ovário, depois da maturação, de um ovócito, célula sexual feminina. O ovócito passa, então, a ser chamado de óvulo.

■ A ovulação tem início na puberdade e continua até a menopausa, ocorrendo uma vez a cada ciclo menstrual.

Geralmente, a ovulação ocorre no ponto mais baixo da curva de temperatura, antes da ascensão acima de 37°C, o que corresponde ao 14º dia (para um ciclo de 28 dias).

Óvulo

Célula feminina da reprodução, liberada todos os meses por um dos ovários, no 14º dia do ciclo menstrual.

■ O óvulo resulta da maturação de um dos ovócitos. Estes se formam durante a vida fetal: a menina nasce com cerca de 300 mil ovócitos no interior dos ovários. Somente 300 ou 400 dentre eles vão atingir a maturidade entre a puberdade e a menopausa, e se tornarão óvulos capazes de serem fecundados.

O óvulo está alojado numa espécie de pequeno cisto, na parede do folículo ovariano (a cavidade do ovário na qual ele se desenvolve). O folículo se rompe no 14° dia do ciclo, realizando a ovulação. Então, o óvulo é capturado pelas franjas do pavilhão da tuba uterina e se encaminha, no interior dela, em direção ao útero. Ali, pode ser fecundado por um espermatozóide, tornando-se um ovo.

Parto

É o conjunto de fenômenos que levam ao nascimento da criança, seguido pela expulsão dos anexos (placenta, cordão umbilical e membranas), elementos que ligam o feto à mãe durante a gravidez. É constituído de três fases: o trabalho de parto, a expulsão e o delivramento.

■ O **trabalho de parto**, primeira fase do parto, é um período de **contrações** associadas à dilatação do **colo do útero**, quando este atinge a dilatação completa (10 cm), o bebê se introduz na **bacia óssea**: a apresentação (posição na qual o bebê se apresenta, quase sempre de cabeça para baixo) está definida. Durante essa fase, a paciente sente necessidade de empurrar. Para que o "puxo" seja eficaz, ela tem de seguir os conselhos da enfermeira ou do obstetra, sobretudo para evitar uma ruptura do períneo. Depois de ultrapassar o períneo, o recém-nascido é expulso. Este é o nascimento propriamente dito, fixado no horário da certidão. A expulsão é seguida por um curto período de calma, e depois pela retomada das contrações. Então, a **placenta** se desprende do útero. A saída dos anexos, terceira e última fase do parto, é chamada **delivramento**.

Quando o parto tem curso normal, fala-se em eutocia; caso contrário (quer se trate de problemas maternos ou fetais), em **distocia**.

Parto difícil

VEJA: DISTOCIA

Pediatra

Médico especializado no acompanhamento e tratamento de crianças. A pediatria abrange várias especialidades, inclusive a neonatalogia, que se dedica à assistência específica ao recém-nascido.

■ O pediatra trata a criança até a idade adulta. Nas últimas décadas, essa especialização, que costumava ser encarada como uma clínica geral das crianças, se diversificou muito (pediatras especializados em afecções cardíacas, digestivas, neurológicas, infecciosas etc.).

Pele durante a gravidez

VEJA: MÁSCARA DA GRAVIDEZ, ESTRIAS.

Pelve

VEJA: PEQUENA BACIA.

Pequena bacia

Os órgãos genitais femininos internos estão situados dentro da bacia óssea, onde formam, juntamente com a bexiga e o reto, uma zona chamada pequena bacia, ou pelve.

■ **Órgãos da pequena bacia na mulher.** São os seguintes: bexiga, útero (situado no centro, com a bexiga à frente e o reto atrás), ovários e tubas uterinas (ou trompas de Falópio), e **vagina** (que se abre para o exterior numa zona chamada **períneo**; a abertura da vagina se situa sob o orifício urinário).

Peridural

É uma técnica de anestesia locorregional, isto é, localizada numa parte do corpo, que visa diminuir as dores do parto. Consiste em injetar uma solução anestésica no espaço peridural (entre as vértebras e a dura-máter, envelope meníngeo mais externo). A substância injetada impregna as raízes nervosas, principalmente as raízes sensitivas que transmitem a dor. A anestesia peridural revolucionou a obstetrícia moderna ao permitir um parto sem dor às mulheres que assim o desejarem, sem privá-las de assistir ao nascimento da criança, pois elas continuam inteiramente conscientes apesar da anestesia.

■ Antes da peridural, já existiam várias técnicas para diminuir as dores do parto: administração de derivados da morfina, inalação de um gás, o protóxido de azoto, anestesia local dos nervos pudendos, controle da dor pela própria paciente (**sofrologia**) etc. A eficácia desses métodos, que ainda são utilizados, é limitada. Só a anestesia peridural permite eliminar a dor em toda a duração do parto.

Cabe a você decidir se deseja ou não uma peridural. A escolha não deve ser ditada pela dor eventual, nem pela culpa de não dar à luz sofrendo as "dores do parto". Para as gestantes em dúvida, é preciso lembrar que a peridural é um meio seguro, cujos riscos são menores do que os de uma anestesia geral realizada em caráter de urgência. Além disso, se necessário, ela permite a realização de uma **cesariana**, ou a utilização de fórceps, por exemplo, para facilitar a retirada do bebê. A paciente fica consciente e pode ver o bebê logo depois do nascimento, na presença do pai, se as condições o permitirem.

A peridural é realizada conforme os hábitos do anestesista. A paciente pode estar sentada ou deitada de lado, com as pernas dobradas para arquear as costas ao máximo. Após desinfetar o local onde será inserida a agulha, o anestesista dessensibiliza a pele (por anestesia local), depois introduz a agulha da peridural na região lombar, entre duas vértebras, e por fim insere um cateter no espaço peridural. É através desse cateter que será injetado regularmente o produto anestésico, o que permite manter a anestesia pelo tempo necessário.

A peridural pode causar alguns incômodos passageiros, como dificuldade para urinar (daí, talvez, a necessidade de uma sonda na bexiga para esvaziá-la) e uma queda da pressão arterial. Muitas vezes, nos 10 minutos que se seguem à injeção da peridural, essa queda de pressão provoca uma anomalia passageira no ritmo cardíaco do feto, que não tem conseqüências.

VEJA: ANESTESIA, RAQUIANESTESIA.

Perímetro cefálico do recém-nascido

A medição do perímetro cefálico (tamanho da circunferência da cabeça) é um dos procedimentos efetuados no primeiro exame do recém-nascido, horas depois do nascimento ou no dia seguinte.

■ No nascimento, o perímetro cefálico do bebê é de aproximadamente 35 cm, mas não se preocupe se a circunferência da cabeça dele for um pouco maior ou menor. Trata-se de uma média, e as diferenças de tamanho não constituem uma anomalia.

Períneo

É a região do corpo que forma a base da pequena bacia, onde se situam os órgãos genitais externos e o ânus.

■ Muitas vezes, o períneo sofre uma ruptura durante o parto. Essa ruptura é mais freqüente em caso de anomalia morfológica (distância muito curta entre o ânus e o púbis, má qualidade dos tecidos) e de edema (retenção de água nos tecidos). Por isso, em inúmeros casos, realiza-se uma secção cirúrgica do períneo (**episiotomia**) durante o parto, para evitar a ruptura.

■ **Anatomia do períneo.** O orifício do períneo é quase inteiramente fechado pelos músculos e aponevroses, membranas resistentes constituídas de fibras. Na mulher, ele se apresenta (em posição ginecológica) como uma zona triangular com, da frente para trás, a vulva e a margem do ânus, separadas por um ponto cutâneo. Entre a vulva e o ânus encontra-se uma zona fibrosa, que constitui um elemento de sustentação essencial dos órgãos genitais internos. A destruição dessa zona pode provocar o deslocamento de órgãos (prolapso).

VEJA: REEDUCAÇÃO DO PERINEO.

Pielonefrite

Infecção do bacinete (pelve renal) e do tecido intersticial de um rim, muito mais raramente dos dois. Nas gestantes, resulta quase sempre das complicações de uma cistite não-tratada.

■ A pielonefrite é uma complicação relativamente freqüente da gravidez, pois ocorre em cerca de 9% dos casos, quase sempre durante o 3° trimestre. Trata-se de uma afecção grave, que pode causar aborto espontâneo ou parto prematuro.

De início, a pielonefrite se manifesta por sintomas idênticos aos da cistite, às vezes pouco intensos: necessidade freqüente e imperiosa de urinar, ardor durante a micção, urina turva. Depois, pode ocorrer febre alta (38-39°C) e calafrios, associados a grande fadiga e dores de intensidade variável num dos lados da região lombar.

Se você apresentar esses sintomas, o médico vai pedir um exame bacteriológico de urina para determinar a bactéria responsável pela infecção. O tratamento consiste na prescrição de antibióticos, de início administrados por via endovenosa durante a hospitalização, depois por via oral por 15 a 21 dias. Em caso de contrações ou risco de parto prematuro, estes também precisam ser tratados.

A prevenção consiste na identificação de infecções urinárias baixas (cistites) e seu tratamento precoce.

VEJA: EXAME DE URINA, EXAMES MÉDICOS DA FUTURA MÃE.

Placenta

Órgão de trocas entre a mãe e o feto. É no interior da placenta, graças ao contato íntimo entre o sangue materno e o sangue do feto, que se efetuam as trocas entre a mãe e a criança, garantindo assim o crescimento do bebê.

■ A placenta faz parte dos anexos do feto, juntamente com o **líquido amniótico**, as membranas e o **cordão umbilical** ligados a ela. É um órgão que nasce ao mesmo tempo que o embrião e que possui a mesma identidade genética. Insere-se no útero a partir do 6° dia da **fecundação**. É formada pela junção de membranas de origem materna (caduco) e fetal (trofoblasto). Abrange uma face materna (em contato com o útero) carnuda e uma face fetal lisa, onde se insere o cordão umbilical. Ao redor de toda a placenta, partem as membranas, que formam uma esfera que contém o feto e seu líquido amniótico.

A placenta se forma completamente no 5° mês de gravidez, data a partir da qual ela apenas cresce, sem modificar sua estrutura. No término da gravidez, tem a forma de um disco de 15 a 20 cm de diâmetro e 2 a 3 cm de espessura. Seu peso é proporcional ao da criança: cerca de 1/6 deste, ou seja, em média 500 a 600 gramas no momento da expulsão.

A placenta constitui uma barreira protetora para o feto, que ela protege graças ao seu papel de filtro de algumas bactérias, parasitas e medicamentos. Mas essa função de filtro é imperfeita, pois todos os vírus atravessam a barreira. Por fim, é ela que produz o **hormônio da gravidez**, necessário para a boa evolução da gestação.

Depois do nascimento da criança, os contrações retornam, fazendo com que a placenta seja expulsa pela cavidade uterina (processo chamado delivramento). Então, ela é cuidadosamente examinada, para verificar a integridade de sua expulsão.

Placenta acreta

Fusão da placenta com a parede do útero. Este fenômeno anormal, felizmente raro (de 0,5 a 1 gravidez em mil), impede a placenta de se descolar do útero durante o delivramento, expondo a gestante a um risco grave de hemorragia.

■ Podem-se distingir vários tipos de placenta acreta, conforme a intensidade de sua penetração no músculo uterino. Nos casos mais graves (placenta chamada "percreta"), a totalidade da parede do útero é invadida.

Muitas vezes, as causas dessa afecção são desconhecidas. A placenta acreta é mais freqüente em caso de **placenta prévia**, outra anomalia placentária, e em caso de antecedentes de **sinequias** (junção das paredes do útero) e de **cesariana** anterior.

Trata-se de uma complicação grave do parto, que causa hemorragia durante o delivramento e expõe a graves distúrbios de coagulação. Muitas vezes, uma intervenção cirúrgica de urgência é necessária para pôr a mãe fora de perigo. A retirada do útero (histerectomia) pode ser necessária.

Placenta prévia

Normalmente, a placenta se insere no fundo do útero. Fala-se em "placenta de inserção baixa" quando ela está situada muito abaixo durante os dois primeiros trimestres de gravidez. Quando essa anomalia não é corrigida espontaneamente, fala-se em "placenta prévia" no 3° trimestre. A placenta prévia pode causar sangramentos de abundância variável durante a gravidez e no momento do parto. Quando ela recobre inteiramente o orifício interno do colo do útero, uma cesariana é necessária.

■ Essa anomalia, que afeta cerca de uma gravidez a cada 200, não tem causa precisa. Distingue-se a placenta prévia central ou sobreposta, que obstrui completamente o orifício interno do colo do útero e impede o parto por vias naturais, e a placenta prévia marginal, que apenas margeia o orifício do colo e não exclui a possibilidade do parto por vias naturais.

A existência eventual de uma placenta de inserção baixa é verificada sistematicamente no **ultrasom** pré-natal do 2º trimestre. Na maioria dos casos, a anomalia se corrige espontaneamente. À medida que a altura do útero aumenta, a placenta se afasta do colo. Identificada, a migração da placenta é simplesmente controlada com o ultra-som realizado no início do 3° trimestre de gravidez. Esse exame é complementado por uma ultrasonografia endovaginal (sonda colocada diretamente na vagina).

Quando a placenta continua inserida na parte baixa do útero, os riscos de sangramentos são maiores durante o 3º trimestre. Aconselha-se a gestante a repousar e a reduzir as atividades cotidianas para evitar o aparecimento prematuro de **contrações** e hemorragias. É indispensável consultar o médico com urgência ao menor sinal de alerta (perdas de sangue, contrações), pois os sangramentos são grandes e imprevisíveis. A hospitalização e a indução do parto antes do prazo podem ser necessárias.

Em caso de placenta prévia central, a cesariana é obrigatória. Mas em caso de placenta prévia marginal, o parto por vias naturais é possível se os sangramentos se interromperem depois da ruptura das membranas.

Pós-parto

Período também chamado de puerpério, que vai do dia do parto ao retorno da menstruação.

■ O período pós-parto é muito cansativo para a mãe que, como se não bastassem a descoberta de seu bebê e a falta de sono por causa das necessidades dele, vê todo o seu organismo se modificando de novo no plano anatômico e hormonal. Nessa época é que os órgãos genitais voltam aos poucos ao seu estado anterior e que a lactação tem início, quando se opta por amamentar. Durante todo esse tempo, o apoio da família e das pessoas próximas é muito importante, tanto no plano material como psicológico.

O útero recupera suas dimensões iniciais depois de cerca de um mês, e o colo do útero se fecha por volta do 20º dia. A vagina se retrai e retoma suas secreções fisiológicas depois de 15 dias (ou mais tarde, em caso de aleitamento).

A vulva e o períneo só recuperam o tônus anterior de forma progressiva. A volta à normalidade é facilitada pelas sessões de **reeducação do períneo**, que devem ocorrer entre seis e oito semanas depois do parto. A **incontinência urinária** depois de algum esforço é freqüente no pós-parto, mas quase sempre é passageira. Quando ocorreu uma **episiotomia**, ela cicatriza completamente depois de 15 a 20 dias. Em caso de cesariana, o útero leva em média 30 dias para cicatrizar. A lactação, que se segue à emissão do **colostro**, começa com a descida do leite por volta do 3° dia depois do parto.

Na maternidade, o período do pós-parto é acompanhado com cuidado. O obstetra verifica a boa involução (diminuição de volume do útero, o aspecto e abundância dos **lóquios** (perdas de sangue depois do parto), a cicatrização em caso de episiotomia, e acompanha o aleitamento. Por fim, verifica se a gestante está em boas condições psicológicas ou encontra-se num eventual estado depressivo.

VEJA: *BABY BLUES*, RETORNO DA MENSTRUAÇÃO, DESMAME.

Pré-eclâmpsia

Complicação da gravidez que associa a hipertensão arterial, a albuminúria e a retenção de água nos tecidos (edemas), causando excesso de peso.

■ A origem dessa afecção, também chamada toxemia gravídica, ainda é pouco conhecida e talvez tenha relação com fatores imunológicos. Ela pode ser grave para a mãe e para a criança, justificando o controle sistemático, a cada consulta pré-natal, da proteinúria (**exame de urina**) realizado por meio de tira de papel reativo) e da pressão arterial. A pré-eclâmpsia não reincide sistematicamente durante uma nova gravidez.

Trata-se de uma afecção mais ou menos freqüente, verificada em cerca de 5% dos casos de gravidez. Sua ocorrência é maior em casos de primeira gravidez, gravidez múltipla, diabetes, obesidade e nas mulheres com menos de 18 anos ou mais de 40. Em geral, a pré-eclâmpsia tem início durante o 3° trimestre de gravidez. Pode ser moderada ou inesperada-mente grave.

Os riscos de pré-eclâmpsia afetam tanto o feto como a mãe. No feto, é responsável pelo **retardo de crescimento intra-uterino** e também acarreta um risco maior de morte intra-uterina. Na mãe, o risco é um agravamento da hipertensão arterial que pode afetar os rins, o fígado ou o cérebro, com seqüelas às vezes definitivas. As complicações mais graves são a **eclâmpsia** ou o **hematoma retroplacentário**.

Se o médico constatar albuminúria, aumento anormal da pressão ou presença de edemas, vai solicitar exames complementares para confirmar o diagnóstico e avaliar a gravidade da afecção: medição da taxa de ácido úrico no sangue, exame da função renal, número de plaquetas sanguíneas, medição da taxa de enzimas hepáticas etc. Visão turva (como se houvesse moscas diante dos olhos), zumbido nos ouvidos, dores de estômago são outros indícios de gravidade que podem significar uma piora da afecção.

A pré-eclâmpsia exige acompanhamento médico constante e talvez a hospitalização. O tratamento consiste em fazer a pressão baixar por meio de repouso e eventualmente medicamentos hipotensores. Em alguns casos, sua gravidade justifica uma reanimação intensiva e uma cesariana de urgência. Depois do parto, a pré-eclâmpsia desaparece de maneira rápida e espontânea.

Prematuridade

Uma criança é considerada "prematura" quando nasce antes do início do 9° mês de gravidez (37 semanas de amenorréia).

■ O número de "grandes prematuros" (bebês nascidos depois de 32 semanas de amenorréia ou menos) aumentou por causa da assistência médica cada vez mais precoce durante a gravidez. Os progressos da reanimação neonatal permitem a viabilidade de prematuros às vezes a partir de 5 meses de gravidez.

As causas do nascimento prematuro são múltiplas: anomalia relacionada com o conteúdo uterino (**gravidez múltipla, placenta prévia, hidrâmnio** etc.) ou afecção da mãe, que pode ser local (mal-formação do útero, exposição ao **Diestrilbestrol®**, abertura do colo do útero) ou geral (infecção, **pré-eclâmpsia, diabetes**, alteração do estado geral, atividade física inadequada etc.). A ameaça de parto prematuro se manifesta pela abertura do colo do útero, associada ou não às contrações, ou pela ruptura prematura das membranas, com escoamento de líquido amniótico.

A partir do final do 8° mês de gravidez, os pulmões do feto, suficientemente desenvolvidos, lhes permitem uma respiração autônoma correta. Se nascer antes dessa data, e especialmente antes de 34 semanas de amenorréia, pode ser afetado pela doença das membranas hialinas (afecção broncopulmonar que causa asfixia progressiva). Quanto mais prematura for a criança, menos elaboradas serão suas funções respiratórias, cardiovasculares, neurológicas e digestivas.

Hoje em dia, os progressos da reanimação neonatal permitem a sobrevivência de um feto nascido em condições mínimas de viabilidade, mas ao preço de uma mortalidade e conseqüências nefastas ainda alto. O recém-nascido precisa de assistência 24 horas por dia com uma equipe especializada. A longa separação necessária para os cuidados específicos é uma prova difícil para os pais e para a própria criança.

Por esse motivo, o verdadeiro tratamento da prematuridade consiste na prevenção dos fatores de risco obstétricos durante a gravidez, graças ao acompanhamento pré-natal regular. Em caso de risco, além do tratamento eventual da causa, a gestante deve repousar. Em algumas afecções do colo do útero (abertura, exposição ao Diestrilbestrol®), a **cerclagem** pode prevenir o parto prematuro.

Em caso de ameaça real de parto prematuro, receita-se tratamento medicamentoso (betamiméticos, antiinflamatórios, inibidores cálcicos etc.). Mas o principal progresso dos últimos anos é a utilização de medicamentos glucocorticóides, que aceleram a maturação pulmonar do feto e são utilizados, se necessário, a partir de 24 semanas de amenorréia.

VEJA: MONITORAÇÃO.

Preparação para o nascimento em piscina

Uma das técnicas de preparação para o parto, suas sessões podem ser praticadas durante toda a gravidez. Elas favorecem o relaxamento e o controle da respiração e da apnéia, que podem ser úteis durante o parto.

■ As aulas acontecem em piscinas, em espaços reservados e protegidos. As condições de higiene são mantidas sob controle rigoroso. As aulas são dirigidas por uma enfermeira, com a assistência de um monitor de natação. Não é necessário saber nadar. Os exercícios consistem em movimentos suaves e nas técnicas de controle de respiração, mas não se trata de forma alguma de uma atividade esportiva. E necessário um certificado médico, pois sua única contraindicação é a ameaça de parto prematuro.

Com essa técnica, você faz uma atividade física apesar do aumento de peso. Além disso, a imersão em água favorece o relaxamento e alivia os pequenos distúrbios da gravidez, como **dores nas costas**, constipação e problemas de circulação sanguínea.

Preparação para o parto

Sessões realizadas durante a gravidez, a fim de preparar a mãe e o casal para a chegada da criança e o parto.

■ Essa preparação é essencial para que você vivencie melhor a gravidez e o parto, quer tenha optado pela anestesia peridural ou não.

A preparação para o parto abrange dois aspectos. De um lado, consiste em informar a gestante sobre seu corpo, a evolução da gravidez e as modificações que ela acarreta, as várias fases do trabalho de parto, o aleitamento, assim como fornecer noções básicas de puericultura. Essa primeira parte é muito importante: a gravidez acarreta grandes mudanças físicas e psicológicas que podem suscitar várias perguntas.

A outra parte da preparação para o parto é mais "física" e inclui, conforme o caso, exercícios de relaxamento, respiração e repetição dos esforços do "puxo", que podem ser úteis durante o parto. A chamada "preparação clássica" (ou preparação para o parto sem dor) se baseia na informação e nas técnicas de respiração. Geralmente, as aulas são coletivas e começam durante o 7º mês de gravidez, e a paciente assiste a cinco ou seis sessões.

Existem outros métodos de preparação: a **sofrologia**, a **ioga**, a **haptonomia**, o **canto pré-natal**, a **preparação em piscina** etc. A decisão depende das possibilidades locais, da sensibilidade da mãe e do tipo de abordagem com o qual ela se identifica.

Presença do pai

De alguns anos para cá, o pai é considerado essencial no nascimento da criança e tem acompanhado o pré-natal, os cursos de preparação e o parto.

■ Dessa forma, o pai também participa das sessões de **preparação para o parto**, principalmente nas sessões de **haptonomia** ou de **canto pré-natal**. Na sala de parto, sua presença é perfeitamente possível durante todo o processo do parto e a fase de expulsão. Em alguns casos, ele também pode assistir ao nascimento por cesariana na sala de operação.

No entanto, a presença do pai durante o parto não deve ser obrigatória. Não se deve culpá-lo se ele não se sentir capaz de participar, impressionado pelos odores, pelo sangue e pela forte carga emocional representada pelo nascimento do bebê.

Converse sobre a decisão dele durante a gravidez, explicando-lhe as várias fases do trabalho de parto e até visitando os locais para desmistificar a sala de parto. Durante o trabalho, que pode ser longo (de 8 a 10 horas em média para o primeiro filho), o pai pode circular e sair da sala de parto, e também na fase de expulsão, se a emoção for forte demais. Muitas vezes, os pais que afirmam não querer participar do nascimento são surpreendidos pela tranqüilidade da sala de parto e permanecem sem problemas até o final.

Primeiros sinais de parto

Muitas mulheres acham que não serão capazes de reconhecer os primeiros sinais do parto, principalmente quando se trata primeiro filho.
Você deve ir para a maternidade quando sentir contrações regulares, dolorosas e que não diminuem com o repouso, ou em caso de ruptura bolsa-d'água.

■ Contrações que ocorrem a cada 5 ou 10 minutos e que não cedem depois de um repouso de 1 a 2 horas indicam o início do trabalho de parto.

A ruptura da bolsa-d'água se manifesta pelo escoamento pela vagina, sem esforço, de um líquido de cor clara, que se parece com água e não tem cheiro de urina. Essa perda pode ser intermitente.

Por outro lado, a perda do **tampão mucoso** não anuncia a iminência do parto, pois ela pode ocorrer um mês antes do nascimento. Em caso de dúvida, é indispensável o conselho do médico.

Além disso, é preciso consultá-lo com urgência em todas as situações anormais, tais como as de sangramento.

Progesterona

Hormônio produzido na segunda fase do ciclo menstrual e durante a gravidez. Sua função principal é favorecer a nidação do óvulo fecundado na parede do útero, assim como a gestação.

■ A progesterona é produzida pelo corpo amarelo (folículo ovariano que expeliu o óvulo) na segunda fase do ciclo menstrual, pela placenta durante a gravidez e, em escala menor, pelas glândulas córtico-supra-renais e pelos ovários.

Durante a gravidez, a progesterona tem efeito relaxante no útero, aumentando as secreções do colo uterino, mantendo a vascularização de sua mucosa e preparando as glândulas mamárias para a lactação.

A insuficiência na secreção de progesterona pode levar à incapacidade de conceber (dificuldade para obter a nidação do ovo). Essa insuficiência é tratada pela administração de progesterona na 2ª fase do ciclo menstrual.

Proteínas

Elementos constitutivo essencial dos organismos vivos, as proteínas são fornecidas pela alimentação. Os alimentos mais ricos em proteínas são os laticínios,as carnes e os peixes, a farinha de soja, as leguminosas e os cereais.

■ Nos adultos, o consumo energético de proteínas deve representar de 12% a 15% do consumo energético total (ou seja, em média 1 grama de proteínas para cada quilo de peso por dia). Para o bebê, o consumo ideal. é mais elevado (2,2 gramas por quilo de peso por dia).

As proteínas vegetais têm valor nutricional menor que as animais e são menos fáceis de assimilar. Para que a alimentação seja equi-librada, ela deve associar proteínas animais (pelo menos 50% do total) e vegetais.

VEJA: ALIMENTAÇÃO DURANTE A GRAVIDEZ.

Puerpério

VEJA: PÓS-PARTO.

Q R

Rachadura

É uma erosão do mamilo que aparece com freqüência durante o aleitamento. São afecções benignas, mas dolorosas, que se manifestam por dores intensas durante a mamada, às vezes acompanhadas de sangramentos.

■ As rachaduras se devem a mamadas longas demais e à má higiene do mamilo.

Um tratamento local simples (limpeza cotidiana à base de água e sabonete, secagem dos mamilos depois de cada mamada e aplicação eventual de um creme hidratante) é suficiente para fazê-las desaparecer em poucos dias.

Radiografia

Exame baseado na utilização de raios X, que permite visualizar as estruturas calcificadas do organismo (ossos), assim como alguns tecidos. A exposição do embrião ou do feto aos raios X pode provocar malformações e, por esse motivo, o ultra-som é preferível durante toda a gravidez.

■ A exposição de um feto aos raios X pode causar mutação de seus genes, sobretudo em caso de radioterapia (que libera uma quantidade considerável de raios X). Por outro lado, em caso de radiografia, o risco de malformações é excepcional. No entanto, por medida de precaução, quando a gestante tem de obrigatoriamente fazer uma radiografia, seu abdome é protegido com um avental de chumbo, e o número de chapas é reduzido.

O período mais perigoso para o bebê é o início da gravidez (período de embriogênese, durante o qual os órgãos se formam). Nesse momento, o risco de mutação pode provocar malformações. Por esse motivo, a maioria dos exames radiológicos com forte potencial de irradiação na zona do útero devem ser realizados no máximo 15 dias depois da última menstruação, quando a gravidez ainda não começou.

Em caso de irradiação do embrião nos primeiros meses de gravidez – sobretudo quando a radiografia é feita logo no início, quando a mulher ainda não sabe que está grávida –, tenta-se precisar a data da radiografia com relação à da fecundação e o número de chapas efetuadas, e se necessário calcula-se a dose de raios X que foi administrada. O ultra-som permite eliminar qualquer suspeita de malformação.

Ao longo do 2º e 3º trimestres o risco para a criança diminui à medida que a gestação avança. Então, é possível realizar, se necessário, chapas da pequena bacia (urografia intravenosa em caso de doença dos rins, por exemplo), limitando o número de chapas. Pela mesma razão, as chapas de radiopelvimetria, que servem para a medição da bacia em função do parto, só são realizadas a partir do 8° mês de gravidez

Radiopelvimetria

Radiografias praticadas na gestante no final da gravidez (final do 8º e início do 9º mês). A radiopelvimetria permite medir as dimensões da bacia óssea, verificando se o parto pode ocorrer por vias naturais ou se uma cesariana é necessária. Não é utilizada no Brasil.

Raios ultravioleta

VEJA: FOTOTERAPIA

Raquianestesia

Quando uma cesariana é programada antes do início do parto ou decidida sem que haja extrema urgência, a raquianestesia e utilizada com freqüência. Trata-se de uma técnica semelhante à peridural, mas na qual a solução anestésica é injetada de uma só vez, não no espaço peridural mas no líquido cefaloraquidiano, na medula espinhal.

■ Trata-se de uma anestesia locoregional, isto é, limitada a uma região do corpo, durante a qual a paciente permanece consciente. Dessa forma, ela pode assistir ao nascimento do bebê. A diferença com relação à peridural é a simplicidade técnica e o limite de duração de uma a duas horas de analgesia.

As contra-indicações são as mesmas que para a peridural: distúrbios de coagulação do sangue.

Reeducação do períneo

Durante o parto, ocorre um estiramento considerável dos músculos do períneo e da vagina, que pode causar incontinência urinária (perdas involuntárias de urina). O parto e suas conseqüências são a causa principal de incontinência urinária, um problema que afeta 5% da população, dos quais a grande maioria são mulheres. Daí a importância da reeducação dos músculos do períneo, cujo objetivo é prevenir e/ou tratar esse mal.

■ É importante praticar a reeducação do períneo depois do parto, mesmo quando ele ocorre por cesariana. A tonicidade do períneo, mesmo na ausência de sintomas, sempre é alterada depois da gravidez. A falta de reeducação pode provocar incontinência urinária com ou sem prolapso (descida do órgão). Esse mal é uma desvantagem real na vida cotidiana. Além disso, o prolapso pode tornar necessária uma intervenção cirúrgica na época da menopausa.

A reeducação deve começar com bastante rapidez depois do parto. Numa primeira fase, a paciente a realiza sozinha, quando volta para casa. Os exercícios consistem em controlar a emissão de urina durante as micções e contrair suavemente os músculos do pavimento pélvico, do ânus e da vagina. Às vezes, é difícil perceber esses movimentos, mas não se preocupe com isso.

Durante a consulta pós-parto (6 a 8 semanas depois do parto), o ginecologista ou a enfermeira fazem uma avaliação da qualidade de contração dos músculos do períneo. Em função do resultado, você será orientada para um dos tipos de reeducação: fisioterapia clássica, retrocontrole ou *biofeedback* (técnica baseada numa aparelhagem que registra e transcreve as funções que devem ser controladas e modificadas), eletroestimulação por meio de uma sonda etc. Essa reeducação inclui dez sessões que podem ser renovadas e é realizada por um fisioterapeuta. É importante que as sessões tenham início entre 6 e 8 semanas depois do parto para que sejam mais eficazes.

Se, depois de algumas sessões, os músculos recuperarem o tônus, a reeducação continua com o trabalho dos músculos abdominais. Ela nunca deve começar pelo trabalho abdominal, pois isso poderia agravar o estado do períneo.

Por fim, algumas situações específicas durante a gravidez e o parto aumentam os riscos de alteração do períneo e exigem uma reeducação intensiva, às vezes, associada a uma preparação para parto: perdas urinárias durante a gravidez, antecedente de trau-matismo do esfíncter do ânus, malformação do períneo, excesso de peso durante a gravidez, nascimento de um bebê grande, retirada do bebê por meio de fórceps, ruptura do períneo durante o parto etc.

Reflexos do recém-nascido

Os reflexos do recém-nascido, ou reflexos arcaicos, são movimentos automáticos observados no recém-nascido em resposta a alguns estímulos. Revelam o desenvolvimento de seu sistema nervoso e desaparecem entre a idade de 2 e 4 meses.

■ O teste dos reflexos arcaicos do bebê é realizado no exame médico que se segue ao nascimento. A ausência desses reflexos pode indicar lesão cerebral, que seria preciso confirmar por meio de exames complementares.

■ **Reflexo de preensão ou *grasping*.** O recém-nascido agarra automaticamente um dos dedos do examinador ou qualquer objeto que estiver ao seu alcance.

■ **Reflexo de Moro ou reflexo do abraço.** É observado quando a cabeça da criança é erguida alguns centímetros e depois é solta bruscamente. O bebê abre então os braços e estica as pernas. Em seguida, os braços voltam a dobrar-se em direção ao peito, num movimento de abraço.

■ **Reflexo da marcha automática.** Quando o recém-nascido é colocado de pé, com o corpo ligeiramente inclinado para a frente, ele ensaia alguns movimentos rítmicos de marcha.

■ **Reflexo de sucção.** O bebê começa imediatamente a chupar quando um dedo é introduzido em sua boca.

■ **Reflexo dos pontos cardeais.** Quando se estimula um dos cantos da boca ou a bochecha do bebê, ele dirige a cabeça em direção à zona estimulada, tentando mamar naquilo que acredita ser um "seio".

■ **Reflexo de extensão cruzada.** Quando se estimula a planta do pé do bebê, ele reage flexionando, e em seguida estirando, a perna oposta, para tentar afastar a fonte do estímulo.

Refluxo gastroesofágico

Retorno das secreções ácidas do estômago para o esôfago e a garganta, geralmente após as refeições. Trata-se de uma afecção sem gravidade, muito freqüente nas gestantes, sobretudo no último trimestre de gravidez.

■ Esse refluxo, também chamado pirose, provoca uma sensação de ardor que começa na região do estômago e sobe por trás do esterno seguindo em direção à boca. Pode ser acompanhado por uma sensação de gosto ácido na boca.

O refluxo é favorecido pelas perturbações hormonais da gravidez, que causam a abertura do esfíncter inferior do esôfago (cárdia). A pressão do bebê no final da gravidez agrava este problema provocando o retorno ácido. É acentuado quando a gestante se deita depois da refeição, pelo uso de cinta abdominal compressiva, ingestão de alimentos ácidos ou apimentados, refeições muito abundantes, bebidas gasosas, chá e café.

Com exceção dos casos em que é acompanhado por vômitos freqüentes, o refluxo gastroesofágico não exige exame específico. Os distúrbios regridem se você eliminar os fatores mencionados acima. Caso contrário, o médico pode receitar medicamentos anti-refluxo que devem ser tomados depois das refeições. O fenômeno desaparece rapidamente depois do parto.

Retardo de crescimento intra-uterino

Eventualmente, o feto pode não se desenvolver dentro do padrão normal. Então, a criança nasce com peso inferior ao normal (menos de 2,5 kg na data prevista). Isso configura um retardo de crescimento intra-uterino, ou hipotrofia.

■ O retardo de crescimento intra-uterino pode ter relação com uma anomalia do feto ou com a incapacidade da placenta de lhe fornecer os nutrientes necessários. A triagem do atraso de crescimento intra-uterino consiste basicamente na medição da altura uterina e no ultra-som do 3º trimestre de gravidez, durante o qual são feitas várias medições do abdome e da cabeça do futuro bebê. Nos dois últimos trimestres, o crescimento do feto é bastante uniforme e os retardos de crescimento são raros. Exames complementares (**doppler** do útero e doppler umbilical) permitem determinar sua origem e orientar o tratamento.

Um recém-nascido de peso inferior ao normal é mais frágil que os demais. Deve ser acompanhado por uma equipe especializada, pois pode apresentar alguns problemas metabólicos. O número de suas refeições tem de ser maior (7 ou 8 por dia) para evitar a hipoglicemia. E para que a alimentação seja constante talvez seja necessária uma sonda gástrica. A vitamina D previne uma eventual hipocalcemia (taxa muito baixa de cálcio no sangue). Por fim, se a temperatura for baixa demais, o recém-nascido fica algum tempo na incubadora.

Sejam quais forem as causas do retardo de crescimento intrauterino, o desenvolvimento posterior da criança deve ter acompanhamento médico especial, pois algumas ganham peso com bastante rapidez e crescem normalmente, enquanto outras continuam apresentando uma certa fragilidade

Retenção placentária

VEJA: DELIVRAMENTO.

Retorno da menstruação

É o reaparecimento da menstruação depois do parto.

■ O retorno da menstruação ocorre em média de 6 a 8 semanas depois do parto, se a mulher não amamentar. Em caso de aleitamento, ocorre cerca de 4 a 6 semanas depois do desmame. No entanto, em caso de aleitamento prolongado, a menstruação reaparece geralmente 5 a 6 meses depois do nascimento do bebê, mesmo nas mulheres que ainda estão amamentando.

A abundância e o aspecto da primeira menstruação varia bastante, mas em geral são diferentes da menstruação habitual. Seu aparecimento significa que houve uma retomada do fenômeno da ovulação, e uma nova gravidez é possível na falta de um método anticoncepcional.

VEJA: ANTICONCEPÇÃO PÓS-PARTO.

Revisão uterina

VEJA: DELIVRAMENTO.

Rhesus (fator Rh)

VEJA: GRUPOS SANGUÍNEOS, INCOMPATIBILIDADE DO FATOR RH, DOENÇA HEMOLÍTICA DO RECÉM-NASCIDO.

Rubéola congênita

A rubéola é uma doença viral contagiosa. Trata-se de uma afecção sem gravidade na criança e no adulto, mas muito perigosa para o feto. Quando uma mulher contrai rubéola nos primeiros meses de gravidez, seu bebê pode sofrer malformações graves.

■ Antes do 3º mês de gestação, a rubéola congênita provoca malformações cerebrais, cardíacas, oculares e auditivas. Quando o feto tem mais de três meses, a rubéola pode provocar retardo de crescimento intra-uterino ou hepatite, afecções nos pulmões ou nos ossos etc.

No início da gravidez, o médico verifica se a gestante está imunizada contra a rubéola. Se não estiver, é preciso evitar qualquer contato com pessoas que possam ser portadoras do vírus.

Uma gestante não-imunizada contra a rubéola e que teve contato com uma pessoa portadora da doença deve fazer um primeiro exame de sangue nos primeiros dez dias. Um segundo exame é necessário 15 ou 20 dias mais tarde. Este último permite verificar se ela foi contaminada ou não, e se transmitiu a rubéola congênita a seu futuro bebê.

O único tratamento possível é preventivo, e consiste na vacinação sistemática das crianças. Toda mulher em idade fértil que não tem certeza de ter tido rubéola ou de ter sido vacinada deve verificar sua imunidade – e, então, deve ser vacinada, sob a proteção de um método anticoncepcional oral eficaz. A vacinação durante a gravidez é contra-indicada.

S

Sangramentos

VEJA: METRORRAGIA.

Seios

Os seios são formados por um tecido gorduroso e glandular, sustentado pela pele e por uma rede fibrosa. O aumento do volume dos seios é um dos sinais da gravidez.

■ Os canais galactáforos que saem das glândulas que produzem o leite convergem para o mamilo, rodeado por uma zona pigmentada chamada aréola. Nas mulheres, o desenvolvimento dos seios e o primeiro sinal da puberdade. É aconselhável que elas os examinem regularmente (auto-exame com o dorso nu diante do espelho e exame clínico regular por um médico). O câncer de mama é o principal câncer feminino e pode afetar mulheres jovens e em idade de procriar.

■ **Os seios durante a gravidez.** Desde o início da gravidez, os seios aumentam de tamanho. Podem ficar doloridos, um incômodo quase sempre passa-geiro, que desaparece no final do 1° trimestre. Nos dois últimos trimestres, eles continuam a se desenvolver, e os mamilos ficam mais salientes. A ausência de re-levo (fala-se então em mamilos umbilicados) pode dificultar o aleitamento.

Logo depois do parto, às vezes antes, os glândulas das mamas fabricam um líquido seroso, o colostro, que antecede a descida do leite. Esta ocorre geralmente no 3° dia, sob a influência de um hormônio chamado prolactina.

Durante a gravidez, a radiografia dos seios (mamografia) é contra-indicada pelo risco potencial dos raios X sobre o feto. É preferível o ultra-som doppler mamário.

VEJA: ALEITAMENTO, ENGURGITAMENTO MAMÁRIO, LINFANGITE, DESMAME.

Sexo do futuro bebê

O sexo do bebê é definido no momento da fecundação, na fusão do espermatozóide e do óvulo. Cada um deles contribui com um cromossomo sexual: o par de cromossomos sexuais das meninas é XX, e o dos meninos é XY.

■ O sexo do bebê pode ser conhecido pelo exame de seu cariótipo, realizado depois de uma biópsia do trofoblasto ou uma **amniocentese**. Mas de maneira alguma esses exames são feitos apenas para diagnóstico do sexo. A partir do **ultra-som** do 1° trimestre (12-13 semanas de amenorréia), também é possível determinar o sexo do bebê visualizando seus órgãos genitais externos, mas lembre-se de que, neste caso, um erro sempre é possível (clitóris grande ou pênis pequeno), e o médico às vezes prefere se abster do prognóstico para não iludir o casal. O ultra-som do 2° trimestre permite um diagnóstico muito mais seguro a respeito do sexo do bebê, a não ser que sua posição dificulte a visualização (cordão umbilical entre as pernas, por exemplo).

Sexualidade durante e depois da gravidez

Para a sexualidade do casal, a gravidez não precisa ser um deserto de nove meses ou mais (se levarmos em conta o período do pós-parto). A vida sexual da futura mãe não acarreta nenhum perigo para a criança que vai nascer.

■ Nas mulheres, a gravidez provoca mudanças físicas e modificações de seus desejos e, às vezes, uma queda da libido. Assim, esse período é uma oportunidade para que o casal explore uma nova sexualidade. Da mesma forma, o período do pós-parto traz mudanças na relação homem-mulher, pois a criança se torna um novo membro da família e surge uma nova dimensão, que é o papel do pai e da mãe.

A sexualidade não deve ser banida durante a gravidez. Em caso de gravidez normal, ela não apresenta nenhum risco para a criança que vai nascer: o feto está protegido no útero, envolto pelo líquido amniótico. É verdade que o coito pode provocar contrações devido à presença de prostaglandinas no esperma, mas ele só é desaconselhável nos casos mais severos de risco de parto prematuro (bolsa-d'água abaulada), em caso de ruptura prematura das membranas (risco infeccioso) e de **placenta prévia.**

A pergunta "Quando posso retomar as relações sexuais depois do parto?" só tem uma resposta: quando você sentir desejo novamente. Em caso de **episiotomia** (secção cirúrgica do períneo durante o parto, para evitar sua ruptura), a cicatrização só se completa depois de 15 dias. Nesse período, as relações sexuais não são aconselháveis para evitar que uma experiência dolorosa deixe a paciente perturbada, com receio de retomar a vida sexual.

Por outro lado, dores residuais depois do parto, sentidas na região da cicatriz, são bastante freqüentes. A prática de relações sexuais contribui para seu desaparecimento, e a abstinência pode piorá-las. Um tratamento médico adequado (aplicação local de um creme à base de estróge-nos) ajuda a ultrapassar esta fase difícil.

VEJA: ANTICONCEPÇAO PÓS-PARTO.

Sinais de urgência em obstetrícia

"Em que situações e com que rapidez devo procurar um médico, se ocorrer uma anomalia durante a gravidez?" Não há resposta satisfatória para essa pergunta. É verdade que muitas vezes as gestantes procuram o médico por excesso de preocupação, mas uma situação ou sintoma anormais não devem passar em branco. Portanto, marque uma consulta se houver alguma coisa errada, principalmente se ela não existia antes.

■ É difícil definir se este ou aquele sintoma são preocupantes. Sintomas banais como as dores de cabeça podem

anunciar complicações graves (**pré-eclâmpsia**), uma síndrome gripal pode esconder uma **listeriose**, pequenas perdas líquidas que se parecem com urina podem revelar a ruptura prematura das membranas. Por isso, não existe uma lista perfeita dos sinais de urgência. Dores de cabeça no final da gravidez, por exemplo, são preocupantes quando a gestante não costuma sofrer de enxaqueca, ou quando as dores são diferentes da enxaqueca habitual. O grau de urgência é uma questão de bom senso.
Na dúvida, um telefonema para o obstetra esclarece dúvidas.

Não se esqueça de que a vigilância tem de ser a maior possível no final da gravidez. Muitas gestantes tendem a minimizar as anomalias perto da data prevista, sentindo-se falsamente seguras pela proximidade do nascimento. Nesse período, sinais como dores de cabeça, inchaço rápido dos pés e das mãos, diminuição acentuada dos movimentos do feto e vômitos não devem ser negligenciados.

Síndrome de Down

VEJA: TRISSOMIA 21.

Sinequias uterinas

Junção das paredes do útero provocada por tecido fibroso. Conforme a gravidade, as sinequias uterinas podem causar a diminuição ou ausência de menstruação, menstruação dolorosa, esterilidade total ou abortos espontâneos repetidos. Seu tratamento exige intervenção cirúrgica.

■ As sinequias uterinas decorrem do abrasamento da mucosa do útero por causa de um traumatismo (conseqüência da interrupção da gravidez por curetagem, por exemplo) ou de uma infecção (tuberculose genital). Um antecedente de sinequias pode provocar, durante a gravidez, descolamento ou inserção anormal da placenta (**placenta prévia ou acreta**).

Essa anomalia é diagnosticada por radiografia do útero. O tratamento é cirúrgico, realizado por histeroscopia (intervenção que consiste em introduzir, depois de anestesiar a paciente, um sistema óptico com instrumentos operatórios na cavidade uterina, através do colo do útero).

Sintomas da gravidez

Quando uma mulher engravida, a gravidez se manifesta em primeiro lugar por vários sintomas clínicos e, eventualmente, por vários distúrbios, que se manifestam de maneira muito diferente de uma mulher para outra. A maioria deles desaparece depois do 3º mês de gravidez.

■ O primeiro sintoma de gravidez é o atraso da **menstruação**, ou amenorréia. No entanto, esse sintoma não é absoluto, pois os **ciclos menstruais** podem ser irregulares, com atraso da ovulação e, portanto, da menstruação, e a amenorréia pode ter outras causas. Na situação inversa, pode haver sangramentos na data normal da menstruação e a gravidez já ter tido início. Neste caso, fala-se em **metrorragia** do 1° trimestre.

A modificação da curva de temperatura é um dos sinais mais precoces da gravidez, pois sua existência prolonga o "platô térmico" (elevação da temperatura) na 2ª fase do ciclo menstrual. Uma tensão dolorosa nos dois seios, associada ao aumento de seu volume, também é um sinal precoce de gravidez.

Entre os distúrbios do início da gravidez, os mais freqüentes são os problemas digestivos. Eles se manifestam em graus variáveis e consistem em **náuseas** eventualmente acompanhadas de vômitos, no aumento da secreção da saliva (hipersialorréia), às vezes muito incômodo, e na modificação do paladar e do apetite, que pode diminuir ou aumentar.

O início da gravidez também pode causar variações do humor (maior irritabilidade), **fadiga**, sonolência ou desejo permanente de dormir e, paradoxalmente, **insônia** à noite. Por fim, o desejo freqüente de urinar, que persiste ao longo de toda a gravidez, pode ocorrer já nos primeiros meses.

Essas modificações inconstantes se devem às mudanças hormonais do início da gravidez. Não são específicas da gestação, e sua intensidade é influenciada pela vivência psicológica ou cultural de cada mulher. Alguns desses sintomas (náuseas, vômitos, distúrbios do sono etc.) podem ser combatidos com medicamentos. Eles tendem a diminuir ou desaparecer no início do 4º mês de gravidez.

Síndrome de morte súbita

VEJA: MORTE SÚBITA DO LACTENTE.

Sofrimento fetal

Diminuição da oxigenação e da alimentação do feto durante a gravidez ou o parto. O sofrimento fetal pode ser crônico ou agudo.

■ **Sofrimento fetal crônico.** Quase sempre é causa do **retardo de crescimento intra-uterino**. Ela pode ser de origem materna (desnutrição grave), ligada à placenta (defeito de irrigação por causa de uma **pré-eclâmpsia**, por exemplo) ou ligada ao feto (malformações, anomalias funcionais etc.). Com freqüência, o sofrimento fetal crônico justifica a interrupção da gravidez antes da data prevista para salvar a criança.

■ **Sofrimento fetal agudo.** Quase sempre ocorre durante o parto. Suas causas são múltiplas: compressão do cordão umbilical (procidência), descolamento placentário, hipertonia do útero etc. Ele se manifesta pela diminuição do ritmo cardíaco do feto, detectado por **monitoração** (registro do ritmo cardíaco do feto durante o parto). Às vezes, o líquido amniótico fica esverdeado quando o feto elimina cedo demais o **mecônio**, substância contida em seu intestino. Mas as anomalias no ritmo cardíaco do feto não revelam obrigatoriamente a existência de sofrimento fetal. Por esse motivo, em caso de anomalia, a monitoração pode ser complementada por outro exame: o pH de escalpo (medição da acidez do sangue do feto, colhido por via vaginal, graças a uma pequena incisão praticada no crânio dele), ou a oximetria de pulso fetal (verificação da oxigenação do feto por meio de um captador colocado em contato com sua pele).

A privação de oxigênio pode ter conseqüências graves para o funcionamento cerebral do bebê. Por isso, o sofrimento fetal é um motivo para acelerar a expulsão, por **cesariana** ou por vias naturais (**extração instrumental**), quando isso é possível.

VEJA: AMNIOSCOPIA.

Sofrologia

Disciplina resultante da síntese de técnicas orientais (ioga, zen, budismo) e outras como a auto-hipnose e o relaxamento. A sofrologia é uma das técnicas utilizadas na preparação para o parto.

■ Este método é ensinado em aulas coletivas dirigidas por um sofrólogo. O curso tem início por volta do 5º mês de gravidez, e inclui em média dez sessões. A gestante aprende a atingir um estado de relaxamento próximo da sonolência (estado chamado "sofroliminal"), graças ao som da voz e de músicas suaves. O objetivo é reproduzir esse estado no momento do parto. Ele faz com que a paciente consiga assimilar melhor a dor das contrações e da expulsão.

Soluço do feto

São movimentos ritmados de todo o corpo do feto, que podem ser sentidos pela gestante e têm duração variável (de um minuto a cerca de meia hora).

■ Esses movimentos costumam acontecer no final do 2º trimestre e no 3º trimestre de gravidez. Não devem preocupar a mãe, pois são normais e talvez tenham relação com o fato de o estômago do feto estar temporariamente cheio de líquido amniótico. Os soluços repetidos tendem a continuar depois do nascimento até o final do 1º mês, sobretudo depois das mamadeiras (o bebê absorve mais ar quando é alimentado por mamadeira do que no peito da mãe). Geralmente, os soluços desaparecem quando a criança volta a mamar.

Sono do recém-nascido

O sono é um período essencial no ritmo da atividade e do repouso, cuja sincronização com o dia e a noite é progressiva no bebê.

■ Em média, o recém-nascido dorme de 16 a 18 horas por dia, e os extremos se situam entre 11 e 24 horas. Nas primeiras semanas, o bebê vive quatro tipos de sono, assim como o adulto: adormecimento, sono leve, sono lento e sono profundo.

■ **Despertar noturno.** O despertar noturno é normal no bebê, até a idade de cerca de 3 meses. Deve-se principalmente à fome, mas pode ter outras causas: problemas digestivos, ruído exterior, pais preocupados (que deixam a criança ansiosa) etc.

Suplementos alimentares durante a gravidez.

Durante a gravidez, alguns suplementos, basicamente de vitaminas e oligoelementos, podem ser receitados para prevenir ou corrigir uma eventual carência alimentar.

■ A moda atual tornou comum esse tipo de prescrição, sob o pretexto da medicalização cada vez maior da gravidez, mas também por causa da demanda das próprias gestantes e da oferta farmacêutica cada vez mais variada. Porém, a não ser que você sofra de doença específica ou de uma carência comprovada, ou que sua alimentação seja desequilibrada, o único complemento indispensável, e receitado sistematicamente, é uma dose única de vitamina D, que diminui o risco de hipocalcemia neonatal (perturbações na taxa de cálcio do recém-nascido). As outras prescrições são alimentares: recomenda-se uma alimentação rica em fígado, leite e verduras no período anterior e posterior à concepção, para diminuir o risco de *spina bífida* (defeito de fechamento no tubo neural do feto), e rica em iodo (leite, peixe, ovos, uso de sal iodado) para evitar uma disfunção da glândula tireóide.

Hoje em dia, os métodos de investigação médica são suficientes para determinar uma eventual carência de proteínas, ferro ou cálcio, o que permite receitar suplementos apenas para as mulheres que precisam deles. Por outro lado, pelo atual estágio de conhecimentos, os benefícios dos suplementos de zinco, cobre, selênio e polivitaminas não foram comprovados.

Não use coquetéis polivitaminados sem consultar seu obstetra, pois o consumo excessivo de vitamina A pode expor o feto a um risco de malformação.

VEJA: ALIMENTAÇÃO DURANTE A GRAVIDEZ.

T

Tabaco e gravidez

O tabagismo, quer seja ativo ou passivo (inalação da fumaça do ambiente), é prejudicial para a gestante e para o feto. Os riscos são proporcionais ao número de cigarros fumados.

■ As substâncias tóxicas do cigarro, como nicotina ou óxido de carbono, passam rapidamente para o sangue da mãe e, depois, para o feto. No leite materno, a nicotina tem concentração até três vezes maior do que no sangue da mãe.

Durante a gravidez, a inalação da fumaça provoca modificações na circulação sanguínea do útero e do cordão umbilical, e uma diminuição dos movimentos ativos e circulatórios do feto. Essas modificações duram cerca de 30 minutos depois do consumo do cigarro.

Os efeitos crônicos do consumo de tabaco sobre o feto são mais difíceis de verificar. Atualmente, o tabagismo materno é conside-rado responsável pelo retardo do crescimento da criança, afetando seu peso (em média 200 gramas a menos), seu tamanho e seu perímetro cefálico; pelo aumento dos casos de **gravidez extra-uterina**; pela diminuição da fecundidade; e por **abortos espontâneos** precoces. No entanto, o consumo de tabaco não provoca malformações no feto.

O conjunto desses efeitos deve levar as fumantes a interromper o consumo de tabaco desde o início da gravidez. Essas considerações são válidas para as pessoas próximas, pois limitar o tabagismo passivo também é importante.

Se a interrupção total for difícil para algumas gestantes, pelo menos a redução é indispensável. É possível que assistência psicológica seja necessária. Durante a gravidez, os tratamentos de substituição (*patch* de nicotina) não são contra-indicados. Além disso, eles são menos perigosos do que o tabaco, que contém, além da nicotina, outros produtos de degradação mais tóxicos.

Tampão mucoso

Durante a gravidez, as secreções do colo do útero se acumulam e acabam formando um tampão que entope o orifício do colo, como uma barreira protetora entre as membranas e o exterior. Quando o parto se aproxima, esse tampão é expulso espontaneamente sob a forma de muco, perdas vaginais espessas, pegajosas e quase sempre de cor castanha.

■ A expulsão do tampão mucoso é um fenômeno perfeitamente normal, mas costuma causar preocupação nas futuras mães, levando-as a consultar o médico. A expulsão não exige nenhum procedimento especial e não significa necessariamente que o parto esteja próximo, já que pode ser expulso até um mês antes do nascimento. No entanto, em caso de corrimento suspeito, consulte um médico – é importante distinguir entre a expulsão do tampão mucoso e uma perda de sangue antigo, **líquido amniótico** ou uma leucorréia.

Término da gravidez

VEJA: DATA DO PARTO.

Teste de Guthrie (teste do pezinho)

É um teste praticado sistematicamente no recém-nascido. Seu objetivo é confirmar que a criança não foi afetada por uma doença hereditária, a fenilcetonúria, causada pela acumulação no organismo de uma substância chamada fenilalanina, capaz de causar retardo mental se não for tratada.

■ Geralmente, o teste de Guthrie é realizado no 4º ou 5º dia de vida. Ele consiste na coleta de algumas gotas de sangue no calcanhar do bebê, postas em contato com uma cultura de bactérias cujo crescimento é estimulado pela fenilalanina. A multiplicação das bactérias é proporcional à concentração de fenilalanina no sangue. Em caso de resultado positivo, o diagnóstico é confirmado por os outros exames mais precisos. Se o bebê tiver sido afetado pela fenilcetonúria, é submetido a uma dieta alimentar pobre em proteínas de origem animal, que evita o aparecimento de sintomas da doença.

Testes de gravidez

O objetivo desses testes consiste em detectar, no sangue ou na urina, a presença do hormônio da gravidez, que o organismo da mulher começa a produzir assim que ela engravida.

■ **Testes realizados com base na urina.** São vendidos nas farmácias. Só podem ser usados a partir de dois ou três dias do atraso da menstruação. Você mesma pode fazer o teste, colocando a urina recém-coletada em contato com uma substância que se tinge de uma cor específica em caso de gravidez. Esses testes não são 100% confiáveis. Os falsos resultados negativos podem decorrer de um erro de manipulação ou uma gravidez recente demais para ser detectada. Os falsos resultados positivos são mais raros em geral devidos a uma infecção urinária ou ao uso de certos medicamentos.

■ **Testes realizados com base em amostras de sangue.** São feitos em laboratório, a partir do 9° dia depois da fecundação, portanto; antes do atraso da menstruação, são 100% confiáveis.

Tocografia

Registro das contrações do útero. Esse exame pode ser realizado durante a gravidez e no momento do parto. Neste caso, costuma ser associado ao registro dos batimentos cardíacos do feto.

■ A tocografia registra a força, duração e freqüência das contrações, e a qualidade do relaxamento do útero entre duas contrações.

O exame consiste em colocar um captador de pressão sobre o abdome da gestante, na altura do útero, ou, no momento do **traba-lho de parto** e da ruptura das membranas, diretamente no útero.

A tocografia é utilizada em caso de modificações no colo do útero, para determinar a presença eventual de contrações, quando não são sentidas pela paciente. Também serve para verificar a eficácia de um tratamento destinado a inibir as contrações em caso de ameaça de parto prema-turo. Por fim, é usada durante o parto para detectar insuficiência ou excesso de contrações, para que o problema seja corrigido imediatamente com a injeção de medicamentos apropriados.

VEJA: MONITORAÇÃO.

Torcicolo congênito

O torcicolo congênito, visível depois do nascimento, consiste no desvio lateral permanente da cabeça. O recém-nascido não apresenta nenhum outro problema.

■ O torcicolo congênito se deve à má posição do feto no útero, o que pode provocar um hematoma ou a retração de um músculo do pescoço, o esterno-cleido-mastoidiano. Essa inclinação causa a inclinação permanente da cabeça, com o queixo virado para o lado oposto.

Sessões de fisioterapia fazem com que a cabeça volte à posição normal. Quanto mais cedo elas tiverem início, mais eficaz e duradouro será seu efeito.

Toxemia gravídica

VEJA: PRÉ-ECLÂMPSIA.

Toxoplasmose congênita

A toxoplasmose congênita é uma doença que a gestante contaminada transmite ao feto através da placenta.

■ A toxoplasmose congênita é uma doença infecciosa provocada por um parasita presente, entre outros alimentos, na carne mal-passada. O parasita se multiplica no intestino dos gatos e pombos. A infecção pode passar totalmente despercebida ou provocar febre, fadiga, inchaço dos gânglios (adenopatias) e dores musculares. A cura se produz espontaneamente, sem tratamento.

Transmitida por via placentária, a toxoplasmose congênita é muito mais grave, pois pode provocar distúrbios neurológicos e sensoriais no feto. É preciso acompanhar o desenvolvimento do recém-nascido contaminado, especialmente sua capacidade visual. Isso justifica o controle men-sal das gestantes não-imunizadas contra a toxoplasmose. Quando os anticorpos que comprovam a infecção são encontrados em seu sangue, um tratamento à base de antibióticos e corticosteróides é receitado.

VEJA: DIAGNQSTICO PRÉ-NATAL.

Trabalho de parto

Período que antecede o parto propriamente dito, durante o qual as contrações regulares e doloridas do útero se associam a uma dilatação do colo uterino. A percepção dessas contrações indica à gestante que o parto está próximo.

■ As contrações que caracterizam o trabalho de parto são regulares e doloridas, e não cedem quando a paciente repousa. A avaliação da dor varia de uma mulher para outra, por isso esses critérios nem sempre são completos. Às vezes, as contrações ocorrem independentemente da dilatação do colo; fala-se então em "falso trabalho de parto". A persistência das contrações, apesar do acompanhamento adequado, pode levar à indução do parto ou ao parto por cesariana.

A duração média do trabalho de parto é de 10 a 12 horas para o primeiro bebê, e geralmente menos para os partos seguintes. Nas mulheres que já tiveram mais de cinco filhos, o fenômeno pode se inverter, e as contrações podem ser então menos eficazes.

Transmissão genética

Algumas doenças constitucionais se devem à transmissão, durante a concepção, de uma anomalia genética.

■ A anomalia genética pode afetar um cromossomo inteiro a mais (trissomia) ou a menos (monossomia), um grupo de genes, um gene isolado ou uma parte de um gene.

■ **Transmissão autossômica dominante.** Quando uma anomalia é transmitida por um único gene, este é chamado "dominante". O exame da árvore genealógica permite encontrar alguns elementos que tendem a comprovar esse modo de transmissão: aparecimento da mesma característica a cada geração, transmissão por um antepassado afetando cerca de metade de sua descendência, ausência de consangüinidade, transmissão independentemente do sexo.

■ **Transmissão autossômica recessiva.** Neste caso, a anomalia só se manifesta quando o gene em causa foi transmitido pelo pai e pela mãe. O exame da árvore genealógica revela pais não-afetados pela anomalia, mas portadores dela, **consangüinidade** mais freqüente, transmissão por um antepassado afetando cerca de 1/4 de sua descendência, transmissão independentemente do sexo.

■ **Transmissão ligada ao cromossomo X.** Neste caso, a anomalia é transmitida por um gene situado num dos cromossomos sexuais, ou X. A hemofilia é um exemplo de doença ligada ao cromossomo X.

Triagem neonatal

O conceito de triagem neonatal abrange todos os exames médicos praticados no bebê a partir do nascimento, para verificar se ele não sofre de alguma doença específica.

■ Alguns dias depois do nascimento, o recém-nascido passa por alguns exames complementares para detectar eventuais afecções congênitas.

■ **Fenilcetonúria.** Por volta do 5º dia, uma gota de sangue é coletada por meio de uma pequena punção no calcanhar da criança. A análise (teste de Guthrie) permite verificar se o recém-nascido foi afetado ou não pela fenilcetonúria.

■ **Hipotireoidismo.** Essa insuficiência da glândula tireóidea também é detectada pelo exame de sangue. A gravidade dos sintomas varia em função da intensidade do hipotireoidismo. Quando a doença não é tratada, a criança sofre atrasos do crescimento, do desenvolvimento cerebral e depois da maturação sexual.

Esses diagnósticos precoces de doenças congênitas permitem a aplicação mais rápida possível de tratamentos adequados, minimizando assim os problemas futuros. Mas outras afecções congênitas podem ser objeto de triagem nos próximos anos, sobretudo nos casos especiais de fator de risco familiar (mucovicidose, drepanocitose).

VEJA: APGAR, ÍNDICE DE.

Trissomia 21

A trissomia 21, ou síndrome de Down, é uma doença congênita provocada por anomalia cromossômica (três cromossomos, em vez de dois, no 21º par).

A criança trissômica tem aspecto físico característico.

■ A criança trissômica pode ser reconhecida por vários sinais: rosto redondo e achatado, mãos largas e curtas, com uma única dobra no meio da palma, olhos oblíquos voltados para cima, língua grossa etc. Cerca de 25% delas sofrem de uma anomalia do coração ao nascer, e outras de uma anomalia digestiva. Elas correm um risco superior à média de contrair infecções e doenças do sangue (leucemia). Além disso, a trissomia 21 pode causar envelhecimento precoce.

Mas a deficiência mais grave é o retardo no desenvolvimento intelectual (quociente intelectual entre 30 e 80). No entanto, o retardo pode ser melhorado com esforços constantes de educação e estímulo. Muitas vezes, essas dificuldades exigem acompanhamento especializado (instituto médico-pedagógico e, depois, na idade adulta, médico-profissional). Na maioria dos casos, a vida adulta autônoma não é possível.

O principal fator que favorece o aparecimento da trissomia é a idade da mãe. Estatisticamente, o risco de ter uma criança trissômica é de 1/1.600 antes dos 30 anos, 1/750 entre 31 e 34 anos, 1/250 entre 35 e 39, 1/100 entre 40 e 44 anos, e mais de 1/50 depois dos 45 anos. Provavelmente, isso se deve ao envelhecimento dos **óvulos**, que estão presentes desde o nascimento nos ovários das meninas. Por esse motivo, a triagem pelo exame do **cariótipo** fetal, depois de uma coleta por **amniocentese**, pode ser proposto às gestantes. Essa triagem é indicada para as mulheres com 38 anos ou mais.

No entanto, é preciso lembrar que, no momento atual, 80% das crianças trissômicas nascem de mulheres com menos de 38 anos de idade. Por isso, todas as gestantes que assim o desejarem podem realizar a triagem de uma eventual trissomia na criança por nascer. Para evitar riscos inúteis (a amniocentese comporta um risco de aborto espontâneo de 0,5 a 1%), dois testes prévios de triagem podem ser sugeridos, e, dependendo do resultado, a paciente pode ser encaminhada para uma amniocentese: são a medição da nuca do feto (feita por ultra-som, entre 11,5 e 13 semanas de amenorréia) e o exame, numa amostra do sangue da mãe, dos marcadores séricos (medição, realizada por volta de 15-17 semanas de amenorréia, de várias substâncias, geralmente de uma fração do hormônio da gravidez e da alfafetoproteína). Por fim, alguns sinais secundários que sugerem trissomia 21 podem ser detectados no ultra-som do 2º trimestre: ossos dos membros curtos, perfil achatado, presença de um intervalo entre o 1º e o 2º artelho em repouso etc.

Trofoblasto

Tecido que dá origem à placenta, constituído por uma camada de células que envolve o ovo.

■ O trofoblasto está presente no início do desenvolvimento do embrião. É formado por pregas ocas e pequenas, as vilosidades coriais, e produz enzimas que fazem com que as células situadas acima do futuro embrião penetrem a mucosa do útero e se fixem ali. A partir do 8º ou 9º dia de gravidez, o trofoblasto desempenha a função de nutrir o embrião. Mais tarde, ele se divide em duas camadas que formam a membrana externa do ovo, chamada córion. A partir do 3º mês de gravidez, o trofoblasto passa a ser chamado placenta.

VEJA: BIÓPSIA DO TROFOBLASTO.

U V

Ultra-som

A ultra-sonografia é uma técnica de observação visual médica que permite explorar um órgão, uma região do corpo ou um feto por meio de ultra-sons de alta freqüência.
A vantagem desta técnica está em não apresentar, ao contrário da radiografia, absolu-tamente nenhum perigo para o feto, mesmo nas primeiras semanas de gravidez.

■ O ultra-som permite a observação direta do feto. No início da gravidez, permite diagnosticar com precisão a idade do embrião ou até mesmo uma gravidez extra-uterina. Em seguida, é utilizado principalmente para acompanhar o desenvolvimento morfológico do bebê e identificar eventuais anomalias (por exemplo, uma anomalia do coração). Também responde a várias perguntas que os pais costumam fazer a respeito do futuro bebê: ele se desenvolve normalmente? Qual o sexo dele?

A ultra-sonografia se baseia no mesmo princípio do radar: os ultra-sons emitidos pela sonda se propagam na água, são refletidos pelos objetos e voltam para a fonte, que calcula assim a distância percorrida e a intensidade do eco. Uma vez que os ultra-sons se propagam melhor no meio líquido que no ar, a ultra-sonografia se impôs rapidamente em obstetrícia como recurso privilegiado para o acompanhamento pré-natal. Afinal, no útero, o feto está envolto em um meio aquoso, o **líquido amniótico**.

Em obstetrícia, duas técnicas de ultra-som são utilizadas: pélvica (a sonda, utilizada por via externa, é deslocada sobre o abdome da paciente) e endovaginal (a sonda é introduzida na vagina). Para o ultra-som pélvico, pede-se à paciente, no início da gravidez, que se apresente ao exame com a bexiga cheia. Passa-se um gel aquoso ou óleo no abdome para criar uma interface entre a sonda e a pele. O ultra-som endovaginal, que permite uma imagem mais direta e mais precisa, é utilizado principalmente para monitorizar os estímulos nos tratamentos de **esterilidade**, para o exame do 1º trimestre de gravidez e para se ver o **colo do útero**. Fora essas indicações, o ultra-som pélvico é preferível.

Em geral, durante uma gravidez normal, recomendam-se três ultra--sons, um a cada trimestre: o primeiro entre 11 e 13 semanas de amenorréia, o segundo por volta de 22-24 semanas e o terceiro por volta de 32-34 semanas.

■ **Ultra-som do 1º trimestre.** Permite confirmar o número de fe-tos, calcular a data da concepção, uma visualização precoce do feto e sua anatomia, assim como a me-dição da nuca fetal (um fator que pode predizer o risco de trissomia 21, ou síndrome de Down).

■ **Ultra-som do 2º trimestre.** Neste estágio, a relação entre a quantidade de líquido amniótico e o desenvolvimento do feto é ideal, permitindo uma visualização melhor de sua anatomia. Esse ultra-som serve ainda para estudar o coração, os membros etc., e para informar **o sexo do futuro bebê** aos pais que desejam sabê-lo.

■ **Ultra-som do 3º trimestre.** Serve mais especificamente para verificar o crescimento do feto e identificar um eventual **retardo de crescimento intra-uterino**; as medições efetuadas, chamadas biometrias, incluem principalmente o perímetro abdominal e o diâmetro do crânio. Depois disso, o médico projeta essas medições em curvas de crescimento de acordo com um sistema de percentuais: de cada 100 fetos, 80% se situam entre as curvas do 10° e do 90° percentuais, e são considerados casos de gravidez-padrão; os 10% situados acima (bebês grandes) e os 10% situados abaixo (bebês pequenos) não são obrigatoriamente anormais, mas precisam de um acompanhamento especial.

Além disso, o ultra-som permite verificar a posição da **placenta**, pois a **placenta prévia** (de inserção baixa) pode ser um obstáculo para o parto por vias naturais, se ela se inserir sobre o orifício interno do colo do útero. Neste caso, é necessário o parto por **cesariana**.

A quantidade de líquido amniótico também é avaliada durante o exame, pois reflete o bem-estar do feto. Essa avaliação é muito útil no final da gravidez, pois o risco de **sofrimento fetal** aumenta nesse período, e a diminuição da quantidade de líquido pode ser um sinal de alarme.

■ **Ultra-som do cérebro do recém-nascido.** Os ossos do crânio do recém-nascido ainda não estão "soldados", e assim é possível explorar o cérebro por ultra-som através das fontanelas (a "moleira"), a fim de detectar uma eventual malformação.

Útero

O útero, localizado na pequena bacia, entre a bexiga (à frente) e o reto (atrás), é um órgão oco, com paredes formadas por espesso tecido muscular. É no útero que se fixa o ovo em caso de fecundação, e onde se desenvolve o feto até sua expulsão durante o parto.

■ O útero mede cerca de 6 cm de comprimento. É formado por uma zona bojuda, o corpo, e uma parte inferior aberta em direção à vagina, o colo. A junção situada entre as duas se chama istmo. Nos ângulos do útero (também chamados cornos) estão fixadas as duas tubas uterinas (ou trompas de Falópio), em cujas extremidades se situam os dois ovários. Quase sempre, o útero tem inclinação para a frente, e mais raramente para trás. Fala-se respectivamente em anteversão e retroversão do útero. O útero retroverso não é uma anomalia, e sim uma simples particularidade anatômica. A cavidade uterina é revestida por uma mucosa chamada endométrio, que se desprende todos os meses sob a influência do ciclo hormonal, provocando a menstruação.

■ **O útero durante a gravidez.** Durante a gravidez, o ovo fecundado migra até a cavidade uterina, em cuja mucosa se fixa. Ao longo de sua evolução, a gravidez causa um aumento progressivo do volume do útero. No final, ele está tão grande quanto o fígado. A partir do 3º trimestre de gravidez, sob o efeito da distensão uterina e das contrações fisiológicas (chamadas "de Braxton-Hicks"), a zona si-tuada entre o corpo e o colo do útero se estira e fica mais delgada. É nesse local, chamado segmento inferior, que é praticada a incisão cirúrgica em caso de cesariana.

Depois do parto, o útero recupera seu volume inicial em cerca de dois meses.

VEJA: CESARIANA, CONTRAÇÕES, TRABALHO DE PARTO.

Vagina

Canal que se estende do útero até a vulva. A parede da vagina é flexível e contráctil, e forma pregas muito extensivas que permitem a passagem do feto durante o parto.

■ A vagina mede de 8 a 12 cm de comprimento. O topo da cavidade vaginal é ocupado pela saliência do **colo do útero**, cercada por um tubo de ligação chamado "canal vaginal". A extremidade inferior da vagina é separada da vulva por uma membrana, o hímen, que é rompida durante a primeira relação sexual e substituída, depois do primeiro parto, por pequenas excrescências chamadas "carúnculas mirtiformes".

Varizes

Resultam de uma dilatação anormal e permanente das veias. A gravidez pode provocar varizes, sobretudo nas pernas, e mais raramente nas coxas ou na vulva.

■ As varizes são uma das conseqüências da dilatação venosa global que afeta as gestantes, e cuja origem seria um mecanismo hormonal que modifica a parede das veias. A compressão das veias pelo útero agrava essa dilatação, localizando-a geralmente na parte inferior do corpo. As varizes são mais freqüentes quando existe pouco intervalo entre uma gravi-dez e outra, ou quando a gestante costuma ficar de pé por muito tempo. Por fim, o fator hereditário pode causar predisposição.

Geralmente, as varizes aparecem no início da gravidez e se acentuam no último trimestre. Manifestam-se por cordões venosos azulados e dilatados, na região das panturrilhas, na face interna das coxas ou na vulva. As **hemorróidas** são uma forma de varizes localizadas em volta do ânus.

Podem ser acompanhadas por sinais cutâneos: finíssimas dilatações venosas que formam uma rede violácea, edemas do tornozelo ou do pé. Em algumas mulheres, elas não causam nenhum sintoma. Em outras, provocam sensação de peso nas pernas ou **cãibras** noturnas.

Às vezes, as varizes se complicam durante a gravidez com uma **flebite** superficial. Em geral, um tratamento local simples (aplicação de creme antiinflamatório) resolve o problema. O mau estado venoso antes da gravidez aumenta o risco de flebite profunda. Trata-se de um acidente grave, que justifica a prescrição de medicamentos anticoagulantes durante a gravidez ou depois do parto.

O tratamento das varizes é principalmente preventivo. Evite ficar de pé por muito tempo, banhos quentes, uso de cinta ou meias que apertam as panturrilhas. Pratique natação e caminhada e, se possível, evite ambientes aquecidos na altura do chão. Para as gestantes que sofrem de varizes, é aconselhável o uso de *leggings* ou meias de compressão (meias elásticas), duchas frias nas panturrilhas e na parte baixa das coxas, elevação do pé da cama e repouso freqüente com as pernas erguidas. Os medicamentos venotônicos só têm eficácia limitada. Em geral, depois do nascimento do bebê, as varizes regridem pro-gressivamente.

Ventosa

VEJA: EXTRAÇÃO INSTRUMENTAL.

Vernix caseoso

O bebê vem ao mundo recoberto por uma camada esbranquiçada, espessa e muito aderente à pele, o vernix caseoso. *É uma camada protetora que ajuda o bebê a enfrentar o nascimento e o primeiro contato com o ar.*

■ Essa camada é secreada pelas glândulas sebáceas do feto durante o 8º mês de gravidez. À medida que a gravidez se aproxima do final, o *vernix caseoso* é reabsorvido progressivamente.

Depois do nascimento, o *vernix caseoso*, geralmente mais abundante nas dobras da pele, é reabsorvido espontaneamente nas primeiras 24 horas.

Viagens e gravidez

Viajar de trem, avião ou automóvel é possível durante uma gravidez normal. O ideal é evitar ou espaçar trajetos longos.

■ Durante a gravidez, o automóvel é o meio de transporte menos aconselhável, por causa das vibrações que provoca, a posição na qual o passageiro se senta e a facilidade de utilização, que pode levar a excessos. Se você viajar de carro, tente sentar-se no banco da frente, recline o banco e não esqueça o cinto de segurança.

Na medida do possível, evite viajar para países onde existe malária, ou cujas condições sanitárias sejam precárias. A vacinação contra a febre amarela, obrigatória para a entrada em alguns países, é contra-indicada para gestantes.

Vitaminas e minerais

VEJA: SUPLEMENTOS ALIMENTARES DURANTE A GRAVIDEZ.

Vômitos

VEJA: NÁUSEAS.

Calcule a data do parto

Nas colunas à esquerda em cada divisão da tabela, procure a data do primeiro dia da última menstruação. Depois, verifique o número correspondente nas colunas em negrito, que indica a data aproximada do parto.*

JANEIRO	**OUTUBRO**	FEVEREIRO	**NOVEMBRO**	MARÇO	**DEZEMBRO**	ABRIL	**JANEIRO**	MAIO	**FEVEREIRO**	JUNHO	**MARÇO**
1	14	1	**14**	1	**12**	1	**12**	1	**11**	1	**14**
2	**15**	2	**15**	2	**13**	2	**13**	2	**12**	2	**15**
3	**16**	3	**16**	3	**14**	3	**14**	3	**13**	3	**16**
4	**17**	4	**17**	4	**15**	4	**15**	4	**14**	4	**17**
5	**18**	5	**18**	5	**16**	5	**16**	5	**15**	5	**18**
6	**19**	6	**19**	6	**17**	6	**17**	6	**16**	6	**19**
7	**20**	7	**20**	7	**18**	7	**18**	7	**17**	7	**20**
8	**21**	8	**21**	8	**19**	8	**19**	8	**18**	8	**21**
9	**22**	9	**22**	9	**20**	9	**20**	9	**19**	9	**22**
10	**23**	10	**23**	10	**21**	10	**21**	10	**20**	10	**23**
11	**24**	11	**24**	11	**22**	11	**22**	11	**21**	11	**24**
12	**25**	12	**25**	12	**23**	12	**23**	12	**22**	12	**25**
13	**26**	13	**26**	13	**24**	13	**24**	13	**23**	13	**26**
14	**27**	14	**27**	14	**25**	14	**25**	14	**24**	14	**27**
15	**28**	15	**28**	15	**26**	15	**26**	15	**25**	15	**28**
16	**29**	16	**29**	16	**27**	16	**27**	16	**26**	16	**29**
17	**30**	17	**30**	17	**28**	17	**28**	17	**27**	17	**30**
18	**31**	18	**1**	18	**29**	18	**29**	18	**28**	18	**31**
19	**1**	19	**2**	19	**30**	19	**30**	19	**1**	19	**1**
20	**2**	20	**3**	20	**31**	20	**31**	20	**2**	20	**2**
21	**3**	21	**4**	21	**1**	21	**1**	21	**3**	21	**3**
22	**4**	22	**5**	22	**2**	22	**2**	22	**4**	22	**4**
23	**5**	23	**6**	23	**3**	23	**3**	23	**5**	23	**5**
24	**6**	24	**7**	24	**4**	24	**4**	24	**6**	24	**6**
25	**7**	25	**8**	25	**5**	25	**5**	25	**7**	25	**7**
26	**8**	26	**9**	26	**6**	26	**6**	26	**8**	26	**8**
27	**9**	27	**10**	27	**7**	27	**7**	27	**9**	27	**9**
28	**10**	28	**11**	28	**8**	28	**8**	28	**10**	28	**10**
29	**11**			29	**9**	29	**9**	29	**11**	29	**11**
30	**12**			30	**10**	30	**10**	30	**12**	30	**12**
31	**13**			31	**11**			31	**13**		
JANEIRO	**NOVEMBRO**	FEVEREIRO	**DEZEMBRO**	MARÇO	**JANEIRO**	ABRIL	**FEVEREIRO**	MAIO	**MARÇO**	JUNHO	**ABRIL**

** Para quem tiver ciclos regulares de 28 dias.*

JULHO	**ABRIL**
1	**13**
2	**14**
3	**15**
4	**16**
5	**17**
6	**18**
7	**19**
8	**20**
9	**21**
10	**22**
11	**23**
12	**24**
13	**25**
14	**26**
15	**27**
16	**28**
17	**29**
18	**30**
19	**1**
20	**2**
21	**3**
22	**4**
23	**5**
24	**6**
25	**7**
26	**8**
27	**9**
28	**10**
29	**11**
30	**12**
31	**13**
JULHO	**MAIO**

AGOSTO	**MAIO**
1	**14**
2	**15**
3	**16**
4	**17**
5	**18**
6	**19**
7	**20**
8	**21**
9	**22**
10	**23**
11	**24**
12	**25**
13	**26**
14	**27**
15	**28**
16	**29**
17	**30**
18	**31**
19	**1**
20	**2**
21	**3**
22	**4**
23	**5**
24	**6**
25	**7**
26	**8**
27	**9**
28	**10**
29	**11**
30	**12**
31	**13**
AGOSTO	**JUNHO**

SETEMBRO	**JUNHO**
1	**14**
2	**15**
3	**16**
4	**17**
5	**18**
6	**19**
7	**20**
8	**21**
9	**22**
10	**23**
11	**24**
12	**25**
13	**26**
14	**27**
15	**28**
16	**29**
17	**30**
18	**1**
19	**2**
20	**3**
21	**4**
22	**5**
23	**6**
24	**7**
25	**8**
26	**9**
27	**10**
28	**11**
29	**12**
30	**13**
SEPTEMBRO	**JULHO**

OUTUBRO	**JULHO**
1	**14**
2	**15**
3	**16**
4	**17**
5	**18**
6	**19**
7	**20**
8	**21**
9	**22**
10	**23**
11	**24**
12	**25**
13	**26**
14	**27**
15	**28**
16	**29**
17	**30**
18	**31**
19	**1**
20	**2**
21	**3**
22	**4**
23	**5**
24	**6**
25	**7**
26	**8**
27	**9**
28	**10**
29	**11**
30	**12**
31	**13**
OUTUBRO	**AGOSTO**

NOVEMBRO	**AGOSTO**
1	**14**
2	**15**
3	**16**
4	**17**
5	**18**
6	**19**
7	**20**
8	**21**
9	**22**
10	**23**
11	**24**
12	**25**
13	**26**
14	**27**
15	**28**
16	**29**
17	**30**
18	**31**
19	**1**
20	**2**
21	**3**
22	**4**
23	**5**
24	**6**
25	**7**
26	**8**
27	**9**
28	**10**
29	**11**
30	**12**
NOVEMBRO	**SETEMBRO**

DEZEMBRO	**SETEMBRO**
1	**13**
2	**14**
3	**15**
4	**16**
5	**17**
6	**18**
7	**19**
8	**20**
9	**21**
10	**22**
11	**23**
12	**24**
13	**25**
14	**26**
15	**27**
16	**28**
17	**29**
18	**30**
19	**1**
20	**2**
21	**3**
22	**4**
23	**5**
24	**6**
25	**7**
26	**8**
27	**9**
28	**10**
29	**11**
30	**12**
31	**13**
DEZEMBRO	**OUTUBRO**

Guia prático

Durante a gestação, é muito comum a mulher ter dúvidas a respeito de temas diversos, como saúde, sexo, beleza, parto, cuidados em geral e direitos e benefícios garantidos por lei. Este capítulo foi especialmente elaborado para que você possa tirar todas essas dúvidas, aqui esclarecidas por um grupo de especialistas brasileiros – as perguntas mais freqüentes sobre a gestação e o parto são respondidas por ginecologistas e obstetras, e as questões relativas aos cuidados com o recém-nascido, por pediatras. Confira também os direitos que a lei garante a você e ao seu companheiro, da gestação à amamentação.

Estou grávida

As 50 dúvidas mais comuns sobre a gestação e o parto respondidas por ginecologistas brasileiros.

SAÚDE

1. Os testes de gravidez à venda nas farmácias são confiáveis?

Sim. Esses testes verificam a presença de gonadotrofina coriônica no sangue ou na urina. Como esse hormônio é produzida pela placenta, sua presença no organismo indica com certeza uma gravidez. Eles são capazes de encontrar quantidades muito pequenas dessa substância. Por isso, detectam a gestação muito cedo (mesmo com apenas um dia de atraso menstrual). É possível saber se está grávida quando a janela da caneta de teste mostra uma alteração específica de cor ou o surgimento de traços (leia com atenção o funcionamento na bula de cada fabricante, pois esse padrão varia de produto para produto) em função da reação que ocorre com a molécula de gonadotrofina. Como buscam uma substância específica, não há possibilidade de falso positivo no resultado. Entretanto, embora sejam pequenas, as chances de falso negativo existem, isto é, o teste dar negativo e você estar grávida. Para tirar a dúvida, repita o exame três dias depois.

2. Durante a gravidez, quais remédios são permitidos e quais são desaconselhados para indisposições comuns, como dor de cabeça, de dente ou muscular?

O ácido acetilsalisílico, a acetaminofen e os derivados pirazolônicos são os analgésicos mais comuns no mercado. Ingeridos eventualmente e nas doses habituais, são inócuos para o feto. Já os produtos utilizados para o tratamento de enxaqueca, em especial os que possuem ergotamina, devem ser evitados. Os antiinflamatórios não-hormonais são proibidos a partir da 30ª semana. Os relaxantes musculares aos quais estão associados buclofeno, dantrolene, clorzoxazona, ciclobenzaprina ou carizoprodol podem ser ministrados em doses eventuais e sob prescrição médica.

3. Quais remédios são prejudiciais caso eu engravide enquanto estiver usando a medicação?

A maioria dos medicamentos que oferecem riscos se refere a tratamentos bastante específicos, que requerem acompanhamento médico. Nesse caso, o próprio especialista a alertará sobre o perigo de usá-los durante a gravidez. Entre os que não exigem acompanhamento médico continuado, ainda que tenham sido prescritos por um profissional, estão o quinino (acetinalário), a ribavirina (antiviral), o flurazepan, o temazepan, o triazolam, o álcool (sedativo), os anticoagulantes orais e os estrógenos (anticoncepcionais). Eles devem ser abandonados assim que se saiba da gravidez, e o obstetra deve ser informado. Quanto à tetraciclina e à isotetrinoína, utilizadas no tratamento da acne, devem ser suspensas no mínimo três meses antes do início da gravidez, pois são extremamente prejudiciais ao feto.

4. Posso tomar anestesia no caso de um tratamento dentário?

Os tratamentos dentários podem ser realizados em qualquer período da gestação. A lidocaína a 2% com vasoconstritor é um anestésico seguro e muito utilizado pelos profissionais.

5. Posso fazer exames que utilizem raios X?

Somente tratamentos de radioterapia contra câncer, com altas doses de radiação, podem aumentar o risco de defeitos no bebê em formação. Exames de raios X e de tomografia não causam problemas. Mesmo assim, a grávida deve avisar os médicos e técnicos que realizam o procedimento, pois em alguns deles é possível utilizar um avental de chumbo sobre o abdome para aumentar a proteção.

6. Por que a gengiva sangra e fica mais sensível na gravidez? Como estancar esses sangramentos?

Esses sangramentos são causados pelo crescimento das gengivas e pelo aumento de sua vascularização durante a gravidez. Essas alterações dificultam a higiene bucal e podem provocar traumas e sangramentos pequenos, que cessam espontaneamente. Uma boa forma de evitá-los é usar escovas com cerdas macias e fazer bochechos com soluções antissépticas.

7. Pequenos sangramentos vaginais são normais no início da gravidez?

Eles devem ser encarados como um sinal de alerta. Muitas vezes, existe uma pequena perda de sangue proveniente do útero, mas a gravidez está normal e vai evoluir sem complicações. Nesses casos, acredita-se que o sangramento seja provocado pela escavação que o ovo faz para se alojar no útero. Não existe medicação para interrompê-lo, e ele deve cessar no final do primeiro trimestre. Mesmo quando o sangramento é sutil, entretanto, é preciso consultar o obstetra para excluir a possibilidade de aborto, de gravidez fora do útero (nas tubas uterinas, ou trompas de Falópio, é o tipo mais comum) ou de tumor da placenta, benigno ou maligno. A ultrasonografia transvaginal é a melhor forma de investigar as causas do sangramento. Se o ultra-som não for suficiente, a dosagem de gonadotrofina coriônica pode auxiliar o médico no diagnóstico (se o resultado for o dobro, passadas 48 horas do exame anterior, trata-se de uma gravidez normal).

8. Tenho gatos ou cachorros. Isso prejudica a gravidez?

A convivência com animais saudáveis não traz problemas. Mas tanto o gato como o cão podem transmitir verminoses comuns para a grávida, sem repercussão especial para o bebê. As fezes do gato, no entanto, podem conter micróbios vivos que ocasionam a toxoplasmose, uma doença que pode causar várias anomalias no feto e que passa para a criança pela placenta. O correto é verificar durante o pré-natal, ou mesmo antes de engravidar, se a mulher está imune à toxoplasmose (já recebeu o micróbio no passado e está protegida) ou se corre o risco de desenvolver a doença se for infectada. Neste caso, ela deve evitar contato com fezes de gatos, usar luvas de látex na jardinagem e não ingerir leite que não tenha sido fervido e ovos e carnes crus ou malpassados. Exames de sangue periódicos são necessários para verificar se, apesar dos cuidados, a mulher adquiriu o agente infeccioso, situação em que precisará de tratamento urgente e prolongado para diminuir os riscos para o bebê.

EM VIAGEM

9. Posso viajar de avião? A pressão é prejudicial?

Algumas companhias aéreas só permitem o embarque de mulheres com mais de 30 semanas de gestação com autorização médica que inclua a data prevista do parto. Os principais problemas que podem surgir durante o vôo estão ligados à pressurização e à falta de espaço entre as poltronas. Pode ocorrer ainda uma baixa pressão de oxigênio. Embora tolerada pela maioria dos passageiros, ela pode causar mal-estar, fraqueza, tontura e desmaios em gestantes anêmicas ou que não praticam atividade física regular. A falta de oxigênio pode fazer com que o organismo libere substâncias como prostaglandinas e citocinas, que aumentam as probabilidades de trabalho de parto prematuro, em especial para as gestantes com predisposição ou que estão no final da gravidez. O espaço reduzido e a falta de movimentação durante a viagem elevam o risco de coagulação do sangue (tromboses) nas grávidas suscetíveis a esse tipo de problema. Já a radiação emitida pelos detectores de metais é muito pequena e não atinge o feto.

10. E de carro? Que cuidados devo tomar numa viagem longa?

Use sempre o cinto de segurança. Se a viagem for longa e não puder ser evitada, pare a cada duas horas, no máximo. Essas pausas são fundamentais para a mulher se alimentar, hidratar-se, urinar e caminhar um pouco.

11. Posso dirigir até o final da gravidez? O cinto atrapalha?

O cinto de segurança nunca atrapalha e deve ser mantido enquanto a grávida dirigir. Nos dois últimos meses, ela deve evitar conduzir o carro, pois pode se distrair no trânsito devido a alguma contração uterina normal ou sentir pontadas na virilha ao movimentar as pernas para acionar os pedais.

12. Se eu cair, o bebê pode ser prejudicado?

Não. Muito excepcionalmente ocorre algum trauma. A presença de líquido amniótico ao redor do feto amortece pequenos impactos contra o solo.

BELEZA

13. Posso fazer massagem?

As técnicas de massagem que não provocam dor não têm contra-indicação. Pelo contrário, ajudam no relaxamento e diminuem a ansiedade. As massagens dolorosas devem ser evitadas porque podem provocar contrações.

14. Tingir o cabelo e fazer bronzeamento artificial é permitido?

O uso de tinturas não é recomendado durante a gestação. A permanente pode ser feita a partir dos seis meses de gravidez, quando não apresenta riscos para o feto. Entretanto, dê preferência aos produtos industrializados e evite a mistura de cosméticos, que pode gerar outros componentes sobre os quais não se tem controle. O bronzeamento artificial deve ser evitado mesmo pela mulher que não está grávida, pois causa envelhecimento precoce da epiderme e aumenta o risco de câncer de pele.

15. Como deixar os mamilos mais rígidos para amamentar?

Mamilos mais rígidos facilitam a amamentação e diminuem o risco de lesões na pele nos primeiros dias depois do parto. Durante o pré-natal, é importante que o médico examine as mamas da paciente para orientá-la. Cerca de 90% das mulheres têm mamilos naturalmente salientes, que são os melhores para amamentar; em 7% da população feminina, eles são pouco protuberantes, sem delimitação precisa entre o bico e a aréola; em 2,5% são pseudoinvertidos, ficam em sentido contrário ao normal, quase não aparecem quando estimulados. Cerca de 0,5% das mulheres possuem mamilos completamente invertidos, que não saem mesmo depois de exercícios e dificultam bastante a amamentação. Para os salientes, não há necessidade de qualquer estímulo. Nos outros casos, o obstetra deve aconselhar a gestante a realizar massagens que ajudem a exteriorização. Outra alternativa, também indolor, são as conchas que utilizam vácuo e são colocadas sobre o bico dos seios, sob o sutiã. Recomenda-se ainda que qualquer fricção seja feita com delicadeza. Para torná-los mais resistentes, toda gestante, independentemente do tipo de mamilo, deve expor as mamas ao sol da manhã por 5 a 10 minutos. A esfoliação da pele não é recomendada.

16. Como combater as estrias?

Massagens suaves, feitas duas vezes ao dia, com óleos vegetais e essenciais (de germe de trigo, de semente de uva e de amêndoas) podem ajudar. A aplicação de cremes e outros produtos à base de tiomucase, hialuronidase, elastina, extrato de placenta e ácido glicólico não tem eficácia comprovada.

17. E as manchas que aparecem no rosto?

Essas marcas, chamadas de cloasmas ou melasmas, são muito comuns na gravidez. Surgem com mais freqüência no final do segundo trimestre, o que favorece o tratamento precoce. Uma forma simples de preveni-las, ou de atenuá-las, é usar bases faciais com dióxido de titânio na composição. Elas agem como fotoprotetores, pois formam uma camada que bloqueia a ação da radiação ultravioleta, impedem a formação de melanina e assim evitam a pigmentação da pele. Outros cosméticos que não têm contra-indicação durante a gravidez e podem ajudar são os que possuem hidróxidos com pH menor ou igual a 3,5 e concentração menor ou igual a 10% e antioxidantes (vitaminas C e E). Não existem relatos de contra-indicação para agentes clareadores, como hidroquinona 2% a 5%, ácido kójico a 1% e ácido azeláico. Os médicos não recomendam o uso de retinóides tópicos, pois podem causar malformações.

18. Quais exercícios físicos são benéficos e quais são prejudiciais durante a gravidez?

A gestante deve respeitar seus próprios limites físicos. Os exercícios mais aconselháveis são a caminhada, a natação, a hidroginástica, a bicicleta horizontal e a musculação. Evite esportes que sobrecarreguem as articulações, que ofereçam risco de queda (como esqui, bicicross, motocross), que possam atingir o abdome (como boxe, esgrima e lutas marciais) ou que excedam seu condicionamento e façam a quantidade de oxigênio no organismo diminuir drasticamente (regime anaeróbico). Esse quadro, que promove sofrimento fetal, pode, em última instância, causar defeitos congênitos no feto (no início da gravidez) ou até a morte do bebê.

19. Existe alguma ginástica que prepare o corpo para o parto normal?

Um bom parto é aquele em que o bebê passa rapidamente pelo canal vaginal e não comprime o períneo (região entre a vagina e o ânus) por muito tempo. A ginástica especializada para gestantes pode garantir um nascimento ágil, prevenir lesões nessa região e diminuir o risco de que órgãos como a bexiga saiam da posição normal e desçam em direção ao períneo, além de acelerar a recuperação depois do parto e facilitar a volta à vida sexual normal. Durante a gravidez, o corpo enfrenta várias transformações. As curvas da coluna vertebral se modificam e o volume de sangue em circulação aumenta. Os incômodos que essas e outras alterações causam podem ser amenizados com ginástica especializada. A seguir, daremos quatro exemplos de exercícios que podem ajudar.

Primeiro exercício – para o assoalho pélvico (períneo)

Posição: Deitada, com a barriga para cima, as duas pernas dobradas e os pés afastados um do outro e apoiados no chão. Identifique, com a ajuda de dois dedos, a musculatura entre o ânus e a vagina. Perceba que ao contrair o ânus, essa musculatura se move para dentro e para cima.

Movimento: Contraia o ânus, conte até cinco segurando a contração e relaxe contando até dez. Repita 50 vezes. Divida as contrações em duas séries: 25 pela manhã e 25 à tarde. Caso você esteja no oitavo mês de gravidez, coloque um travesseiro pequeno sob as costas, do lado direito das costelas, para não ficar durante muito tempo com a barriga completamente para cima. Quando estiver praticando bem esses exercícios, pode variar a posição ficando sentada, com as pernas cruzadas enquanto executa o movimento.

Segundo exercício – abdominal

Posição: Deitada, com a cabeça alinhada e o queixo próximo ao pescoço, e as pernas dobradas, com os pés afastados e apoiados no chão.

Coloque o pé direito em cima do joelho esquerdo, deixando-o para fora. A mão esquerda deve ser colocada na nuca. Mantenha o braço direito esticado ao lado do corpo e levemente afastado dele.

Movimento: Eleve o tronco de lado, levando o cotovelo esquerdo em direção ao joelho direito sem precisar tocá-lo. Enquanto estiver no alto, conte até dois e expire. Repita quinze vezes, troque de lado e repita mais quinze.

Terceiro exercício – flexibilidade da bacia

Posição: Deitada, com as pernas dobradas, pés afastados e apoiados no chão, braços ao lado do corpo, afastados e com a palma da mão para cima.

Movimento: Desencaixe o quadril levando a barriga em direção às coxas enquanto inspira. Volte o quadril para trás, contraindo o abdome e levando o umbigo em direção à coluna. Mantenha o queixo próximo ao peito. Faça esse movimento dez vezes. Ao encerrar a série, flexione as duas pernas em direção ao abdome. Segure os tornozelos pelo lado de dentro, com os joelhos afasta-dos e mantenha-os assim por um minuto enquanto expira o mais longamente possível.

Quarto exercício – para as pernas e o assoalho pélvico

Posição: Em pé, com as mãos apoiadas em um lugar firme e os pés afastados.

Movimento: Agache e fique de cócoras por dez segundos. Contraia e relaxe o ânus. Suba mantendo toda a força nas coxas e não nos braços.

20. Quanto tempo depois do parto posso voltar a praticar exercícios? Quais são os mais indicados?

Em geral, o período de resguardo dura quarenta dias. Um especialista em educação física pode orientá-la sobre os exercícios mais adequados e fazer avaliações periódicas de seu desempenho. As recomendações dependem do condicionamento físico, do estado de saúde, da motivação da mãe e das metas que ela quer alcançar. Uma atleta, por exemplo, pode retornar às atividades físicas leves já na primeira semana depois do parto e aumentar gradualmente a intensidade até chegar ao nível que praticava antes (processo que pode durar até seis meses em alguns casos). A caminhada é considerada uma das atividades físicas mais seguras e pode ser praticada mesmo por quem tinha uma rotina sedentária. O ideal é que o tempo e o percurso sejam aumentados aos poucos. Aconselha-se ao menos trinta minutos de atividade física, de intensidade moderada ou leve. Além de proporcionar bem-estar físico, afasta tensões acumuladas.

21. Como posso combater o inchaço dos pés? Erguer os pés da cama adianta?

O edema das pernas e dos pés é bastante freqüente no terceiro trimestre de gravidez. Ele é causado pela diminuição do retomo venoso do sangue das pernas para o coração. Para minimizá-lo, evite permanecer na mesma posição durante muito tempo (em pé ou sentada, por exemplo) e use meias elásticas de média compressão. Elevar os pés da cama ou repousar deitando-se sobre o lado esquerdo suaviza o problema.

TRABALHO

22. Até quando posso trabalhar?

A maioria das gestantes pode trabalhar até o penúltimo ou o último mês. Entretanto, é preciso consultar o obstetra antes de tomar uma decisão. Elevação da pressão arterial e dilatação do colo uterino são motivos para dei-xar o trabalho mais cedo.

23. Que cuidados devo tomar com a saúde no trabalho?

Depende das características de cada profissão. É preciso levar em conta o esforço físico que a função exige, a carga horária, a posição em que permanece para desempenhar a atividade, se trabalha à noite ou não, quais são as condições ambientais (temperatura, umidade, ruídos, vibrações e poluição) e a época em que deve parar de trabalhar. Como as variáveis são muitas, o ideal é que cada gestante seja orientada individualmente no pré-natal de acordo com essas características específicas. Mesmo trabalhando, é importante manter uma dieta balanceada, com carnes, verduras, frutas e legumes, beber pelo menos 2 litros de água por dia, dormir de 7 a 8 horas por noite e não fazer nenhum exercício extenuante.

DROGAS

24. Eu uso drogas. O que pode acontecer com o bebê?

Todas as drogas são nocivas e têm efeitos semelhantes. Embora não determinem malformações no feto, prejudicam seu bem-estar. A maconha está relacionada com o desenvolvimento precário e com o parto prematuro. A cocaína e o *crack* diminuem o fluxo de sangue da mãe para a placenta, o que pode causar aborto, rompimento precoce da bolsa, descolamento prematuro da placenta e mesmo morte do bebê dentro do útero. A heroína retarda o desenvolvimento do feto e aumenta a taxa de mortalidade de fetos e recém-nascidos. A anfetamina e o *ecstasy* dificultam o ganho de peso do feto e da criança até os 4 anos de idade. Também são responsáveis pelo aumento de agressi-vidade até os 8 anos e dificultam o aprendizado escolar e o desempenho nos esportes até os 14 anos. Quando usadas continuamente perto do parto, o bebê enfrenta hiperatividade, angústia respiratória, febre, diarréia, convulsão, transpiração e bocejos.

25. Eu fumo. O que pode acontecer com o bebê? E se eu não for fumante, mas conviver com pessoas que fumam?

O fumo, como as drogas ilícitas, causa dependência. O tabaco possui mais de quatro mil componentes, a maioria deles nocivo ao feto. Seu uso durante a gravidez é contra-indicado, pois reduz o fluxo de sangue da mãe para a placenta, o que pode assim atrasar o desenvol-vimento do feto, provocar descolamento da placenta, ruptura da bolsa-d'água, parto prematuro e aumento da mortalidade fetal e do recém-nascido. A gestante que é fumante passiva também está exposta a esses riscos, mas de forma atenuada.

26. Posso consumir bebidas alcoólicas? Em qual quantidade?

O álcool é prejudicial à gravidez. Duas doses diárias podem causar a síndrome alcoólica fetal, caracterizada por provocar alterações no volume cefálico, defeitos na face (olhos, nariz, orelhas, boca e maxilar), baixo ganho de peso e distúrbios do sistema nervoso central. Até recentemente, os pesquisadores relacionavam a síndrome à ingestão de etanol (álcool presente em várias bebidas, como vinho, cerveja, licor, vodca, uísque e conhaque). Hoje, no entanto, sabe-se que há uma confluência de fatores. Desnutrição, falta de vitaminas e condições próprias do organismo da mãe e do bebê aliadas à bebida influenciam o aparecimento desses defeitos. A ingestão continuada próxima ao parto pode determinar a síndrome de abstinência fetal, caracterizada por hiperatividade, angústia respiratória, febre, diarréia, convulsão, transpiração e bocejo. Vale ressaltar que uma única comemoração com muita ingestão de álcool durante a gravidez é mais nefasta do que o consumo eventual de pequenas quantidades.

27. Que comidas devo evitar? Algum alimento pode fazer mal para o bebê ou para mim?

A gestante saudável não precisa restringir a alimentação. Deve apenas ingerir alimentos variados, que atendam ao desenvolvimento do feto, e evitar tanto o excesso como a escassez de calorias. As mulheres portadoras de doenças ante-riores à gestação devem seguir o regime prescrito pelo clínico geral.

28. Sou obesa. Que riscos corro na gravidez?

As probabilidades de desenvolver diabetes e hipertensão são maiores nesses casos. Se isso ocorrer, o risco de sofrimento fetal (falta de oxigenação) é maior. Os filhos de mães obesas são também mais pesados, predispondo-se a parto cesariano.

SEXO

29. Depois do parto, quando posso voltar a usar anticoncepcionais?

Enquanto estiver amamentando, a mulher não deve usar anticoncepcionais que contenham estrogênio. Esse hormônio compete com a prolactina, que estimula o leite, e sua baixa pode diminuir a produção. Os anticoncepcionais que contêm somente progestágenos podem ser usados mesmo durante a amamentação. Em geral, recomenda-se sua utilização após o 40° dia do parto.

30. É possível engravidar enquanto amamento?

Enquanto a mulher amamenta várias vezes ao dia sem complementar a alimentação do bebê com outro tipo de leite, sucos ou papinhas, o nível de prolactina fica alto e existe pouca possibilidade de ocorrer ovulação. Portanto, uma gravidez é pouco provável durante a amamentação. Entretanto, se o número de mamadas diminui, a produção de prolactina também cai e pode haver ovulação. Nesse caso, a mulher pode engravidar mesmo que ainda não tenha menstruado. Se o casal não deseja outra gravidez, é preciso voltar a usar algum contraceptivo.

31. Quanto tempo depois do parto posso ter relações sexuais?

Independentemente do tipo de nascimento (cesariana ou parto normal), é preciso esperar que o organismo volte à forma anterior. Por isso, recomenda-se que o casal retome a vida sexual apenas quando o puerpério termina, ou seja, quarenta dias depois do parto. Nessa fase, entretanto, a lubrificação da vagina ainda está prejudicada, o que pode causar certo desconforto para a mulher nas primeiras relações sexuais. Mas é uma situação passageira, que pode ser contornada com o uso de gel à base de água.

32. Posso ter relações sexuais durante a gravidez? Quais são as posições mais indicadas?

Desde que não haja contra-indicações médicas, nada impede a atividade sexual. É preciso apenas escolher as posições mais confortáveis. Em geral, há uma queda na freqüência de relações no primeiro trimestre da gravidez, uma volta ao ritmo antigo no segundo trimestre e nova diminuição no terceiro, principalmente pela falta de libido e porque as contrações se tornam mais intensas e duradouras durante o orgasmo. O sexo não é aconselhado, portanto, para gestantes que correm risco de parto prematuro.

33. Usar espermicida durante a gravidez prejudica o bebê?

Não. Entretanto, ele faz parte dos mé-todos anticoncepcionais. Desde que haja gravidez não há razão para o uso deste ou de qualquer outro método.

PARTO

34. Andar demais pode adiantar o parto?

Andar moderadamente não faz mal à maioria das gestantes. O obstetra deve determinar o limite de atividade física para cada paciente. Qualquer exagero deve ser avaliado pelo médico após exame ginecológico.

35. Sexo pode adiantar o parto no final da gravidez?

No terceiro trimestre, as contrações podem ser mais intensas e duradouras durante o orgasmo, o que pode desencadear o trabalho de parto, em especial se houver predisposição para um nascimento prematuro.

36. Como reconheço as contrações?

Ao pressionar suavemente o útero, no final da gestação, pode-se observar que ele é mole e forma uma depressão quando não há contração. Durante a contração, você o aperta e encontra resistência, o útero parece petrificado (fica duro por inteiro e não apenas numa parte). No último mês de gestação normal, a mulher deve ir para a maternidade quando tiver contrações a cada cinco minutos por uma hora seguida. Caso ocorram antes do nono mês, ela deve procurar um hospital ou localizar o obstetra.

37. Como é o tampão? É regra perdê-lo antes do parto?
O tampão cervical é uma secreção viscosa que fecha o colo uterino e age como uma barreira contra a entrada de bactérias, protegendo o feto. Não é regra eliminá-lo antes do parto. Às vezes, sua perda passa desapercebida durante a micção ou a evacuação.

38. A bolsa estoura sempre ou não?
O momento oportuno para a ruptura da bolsa-d'água é durante o trabalho de parto, quando já existe considerável dilatação do colo uterino. Se isso não ocorrer espontaneamente, ela é rompida pelo obstetra com um instrumento específico (rompedor). É um procedimento simples e indolor.

39. A episiotomia é obrigatória no parto normal?
Não. A realização da episiotomia depende de inúmeros fatores: se já ocorreram partos vaginais anteriores sem episiotomia ou não assistidos, a proporção entre o feto, a bacia e o canal de parto da mãe, entre outros. Por isso, sua realização deve ser discutida individualmente com cada parturiente.

40. A vagina volta ao normal depois do parto ou fica mais larga?
Após o parto normal, a musculatura do períneo pode se distender alargando a vagina. Isso pode ser minimizado com fisioterapia específica para essa região.

41. A episiotomia dificulta o sexo depois do resguardo?
Desde que realizada e reparada com precisão, é muito difícil que venha a interferir na vida sexual da mulher.

42. É seguro fazer o parto em casa?
O parto em casa não é recomendado pelos médicos. É preciso humanizar as condições hospitalares que envolvem a parturiente e estimular o parto normal, mas sempre resguardando o bem-estar materno e o fetal. Existem inúmeras ocorrências durante o trabalho de parto que precisam de intervenção médica imediata para assegurar a saúde da mãe e prevenir danos irreversíveis para o desenvolvimento adequado da criança. A asfixia do bebê, por exemplo, é um deles. Apenas o hospital tem infra-estrutura suficiente para atender esse tipo de caso.

43. Quem deve decidir entre o parto normal e a cesariana? O médico ou a paciente?
O melhor parto é aquele em que tanto a mãe como a criança saem em boas condições físicas e mentais. Nos casos em que ocorre a evolução esperada do trabalho de parto, o ideal é que ele seja normal e não cesariano. O médico tem melhores condições de saber em quais casos a cirurgia é indicada, pois conhece os métodos e pode avaliar os riscos que a mãe e o bebê correm. Não deve haver rigidez nem por parte do médico nem do casal ao tomar essa decisão. O importante é que os pais estejam bem-informados sobre as duas possibilidades.

44. A mulher de hoje tem o corpo preparado para o parto normal?
Sim. Mesmo que não esteja habituada a realizar exercícios físicos. Essa adequação, entretanto, pode ser avaliada pelo médico na consulta pré-natal.

45. Em que posição a mulher fica durante o parto?
Durante o parto, a mulher fica na posição obstétrica, a mesma em que realiza os exames ginecológicos. A flexão da coxa sobre a bacia e da perna sobre a coxa força a abertura da bacia e facilita a passagem do bebê.

46. Estou grávida de gêmeos. Terei de fazer obrigatoriamente uma cesariana?
Não. O parto normal é possível. A indicação de cesárea depende da posição dos fetos, da idade gestacional no momento do parto e de possíveis complicações que possam atingir a mãe ou o feto.

47. Quais são as melhores opções de anestesia? Elas ainda causam muitos efeitos colaterais?
No parto normal, a opção mais comum é o bloqueio duplo contínuo, ou seja, a associação da raqui com peridural. Por meio de um cateter, é possível aplicar o anestésico em pequenas doses prolongando a ausência de dor. Ela interrompe a dor poucos minutos depois de aplicada e ainda permite a contração dá musculatura do períneo e do abdome, importante para a evolução do parto. Na cesariana, a anestesia preferida pelos médicos brasileiros tem sido a raqui com o uso de derivados de morfina, o que garante sua eficácia e diminui a sensação de dor algumas horas depois da cirurgia. A raqui, a peridural e o bloqueio duplo podem causar queda na pressão arterial e conseqüente mal-estar, náusea, sensação de adormecimento dos membros inferiores, coceira na face e no corpo. Hoje, todos esses efeitos colaterais são menos freqüentes e mais controláveis.

48. A anestesia pode prejudicar o bebê?
As anestesias mais usadas (peridural e raqui) passam em pequena quantidade para o bebê durante o trabalho de parto. Raramente causam algum tipo de dano. Para um grupo de mulheres, a dor é muito intensa, outras suportam mais e podem optar pelo parto sem anestesia, que ficará à disposição caso mudem de idéia.

DIFICULDADE PARA ENGRAVIDAR

49. Um aborto anterior pode tornar difícil que a mulher engravide novamente?
Em geral, não. A não ser que tenha ocorrido alguma complicação, como uma infecção intra-uterina. Raríssimas vezes ocorrem lesões da camada interna do canal cervical ou da cavidade uterina capazes de causar esterilidade no futuro.

50. Pratico esporte pesado. Isso pode dificultar que eu engravide?
É relativamente freqüente em esportistas com atividade física forte e constante a ausência de ovulação e, por conseqüência, de gravidez. Nesses casos, é só diminuir a atividade física por algum tempo e a capacidade para engravidar voltará ao normal.

CONSULTORES

Departamento de Obstetrícia da Universidade Federal de São Paulo
Dr. Luiz Kulay Jr.
Professor titular
Dra. Mary Uchiyama Nakamura
Dra. Roseane Mattar
Dr. Renato Martins Santana
Professores adjuntos
Dra. Sandra Maria Alexandre
Professora assistente

Nasceu!

As 30 dúvidas mais comuns sobre o recém-nascido respondidas por pediatras brasileiros.

1. Como escolher um bom pediatra?
Umas das possibilidades é pedir indicação para o obstetra ou para um casal amigo que esteja satisfeito com o profissional que escolheu. Procure alguém que tenha o mesmo estilo de vida e forma de pensar da família. É fundamental que haja empatia entre os pais e o médico para que se estabeleça um vínculo de confiança. Como nem sempre uma pessoa leiga tem condições de fazer uma avaliação técnica do trabalho médico, só será possível conhecer seu grau de competência na prática.

2. Como serão as primeiras consultas?
A primeira consulta, em geral, ocorre 15 dias depois do parto. Nada impede, porém, que ela seja marcada logo após o nascimento caso a mãe tenha muitas dúvidas ou esteja insegura. Faça uma lista de dúvidas para levar ao consultório. Observe, por exemplo, se o bebê chora muito ou pouco, quanto dorme, com qual regularidade mama etc.

3. Levo o meu pediatra ou uso o de plantão da maternidade no dia do nascimento?
Em geral, o plantonista é um profissional capacitado para atender o recém-nascido. A princípio, portanto, não há necessidade de levar seu próprio pediatra. Alguns médicos, no entanto, gostam de acompanhar a criança desde o nascimento, pois acreditam que dessa forma os pais se sentem mais amparados caso ocorra qualquer problema.

4. Como descubro se o bebê tem síndrome de Down?
A síndrome de Down pode ser descoberta a partir da 8ª semana de gestação. Nessa época, são realizados exames como a amniocentese e a cordocentese, que traçam um estudo genético da criança e detectam com 100% de certeza se a síndrome existe.

5. Como funciona o teste do pezinho?
Esse exame, realizado gratuitamente na maioria das maternidades, deve ser feito na primeira semana de vida do bebê. Uma picada no calcanhar permite colher o sangue que será avaliado por um laboratório para detectar fenilcetonúria e hipotireoidismo congênito (doenças que podem causar deficiência mental caso não sejam tratadas a tempo). No Brasil, vários hospitais têm convênio com a Associação de Pais e Amigos dos Excepcionais (APAE) para fazer esse exame, que também checa a existência de outros problemas, como hiperplastia adrenal congênita, fibrose cística, galactosemia, deficiência de biotinidase, deficiência de G6PD, leucinose, toxoplamose congênita e hemoglobinopatias.

6. Algumas maternidades também testam a audição do bebê. Como isso é feito?
As estatísticas indicam que seis de cada mil recém-nascidos apresentam alguma deficiência auditiva. Feito por fonoaudiólogas durante o sono do bebê e sem acordá-lo, o exame de emissões otoacústicas é capaz de descobrir se há algo errado com a audição. Além de pedir o exame, os pais podem observar as reações do bebê em relação aos sons.

7. Faço alojamento conjunto ou opto pelo berçário na maternidade?
Durante as três primeiras horas depois do nascimento, o bebê deve permanecer em observação. Nessa fase, acompanha-se sua respiração, seu choro, a cor da pele e se tem falta de ar, entre outros detalhes. É o início da adaptação à vida fora do útero. Esse período pode se estender por até seis horas. Depois, ele pode ir para o quarto.

Mas vai depender muito do estado da mãe: se está cansada, se ainda sente dores. O ideal é que ela esteja bem e que receba poucas visitas para optar pelo alojamento conjunto. Outra opção adotada por alguns hospitais é o berçário setorial, localizado perto do quarto da mãe. Nesse caso, toda vez que o bebê chora, é levado até a mãe para mamar.

8. Permito visitas na maternidade?
Visitas em demasia nas primeiras horas de vida do bebê são prejudiciais. Não apenas pelo risco de contaminação, mas porque é nessa fase que mãe e bebê criam seus primeiros vínculos. As visitas são cansativas e atrapalham essa interação. Nem sempre, entretanto, é possível impedi-las. Leve em conta as normas da maternidade e use o bom senso no acesso ao quarto.

9. Ele pode sair de casa antes de tomar as primeiras vacinas?
Sim. Os anticorpos contidos no leite da mãe resguardam o bebê. Mas mesmo que ele não esteja mamando no peito ele pode sair. O importante, além de evitar o risco de contaminação, é protegê-lo de qualquer agitação. Ele ainda está se adaptando ao mundo e fica muito exposto quando sai do ambiente a que está habituado. Quanto menos pessoas o pegarem no colo, por exemplo, melhor. Se tiver de viajar, prefira destinos com boa infra-estrutura nos quais ele possa ficar bem acomodado, pois os pequenos se ressentem com mudanças bruscas.

10. Como identifico os diferentes tipos de choro?
No início, não há outra forma de fazê-lo a não ser por exclusão. Verifique se ele está com fome ou sede, se está muito ou pouco agasalhado (ele pode estar com frio ou com calor), se fez xixi ou cocô e está incomodado porque a fralda está suja. Também pode ser cólica, irritação antes de pegar no sono ou vontade de sugar algo, já que nessa fase a sucção é uma fonte de prazer. Por isso, para alguns a chupeta tem um papel importante. Ela pode ser usada desde que seja adequada, ortodôntica e retirada o mais cedo possível.

11. Ele quer mamar a toda hora. Deixo?
Os pediatras recomendam que a amamentação funcione sob o esquema de livre demanda. Ou seja: se ele requisi-

tar, dê o peito. Mas é preciso ajustar esse ritmo a algo confortável tanto para a mãe como para a criança.

12. Se o bebê não acordar durante a noite para mamar, deixo que ele durma?

Sim. Não vale a pena despertá-lo no meio da noite desde que ele esteja ganhando peso. Caso contrário, consulte o pediatra.

13. Só dou leite ou também posso dar água e chá?

Nos seis primeiros meses de vida, o leite materno é suficiente. Ele satisfaz tanto a fome como a sede.

14. Quando começo a oferecer algo mais além do leite?

A alimentação começa a ser ampliada depois dos seis meses de amamentação, quando é possível oferecer frutas e legumes em sopinhas e sucos. Caso seja necessário, porém, isso pode ocorrer um ou dois meses antes. O pediatra deve orientar os pais sobre como introduzir outros alimentos e ajudá-los a monitorar a aceitação do bebê em relação à nova dieta.

15. A mãe que amamenta deve fazer uma dieta especial?

É importante que a mãe tenha uma dieta balanceada à base de verduras, frutas, legumes e carnes brancas. Alguns médicos recomendam que a mãe evite fumar e consumir alguns alimentos em excesso, como feijão, alho, cebola, repolho, álcool, doces, chocolate e café.

16. Posso congelar meu próprio leite quando a licença-maternidade acabar?

É uma alternativa para mães que trabalham fora. Existem bombas e recipientes especiais para isso. O leite pode ser mantido na geladeira por 24 horas (no *freezer* por até um mês) e deve ser descongelado em banho-maria. Muitas mães, entretanto, não se adaptam a esse sistema. Nesse caso, é melhor não insistir. A nova dieta à base de frutas e legumes e leite artificial pode ser adiantada e mesclada à amamentação.

17. Como limpo as mamadeiras?

Ferva para tirar qualquer resíduo de detergente ou leite.

18. Deixo o bebê dormindo no quarto do casal ou em seu próprio quarto?

É preciso levar em consideração o conforto dos pais e o ritmo da família. Mas, para que crie desde cedo sua individualidade, seria bom que na chegada da maternidade o bebê já ficasse em seu próprio quarto. O importante é que o ambiente seja alegre e confortável.

19. É interessante ter um móbile sobre o berço para distraí-lo?

A criança deve associar o quarto a um local de descanso. Por isso, o melhor é não ter nada que a distraia sobre o berço.

Uma boa opção são os tapetes coloridos, com dois aros sobrepostos e pequenos brinquedos pendurados, que podem ser colocados no chão de outro cômodo, na sala, por exemplo. Com um mês e meio, o bebê pode ser deitado sobre ele para brincar.

20. Como evito que ele se sufoque dormindo?

Erga a cabeceira do berço em 30 graus e coloque o bebê para dormir sempre de lado. Existem triângulos de espuma à venda nas lojas especializadas que ajudam a mantê-lo nessa posição.

Estatisticamente, a morte súbita do lactente (veja à p. 260) ocorre com mais freqüência quando o bebê está deitado de bruços. Entretanto, essa posição prepara o bebê para engatinhar no futuro. Por isso, é interessante deixá-lo de bruços em algum momento do dia, quando você estiver por perto, por exemplo.

21. Como evito que ele troque o dia pela noite?

Durante o dia não é preciso escurecer completamente o quarto. Crie apenas um ambiente de penumbra. Assim fica mais fácil ele se adaptar ao dia e à noite. Acordá-lo pode atrapalhar o descanso.

22. O que uso para limpar o umbigo?

Limpe a base do coto e sua extensão com cotonetes embebidos em álcool 70%. Os pediatras que adotam uma linha mais natural recomendam o uso de tintura de calêndula no lugar do álcool.

23. Que tipo de sabonete ou xampu uso para dar banho?

Sempre neutros, de glicerina. Como a pele do bebê é muito sensível, o melhor é usar o mínimo de sabonete. Ao terminar o banho, passe água limpa no corpo dele, para retirar qualquer resíduo da água da banheira.

24. Existe alguma posição mais adequada para banhá-lo?

Apóie as costas do bebê no braço esquerdo (se você for destra) e segure-o pela axila esquerda. Com a mão direita, lave primeiro o rosto. Em seguida, proteja os ouvidos dele com seus dedos e lave a cabeça. Depois os genitais e o corpo. Dê atenção especial às dobrinhas. O importante é que você se sinta segura e passe essa tranqüilidade para ele. O banho também deve ser um momento de relaxamento e diversão para o bebê.

25. Qual a temperatura ideal da água?

O mais próxima possível da temperatura do nosso corpo: 36 graus.

26. Como avaliar o funcionamento do intestino?

O pediatra pode ajudá-la. Alguns bebês evacuam várias vezes por dia; outros, a cada três dias (o que também é normal). É preciso observar se a criança está indisposta com esse ritmo e consultar o pediatra.

27. Qual o enxoval básico que devo preparar?

Escolha entre lã ou malha de algodão, levando em conta a estação do ano em que o bebê vai nascer e o clima da região onde você mora. A lista abaixo apresenta uma boa quantidade de peças, inclusive para trocas sucessivas. Em geral, não vale a pena comprar muitas peças do tamanho RN (recém-nascido), pois logo o bebê cresce e as roupas ficam pequenas.

Roupas de cama e banho

- 6 jogos de lençóis para o berço
- 4 jogos de lençóis para o carrinho
- 1 cobertor
- 2 travesseiros anti-sufocantes (com furos) para o berço e o carrinho
- 2 xales
- 3 viras de manta
- 6 paninhos de boca
- 4 cueiros
- 4 toalhas macias

Roupas do bebê

- 4 macacões compridos com abertura na frente
- 3 macacões curtos com abertura na frente

- 4 pagões (camisa sem mangas aberta nas costas)
- 6 calças com pezinho (mijão ou calote)
- 4 camisetas de manga curta
- 4 camisetas de manga comprida
- 4 pares de meias
- 2 casaquinhos
- 2 toucas
- 2 pares de sapatinhos
- 2 pares de luvas
- 6 babadores

Móveis
- berço
- 1 poltrona para amamentar
- 1 cômoda
- 1 abajur
- carrinho
- cadeirinha para o carro

Higiene e saúde
- fraldas descartáveis
- creme para assadura indicado pelo pediatra
- fita adesiva
- banheira
- algodão em bola
- cotonetes
- sabonetes neutros
- álcool 70% ou tintura de calêndula
- 1 tesourinha para cortar unha
- 1 pente
- 1 escova
- 1 garrafa térmica

Para manter a água da higiene do bebê sempre morna:
- 1 termômetro de água
- 1 bolsa de água quente pequena
- 1 termômetro digital para o bebê

Os termômetros digitais facilitam a leitura da temperatura. Existem modelos mais modernos, que fazem a medição em poucos segundos, bastando para isso aproximar o sensor do ouvido. São rápidos, práticos e não incomodam a criança.

Utensílios
- mamadeiras de 50 ml
- mamadeiras de 100 ml
- bicos ortodônticos
- 1 escorredor de mamadeiras
- 1 recipiente plástico que feche hermeticamente para guardar coisas do bebê
- 1 pinça de plástico para retirar as mamadeiras da água fervente
- 1 escova de mamadeira
- panela refratária para esterilizar mamadeiras
- chupeta ortodôntica (se for necessária)

28. Como lavo as roupinhas?
Não é preciso esterilizá-las. Lave apenas com sabão de coco. Não use amaciantes nem *sprays* que facilitem a passagem da roupa.

29. O que levo para o bebê usar na maternidade?
- 6 conjuntos de pagãos ou *body*
- 1 cobertor de algodão
- 1 xale de linha ou lã
- 6 macacões de recém-nascido, com abotoamento frontal
- 2 casacos de lã
- 6 calças com pezinho (mijão ou culote)
- fraldas de tecido
- estojo de pente e escova para recém-nascido

Várias combinações são possíveis. Use o bom senso para escolher a mais adequada ao seu caso (veja mais opções à p. 143). Evite lãs felpudas ou sintéticas e tecidos de poliéster. Dê preferência às peças confeccionadas com algodão. Rendas e babados em excesso não são recomendáveis, pois podem irritar a pele do bebê e causar desconforto. Prefira itens práticos, com velcro, fáceis de abrir e fechar.

30. E o que a mãe deve levar para usar na maternidade?
- camisolas com abertura na frente ou pijamas
- penhoar
- sutiãs de amamentação de algodão (evite rendas e costuras internas para não machucar os seios)
- conchas para seios
- produtos de higiene pessoal

CONSULTORES

Dr. Sérgio de Sousa Ayres
Pediatra e neonatologista
Dr. Sérgio Henrique Spalter
Pediatra, alergista e imunologista

Direitos e burocracias durante e após a gravidez

A gravidez e o nascimento de uma criança envolvem leis civis e trabalhistas que devem ser conhecidas para você exigir todos os seus direitos – e cumprir todos os deveres. Em alguns casos, a burocracia é grande, mas pode ser resolvida sem mistérios. Consulte a seguir os principais temas jurídicos correlatos e descubra os caminhos que podem tornar a vida dos pais menos complicada.

LICENÇA-MATERNIDADE

A Constituição Federal Brasileira garante a toda mulher que tenha atividade profissional e contribua mensalmente com o INSS um período de licença para que ela possa se dedicar exclusivamente ao filho, recebendo normalmente seus rendimentos.

A duração da licença para mãe natural

Quando a mãe é natural, o período é sempre de 120 dias, sendo 28 dias antes e 92 dias depois do parto. Se algum problema de saúde do bebê ou da mãe exigir mais tempo, a licença pode ser prorrogada por no máximo 14 dias antes e mais 14 depois do parto. Mas o médico deve fornecer um atestado e é preciso fazer um requerimento na agência do INSS com a apresentação de um atestado assinado por seu médico.

Prazos da licença em caso de adoção

A mãe adotiva também tem direito à licença remunerada do trabalho. O tempo de duração da dispensa varia de acordo com a idade da criança: 30 dias se ela tiver de 4 a 8 anos de idade; 60 dias se tiver entre 1 e 4 anos, ou 120 dias quando tiver menos de 1 ano.

Como requerer o salário-maternidade

O pedido deve ser feito nas agências da Previdência Social, depois de preencher um formulário distribuído lá ou à disposição na Internet (www.previdenciasocial.gov.br). Além disso, pode-se iniciar o processo no Departamento de Recursos Humanos (RH) da própria empresa, caso ela seja conveniada com o INSS para receber os requerimentos. Se a segurada não puder ir até o INSS pessoalmente, pode constituir um procurador. O modelo da procuração pode ser encontrado nas agências e unidades de atendimento do INSS ou pela Internet (www.previdenciasocial.gov.br).

Quem paga o salário-maternidade

Ao contrário do que se pensa, não é o empregador que arca com o salário-maternidade, mas o INSS. Hoje, isso é feito com um depósito na conta bancária da segurada, ou por meio de convênio com a empresa, o sindicato ou a entidade de aposentados devidamente legalizados. Geralmente, basta informar ao INSS o número da conta e agência bancária em que se deseja receber o benefício. Se a segurada for autônoma ou empresária, o pagamento é feito através da rede bancária, descontando-se o valor da contribuição mensal que deve ser pago.

Valor do salário-maternidade

É importante observar que, mesmo quando ocorre um aborto espontâneo, a segurada tem direito a duas semanas de licença e salário-maternidade. Nesse caso, é preciso entregar o atestado médico fornecido pelo SUS ou pelo médico da própria empresa. Quando o parto ocorre normalmente, o salário-maternidade é pago por todo o período da licença. Apenas o valor muda de acordo com o tipo de segurada.

• *Funcionária de empresa com salário mensal.* Para quem trabalha com carteira assinada e recebe salário mensal fixo, a licença-maternidade corresponde ao salário integral, sobre o qual são feitos os devidos descontos. Se o salário for variável, é necessário fazer a média dos últimos seis meses. Importante saber que o teto é de R$ 13.165,20, equivalente ao salário de um ministro do Supremo Tribunal Federal. Algumas empresas costumam complementar esse valor, para que ele fique mais próximo ao rendimento real da funcionária. É uma questão que deve ser negociada.

• *Trabalhadora avulsa.* Recebe o correspondente a um mês de trabalho, com teto de R$ 13.165,20.

• *Autônoma, empresária ou segurada facultativa.* Recebe a média dos doze últimos salários de contribuição, apurados em um período nunca superior a quinze meses. O teto é de R$ 1.561,56.

• *Empregada doméstica.* O valor corresponde ao salário integral, mas não pode ultrapassar o teto de R$ 1.561,56.

• *A trabalhadora rural.* O valor corresponde a um salário mínimo mensal.

Documentos necessários para requerer a licença

Para cada tipo de segurada do INSS, exige-se um pacote de documentos, relacionados adiante. Devem ser levados às agências e unidades de atendimento do INSS pela segurada ou um procura-dor (nesse caso, ele precisa ter em mãos a procuração, além do documento de identidade e CPF). Quando se tratar de adoção, é necessário levar a certidão de nascimento ou de guarda-judicial para fins de adoção. Veja qual lista de documento é a sua:

Funcionária de empresa com salário mensal
1. Número de Identificação do Trabalhador – NIT (PIS/PASEP)
2. Atestado médico original ou cópia da certidão de nascimento da criança, com apresentação da original
3. Documento de identificação – carteira de identidade, carteira de trabalho ou outro documento que comprove a identidade
4. Cópia e original da certidão de casamento, se for o caso, quando houver divergência no nome da requerente
5. Cadastro de Pessoa Física (CPF)

Trabalhadora avulsa
1. Número de Identificação do Trabalhador - NIT (PIS/PASEP)
2. Atestado médico original ou cópia da certidão de nascimento da criança, com apresentação da original
3. Documento de identificação - carteira de identidade, carteira de trabalho ou outro documento que comprove a identidade
4. Cópia e original da certidão de casamento, se for o caso, quando houver divergência no nome da requerente
5. Cadastro de Pessoa Física (CPF)
6. Certificado do Sindicato de Trabalhadores Avulsos ou do órgão gestor de mão-de-obra

Empregada doméstica
1. Número de Identificação do Trabalhador – NIT (PIS/PASEP)
2. Atestado médico original ou cópia da certidão de nascimento da criança, com apresentação da original
3. Documento de identificação – carteira de identidade, carteira de trabalho ou outro documento que comprove a identidade
4. Cópia e original da certidão de casamento, se for o caso, quando houver divergência no nome da requerente
5. Cadastro de Pessoa Física (CPF)
6. Todos os comprovantes de recolhimento à Previdência Social (carnês e guias de recolhimento), quando tiver optado por contribuir

Autônoma, empresária ou segurada facultativa

Nesses casos, para ter direito ao salário-maternidade, a mulher deve ter feito a contribuição ao INSS por no mínimo dez meses.
1. Número de inscrição do contribuinte individual ou facultativo
2. Atestado médico original ou original e cópia da certidão de nascimento da criança
3. Todos os comprovantes de recolhimento à Previdência Social (guias ou carnês)
4. Documento de identificação da requerente – carteira de identidade ou Carteira de Trabalho e Previdência Social
5. Cópia e original da certidão de casamento, se for o caso, quando houver divergência no nome da requerente
6. Cadastro de Pessoa Física - CPF

Trabalhadora rural

Para ter direito ao benefício, é preciso comprovar o exercício da atividade, ainda que com interrupções, nos dez meses anteriores ao requerimento do benefício.
1. Número de Identificação do Trabalhador – NIT (PIS/PASEP) ou número de inscrição do contribuinte individual/trabalhador rural
2. Atestado médico original ou cópia da certidão de nascimento da criança, com apresentação da original
3. Documento de identificação – carteira de identidade, carteira de trabalho ou outro documento que comprove a identidade
4. Cópia e original da certidão de casamento, se houver divergência com o nome da requerente
5. Cadastro de Pessoa Física (CPF)
6. Todos os comprovantes de recolhimento à Previdência Social (carnês e guias de recolhimento), quando tiver optado por contribuir
7. Documentos que comprovem a atividade rural (verificar a relação nas agências ou pela Internet)

Quando retornar da licença-maternidade

Muitas mulheres planejam retornar da licença-maternidade antes que se completem os 120 dias de direito, seja por sentirem falta do trabalho ou por medo de perdê-lo. Esse prazo, na verdade, é necessário para a amamentação e os cuidados iniciais do bebê. No entanto, não se deve voltar ao trabalho antes de oito semanas após o parto.

ESTABILIDADE NO EMPREGO

É assegurada por lei a partir da confirmação da gravidez até cinco meses após o parto. Já existem decisões judiciais garantindo a estabilidade mesmo quando o empregador demite a funcionária sem saber da gravidez. Nesse caso, entende-se que o fato de existir a gestação já dá origem à impossibilidade de demissão.

Estabilidade de emprego para a mãe adotiva

A mulher que adotou uma criança não tem garantia de emprego e pode ser demitida a qualquer tempo.

Estabilidade de emprego durante o contrato de experiência

Durante esse período, a mulher pode ser demitida tão logo termine o contrato.

Quando a gestante é demitida

Se ocorrer a dispensa no período em que a lei assegura a estabilidade, pode-se entrar com ação trabalhista e requerer tanto a readmissão, com o pagamento dos salários devidos e multas por atraso, como a demissão mediante o pagamento dos salários a receber até o 5° mês após a gravidez, acrescidos dos demais direitos trabalhistas.

SALÁRIO-FAMÍLIA

Só tem direito a ele quem ganha até R$ 468,67. Mesmo assim, o valor é irrisório: são cotas mensais de R$ 11,26 por dependente. Ou seja, o dinheiro não paga mais do que três latas de leite em pó. Ainda assim, deve ser requerido no Departamento de Recursos Humanos.

AMAMENTAÇÃO E CRECHE

Tempo para amamentar

No período de amamentação, ou seja, até que a criança complete seis meses de idade, a mãe tem direito a fazer duas saídas de meia hora cada uma durante a jornada de trabalho. Essas saídas não podem ser descontadas do salário e os minutos são computados como tempo de serviço. Vale dizer que, quando a empresa não der o tempo de amamentação para a funcionária, ela tem o direito de recebê-las como hora-extra. Além disso, a empresa deverá pagar uma multa, a ser aplicada pelo Ministério do Trabalho.

Quando a saúde da criança exigir, esse direito pode ser estendido por mais tempo (CU, artigo 396).

Creche para o filho
Empresas com pelo menos trinta mulheres com mais de 16 anos de idade são obrigadas a ter um local apropriado para manterem sob vigilância e assistência as crianças que precisam ser amamentadas. Deve ter berçário, uma sala para amamentação e cozinha para preparo das mamadeiras. Se a empresa não conseguir montar essa estrutura, deverá colocar uma creche particular à disposição da funcionária, até que a criança complete seis anos de idade. Nesse caso, o empregador fornece ajuda em dinheiro, chamado auxílio-creche, um valor financeiro que possibilite à mãe arcar com o custo de uma creche particular. Empresas com menos de trinta mulheres não são obrigadas a ter a creche nem a dar o auxílio, a não ser que isso tenha sido colocado em negociação coletiva da categoria.

QUALIDADE DE VIDA NO TRABALHO

Saídas para consultas e exames durante a gravidez
De acordo com a CLT, a gestante tem garantida a dispensa do horário de trabalho pelo tempo necessário para a realização de um mínimo de seis consultas médicas e demais exames complementares.

Mudança de função por motivo de saúde
A lei assegura à mulher grávida o mínimo de condições para a estabilidade física e emocional no emprego. Assim, começa garantindo a ela a transferência de função, sempre que as condições de saúde exigirem. O salário não sofre alterações e a mulher não perde o direito de retomar as antigas funções após o parto.

Humilhação e pressão psicológica no trabalho
Todo tipo de humilhação a que é submetido um funcionário pode ser motivo para uma ação de dano moral, exigindo-se reparação financeira pelo prejuízo causado ao estado psicoló-gico da vítima. Essa regra tem sido considerada cada vez mais em diver-sos países, e tudo indica que, com o passar dos anos, existirão ainda mais leis para punir o chefe que abusa de seu poder para subjugar e humilhar subordinados.
A gestante, infelizmente, ainda é uma das vítimas mais freqüentes, pois se encontra em situação de estabilidade e não pode ser demitida. A guerra psicológica é uma forma de induzi-la a um pedido de demissão. Caso isso ocorra, faça com a máxima urgência uma denúncia ao RH da empresa e, caso a situação perdure, entre com uma ação judicial contra o agressor.

Demitir a empresa por justa causa
O assédio moral durante a gravidez, assim como em qualquer época, pode ser motivo para que a funcionária demita a empresa por justa causa. É isso mesmo! O fato é que a empresa não cumpriu o que foi estabelecido no contrato de trabalho e, portanto, está sujeita à demissão, da mesma forma que o funcionário. Ou seja, se forem exigidas da gestante tarefas que não são de sua incumbência ou não condizem com seu estado, pode-se demitir a empresa. Ela recebe os mesmos direitos que receberia no caso de ser demitida, inclusive a multa contratual de 40% sobre o FGTS, no caso de ser empregada de empresa privada.

LICENÇA-PATERNIDADE

O pai do recém-nascido tem direito a dispensa do trabalho por cinco dias, a partir da data do nascimento. Basta comunicar o nascimento e, no retorno, apresentar a certidão de nascimento ao RH.

O REGISTRO DE NASCIMENTO

Antes mesmo de nascer, a criança tem alguns direitos garantidos por lei como o de herdar e o de receber doações. Ao nascer tem direito a um nome, o primeiro dos direitos de uma criança.

O direito ao nome
O recém-nascido tem direito a um nome que dê dignidade e não o envergonhe socialmente. Se isso ocorrer, o oficial do cartório pode se recusar a fazer o registro, ou chamar um juiz para que decida a questão. Quando crescer, a criança também poderá requerer troca de nome, caso o seu seja flagrantemente ultrajante à sua moral e motivo de gozação.

Como dar o sobrenome
Com o novo Código Civil não existe mais a obrigatoriedade de a criança portar o sobrenome do pai. Agora ela pode ter o do pai, o da mãe, ou ambos, em qualquer ordem.

Como tirar a certidão de nascimento
A certidão é um direito do recém-nascido e é fornecida gratuitamente pelo cartório do bairro da residência dos pais ou da região do hospital onde a criança nasceu. Atenção! Você não precisará pagar nenhuma taxa por esse serviço. O documento é emitido no mesmo dia.

Onde a criança é registrada
O registro de nascimento é feito em um Cartório de Registro Civil de Pessoas Naturais. Se a criança tiver até 15 dias, deve ser no cartório da região da maternidade. Após essa data pode ser tanto nesse cartório como no que se localiza no bairro da residência da família. O documento é gratuito e não existe prazo para ser emitido.

Quem faz o registro
Quando pai e mãe são casados, um dos dois pode comparecer, desde que tenha em mãos a certidão de casamento. Se ambos não puderem comparecer, o parente mais próximo e maior de 18 anos fará o registro.

Documentos para tirar o registro de nascimento
Devem-se levar os seguintes documentos: registro da maternidade (ou duas testemunhas com carteira de identidade caso o bebê tenha nascido em casa), carteira de identidade original dos pais e certidão de casamento (caso sejam casados).

O que é considerado crime na hora de registrar a criança
Fazer qualquer tipo de declaração falsa é crime. Um tipo muito comum é fazer um registro em um cartório e depois, para poder alterar o nome, ir a outro endereço e fazer um segundo registro.

Registro de criança que nasce morta ou falece logo após o parto
Ainda que o bebê tenha nascido morto, ele deve ser registrado, indicando-se

apenas o nome dos pais. Se ele falecer logo após o parto, ainda que tenha emitido apenas um suspiro, será necessário não só o seu registro de nascimento como a certidão de óbito.

Como registrar a criança quando o pai não reconhece a paternidade
Pode-se fazer o registro de nascimento apenas no nome da mãe e, a seguir, dar os dados do suposto pai ao oficial do cartório. Ele irá mandar a certidão de nascimento da criança e esses dados a um juiz, que mandará notificar o suposto pai para que diga se reconhece o filho ou não. Se ele não atender ao pedido do juiz em 30 dias, ou disser que não é o pai, o juiz enviará o caso ao promotor de justiça, que irá propor uma ação de investigação de paternidade (veja "Legalização da paternidade", na página ao lado).

LEGALIZAÇÃO DA PATERNIDADE

O nome do pai da criança pode ser oficializado a qualquer momento, mesmo em testamento, seja espontaneamente ou por meio de uma ação de reconhecimento de paternidade. No primeiro caso, o pai reconhece a criança (ou até adulto) como seu filho. No segundo, diante da dúvida ou da recusa do pai em aceitar a relação de parentesco, abre-se um processo judicial para verificação dos fatos.

Quando o pai reconhece o filho
Ainda que o pai seja solteiro ou casado com outra pessoa que não a mãe da criança, basta seu nome constar no registro de nascimento da criança para assegurar-lhe a paternidade. Se ele estiver ausente na época do parto, e seu nome não for colocado na certidão, basta ele comparecer a um Cartório de Notas e pedir ao tabelião para lavrar uma escritura pública de reconhecimento do filho. Nela haverá uma autorização para que o registro de nascimento seja alterado, para haver a inclusão do nome dele na certidão de nascimento da criança. Outra forma de reconhecer espontaneamente a paternidade é o próprio pai fazer um documento particular, reconhecer firma e levar ao cartório onde a criança foi registrada. Em ambos os casos, se o filho for maior de 18 anos, será preciso que, primeiro, ele concorde com o reconhecimento oficial, para só então ele começar a ser feito.

Quando o pai se recusa a reconhecer o filho
Quando o pai se recusa a aceitar a relação de parentesco com a criança, por dúvida ou irresponsabilidade, a solução é dar início a uma ação de investigação de paternidade. Ela não depende do estado civil do pai, que pode ser solteiro ou casado com outra pessoa que não a mãe da criança em questão. Quem move esse processo é a própria criança, representada pela mãe. Se ficar provado que o acusado é realmente pai do autor da ação, o juiz o condena a reconhecer a paternidade e, dessa forma, dá à criança o direito de pensão alimentícia e herança.

O exame de DNA
O exame é apenas uma das formas de se constatar a paternidade. É tido como o mais exato, devido a uma mínima margem de erro, e de seu resultado geralmente depende o da ação e investigação da paternidade. A pedido do juiz, o exame de DNA pode ser feito gratuitamente, sem despesas para as partes da ação.

VIAJAR COM A CRIANÇA

Sempre que se sai com uma criança de até 12 anos para fora da cidade deve-se ter em mãos o registro de nascimento ou RG, que é o documento de identidade dela. Além disso, as Varas de Infância e juventude exigem que sejam dadas autorizações especiais em alguns casos.

Viagens nacionais
A criança pode estar acompanhada do pai ou da mãe (não é necessário ambos). Levar apenas o registro de nascimento ou RG para comprovar a filiação.

Criança acompanhada de parente
Levar o documento do menor e do acompanhante, comprovando o parentesco até terceiro grau. Se não for possível, o pai e a mãe devem fazer uma autorização escrita à mão e reconhecer firma no cartório. O parente deve levar a autorização e apresentá-la no embarque.

Criança acompanhada de conhecido que pertence à família
Levar documento do menor e a mesma autorização descrita no caso anterior.

Criança desacompanhada
Somente com autorização judicial, obtida nas Varas de Infância e Juventude.

Viagens internacionais
- *Criança acompanhada de pai e mãe (é necessário ambos).* Levar o registro de nascimento ou carteira de identidade do menor.
- *Criança acompanhada de pai ou mãe.* Nas viagens internacionais, é preciso a autorização do pai e da mãe. Portanto, para viajar com apenas um dos pais, exige-se que a outra parte faça uma autorização escrita à mão, com firma reconhecida em cartório. A autorização deve ser apresentada no embarque.
- *Criança acompanhada de parente ou responsável.* É necessária autorização assinada pelo pai e pela mãe, com firma reconhecida em cartório.
- Criança desacompanhada. Só viaja com autorização judicial, concedida nas Varas da Infância e Juventude.

ENDEREÇOS E TELEFONES ÚTEIS

Ordem dos Advogados do Brasil (OAB)
Conselho Federal
Site: www.oab.org.br

Ministério da Previdência Social
Tel.: (61) 317-5000
Prevfone: 0800-780-191
Site: www.previdenciasocial.gov.br

Ministério do Trabalho
Tel.: (61) 225-0881

Centro Feminista de Estudos e Assessoria (CFEMEA)
Site: www.cfemea.org.br

Para saber mais
Código Civil. São Paulo: Saraiva, 2002.

Consolidação das Leis do Trabalho. Obra coletiva de autoria da Editora Saraiva com a colaboração de Antonio Luiz de Toledo, Márcia Cristina Vaz dos Santos Windt e Lívia Céspedes. São Paulo: Saraiva, 2002.

Guia dos direitos da mulher. Centro Feminista de Estudos e Assessoria. Rio de Janeiro: Record/Rosa dos Tempos, 2000.

Guia dos seus direitos. Rios, Josué. São Paulo: Globo, 2002.

Índice

Os números em *itálico* remetem às ilustrações.
Os números em **negrito** remetem aos verbetes do *Dicionário de termos médicos*.

Iconografia

a = no alto; b = embaixo; c = no centro; d = à direita; e = à esquerda

Fotografias

Capa: Dynamic Graphic/Keystone
4 capa: © L. Monneret/Stone/Getty Images; © Archives Larbor
Lombada: © G. Marche/Photononstop

Miolo
B.S.LP.: e, © Laurent, p. 78; a, © Stéphant, p. 56; b, © Vem, p. 23
C.N.R.I.: d, © Pol A., p. 78
Cosmos: © Motta/Van Blerkon/S.P.I, p. 33 Lawrence Livemore Laboratory Science: a, p. 23
Diaf: © Dannic P., pp. 47, 124, 127
Fotogram-Stone: b, © Mac Neal Hospital, p. 56; © Monneret L., p. 81 (e), 81 (d);
© Nilson L., pp. 32-33, 34, 34-35, 36, 40 e 41
Petit-Format © Guigoz, pp. 13 e 37; © Nestlé, p. 38
Pix: © Bavaria-Bildagentur, p. 79
Scope: c, © Guy P., p. 81
Ultra-som 3D: © Dr. Levaillant, p. 69

Alimentação
p. 82: b, © G. Marche/Photononstop; © Archives Larbor (a, ce)
p. 83: © Archives Larbor (b, a)
p. 84: © Archives Larbor (ad, ae)
p. 85: b, © Image Bank/Getty Images SARL; a, © Archives Larbor
p. 86: bd, © La photothèque culinaire; Archives Larbor (a, be)
p. 87: © Archives Larbor (b, a)
p. 88: b, © H. Gyssels/Photononstop; a, Archives Larbor
p. 90: © Archives Larbor
p. 91: © L. Monneret/Stone/Getty Images SARL
p. 92: © Archives Larbor
p. 93: © Archives Larbor (b, a)
p. 94: © Archives Larbor
p. 95: b, © Imagebank/Getty Images SARL; a, © Archives Larbor
p. 96: © Archives Larbor (bd, be, ad, ac, c, cd, ce)
p. 97: be, © La photothèque culinaire; © Archives Larbor (bd, ad, ae, ac)

Providências em casa
pp. 140-141: © J. Bottet/Archives Larbor/com autorização da loja Du Pareil au Même Bebé; © Archives Larbor (bd, ae)

Ilustrações
pp. 22, 24 e 75: Laurent Blondel;
pp. 19 e 28: François Poulain;
pp. 16, 17, 43, 154, 155 e 163: Michel Saeman; Fundação Cuide Médical, Nadège Boutinon.

Agradecimentos

Da edição francesa
Formes-création, Daniel Boudon, Balloon, Natalys, Jouets + (centro comercial Italie II), Du Pareil au Même Bebé, Profa. Marife-Louise Briard, Hospital Necker-Enfants Malades ; Dra. Edwige Biard e Dra. Hélène Rivière, Association Française contre la Myopathie (AFM); Christine Le Goedec, obstetriz ; Dra. Olivia del Pino, chefe de clínica assistente; Annie Lenté, assistente social ; Frans Veldman e André Soler, do Centro Internacional de Pesquisa e Desenvolvimento da Haptonomia.

Da edição brasileira
Universidade Federal de Medicina (Escola Paulista de Medicina), equipe do Departamento de Obstetrícia (Dr. Luiz Kulay Jr., Dra. Mary Uchiyama Nakamura, Dra. Roseane Mattar, Dr. Renato Martins Santana e Dra. Sandra Maria Alexandre); Dr. Sérgio de Sousa Ayres e Dr. Sérgio Henrique Spalter ; Dr. Luiz Roberto Zitron, Dra. Maria da Penha Barbato e Dra. Tânia Rodrigues ; Dra. Stella Marina (Rio de janeiro) e Dr. Jairo Waitman.